郑州大学研究生精品文库

药学分子生物学技术指南

主编 任雪玲 王 淙

U0340671

郑州大学出版社

图书在版编目(CIP)数据

药学分子生物学技术指南／任雪玲，王淙主编. — 郑州：郑州大学出版社，2022.12

ISBN 978-7-5645-7008-8

Ⅰ.①药… Ⅱ.①任…②王… Ⅲ.①药物学 – 分子生物学 – 高等学校 – 教材
Ⅳ.①R915

中国版本图书馆 CIP 数据核字(2020)第 072944 号

药学分子生物学技术指南

YAOXUE FENZI SHENGWUXUE JISHU ZHINAN

策划编辑	吕双喜	封面设计	苏永生
责任编辑	陈文静	版式设计	苏永生
责任校对	吕笑娟	责任监制	李瑞卿

出版发行	郑州大学出版社	地　　址	郑州市大学路40号(450052)
出 版 人	孙保营	网　　址	http://www.zzup.cn
经　　销	全国新华书店	发行电话	0371-66966070
印　　刷	郑州宁昌印务有限公司		
开　　本	787 mm×1 092 mm　1／16		
印　　张	25.25	字　　数	601 千字
版　　次	2022 年 12 月第 1 版	印　　次	2022 年 12 月第 1 次印刷
书　　号	ISBN 978-7-5645-7008-8	定　　价	65.00 元

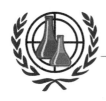 作者名单

主　编　任雪玲　王　淙

编　委　（以姓氏笔画为序）

王　淙　王　蕾　任雪玲

张开翔　郑一超　单丽红

侯桂琴　贾贝西

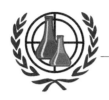 **前言**

　　随着现代分子生物学和药学的不断发展与融合,分子生物学的方法和技术已经渗透于药学研究的各个方面。目前国内药学研究生的教育主要以药学分子生物学理论为主,但在实际实验中往往遇到一些具体问题,缺乏可以参考的实验指南性相关书籍,而市面上相对系统全面地介绍药学分子生物学实验的指南性书籍仍不多见,其具体实验步骤、技术和实例等内容往往以讲义、实验记录、笔记的形式在课题组内流传。参与本书编写的老师们分别从事药学分子生物学、药物分析、药理学、药物化学、中药学等研究多年,广泛应用现代分子学、细胞生物学技术,积累了丰富的经验。老师们通过认真总结和整理,汇总编写了本书,旨在为医药类研究生进行课题实验时提供具体的指导。本书也可作为研究生教学的背景材料和新药研发人员的参考读物,以及其他相关生物学专业的学生学习参考。

　　本书共 14 章,内容充实,覆盖面广,包括分子生物学的相关技术、细胞生物学的基本技术以及最新发展的研究技术,并结合药物研究的实例,增加"代表性完整实验流程"一章,以实际例子为读者展现了分子生物学技术在药物研究中的应用。

　　本书的编写得到了郑州大学和郑州大学药学院等单位的大力支持,以及参与编写的老师和同学们的辛勤付出和无私奉献,在此表示衷心的感谢。尽管认真进行了编写和校对,但由于水平和能力有限,本书中难免存在缺点和不足之处,恳请读者予以批评指正,以便总结经验,修订完善。

编　者

2022 年 8 月

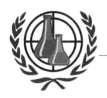

目录

第1章 核酸的提取、纯化与定量

实验1.1 CTAB法制备中药材山茱萸基因组DNA

【实验原理】

十六烷基三乙基溴化铵(hexadecyltrimethylammonium bromide, CTAB)是一种阳离子去污剂,不仅可以增强细胞膜的通透性,而且能够从低离子强度溶液中沉淀核酸和酸性多糖。在高离子强度溶液中(>0.7 mol/L NaCl),CTAB可与蛋白质、酸性多糖以外的多糖等物质形成复合物,通过酚或氯仿的抽提方式去除,而存在于水相的核酸则通过异丙醇或无水乙醇沉淀的方式获得。CATB法提取植物基因组DNA不仅简便、快速,而且适用于多种不同类型植物样品的提取。虽然该法提取的DNA样品纯度不高,但能够满足后续许多分子生物学实验的要求。

【药学应用】

1. 提取中药材基因组DNA,可用于中药指纹图谱分析。
2. 该方法也可提取其他物种基因组DNA,用于后续Southern分析,也可用于PCR反应和文库的构建。

【实验材料】

山茱萸果实、2-巯基乙醇、CTAB抽提液、氯仿/异戊醇、CTAB/NaCl溶液、CTAB沉淀液、高盐TE、异丙醇、70%乙醇、液氮、PVP、金属恒温浴、研钵、微量移液器、吸头、离心管、台式高速离心机。

【实验步骤】

1. 取1 g山茱萸果实,放入已高温灭菌并冷却过的研钵中,倒入液氮,同时加入0.2 g PVP,迅速研磨成粉状。
2. 将粉碎的组织迅速转入已预热至65 ℃的CTAB提取缓冲液中,用细玻璃棒快速混匀,65 ℃温浴30 min,其间轻柔搅动2~3次。
3. 取出离心管,冷却至室温。加入等体积的氯仿-异戊醇,轻缓颠倒混匀,静置10 min。
4. 4 ℃,10 000 r/min离心10 min。转移上清液于另一离心管中,加入2倍体积的无水乙醇,轻缓颠倒混匀。-20 ℃放置1 h。

5. 4 ℃,10 000 r/min 离心 10 min,弃去上清液。

6. 用 2 mL 70% 的乙醇洗涤沉淀,4 ℃,10 000 r/min 离心 3 min,弃上清,室温下微干,沉淀溶于 500 μL TE 缓冲液。

7. 向上清液中加 1/10 体积的已预热至 65 ℃的 CTAB/NaCl 溶液,颠倒混匀,用等体积的氯仿-异戊醇抽提 1~3 次。

8. 加入 1 倍体积已预热至 65 ℃的 CTAB 沉淀液,颠倒混匀,65 ℃温浴 10~30 min。

9. 4 ℃,10 000 r/min 离心 5 min,弃去上清液。

10. 用高盐 TE 缓冲液重悬沉淀,加入 2 倍体积的无水乙醇,充分混匀,-20 ℃放置 1 h 左右,12 000 r/min 4 ℃离心 10 min,去上清液。

11. 用 70% 乙醇洗涤沉淀 2~3 次,自然干燥后溶于 50~100 μL TE。

【注意事项】

1. 如果采用此法提取冷冻材料的基因组 DNA,样品在研磨之前切勿融化。

2. DNA 的双螺旋结构使其具有一定的化学惰性,但是随着链长的不断增加,物理稳定性快速下降。基因组 DNA 的分子量一般较大,提取过程中的吸液、搅拌、混匀等操作所导致的水流就可能导致 DNA 链的断裂。因此 DNA 提取实验中的所有操作应尽量柔和,尽可能减少对 DNA 的机械剪切损伤作用。

3. CTAB 在温度较低时会结晶析出,因此含有 CTAB 的溶液应保存在 15 ℃以上的室温中。

【资料延伸】

蛋白酶 K 消化和苯酚抽提法是提取哺乳动物细胞基因组 DNA 的常用方法,蛋白酶 K 具有消化真核细胞或组织的能力,细胞内蛋白质在 SDS 等去垢剂的作用下变性,并通过苯酚的抽提作用去除,从而得到纯化的基因组 DNA,具体实验步骤如下。

1. 裂解样本:具体如下。

体外培养细胞:收集细胞,用 TE(pH 值 8.0)重悬细胞,调整细胞浓度为 5×10^7 个/mL。每毫升细胞悬液加入 10 mL 细胞裂解液,37 ℃温育 1 h,然后进入步骤(2)。

组织样品:将新鲜组织在液氮中进行研磨,将组织粉末慢慢加入 10 倍体积(m/V)的裂解液中,37 ℃温育 1 h,然后进入步骤(2)。

血液样本:以柠檬酸葡萄糖或 EDTA 为抗凝剂收集新鲜血液,4 ℃条件下 2 500 r/min 离心 15 min,弃去上清液,收集中间淡黄色白细胞层。将收集到的细胞重悬于裂解缓冲液中,37 ℃温育 1 h,然后进入步骤(2)。

2. 将裂解液转移至离心管中,加入终浓度为 100 μg/mL 的蛋白酶 K,搅拌均匀,50 ℃温育 3 h,期间不断旋转溶液。

3. 将上述溶液平衡至室温,加入等体积的用 0.1 mol/L Tris-HCl(pH 值 8.0)平衡过的苯酚,缓慢颠倒混匀使成乳浊液。

4. 6×10^3 r/min 离心 15 min,将上层水相转移至另一无菌离心管中。

5. 使用苯酚重复抽提 2 次,合并收集水相。

6. 加入 0.2 倍体积 10 mol/L 醋酸铵,混匀后再加入 2 倍体积的无水乙醇,混匀。

7.1.0×10⁴ r/min 离心 5 min,弃上清,用 70% 乙醇洗涤沉淀,1.0×10⁴ r/min 离心 5 min,敞口平放离心管,室温干燥。

8.将沉淀溶于适量 TE 中,−20 ℃保存。

【附录】

高盐 TE:10 mmol/L Tris−HCl(pH 值 8.0),0.1 mmol/L EDTA(pH 值 8.0),1 mol/L NaCl,高温灭菌,室温保存。

氯仿-异戊醇:24：1。

CTAB 抽提液:2%(m/V)CTAB,100 mmol/L Tris−HCl(pH 值 8.0),20 mmol/L EDTA(pH 值 8.0),1.4 mol/L NaCl,使用前加入终浓度为 2%(V/V)的 2-巯基乙醇,高温灭菌,室温保存。

CTAB 沉淀液:1%(m/V)CTAB,50 mmol/L Tris−HCl(pH 值 8.0),10 mmol/L EDTA(pH 值 8.0),高温灭菌,室温保存。

CTAB/NaCl 溶液:向 80 mL 超纯水中加入 4.1g NaCl 溶解,搅拌下缓慢加入 10 g CTAB,65 ℃条件下溶解,定容至 100 mL,高温灭菌,室温保存。

抽提缓冲液:100 mmol/L Tris−HCl(pH 值 8.0),100 mmol/L EDTA(pH 值 8.0),0.25 mol/L NaCl,使用前加入终浓度为 100 μg/mL 蛋白酶 K,高温灭菌,室温保存。

裂解缓冲液:10 mmol/L Tris−HCl(pH 值 8.0),0.1 mol/L EDTA(pH 值 8.0),0.5%(m/V)SDS,20 μg/mg RNase,高温灭菌,室温保存。

蛋白酶 K:20 mg/mL。

苯酚:用 0.5 mol/L Tris−HCl(pH 值 8.0)平衡的苯酚。

柠檬酸葡萄糖:0.48(m/V)柠檬酸,1.32%(m/V)柠檬酸钠,1.47%(m/V)葡萄糖,高温灭菌。

【关键词】

中药材;植物;基因组 DNA;CTAB;蛋白酶 K;苯酚;裂解缓冲液

【参考文献】

[1]J. 萨姆布鲁克,D. M. 拉赛尔. 分子克隆实验指南:第 3 版[M]. 黄培堂,译. 北京:科学出版社,2008.

[2]F. M. 奥斯伯,R. 布伦特,R. E. 金斯顿,等. 精编分子生物学实验指南:第 5 版[M]. 金由辛,包慧中,赵丽云,译. 北京:科学出版社,2008.

实验 1.2　碱裂解法制备绿色荧光蛋白表达质粒 pEGFR−C1

【实验原理】

碱裂解法是最常用的质粒 DNA 制备方法,它不仅可用于小量 DNA 的提取,同样可以适用于具有一定纯度DNA的大量制备。在强碱性和阴离子表面活性剂条件下,大肠杆菌会发生裂解,破碎细胞壁和释放的细菌蛋白质会与SDS形成复合物。当体系pH值降低,在钾离子的作用下,碱性条件下变性的基因组DNA会由于分子量巨大,与复合物发生缠绕,形成沉淀,从溶液中析出。通过离心,就可以从上清液中回收得到质粒DNA。

【药学应用】

1. 粒DNA,用于后续酶切反应、电泳等多种分子生物学操作。
2. 提取质粒可用于转染细菌、细胞,使其获得原本不具有的功能。

【实验材料】

含pEGFP-C1质粒的大肠杆菌、LB培养基、NaOH、GTE溶液、Tris-HCl、SDS、KAc(pH值4.8)、TE缓冲液(pH值8.0)、无水乙醇、70%乙醇、卡那霉素、Rnase A、26% PEG 8000、3.2 mol/L NaCl、3 mol/L NaAc(pH值5.2)、内毒素清除剂。

漩涡混匀器、微量移液器(20,200,1 000 μL)、吸头、离心管、台式高速离心机、恒温振荡摇床、高压蒸汽灭菌锅。

【实验步骤】

1. 普通级质粒DNA的提取

(1)从新鲜的含有30 μg/mL卡那霉素的LB固体培养板上挑取一个单菌落,接入含有30 μg/mL卡那霉素的5 mL LB液体培养基中,37 ℃条件下250 r/min振荡培养过夜。

(2)取1.5 mL培养液于离心管中,13 000 r/min离心30 s,弃上清液。

(3)菌体用预冷的200 μL溶液Ⅰ彻底重悬,室温静置5 min。

(4)加入300 μL新配置的溶液Ⅱ,轻弹管壁混匀,冰上放置5 min。

(5)加入400 μL溶液Ⅲ,漩涡混匀器上振荡混匀,冰上放置5 min。

(6)13 000 r/min离心5 min,转移上清液至另一干净的离心管中,加入等体积酚/氯仿溶液,漩涡混匀器上振荡混匀,冰浴3 min。

(7)上层水相转移至新的离心管中,加入2倍体积无水乙醇,颠倒混匀,冰浴20 min。

(8)13 000 r/min离心10 min,弃上清。

(9)用1 mL 70%乙醇洗涤沉淀,13 000 r/min离心5 min,弃上清液,打开离心管盖子,将离心管平放,室温静置10 min。

(10)用30 μL TE缓冲液溶解DNA沉淀,4 ℃短期保存,-20 ℃或-70 ℃长期保存。

2. 转染级质粒DNA的提取

(1)将上述碱裂解法提取的质粒合并为0.2 mL。

(2)加入3 μL RNase A涡旋混匀,室温放置30 min。

(3)将26% PEG 8000和3.2 mol/L NaCl等体积混合,涡旋振荡后冰置5 min。

(4)将上述混合液与质粒等体积混匀,涡旋,冰置30 min或更长。

(5)13 000 r/min,4 ℃离心15 min,弃上清液。

(6)用1 mL 70%乙醇洗涤沉淀。

（7）13 000 r/min 离心 5 min，弃上清液。

（8）敞开离心管盖子，在室温将沉淀晾干。

（9）用 0.5 mL 灭菌水或 TE 溶解。

（10）加入 50 μL 3 mol/L NaAc（pH 值 5.2），混匀后冰浴 5 min。

（11）加入 50 μL 预冷的内毒素清除剂，充分混匀后冰浴 10 min。

（12）65 ℃水浴 1~5 min，直至溶液出现混浊或分层。

（13）13 000 r/min 离心 2 min，将上清液转移到新离心管中。

（14）加入 2 倍体积的无水乙醇，涡旋混匀，13 000 r/min 离心 30 min。

（15）弃上清液后用 70% 乙醇洗涤 2 次。

（16）空气干燥，加 30 μL TE 溶解 DNA 沉淀，–20 ℃保存。

【注意事项】

1. 含有质粒的细菌在培养过程中，应剧烈振荡，保证通气良好。

2. 溶液Ⅰ（葡萄糖、EDTA 和 Tris–HCl）：葡萄糖的作用是增加溶液的黏度，减少抽提过程中对核酸的机械剪切作用；EDTA 的作用是络合掉镁等二价金属离子，防止 DNA 酶对质粒分子的降解作用；Tris–HCl 可以使溶液维持适宜的 pH 范围。需要注意的是，使用溶液Ⅰ重悬菌体时一定要悬浮均匀，万万不能有结块，否则会影响后续结果。

3. 溶液Ⅱ（SDS 和 NaOH）：SDS 的主要作用是解聚核蛋白并与蛋白质分子结合使之变性，同时还具有一定裂解细胞的功能；NaOH（pH 值>12）的作用是裂解细胞，并破坏核酸中的氢键，使 DNA 分子变性。需要注意的是，NaOH 溶液长时间放置会吸收空气中的 CO_2，从而减弱碱性，降低细胞裂解效果，因此，溶液Ⅱ一定要现用现配。此外，使用溶液Ⅱ处理细胞的时间不能过长，而且避免激烈振荡，因为在强碱性或激烈振荡条件下，基因组 DNA 会发生断裂，导致不能与质粒 DNA 分开。

4. 溶液Ⅲ（HAc 和 KAc 组成的高盐溶液）：HAc 溶液能中和溶液Ⅱ的碱性，使染色体 DNA 变性而发生缠绕，并使质粒 DNA 复性；KAc 会与 SDS 形成溶解度很低的盐，并与蛋白质形成沉淀而从体系中去除；溶液中的基因组 DNA 也会与蛋白质—SDS 复合物缠绕成大分子，进而与质粒 DNA 小分子分离。

5. 由于酚对后续酶学分析等多种分子生物学操作有影响，因此可以在使用酚/氯仿抽提后，再用氯仿抽提水相中残余的苯酚。

6. 无水乙醇沉淀 DNA 时，尽量在冰浴下进行，在冷冻条件下（–20 ℃）得到的 DNA 很难溶解于 TE 溶液。使用 70% 乙醇洗涤后的沉淀在室温下挥发乙醇即可，使用烘箱烘干得到的 DNA 由于脱水作用，很难溶解于 TE 溶液。

7. 提取得到的 DNA 可以用去离子水进行溶解，但是如果需要长期放置的话，尽量保存于 TE 溶液中。

8. 使用碱裂解法制备得到的 DNA 在进行琼脂糖凝胶电泳时，通常情况下可以出现 3 条DNA 条带，有人认为这 3 条带分别是超螺旋、线性和开环 DNA。实际上，使用碱裂解法不会出现线性质粒 DNA 分子。如果在加入溶液Ⅱ后过度振荡，提取 DNA 在进行凝胶电泳分析时，会出现迁移速率很慢的第 4 条带，这是被打断的基因组 DNA 片段。

9. 质粒 DNA 在制备的过程中不可避免会引入一些小分子 DNA 和 RNA,小分子 RNA 可以通过加入 RNase 温浴 30 min 的方式除去,而小分子 DNA 可以通过 NaCl 离心法、层析法及氯化锂沉淀法去除。

【资料延伸】

(一) 质粒的基本结构特点

质粒是细菌内一种具有自我复制能力的环状双链 DNA 分子,能稳定地独立存在于染色体之外。所有的质粒载体都具有 3 个最基本特征:复制子、筛选标记和多克隆位点。

1. 复制子是一段特定的 DNA 序列,由 DNA 复制起始位点,及其相应的顺式作用调控元件组成。复制子不仅决定质粒的宿主细胞,同时也决定了质粒分子在细胞内的拷贝数。

2. 筛选标记可以赋予宿主细胞本身所不具备的功能,能够使含有质粒的宿主细胞在特定条件下具有较强的生长优势。抗生素筛选是最常见的筛选方式,当含有抗生素标记的质粒转化至宿主细胞后,宿主细胞可以在含有相应抗生素的培养条件下生长,而正常情况下的宿主细胞在含有抗生素的培养条件下是不能生长的。常用的抗生素筛选标记有: Tet^r (四环素抗性), Amp^r (氨苄青霉素抗性), Kan^r (卡那霉素抗性), Str^r (链霉素抗性), CmL^r (氯霉素抗性)等。

3. 多克隆位点是质粒上人工合成的一段 DNA 序列,在这段序列中含有多个唯一的限制性内切酶的识别位点,便于外源基因的插入。

(二) pEGFP-C1 谱图分析

pEGFP-C1 是一个可以表达融合荧光蛋白的真核表达载体,下面以 pEGFP-C1 (GenBank 登陆号 U55763)为例对质粒的结构进行简单介绍。

1. pEGFP-C1　质粒名称。

2. kb　千碱基(kilobase),是 DNA 常用的长度单位,4.7 kb 表示质粒 pEGFP-C1 含有 4.7 千碱基对。

3. Ase I (8)　限制性内切酶识别位点,限制性内切酶 Ase I 的识别位点是 AT^TAAT (^是限制性内切酶切割核酸的位置),"8"是 Ase I 识别的位置。图谱上 SnaB I (341)、 Nhe I (592)等都具有相类似意义。

4. ori　复制起始位点,不同的 ori 决定了质粒具有不同类型的宿主细胞以及质粒在宿主细胞内的拷贝数。pUC ori 质粒复制原点是原核复制起点,赋予质粒可以在大肠杆菌中复制扩增的功能。SV40 ori(SV40 origin of replication)是真核病毒的复制起点,与反式作用因子大 T 抗原作用后可以启动复制。pEGFP-C1 同时含有 pUC ori 和 SV40 ori,表明该载体属于穿梭载体,在大肠杆菌和真核细胞中均可以复制(图 1-1)。

5. $P_{CMV\ IE}/P_{SV40}$　P 表示启动子,是指能够促进 DNA 转录生成 RNA 的一段 DNA 序列,该序列通过与 RNA 聚合酶特异性结合并启动转录,启动子本身并不被转录。$P_{CMV\ IE}$ 表示人巨细胞病毒早期启动子(human cytomegalovirus immediate early promoter); P_{SV40} 表示猴肿瘤病毒 SV40 启动子。

6. poly A　多聚腺苷酸化加尾信号,加尾信号通常由两部分组成,一个是存在于结构基因最后一个外显子中的一段保守序列（AATAAA），另一个是上述保守序列下游的一段富含 GT 或 T 区域。

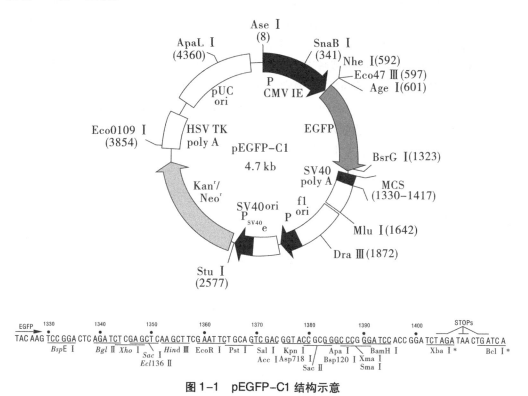

图 1-1　pEGFP-C1 结构示意

7. MCS　多克隆位点（multiple cloning site），用于插入外源目的基因。

8. EGFP　增强型绿色荧光蛋白（enhanced green fluorescent protein），用于插入目的基因的 MCS 位于 EGFP 编码基因的下游，因此该载体会表达得到一个目的蛋白 N 端连有 GFP 的融合蛋白。EGFP 作为荧光标签，可以用于流式细胞仪筛选阳性细胞、目的蛋白表达量的检测和定位等。

9. 多克隆位点的碱基序列　有下划线的序列是限制性内切酶的识别序列，相应的限制性内切酶写在序列下面；STOPs 是指三个翻译终止密码子（TAG、TAA 和 TGA）；Xba Ⅰ和 Bcl Ⅰ位点以"＊"标注是指这两个位点被甲基化，正常情况下不能被 Xba Ⅰ或 Bcl Ⅰ识别。

10. *Kan^r/Neo^r*　卡那霉素抗性（*Kan^r*）和新霉素抗性（*Neo^r*）筛选标记。在大肠杆菌中，可用卡那霉素筛选转化质粒的阳性克隆；在哺乳动物细胞中，可用新霉素筛选稳定转化的细胞。

11. 表达系统元件的不同会构成不同的载体　pEGFP-C1 中含有"启动子-核糖体结合位点-克隆位点-转录终止信号"的表达原件，因此属于表达载体。若载体中缺失核糖体结合位点，目的基因不会翻译，但是可以转录，因此成为转录载体。

（三）质粒制备方法

质粒制备过程中最关键的一步是如何裂解细胞释放核酸,常用的方法包括使用去污剂、有机溶剂、碱,或者加热等,而质粒的制备方法也通常根据细胞裂解方法的不同进行划分。质粒制备方法的选择与多种因素密切相关,诸如质粒的大小、菌株的种类等。当质粒碱基数小于 15 kb 时,对于细胞裂解方法没有太多要求,但是当质粒碱基数高于 15 kb 时,为了尽量减少对 DNA 大分子的损伤,通常采用较为温和的方法处理,例如将细菌重悬于蔗糖溶液后,再使用溶菌酶和 EDTA 裂解细胞,释放 DNA。另外,从 HB101 及其衍生菌株中制备质粒时,避免使用加热裂解的方法。因为加热裂解会释放大量的糖类,从而影响DNA 的进一步纯化以及其他关于 DNA 的操作。

（四）碱裂解法制备大量粗制质粒 DNA

1. 取 1 mL 过夜培养物加入含有 500 mL LB-kana 液体培养基中,37 ℃ 条件下400 r/min 振荡培养至培养液 OD_{600} 值为 4。

2. 4 ℃,5×10^3 r/min 离心 10 min,弃上清液。

3. 菌体用预冷的 5 mL 溶液 I 彻底重悬,加入溶菌酶溶液至终浓度为 5 mg/mL,混匀后室温静置 10 min。

4. 加入 10 mL 新配置的溶液 II,轻轻混匀,冰上放置 10 min。

5. 加入 7.5 mL 溶液 III,用吸管吹打混匀,冰上放置 10 min。

6. 4 ℃,13 000 r/min 离心 10 min,转移上清液至另一个干净的离心管中。

7. 加入 0.6 倍体积异丙醇,颠倒混匀,室温放置 10 min。

8. 13 000 r/min 离心 10 min,弃上清液。

9. 用 2 mL 70% 乙醇洗涤沉淀,13 000 r/min 离心 5 min,弃上清液。

10. 真空干燥后可在 4 ℃ 长期保存,或者以适当体积 TE 溶解,经进一步纯化后于-20 ℃ 或-70 ℃ 条件下长期保存。

【附录】

1. LB 培养基　蛋白胨(Typtone)10 g,酵母抽提物(Yeast extract)5 g,NaCl 10 g,溶于800 mL 去离子水,用 NaOH 调节酸碱度至 pH 值 7.5,加去离子水至总体积为 1 L,高压灭菌。

2. 溶液 I　50 mmol/L 葡萄糖,25 mmol/L Tris-HCl(pH 值 8.0),10 mmol/L EDTA(pH 值 8.0)。1 mol/L Tris-HCl(pH 值 8.0)12.5 mL,0.5 mol/L EDTA(pH 值 8.0)10 mL,葡萄糖 4.730 g,加双蒸水至 500 mL,高温灭菌,储存于 4 ℃。

3. 溶液 II　0.2 mol/L NaOH,1% SDS。2 mol/L NaOH 1 mL,10% SDS 1 mL,加双蒸水至 10 mL,现用现配。

4. 溶液 III　KAc 缓冲液(pH 值 4.8)。5 mol/L KAc 300 mL,冰醋酸 57.5 mL,加双蒸水至 500 mL,储存于 4 ℃。

5. TE　10 mmol/L Tris-HCl(pH 值 8.0),1 mmol/L EDTA(pH 值 8.0)。1 mol/LTris-HCl(pH 值 8.0)1 mL,0.5 M EDTA(pH 值 8.0)0.2 mL,加双蒸水至 100 mL,高温灭

菌,储存于 4 ℃。

6.酚/氯仿 苯酚:氯仿:异戊醇(25:24:1)。

7.卡那霉素(50 g/L) 取 50 mg 卡那霉素溶于 1 mL 超纯水中,-20 ℃保存。

【关键词】

质粒;碱裂解法;SDS;卡那霉素;筛选标记;多克隆位点;内毒素清除剂

【参考文献】

[1]J. 萨姆布鲁克,D. M 拉赛尔.分子克隆实验指南:第 3 版[M].黄培堂,译.北京:科学出版社,2008.

[2]F. M. 奥斯伯,R. 布伦特,R. E. 金斯顿,等. 精编分子生物学实验指南:第 5 版[M].金由辛,包慧中,赵丽云,等译. 北京:科学出版社,2008.

实验 1.3 DNA 的纯化

【实验原理】

纯化 DNA 的常用方法是用酚抽提-乙醇沉淀法,适用于普通实验室操作。它通过交替使用苯酚、氯仿两种不同的蛋白质变性剂,可以增加去除蛋白质杂质的效果;氯仿可以去除核酸溶液中的微量酚,还可以加快有机相与液相混合,去除色素和蔗糖;在氯仿中加入少量的异戊醇可以减少蛋白质变性操作过程中产生的气泡。

【药学应用】

1.获得高纯度的 DNA。

2.浓缩 DNA。

3.测序、遗传信息分析等分子生物学应用。

【实验材料】

超净工作台、台式离心机、TE 缓冲液、苯酚、氯仿、异戊醇、乙酸钠、无水乙醇、70% 乙醇。

【实验步骤】

1.基因组 DNA 的纯化。

2.取出保存在 TE 缓冲液的 DNA,常温放置 12 h,使其溶解;取上清液 500 μL 以1:1 体积加 pH 值 8.0 苯酚,混匀,15 000 r/min 离心 5 min。

3.取上清液加同体积 25:24:1 的酚:氯仿:异戊醇溶液,反复抽提。

4.取上清液并加 3 mol/L 乙酸钠(pH 值 5.4)50 μl、2.5 倍体积的冷乙醇后,置于-20 ℃保存 12 ~ 24 h。

5.融化后,15 000 r/min 离心 5 min,沉淀用 70% 乙醇洗涤后,在超净工作台上吹干,加 TE 缓冲液溶解,−20 ℃保存备用。

【注意事项】

蛋白质常用苯酚:氯仿:异戊醇(25:24:1)或氯仿:异戊醇(24:1)抽提。RNA 常选用 RNase 消化,或是用 LiCl 来消除大分子的 RNA。酚类物质提取液中加少量巯基乙醇,选取幼嫩的材料。多糖提取液中加 1% PVP。

【资料延伸】

纯化 DNA 的沉淀法有两种。①酚/氯仿抽提法:有机溶剂对操作人员损害较大;操作时间长。②盐析法:操作经济,成本低但操作的时间比较长。另外还有介质吸附法,如柱离心式纯化方法,其优点是抽提速度快,能有效去除影响下游实验的抑制物,但是这种纯化方法价格较贵。

【附录】

TE 缓冲液:10 mmol/L Tris-HCl(pH 值 8.0),1 mmol/L EDTA(pH 值 8.0)配制完成后高压灭菌,4 ℃保存。

【关键词】

DNA 纯化;乙酸钠

【参考文献】

[1]王玉成,杨传平,姜静,等.木本植物组织总 RNA 提取的要点与原理[J].东北林业大学学报,2002,30(2):1-4.
[2]汪永庆,王新国.一种动物基因组 DNA 提取方法的改进[J].动物学杂志,2001,36(1):27-29.

实验 1.4　玉米叶片总 RNA 的提取

【实验原理】

玉米叶片中含有大量的糖类,严重影响 RNA 的提取纯度。目前提取植物材料总 RNA 的方法有多种,如 Trizol 法、CTAB 法、异硫氰酸胍法、苯酚法、SDS 法和各种试剂盒法等。

对传统的 RNA 提取方法进行修饰改造,使用改进 SDS 酚法。基本原理是研磨的组织细胞用 SDS 裂解后,加入高浓度的 KAc,0 ℃放置以除去蛋白和多糖类杂质,最后用乙醇或异丙醇沉淀。SDS 属阴离子去污剂,要溶解膜蛋白与脂肪,也可解聚核蛋白。SDS 在溶液中带负电荷,能与带正电荷的蛋白质侧链结合成复合物,当加入钾盐时,能与 SDS-蛋白质生成溶解度很小的沉淀一同去除。

【药学应用】

改进 SDS 酚法提取的 RNA 并反转录成的 cDNA 样品,可用于基因的克隆、表达等分子生物学分析。

【实验材料】

离心机、台式高速离心机、电泳装置、紫外分光光度计、新鲜玉米叶片、裂解液 2% SDS、高盐溶液 5 mol/L KAc、巯基乙醇、水饱和酚、氯仿、无水乙醇、异丙醇、DEPC 水。

【实验步骤】

1. 取 0.1 g 新鲜玉米叶片,液氮研磨成粉末状;转入 1.5 mL 离心管中,迅速加入 600 μL SDS 提取液(2% SDS 提取液:25 mmol/L EDTA,100 mmol/L Tris-HCl,2% PVP)和 40 μL 巯基乙醇,混匀后再加入 150 μL 无水乙醇和 150 μL 3 mol/L 的 KAc,混匀;在转速 12 000 r/min、4 ℃下离心 15 min。

2. 取上清液,加入 250 μL 水饱和酚和 250 μL 氯仿,混匀后冰上放置 10 min;在转速 12 000 r/min、4 ℃下离心 15 min。

3. 取上清液,加入等体积的氯仿抽提,混匀后冰上放置 10 min。

4. 在转速 12 000 r/min、4 ℃下离心 15 min;取上清液,加入等体积异丙醇,混匀后冰上放置 10 min;在转速 12 000 r/min、4 ℃下离心 20 min。

5. 弃上清液,加入 75% 的乙醇 1 mL,温和洗涤沉淀;在转速 12 000 r/min、4 ℃下离心 5 min。

6. 弃上清液,干燥后用 50 μL DEPC 水溶解 RNA。

7. 将改进 SDS 酚法提取的玉米叶片总 RNA 稀释后,进行核酸和蛋白质的紫外吸光度测定。

【实验结果与分析】

样品 OD_{260}/OD_{280} 比值为 1.95(+0.056),表明 RNA 的纯度较高。

【注意事项】

1. 研磨后应迅速加入提取液,因为提取液中含 EDTA,能够螯合 Mg^{2+} 等二价阳离子,防止破碎细胞中的 DNA 酶降解 DNA。

2. 提取过程中,转移上清液时所用的枪头最好用剪刀将尖头剪去,以避免对 DNA 造成的不必要的机械损伤。

3. 干燥 DNA 时,要注意,过干或过湿都不利于 DNA 的溶解。

【资料延伸】

许多植物组织特别是植物的果实(如苹果、樱桃、李子、葡萄等)和树木类植物中富含酚类化合物。酚类物质的含量会随着植物的生长而增加。因而从幼嫩的植物材料中更容易提取 RNA。防止酚类化合物被氧化的方法：①螯合剂法，加入螯合剂聚乙烯吡咯烷酮（PVP）和聚乙烯聚吡咯烷酮（PVPP）法。②Tris-硼酸法。

【附录】

1 mol/L Tris-HCl（pH 值 8.5）100 mL：60 mL 蒸馏水中加入 12.11 g Tris，用 HCl 调节 pH 值至 8.5 后，定容至 100 mL，灭菌。

500 mmol/L EDTA（pH 值 8.5）250 mL：100 mL 蒸馏水中加入 46.525 g EDTA Na$_2$·2H$_2$O，用 NaOH 调节 pH 值至 8.5 后，定容至 250 mL。

【关键词】

总 RNA 提取；玉米叶片；SDS

【参考文献】

[1]肖洁凝,黄学林,黎茵,等.富含多糖和次生物质的芒果子叶总 RNA 的提取[J].中国生物工程杂志,2003,23(11):83-86.

[2]谢传胜,宋国琦,王兴军,等.拟南芥和烟草幼嫩种子 RNA 不同提取方法的比较[J].2009,25(23):78-81.

实验 1.5　非编码小 RNA 的设计、制备

【实验原理】

小干扰 RNA（small interfering RNA；siRNA）有时称为短干扰 RNA（short interfering RNA）或沉默 RNA（silencing RNA），是一个长 20～25 个核苷酸的双股 RNA，在生物学上有许多不同的用途。目前已知 siRNA 主要参与 RNA 干扰（RNAi）现象，以带有专一性的方式调节基因的表达。目前为止较为常用的方法有通过化学合成、体外转录，长片断 dsRNAs 经 RNaseⅢ类降解（如 Dicer, E. coli, RNaseⅢ）体外制备 siRNA，以及通过 siRNA 表达载体或者病毒载体,PCR 制备的 siRNA 表达框在细胞中表达产生 siRNA。本实验通过靶向 survivin 基因小干扰 RNA（siRNA）设计、制备及鉴定为例来说明非编码小 RNA 的设计和制备。

【药学应用】

1. 为细胞信号转导途径的生化和分子机制提供有效的研究方法。
2. 为人类功能基因组的研究和人类疾病的治疗手段提供 RNA 干扰技术。

【实验材料】

台式离心机、食管癌 KYSE-70 细胞株、Lipofectmain 2000、10% 小牛血清的无抗生素

培养液。

【实验步骤】

1. survivin 基因 ID 和 mRNA 全长序列号从 NCBI 获取。

2. 利用 Whitehouse 软件进行预测分析由 21 个核苷酸组成的干扰序列,并利用 Sidirect 在线设计软件,将 mRNA 序列全长输入待预测序列框,选择设计方针为雷诺方程,GC 含量控制在 30%～50%,获得预测结果。

3. 利用 Rational SiRNA Design 软件验证设计的序列。

4. Blast 对各个预测的核苷酸序列进行比对,设计得到 3 条 21 个核苷酸的 survivin 的干扰序列。同时合成一条与人类基因无同源性的阴性对照序列(neg)。

5. KYSE-70 细胞瞬时转染。

6. 用不含抗生素的培养液接种 KYSE-70 细胞至 6 孔培养板,37 ℃培养达到约 50% 细胞汇合。

7. 取 6 μL 10 μmol/L survivin siRNA 和 6 μL Lipofectamine 2000 分别稀释于 150 μL 和 24 μL siRNA 转染介质,室温放置 5 min 后混合,静置 20 min。

8. 加入 1 mL 含 10% 小牛血清的无抗生素培养液,混合后加至细胞培养孔内,37 ℃转染 48 h 后收获细胞。

【实验结果与分析】

survivin siRNA 序列设计结果根据 Whitehouse、Sidirect 和 Rational SiRNA Design 3 种预测软件结合 BLAST 比对的综合预测分析,设计得出 3 条干扰 survivin 的 siRNA 序列(表 1-1),GC 含量均控制在 30%～50%。

表 1-1　survivin siRNA 序列

类别	序列	位置
siRNA1	AAAGCCATTCTAAGTCATTGG	1 281-1 301
siRNA2	AAGGACCACCGCATCTCTACA	164-184
siRNA3	AAGCATTCGTCCGGTTGCGCT	305-325

【注意事项】

1. siRNA 的浓度和纯度对转染实验非常重要。为得到高纯度的 siRNA,推荐用玻璃纤维结合,洗脱或通过 15%～20% 丙烯酰胺胶除去反应中多余的核苷酸,小的寡核苷酸,蛋白和盐离子。注意:化学合成的 RNA 通常需要跑胶电泳纯化(即 PAGE 胶纯化)。

2. 微量的 RNA 酶将导致 siRNA 转染实验失败。由于实验环境中 RNA 酶普遍存在,如皮肤,头发,所有徒手接触过的物品或暴露在空气中的物品等,因此保证实验中的每个环节不受 RNA 酶污染非常重要。

3. 健康的细胞转染效率较高。此外,较低的传代数能确保每次实验所用细胞的稳定性。为了优化实验,推荐用 50 代以下的转染细胞,否则细胞转染效率会随时间延长明显下降。

【资料延伸】

1. siRNA 通常是一段长 21 个核苷酸的双股 RNA(dsRNA),其两股分别在 RNA 的两端超出另一端 2 个核苷酸,每一股各有一个 5′磷酸基末端与一个 3′羟基末端。此结构是利用一种称为 dicer 的酶处理而得,这种酶可以将较长的双股 RNA 或小发 RNA(small hairpin RNA)切成 siRNA。此外,siRNA 也可经由多种不同转染(transfection)技术导入细胞内,并对特定基因产生具专一性的敲弱效果。因此可利用经过适当剪裁的 siRNA 之互补性,来对已知序列的基因进行标定,这种现象使 siRNA 成为研究基因功能与药物目标的一项重要工具。

2. 一个完整的 siRNA 实验应该有负对照,作为负对照的 siRNA 应该和选中的 siRNA 序列有相同的组成,但是和 mRNA 没有明显的同源性。通常的做法是将选中的 siRNA 序列打乱,同样要检查结果以保证它和其他基因没有同源性。

【附录】

NCBI:www. ncbi. nlm. nih. gov/nuccore/.
BLAST:www. ncbi. nlm. nih. gov/BLAST/.

【关键词】

survivin 基因;小干扰 RNA

【参考文献】

[1]HANNON G J,ROSSI J J. Unlocking the potential of the human genome with RNA interference[J]. Nature,2004,431(7006):371-378.

[2]FIRE A,XU S,MONTGOMERY M K,et al. Potent and specific genetic interference by double-stranded RNA in caenorhabditis elegans[J]. Nature,1998,391(6669):806-811.

实验 1.6 核酸的定量

【实验原理】

核酸中的嘌呤碱和嘧啶碱均具有共轭双键,在 260 nm 处具有最大的吸收峰,结合朗伯-比尔定律可选择分光光度法检测样品在该波长的吸光值,简便地对纯度较高的核酸进行直接定量,1 OD 的吸光值分别相当于 50 μg/mL 的双链 DNA、37 μg/mL 的单链 DNA、40 μg/mL 的 RNA 和 30 μg/mL 的寡核苷酸。蛋白和酚类物质在 280 nm 处有最大吸收,A_{260}/A_{280} 比值用于评估核酸样品的纯度(纯 DNA 比值 1.8,纯 RNA 为 2.0),碳水化合物的最大吸收在 230 nm 处，A_{260}/A_{230} 比值用于评估样品是否被碳水化合物、盐类或有机溶剂污染（比值须大于 2.0），320 nm 及 340 nm 核酸无特征吸收用于溶液样品的浊度检测。Eppendorf 的 BioPhotometer plus 基于分光光度法对核酸进行定量，已内置定量方法，定量检测时只需按仪器操作提示放入样品即可显示核酸浓度并对其进行纯度评估。

【药学应用】

1. 疾病诊断及药效评价。
2. 组织病理学和基因测序技术的研究。

【实验材料】

待测核酸样品、待测核酸标准品、TE 缓冲液、比色皿、加样器、吸头、核酸蛋白测定仪。

【实验步骤】

1. 检测前准备　启动核酸蛋白测定仪；准备好比色皿，空白溶液，标准溶液及待测样品；打开样品滑盖。

2. 检测方法　在面板检测方法中选择需要的方法，使用前先检查所选方法的参数设置是否正确，按下 Enter 键，依次放入空白（按 Blank 键）、标准品（Standard 键）和样品（按 Sample 键），再按 Enter 键分别进行检测。直接读出样品的核酸含量，A_{260}/A_{280} 及 A_{260}/A_{230} 比值。

3. 完成检测后合上滑盖，关闭电源。

【实验结果与分析】

实验结果及分析：样品核酸（dsDNA）浓度为 209.7 ng/μL，A_{260}/A_{280} 及 A_{260}/A_{230} 比值在可接受范围内，样品有较高的纯度，可供后续实验使用（表 1-2）。

表 1-2　核酸蛋白测定仪读数

组别	读数
dsDNA 浓度	209.7 ng/μL
A_{260}/A_{280}	1.9
A_{260}/A_{230}	2.1

【注意事项】

1. 标准品和样品溶液的吸光度若低于 0.02 ~ 0.03 不可再使用。

2. 样品稀释要适宜，核酸吸光值至少大于 0.1，测定结果才有效和可靠，吸光值最好在 0.1 ~ 1.5，减小样品中颗粒的干扰。

3. 使用 pH 值一定、离子浓度较低的缓冲液溶解样品，样品的体积必须达到检测要求的最小体积。

【资料延伸】

核酸是生物遗传信息的载体,在生物的生长、发育、繁殖、遗传和变异等生命活动中占有重要地位。核酸含量测定是核酸操作(连接、克隆及测序等)和核酸分析(PCR 等)的起点。核酸定量方法多种多样,其中紫外分光光度法操作简便、设备要求低,是实验室常用的核酸定量方法,由于其灵敏度低,多适用于检测要求不高的应用领域及精确定量前对样品核酸浓度的粗略判断。随着研究的深入和仪器的发展,荧光染料法、实时荧光定量 PCR 法、数字 PCR 法等核酸定量方法具有更高的灵敏度和较低的检测限为研究人员提供了更多的选择,目前已在实验研究中得到了广泛的应用。

【附录】

TE 缓冲液(10 mmol/L 的 Tris-HCl、1 mmol/L 的 EDTA、pH 值 8.0)的配制方法:取 1 mol/L的 Tris-HCl Buffer(pH 值=8.0) 5 mL 及 0.5 mol/L 的 EDTA pH 值=8.0 mL,超纯水定容至500 mL,高温高压灭菌,室温保存。

【关键词】

核酸定量;分光光度法

【参考文献】

[1]JIN Z J, LI L Q, LIU X Y, et al. Impact of long-term fertilization on community structure of ammonia oxidizing and denitrifying bacteria based on amoa and nirk genes in a rice paddy from tai lake region, China[J]. Journal of Integrative Agriculture, 2014, 13:2286-2298.

[2]叶子弘,金荣愉,崔海峰,等. 核酸定量技术及其在生物检测中的应用[J]. 中国计量学院报,2012,23(1):1-6.

[3]谢浩,胡志迪,赵明,等. 核酸定量检测方法研究进展[J]. 生命的化学,2014,34(6):737-743.

第 2 章　基因重组与转移技术

实验 2.1　HindⅢ 单酶切 pEGFP-C1

【实验原理】

限制性内切酶酶切是一项基于 DNA 限制性内切酶的基因工程技术,其基本原理是利用限制性内切酶对 DNA 上特定序列的识别,来确定切割位点并实现切割,从而获得所需的特定序列。

根据酶的功能特性、大小及反应时所需的辅助因子,限制性内切酶可分为两大类,即 Ⅰ 类酶和 Ⅱ 类酶。最早从大肠杆菌中发现的 EcoK、EcoB 就属于 Ⅰ 类酶。其分子量较大;反应过程中除需 Mg^{2+} 外,还需要 S-腺苷-L 甲硫氨酸、ATP;在 DNA 分子上没有特异性的酶解片断,这是 Ⅰ、Ⅱ 类酶之间最明显的差异。因此, Ⅰ 类酶作为 DNA 的分析工具价值不大。 Ⅱ 类酶有 EcoRⅠ、BamHⅠ、HindⅡ、HindⅢ 等。其分子量小于 10^5 道尔顿;反应只需 Mg^{2+};最重要的是在所识别的特定碱基顺序上有特异性的切点,因而 DNA 分子经过 Ⅱ 类酶作用后,可产生特异性的酶解片断,这些片断可用凝胶电泳法进行分离、鉴别。

限制性内切酶识别 DNA 序列中的回文序列。有些酶的切割位点在回文的一侧(如 EcoRⅠ、BamHⅠ、HindⅢ 等),因而可形成黏性末端,另一些 Ⅱ 类酶如 AluⅠ、BsuRⅠ、BalⅠ、HalⅢ、HPaⅠ、SmaⅠ等,切割位点在回文序列中间,形成平整末端。AluⅠ的切割位点如下:

$$5'-A\ G^{\wedge}C\ T-3'$$
$$3'-T\ C^{\wedge}G\ A-5'$$

在已发现的限制性内切酶中,近百种酶的识别顺序已被测定。有很多来源不同的酶有相同的碱基识别顺序,这种酶称为"异源同工酶"(isochizomer,同切限制内切酶;同裂酶)。应该注意的是,这些酶虽然有相同的识别顺序,但它们的切点并不完全一样。例如 XmaⅠ 和 SmaⅠ 都识别六核苷酸 CCCGGG,但 XmaⅠ 的切点在 cCCGGG,而 EmaⅠ 的切点则在 CCCGgGG,前者切割 DNA 分子,形成带有 CCGG 黏性末端的 DNA 片段,而后者并不形成黏性末端。当然,也有识别顺序和切点都相同的酶,如 HapⅡ、HpaⅡ、MnoⅠ,都在识别顺序 CCGG 内有一相同的切点,HalⅢ 和 BsuRⅠ 同样在识别顺序 GGCC 内有一相同的切点。

利用限制性内切酶双酶切将特定基因从一个质粒上酶切下来并定向连接至另一个特定载体是一种常用的分子生物学实验方法。本实验利用用 NheⅠ 和 HindⅢ 双酶切 pEGFP-C1,从而将双链环形质粒 pEGFP-C1 切割称为线性双链 DNA,以便后期将其他目的基因克隆至 pEGFP-C1。

【药学应用】

1. 用于验证已连入目的载体的目的基因的大小。

2. 用于将环形双链质粒酶切为线性双链质粒,并在质粒两端暴露出特定的黏性末端。

3. 可用于构建含 GFP 标签的融合蛋白,用于真核表达或药物筛选。

【实验材料】

HindⅢ内切酶(NEB,货号 R3104V)、pEGFP-C1 质粒、琼脂糖、DNA 水平电泳、EB、TAE 缓冲溶液、6×DNA Loading Buffer、1 kb DNA Marker、37 ℃ 培养箱、照胶台 Yox CutSmart Buffer(NEB,美国)。

【实验步骤】

1. 取 17 μL 浓度为 1μg/μL 的 pEGFP-C1 质粒于 200 μL PCR 管底部。

2. 加入 2 μL 的 10×CutSmart Buffer。

3. 加入 1 μL 的 HindⅢ内切酶。

4. 用最大量程为 10 μL 的移液枪吹匀。

5. 用小型离心机将 200 μLPCR 管离心 4 000 r/min,2 min。

6. 将上述 PCR 管放入 37°培养箱,静置 2 h。

7. 在上述 200 μLPCR 管中加入 4 μL 的 6×DNA Loading Buffer,吹匀。

8. 取 10 μL 样品,如实验 4.1 跑浓度为 1% 的琼脂糖凝胶电泳。

9. 在照胶台成像,鉴定。

【实验结果与分析】

pEGFP-C1 的大小为 4.7 kb,使用 HindⅢ单酶切 pEGFP-C1 可将 pEGFP-C1 由环形双链质粒切为线性双链质粒,分子量大小仍然是 4.7 kb(图 2-1)。

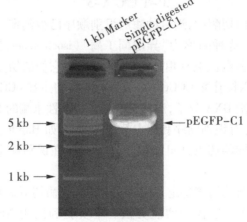

图 2-1　HindⅢ单酶切 pEGFP-C1 电泳

【注意事项】

1. 注意每次加不同溶液时更换枪头,避免污染。

2. 因为每次取样量较少,注意取样时尽量只让枪头末端浸入液面以下,避免枪头黏附更多液体,使加样不准确。

3. 加样时尽量将样品加入 200 μL PCR 管底部,不要附着在管壁。

【资料延伸】

限制性内切酶广泛应用于各种分子生物学实验及生物化学实验当中,主要应用于各种载体构建及鉴定目的基因的大小。除了限制性内切酶单酶切以外还有双酶切,主要用于将各种 DNA 片段定向连接至特定载体。

【关键词】

单酶切;质粒;电泳

实验 2.2 克隆 LSD1 基因部分片段连入 T 载体

【实验原理】

由 Taq DNA 聚合酶 PCR 扩增产生的带 3′突出端为 A 碱基的 DNA 片段能高效地克隆至 T 载体上,这种 T 载体有与 A 碱基互补的未配对 3′T 碱基。连入外源 DNA 片段的 T 载体可用蓝白斑筛选的方法获得。蓝白斑筛选是重组子筛选的一种方法,目前使用的多数 T 载体都带有一个大肠杆菌的 DNA 的短区段,其中有 β-半乳糖苷酶基因(lacZ)的调控序列和前 146 个氨基酸的编码信息。在这个编码区中插入了一个多克隆位点(MCS),它并不破坏读框,但可使少数几个氨基酸插入到 β-半乳糖苷酶的氨基端而不影响功能,这种载体适用于可编码 β-半乳糖苷酶 C 端部分序列的宿主细胞。因此,宿主和质粒编码的片段虽都没有酶活性,但它们同时存在时,可形成具有酶学活性的蛋白质。这样,lacZ 基因在缺少近操纵基因区段的宿主细胞与带有完整近操纵基因区段的质粒之间实现了互补,称为 α-互补。由 α-互补而产生的 LacZ+细菌在诱导剂 IPTG 的作用下,在生色底物 X-Gal 存在时产生蓝色菌落,因而易于识别。然而,当外源 DNA 插入质粒的多克隆位点后,几乎不可避免地导致无 α-互补能力的氨基端片段,使得带有重组质粒的细菌形成白色菌落。这种重组子的筛选,又称为蓝白斑筛选。如用蓝白斑筛选则经连接产物转化的钙化菌平板 37 ℃温箱倒置培养 12~16 h 后,有重组质粒的细菌形成白色菌落。

【药学应用】

1. 目的基因的获得。

2. 可用于原核及真核载体构建及后期蛋白纯化。

3. 检测药物作用后特定基因的突变。

4. 可用于后期构建启动子相关载体,用于检测药物对基因启动子活性的调节。

【实验材料】

T4 连接酶(Promega,美国)、T 载体(Promega,美国)、LSD1 PCR 产物 DNA、琼脂糖凝胶、4 ℃冰箱、37 ℃恒温培养箱、X-Gal、IPTG、LB 固体培养基、DH5α 感受态、涂布棒、培养皿、卡那霉素。

【实验步骤】

1. 在一支微量离心管内,依次加入下列连接混合液:

25 μg/mL 的 LSD1 PCR 产物 DNA	1 μL
T 载体	1 μL
T4 连接酶	1 μL
2×连接缓冲溶液	5 μL
H₂O 补至	10 μL

2. 将连接混合液在 4 ℃冰箱过夜。

3. 将上述连接混合液共 10 μL 转化具有抗生素抗性的感受态大肠杆菌受体菌。将这种转化菌液涂布在含有合适抗生素并涂有 40 μL 20 mg/mL 的 X-Gal 和 14 μL 100.0 mg/mL IPTG 的培养基上,用涂布棒混匀,过夜培养。

4. 次日早上观察平皿上有蓝白两种菌落,蓝色为不含插入片段的克隆片段,白色可能含有插入片段。挑取可能含有靶基因 DNA 插入片段的白色菌落进行培养扩增。

5. 取培养过夜菌液 0.5 mL 于 1.5 mL EP 管中,1 200 r/min 离心 1 min,弃上清液加 50 μL 纯净水混匀。

6. 将样品于 100 ℃水浴锅中煮 5 min。

7. 1 200 r/min 离心 1 min,取上清液作为 PCR 模板。

8. PCR 反应体系 20 μL,其中菌液 DNA 5 μL,上游引物 0.1 μL(100 μmol/L),下游引物 0.1 μL(100 μmol/L),2×Taq Master Mix 10 μL,用 dH₂O 补足 20 μL。

9. PCR 扩增条件同步骤 1。

10. PCR 产物用琼脂糖凝胶电泳鉴定。通过琼脂糖凝胶电泳鉴定克隆 DNA 片段的大小(采用合适的 DNA marker 分子量做对照)。

11. 利用 DNA 测序分析目的序列的正确性。

【实验结果与分析】

TA 克隆完过夜培养后的培养板上会有蓝色和白色菌落(图 2-2A),如只有白斑则可能是 X-Gal 溶液或 IPTG 溶液失效;如只有蓝斑则可能是目的片段量过少,需要加大连接时目的片段的量,重新连接。

菌液 PCR 跑胶后的产物片段大小应与目的基因大小相同(图 2-2B),因为 PCR 反应可能存在一定的非特异性、假阳性或突变,因此需要利用 DNA 测序进一步分析目的序列的正确性。

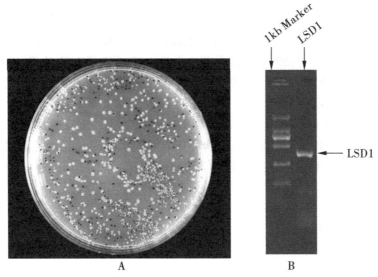

图 2-2　蓝白斑筛选(A)及 LSD1 菌液 PCR(B)

【注意事项】

1. PCR 过程中注意换枪头,避免交叉污染。

2. 用涂布棒涂菌液过程中,注意涂布棒灭菌后要等其冷却至室温。

3. X-Gal 使用时需要避光。

4. 菌液 PCR 在 100 ℃沸水煮过程中注意打开水浴锅盖子,以防离心管盖爆开。

【资料延伸】

本实验是分子生物学常用基本实验,用于各种载体构建、基因工程、基因启动子活性检测等。如真核载体构建、慢病毒载体构建、腺病毒载体构建、反转录载体构建,原核蛋白表达、真核细胞表达,药物对基因启动子活性调节等药学相关实验。

除了从商业公司购买,T 载体可由三种方案制备。

1. 一种载体可用限制性内切酶诸如 Xcm I 、Hph I 与 Mbo II 酶切消解产生 3′末端未配对脱氧胸苷残基。

2. 应用末端转移酶与双脱氧 TTP 加入一个突出的 T 残基到线性化载体的 3′末端。

3. 应用不依赖模板的 Taq DNA 聚合酶的末端转移酶活性在线性化载体的 3′末端处的羟基基团上催化连接上一个 T 碱基。

【附录】

1. X-Gal　于 25.0 mL 容量瓶中精密称取 500.0 mg X-Gal,加 DMF 溶解并定容至 25.0 mL 得 20.0 mg/mL 溶液,分装于 1.5 mL EP 管中,-20 ℃避光保存,使用时于 90 mm 培养皿固体培养基表面避光涂加 40 μL。

2. IPTG 溶液(100.0 mg/mL)　于 25.0 mL 容量瓶中精密称取 2.5 g IPTG,超纯水溶解并定容至 25.0 mL 得 100.0 mg/mL IPTG 溶液,0.22 μm 滤头过滤除菌,分装于 1.5 mL EP 管中,使用时于 90 mm 培养皿固体培养基表面涂加 14 μL。

3. LB 固定培养基　于 500 mL 锥形瓶中称取 4.0 g 胰蛋白胨、2.0 g 酵母提取物、4.0 g NaCl、6.0 g 琼脂,加纯净水至 400 mL,121 ℃灭菌 20 min,摇匀倒入无菌干燥培养皿中,凝固后封口,4 ℃保存备用。

4. 卡那霉素溶液(Kan 30 mg/mL)　于 10.0 mL 容量瓶中精密称取 0.3 g 卡那霉素,超纯水溶解并定容至 10.0 mL 得 Kan 30 mg/mL 溶液,0.22 μm 滤头过滤除菌并分装于 1.5 mL EP 管中,-20 ℃保存,使用浓度为 30μg/mL。

【关键词】

TA 克隆;蓝白斑筛选;菌液 PCR

【参考文献】

[1]KOVALIC D,KWAK J H,WEISBLUM B. General method for direct cloning of DNA fragments generated by the polymerase chain reaction[J]. Nucleic acids research,1991,19 (16):4560.

[2]MEAD D A,PEY N K,HERRNSTADT C,et al. A universal method for the direct cloning of PCR amplified nucleic acid[J]. Bio/technology (*Nature Publishing Company*), 1991,9(7):657-663.

[3]CHUANG S E,WANG K C,CHENG A L. Single-step direct cloning of PCR products [J]. Trends in genetics:TIG,1995,11(1):7-8.

[4]BOROVKOV A Y,RIVKIN M I. XcmI-containing vector for direct cloning of PCR products[J]. BioTechniques,1997,22(5):812-814.

[5]HOLTON T A,GRAHAM M W. A simple and efficient method for direct cloning of PCR products using ddT-tailed vectors[J]. Nucleic acids research,1991,19(5):1156.

[6]MARCHUK D,DRUMM M,SAULINO A,et al. Construction of T-vectors,a rapid and general system for direct cloning of unmodified PCR products[J]. Nucleic acids research, 1991,19(5):1154.

实验 2.3　大肠杆菌 DH5α 感受态的制备

【实验原理】

感受态是指受体细胞易接受外源 DNA 片段并实现其转化的一种生理状态。感受态由受体细胞的遗传性状所决定的,受菌龄、外界环境因子的影响。cAMP 可提高感受态水平 10 000 倍,而 Ca^{2+}也可大大促进转化的作用。新鲜,幼嫩的细胞是选择做感受态细胞的最佳材料。

带有外源 DNA 的重组质粒,在体外构建后,导入宿主细胞,随着细胞的大量复制、繁殖,才能够有机会获得纯的重组质粒 DNA,该过程称之为转化过程。受体细胞经过一些特殊方法(如 $CaCl_2$,RuCl 等化学试剂)的处理后,细胞膜的通透性发生变化,能容许外源 DNA 的载体分子通过。感受态细胞在 0 ℃,$CaCl_2$ 的低渗溶液中,菌细胞膨胀成球形,而转化混合物中的 DNA 形成抗 DNase(DNA 酶)的羟基—钙磷酸复合物,并黏附于细胞表面,经 42 ℃ 短时间热冲击处理,可促使细胞迅速收缩,吸收 DNA 复合物,完成转化。

【药学应用】

DH5α 是一种常用于质粒克隆的菌株。E. coli DH5α 在使用 pUC 系列质粒载体转化时可与载体编码的 β-半乳糖苷酶氨基端实现 α-互补。可用于蓝白斑筛选鉴别重组菌株。

【实验材料】

E. coli DH5α 菌株、LB 固体培养基、LB 液体培养基、$CaCl_2$、硫酸镁、SOB、TFB、培养皿、恒温摇床、聚丙烯管、电热恒温培养箱、台式高速离心机、无菌工作台、烧瓶、恒温水浴锅、低温冰箱、制冰机、分光光度计、微量移液枪、锥形瓶试管。

【实验步骤】

1. 从 37 ℃ 培养 16 ~ 20 h 的平板中挑取一个单菌落(直径 2 ~ 3 mm),转到一个含有 100 mL LB 或 SOB 培养基的 1L 烧瓶中。37 ℃ 剧烈振摇培养 3 h。一般经验,10D (600 nm)约含有大肠杆菌 DH5α 10^9 个/mL。

2. 将细菌转移到一个无菌、一次性使用的、用冰预冷的 50 mL 聚丙烯管中,在冰上放 10 min,使培养物冷却至 0 ℃。

3. 于 4 ℃ 用 Sorvall GS3 转头(或与之相当的转头)以 4 100 r/min 离心 10 min,以回收细胞。

4. 倒出培养液,将管倒置 1 min 以使最后的培养液流尽。

【实验结果与分析】

第 2 天取出培养皿,观察对照平皿和转化平皿菌落情况。对照平皿因受体菌对 Amp 敏感,故不能在含 Amp 的培养基上生长。转化平皿是否有蓝色和白色菌落生成,如果长出蓝色菌落,说明已转入受体菌,但目的基因没有接入载体。如果没长出白色菌落,说明目的基因没有接入载体(图 2-3)。

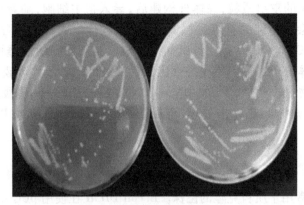

图 2-3　菌落

【注意事项】

1. 为达到高效转化,活细胞数务必少于 10 000 个/mL,对于大多数大肠杆菌来说,这相当于 OD 值为 0.4 左右。为保证细菌培养物的生长密度不致过高,可每 15 ~ 20 min 测定 OD600 值来监测,用监测的时间及 OD 值列一个图表,以便预测培养物的 OD600 值到 0.4 的时间,当 OD600 值达到 0.35 时,收获细菌培养物。

2. 在菌株与菌株之间,OD 值与每毫升中活细胞数间的关系变化很大,因此有必要通过特定肠杆菌的生长培养物在生长周期的不同时相的 OD600 值,并将各稀释维度的培养物铺于无抗生素的 LB 琼脂板以计算每一时相的活细胞数,从而使分光光度计读数得到标准化。

3. 对大多数大肠杆菌(MC106 除外),采用 TFB 代替 $CaCl_2$ 可得到相同或更好的结果。Dagert 和 Ehrlieh 的实验(1979 年)曾表明,细胞可以于 4 ℃在 $CaCl_2$ 溶液中保存 24 ~ 48 h,在储存的最初 12 ~ 24 h 内,转化率增加 4 ~ 6 倍,然后降低到初始水平。

4. 克隆的新鲜程度,一定要选新鲜平板的单克隆,即刚涂布生长过夜的平板。

5. 菌体的 OD600 值,JM109 或 BL21,OD 值为 0.35,DH5α 为 0.4,要尽量保证 OD 值不要过高,更不能超过 0.6。

6. 低温处理的时间,做完后冰上保存 12 ~ 24 h 后分装,并保存于-80 ℃。

7. 试剂和用品,所有的用品(离心管、药瓶等)用新的,如果使用旧的,要确保干净。

【资料延伸】

DH5α 菌株是一种能够摄入外源 DNA 的受容菌,普通的大肠杆菌细胞内有一种"免疫"机制,即当外源 DNA 侵入时,会产生诸如限制性内切酶类的物质,将外源的 DNA 剪切掉,而其自身 DNA 因被修饰(如甲基化)所以不被限制酶识别,不会被剪切。这样的菌株是不能直接用于基因工程的,我们总不希望目的基因导入进去还来不及复制就被剪切掉。DH5α 菌株是一种经诱变的菌株,其基本特性是 R^-、M^-、AMP^-。R^- 是指其缺乏"免疫"机制,不会对导入的外源 DNA 切割。M^- 是指 DH5α 菌株缺乏 DNA 修饰,即其自身 DNA 不会被修饰。AMP⁻是指其对氨苄青霉素敏感。DH5α 菌株可以用于制作基因库等,除此之外,因其特性,可用作基因工程的受体菌。

【关键词】

大肠杆菌;DH5α 菌株;感受态;转化率

【参考文献】

[1]吴乃虎.基因工程原理[M].2 版.北京:科学出版社,2000.

[2]马向东,成庆利,康海霞.微生物转化技术研究进展[J].河南农业大学学报,2001,35(4):299-302.

[3]游雷鸣,翁海波,韩绍印,等.大肠杆菌 JM109 感受态形成因素分析[J].生物技术,2007,17(2):37-40.

[4]李文化,谢志雄,陈向东,等.聚-β-羟丁酸(PHB)在细菌建立感受态中的作用[J].微生物学杂志,2002,22(6):30-33.

[5]刘志洪,李文化,沈萍,等.Fura-2 荧光探针研究 Ca^{2+} 对大肠杆菌细胞的跨膜作用[J].化学学报,2004,62(4):445-448.

[6]吴乃虎.基因工程原理(上册)[M].北京:科学出版社,2000.

[7]谢志雄,刘义,陈向东,等.大肠杆菌 HB101 感受态的热化学研究[J].化学学报,2000,58(2):153-156.

[8]SAMBROOK J, RUSSELL D W. Molecular cloning[M]. New York: Cold Spring Harbor Laboratory Press,2001.

[9]张岚岚,徐春燕,徐昌杰.大肠杆菌感受态细胞转化能力的影响因素[J].细胞生物学杂志,2004,26(4):429-432.

实验 2.4　绿色荧光蛋白表达载体 pEGFR-C1 转化大肠杆菌 DH5α

【实验原理】

基因克隆技术包括把来自不同生物的基因同有自主复制能力的载体 DNA 在体外人工连接,构建成新的重组 DNA,然后送入受体生物中去表达,从而产生遗传物质和状态的转移和重新组合。采用重组 DNA 技术,将不同来源的 DNA 分子在体外进行特异性切割,重新连接,组装成一个新的杂合 DNA 分子。在此基础上,这个杂合分子能够在一定的宿主细胞中进行扩增,形成大量的子代分子。分子克隆质粒载体所携带的外源基因是 EGFP 绿色荧光蛋白,实验的最终目的是将 EGFP 基因插入表达载体 pET-28a 中,组成重组子,并导入大肠杆菌细胞中诱导其表达,培养出绿色的大肠杆菌菌落。

【药学应用】

将 GFP 在 E. coli O157:H7 中表达,用于药品中大肠杆菌繁殖情况、菌落特性以及药品检测方法的改进,将 GFP 应用于药品方面。然而,E. coli O157:H7 致病性强,操作不慎易引起生物污染,导致肠出血性腹泻等疾病,不易作为一般的实验用菌种。

【实验材料】

BX51T-32F01-FLB3 荧光显微镜 Olympus 公司、JLH200029 紫外灯(波长 365 nm)JWFU 公司、pEGFR-C1 质粒、大肠杆菌 DH5α 灭菌的去离子水、10×酶切缓冲液、TaqDNA 聚合酶、TaqDNA 聚合酶缓冲液、灭菌的 0.1 mol/L CaCl$_2$ 标准分子量的 DNA、溴乙锭(EB)储存液 0.5 μg/mL。

【实验步骤】

1. 采用 PCR 技术从 pEGFR-C1 克隆载体中扩增出 E G F P 基因片段。所使用引物为:正向引物:5'-A C C A T G G T G A G C A A G G G C G-3';反向引物:5'-TCGAGCTCGCCCGGCCCGC-3'。PCR 程序设定为:95 ℃变性 5 min;94 ℃放置 30 s,60 ℃放置 30 s,72 ℃放置 30 s,循环 35 次;72 ℃延伸 10 min。

2. 由于 pEGFR-C1 克隆载体有两个 EcoR I 酶切位点,因此使用 EcoR I 双酶切pGEM-T easy 克隆载体,与胶回收得到的 EGFP 基因片段连接后转化入大肠杆菌 DH5α 中,于37 ℃烘箱环境 Ampr+LB 平板上培养 12 h,筛选阳性克隆。随机挑取得到的阳性克隆,37 ℃于 Ampr+LB 液体培养基中培养 10 h,碱裂解法提取质粒。使用 EcoR I 双酶切鉴定,同时将酶切目的条带大小的阳性克隆片段送往上海生工生物技术公司进行测序。得到的包含以 SP6 为启动子的读码框的重组载体命名为 pEGFR-C1。

【实验结果与分析】

1. 重组克隆载体鉴定　EGFP 基因连接 pEGFR-C1 载体,转入 DH5α 大肠杆菌,37 ℃ 培养后碱裂解法提取质粒(图 2-4,lane1),将质粒用 EcoR I 限制性内切酶进行双酶切验证,得到约 750 bp 的目的条带(图 2-4,lane2),同时测序结果显示 EGFP 基因片段成功克隆到 pEGFR-C1 载体,并且是 u6 为启动子的正确读码框。

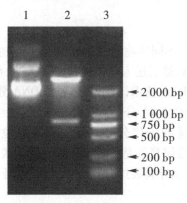

图 2-4　Eco R I 酶切 pEGFR-C1

2. 菌液检测　当菌液生长到 OD600＝0.5 时,大肠杆菌 DH5α 菌体富集后在普通光和 365 nm 波长紫光下照相,从图 2-5 可以看出,携带 pEGFR-C1 载体的大肠杆菌在长波紫外光下能明显地发出绿色荧光。

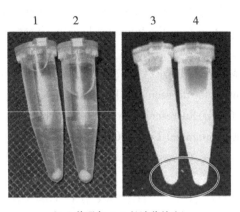

(1,2 普通色,3,4 长波紫外光)

图 2-5　普通光和 365 nm 紫外光下拍摄
富集后大肠杆菌 DH5α

【注意事项】

1. 大肠杆菌进行蛋白质大量表达时,常常会造成蛋白质错误折叠和聚集沉淀,这时候就需要溶解性较好的蛋白与不溶蛋白共表达,从而增加不溶蛋白的可溶性。

2. 防止杂菌和杂 DNA 的污染:整个操作过程均应在冰浴低温和无菌条件下进行,所用器皿,如离心管、EP 管等均应彻底洗净,并经高压灭菌处理,所有的试剂都要灭菌,且注意防止被其他试剂、DNA 酶或杂 DNA 所污染,否则均会影响转化效率或杂 DNA 的转入,为以后的筛选、鉴定带来不必要的麻烦。

【资料延伸】

2008 年 10 月 8 日,瑞典皇家科学院把今年的诺贝尔化学奖授予绿色荧光蛋白的发现者和推广者。他们分别为日本科学家下村修(Osamu Shimomura)、美国科学家马丁·查尔菲(Martin Chalfie)和钱永健(Roger Tsien)。1962 年,下村修等分离纯化了水母中发光蛋白水母素,并发现一种绿色的荧光蛋白。1974 年,他们分离得到了这个蛋白,当时称绿色蛋白,后称绿色荧光蛋白(GFP)。1994 年,查尔菲等首次在大肠杆菌细胞中表达了能发射绿色荧光的 GFP 开创了 GFP 研究与应用之先河。

【关键词】

增强型绿色荧光蛋白;pEGFR-C1;DH5α 大肠杆菌

【参考文献】

［1］梁国栋.最新分子生物学实验技术［M］.北京:科学技术出版社,2001.

［2］SHIMOMURA O,JOHNSON F H,SAIGA Y. Extraction,purification and properties of aequorin,abioluminescent protein from the luminous hydromedusan,Aequorea［J］. J Cell Como Physiok,1962(59):223-239.

［3］KAIN S R,ADAMS M,KONDEPUDI A,et al. Green fluorescent protein as a reporter of gene expression and protein localization［J］. Biotechniques,1995,19(4):650.

［4］PHILLIPS G J. Green fluorescent protein－a bright idea for the study of bacterial protein localization［J］. FEMSmicrobial Lett,2001,204(1):9.

［5］CHALFIE M. Green fluorescent protein［J］. Photochem Photobiol, 1995, 62 (4):651.

［6］LARRICK J W,BALINT R F,YOUVAN D C. Green fluorescent protein:untapped potential in immunotechnology［J］. Immunotechnology,1995,1(2):83.

［7］杜祯,马海利,陈瑞芳.工程菌 DH-5α 感受态细胞的制备及质粒 pGEM 的转化研究［J］.中国畜牧兽医,2007,34(5):88-90.

实验 2.5　阳离子脂质体介导绿色荧光蛋白表达载体 pEGFR-C1 转染 HMMC7721 细胞

【实验原理】

外源基因进入细胞主要有四种方法:电击法、磷酸钙法、脂质体介导法和病毒介导法。电击法是在细胞上短时间暂时性的穿孔让外源质粒进入;磷酸钙法和脂质体法是利用不同的载体物质携带质粒通过直接穿膜或者膜融合的方法使得外源基因进入细胞;病毒法是利用包装了外源基因的病毒感染细胞的方法使得其进入细胞。但是由于电击法和磷酸钙法的实验条件控制较严、难度较大;病毒法的前期准备较复杂,而且可能对于细胞有较大影响;所以现在对于很多普通细胞系,一般的瞬时转染方法多采用脂质体法。

利用脂质体转染法最重要的就是防止其毒性,因此脂质体与质粒的比例,细胞密度以及转染的时间长短和培养基中血清的含量都是影响转染效率的重要问题,通过试验摸索的合适转染条件对于效率的提高有巨大的作用。

【药学应用】

利用绿色荧光蛋白为标记构建了一个可以直接地观察蛋白表达状况及纯化情况的融合表达载体,方便在体内的标记,跟踪疾病标志物。

【实验材料】

阳离子脂质体 lipofectamine 2000 购自 invitrogen 公司、pEGFR-C1 质粒、HMMC7721 细胞、20 μL/200 μL/1 mL 微量移液器和 Tip 头、酒精灯、废液缸、血球计数板、涡旋振荡器、恒温水浴箱、台式离心机、35 mm 培养皿、转染管、15 mL 离心管、观察用倒置显微镜、荧光显微镜和 CCD。

【实验步骤】

1. 细胞传代

(1)试验准备:200 μL、1 mL Tip 头各一盒(以上物品均须高压灭菌),酒精棉球,废液缸,试管架,微量移液器,记号笔,培养皿,离心管。

(2)弃掉培养皿中的培养基,用 1 mL 的 PBS 溶液洗涤 2 次。

(3)用 Tip 头加入 1 mL Trypsin 液,消化 1 min(37 ℃,5% CO_2)。用手轻拍培养瓶壁,观察到细胞完全从壁上脱落下来为止。

(4)加入 1 mL 的含血清培养基终止反应。

(5)用 Tip 头多次吹吸,使细胞完全分散开。

(6)将培养液装入离心管中,1 000 r/min 离心 5 min。

(7)用培养液重悬细胞,细胞计数后选择 $0.8×10^6$ 个细胞加入一个 35 mm 培养皿。

(8)将合适体积完全培养液加入离心管中,混匀细胞后轻轻加入培养皿中,使其均匀分布。

(9)将培养皿转入 CO_2 培养箱中培养,第 2 天转染。

2. 细胞转染

(1)转染试剂的准备:①将 400 μL 去核酸酶水加入管中,振荡 10 s,溶解脂状物。②振荡后将试剂放在-20 ℃保存,使用前还需振荡。

(2)选择合适的混合比例。脂质体体积:DNA 质量 1:(1~2)来转染细胞。在一个转染管中加入合适体积的无血清培养基。加入合适质量的 MyoD 或者 EGFP 的 DNA,振荡后再加入合适体积的转染试剂,再次振荡。

(3)将混合液在室温放置 10~15 min。

(4)吸去培养板中的培养基,用 PBS 或者无血清培养基清洗一次。

(5)加入混合液,将细胞放回培养箱中培养 1 h。

(6)根据细胞种类决定是否移除混合液,之后加入完全培养基继续培养 24~48 h。

3. 第 2 次细胞传代

(1)在转染后 24 h,观察实验结果并记录绿色荧光蛋白表达情况。

(2)再次进行细胞传代,按照免疫染色合适的密度 $0.8×10^5$ 个细胞/35mm 培养皿将细胞重新加入培养皿中。

(3)在正常条件下培养 24 h 后按照染色要求条件固定。

【实验结果与分析】

绿色荧光蛋白在 HMMC7721 细胞中的表达:pEGFR-C1 质粒转染的细胞,在倒置荧光显微镜下蓝光(~ 395 nm)激发时,可以见到细胞内发射出均匀明亮的绿色荧光(图 2-6)。

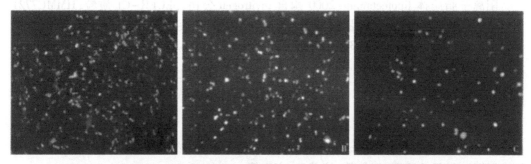

图 2-6　HMMC7721 细胞在转染 pEGFP-C1 后的 6 ~ 72h,绿色荧光蛋白的表达

【注意事项】

1. 细胞

(1)分裂细胞相比较非分裂细胞:分裂细胞往往要比静止细胞更易于摄取并表达外源 DNA。因此对大多数转染操作而言,细胞都在转染当天或前一天种板。同样重要的是细胞在种板进行转染时不应处于过度生长的状态;此外,还常用促有丝分裂刺激物(如病毒转化,生长因子,条件培养基,以及滋养细胞)来活化原代培养细胞。

(2)贴壁细胞相比较悬浮细胞:在转染效率方面贴壁细胞和悬浮细胞之间的差异显著。可能是因为细胞间膜结构的差异,但目前还没有分子水平上合理机制的解释。

(3)分板方案:在对培养细胞进行分板传代培养之前,必须把贴壁细胞用胰蛋白酶消化使之脱离培养基质。这个常规操作可导致正常细胞功能受到严重损害。因此分板方案的不同(如胰蛋白酶消化时间的长短,胰蛋白酶的灭活等)需要优化。

(4)传代次数:传代次数是指对一个细胞系进行分批传代的频度(通常在一个实验室范围内)。某些细胞系相比较其他细胞系而言较不稳定,可能会随着培养时间的延长而改变,视不同的细胞系和培养条件而定。因此名称相同的同一细胞系在生理学和形态学(以及转染能力)性质也可能会有很大的差异。一般而言,细胞在冻存复苏后的一两代之内或直到它们完全复苏之前都很难转染。

(5)细胞数量(融合率):只要培养基质(组织培养皿)尚有空间,细胞就会按指数规律分裂。对于正常细胞而言,细胞生长的速度受细胞密度大小的抑制(接触抑制),但癌细胞则不受此限制而会继续生长并可互相叠加。营养物质的耗竭以及代谢废物的积聚会影响所有的细胞生长。细胞会因受到营养物质匮乏的压力而不适于转染。报告基因的表达率与转染开始时的细胞数量和细胞健康以及细胞溶解之前的生长情况相关。

(6)培养物污染:培养物可被细菌、酵母、真菌、病毒、支原体甚至其他细胞种类所污染。各种污染都会导致产生错误的结果。

(7)支原体污染:支原体污染在所有培养细胞中的比例为 5% ~ 35% ,它可改变细胞生长特性、酶的作用途径、细胞膜的组成、染色体结构,以及转染效率。特别是,支原体对采用脂质、DEAE-右旋糖酐、磷酸钙或腺病毒介导的转染技术有所干扰,其结果致使非典型转染或转染效率偏低。这些影响会导致实验结果的不可靠以及时间和珍贵细胞系的损失。和细菌及真菌不同,支原体污染无法通过视觉检查发现。它们非常小甚至能够通过大多数的无菌滤膜;它们还对常用抗生素有抗药性。所以必须进行支原体污染的常规筛查。

2. 交叉污染　如果同一个实验室同时培养不同种类的细胞,那就有可能发生交叉污染,即使遵循最严格的分离操作规程这种情况也有可能发生。如有许多细胞系被 HeLa 细胞所污染。和其他细胞系之间的交叉污染不总是能通过镜检发现。如果有少量某种生长快速的细胞掺入到培养细胞种,几个月过后它们就会完全取代目标培养物。

3. 载体 DNA

(1)一般原则:对纯化所得的载体进行质量鉴定。确定维持其正常功能的基因序列是否适合于您的细胞体系。在测定细胞体系的参数时,一定要选用一种已知具有功能的载体做对照。

(2)载体的完整性:载体是否具有功能取决于它结构的完整性。转染效率受到质粒制备物的超螺旋结构和舒展结构之间比例、双螺旋断裂、核酸酶的降解,以及来自储存和处理过程中的物理压力的影响。

(3)载体制备物:各种载体是按照不同的方案在细菌体系中制备并纯化。制备产物中残余的污染物(如 CsCl,内毒素)可能会影响转染效率。

(4)载体构造(启动子/增强子/ORI):转染体系通常用带有强病毒调节元件(如 RSV,CMV 和 SV40)的对照载体进行优化和比较。然而,病毒启动子/增强子体系的相对有效性在不同细胞系间的差异可大到两个数量级。例如,在某些细胞系中,由于自发的质粒扩增,SV40 体系可高效表达 large T 抗原(如 COS);而在其他许多细胞系中,则是 CMV 启动子更为有效。

【资料延伸】

基因转染技术是指将外源分子如 DNA、RNA 等导入真核细胞的技术,它是研究基因表达、调控、突变分析等的常规工具。在基因转染的载体中,绿色荧光蛋白(GFP)载体已经成为一种新型荧光探针工具,以其独特的生物学特性为活细胞内生物大分子在细胞内的定位和相互作用的实时可视化研究提供了可能。此外,增强型绿色荧光蛋白(EGFP)是经过改造的 GFP,使其荧光增强 4～35 倍,EGFP 可以作为报告基因来反应基因的转染效率,其表达产物非常容易被鉴定。

【关键词】

绿色荧光蛋白;转染;脂质体

【参考文献】

[1] WELSH S, KAY S A. Reporter gene expression form onitoring gene transfer[J]. CurrOp in B iotechno,1997,8(5):616-617.

[2]COLOSIMO A,GONCZ K K,HOLMES A R,et al. Transfer and expression of foreign genes in mammalian cells[J]. Biotechniques,2000,29(2):314-318.

[3]FU H,HU Y,MC S,et al. A calcium phosphate-basedgene delivery system[J]. J Biomed M ater Res A,2005,74(1):40-48.

实验 2.6　利用 Cas9 技术慢病毒敲除哺乳动物细胞 LSD1 基因

【实验原理】

(一)基因敲除的概念及意义

基因敲除是自 20 世纪 80 年代末以来发展起来的一种新型分子生物学技术,是通过一定的途径使机体特定的基因失活或缺失的技术。通常意义上的基因敲除主要是应用 DNA 同源重组原理,用设计的同源片段替代靶基因片段,从而达到基因敲除的目的。随着基因敲除技术的发展,除了同源重组外,新的原理和技术也逐渐被应用,比较成功的有基因的插入突变和 RNAi 技术,它们同样可以达到基因敲除的目的。

基因敲除就是通过同源重组将外源基因定点整合入靶细胞基因组上某一确定的位点,以达到定点修饰改造染色体上某一基因的目的,它克服了随机整合的盲目性和偶然性,是一种理想的修饰、改造生物遗传物质的方法,它的发展将为发育生物学、分子遗传学、免疫学及医学等学科提供了一个全新的、强有力的研究、治疗手段,具有广泛的应用前景和商业价值。

(二)CRISPR/Cas9 基因敲除原理及其应用

CRISPR(clustered,regularly interspaced,short palindromicrepeats)/Cas9 基因编辑技术是近年来兴起的一种可以定点、准确、高效地对基因组进行改造的技术。目前该技术成功应用于动物、植物、细菌等几乎所有物种的基因组精确改造,改造类型包括基因定点 InDel 突变、基因定点敲入、精确位点突变等。由于其效率高、制作简单及成本低的特点,被认为是一种具有广阔应用前景的基因组定点改造分子工具。

在该机制中,Cas 蛋白(CRISP-associated protein)含有两个核酸酶结构域,可以分别切割两条 DNA 链。一旦与 crRNA(CRISPR RNA)和 tracrRNA 结合形成复合物,Cas 蛋白中的核酸酶即可对与复合物结合的 DNA 进行切割。切割后 DNA 双链断裂从而使入侵的外源 DNA 降解。来自 Streptococcus pyogenes 的 Cas9 由于 PAM 序列结构简单(5'-NGG-3'),几乎可以在所有的基因中找到大量靶点,因此得到广泛的应用。CRISPR-Cas9 系统已经成功应用于植物、细菌、酵母、鱼类及哺乳动物细胞,是目前最高效的基因组编辑系统(图 2-7A)。

通过基因工程手段对 crRNA 和 tracrRNA 进行改造,将其连接在一起得到 sgRNA(single guide RNA)。融合的 RNA 具有与野生型 RNA 类似的活力,但因为结构得到了简化更方便研究者使用。通过将表达 sgRNA 的原件与表达 Cas9 的原件相连接,得到可以同时表达两者的质粒,将其转染细胞,便能够对特异 DNA 序列剪切,从而促使 DNA 发生基因缺失或同源重组,实现基因敲除(图 2-7B)。

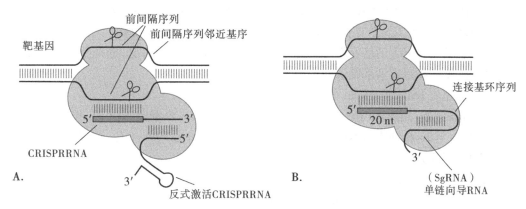

图 2-7　CRISPR/Cas9 基因敲除原理

(三)慢病毒 Cas9 表达系统的特点

慢病毒 Cas9 表达系统采用慢病毒表达 Cas9 或者 Cas9 Nicknase 蛋白,用于构建稳定表达 Cas9 蛋白的细胞株。Cas9 蛋白的编码框长达 4 kb,将 Cas9 基因高效导入细胞是应用 Cas9/CRISPR 系统进行基因敲除的难点之一,Cas9 基因的长度极大地限制了基因导入细胞方法的选择以及基因敲除的实验设计。通过构建稳定表达 Cas9 蛋白的细胞株,可以更自由地设计基因敲除体系,也可以提供更好的 Cas9 蛋白表达效率,从而提高基因敲除效率。

慢病毒 Cas9 基因敲除系统优点:①获得更高的基因敲除效率。②构建 Cas9 蛋白稳定表达细胞系,方便在同一细胞中敲除多个基因。③进行更灵活的基因敲除实验设计。

应用慢病毒 Cas9 表达系统进行基因敲除的流程:包装 Cas9 过表达慢病毒→筛选 Cas9 表达细胞株→转入 gRNA 进行基因敲除→筛选基因敲除成功细胞。

【药学应用】

1. 利用 CRISPR/Cas9 技术慢病毒敲除哺乳动物细胞中目的基因。

2. 应用基因编辑技术通过敲除目的基因研究蛋白的生物功能。

3. 通过敲除目的基因,研究目的蛋白小分子抑制剂在细胞水平的特异性,研究小分子化合物是否有脱靶效应。

【实验材料】

1640 培养基、胎牛血清、细胞培养瓶、96 孔培养板、6 孔培养板、吸头、移液枪、磷酸盐缓冲液(PBS)、胰蛋白酶、嘌呤霉素、polybrene、慢病毒、细胞计数板、显微镜。

【实验步骤】

1.抗生素浓度的选择

（1）用胰蛋白酶消化收集指数生长期的人胃癌细胞 HGC-27,按照 5 000 个细胞/孔接种至 96 孔细胞培养板。

（2）细胞贴壁后,用含 10% 胎牛血清的 1640 培养基稀释嘌呤霉素,浓度分别为 0,0.25,0.5,1.0,1.25,1.5,2.0 μg/mL,120 μL/孔,每个浓度做 6 个复孔。

（3）37 ℃,5% CO_2 的培养箱中培养 48 h 后,观察细胞生长情况,选择使细胞全部死亡的最小浓度的嘌呤霉素来筛选病毒感染的细胞。

2. 用构建的 LSD1 knockout 的慢病毒感染胃癌细胞

（1）准备细胞:用胰蛋白酶消化收集指数生长期的人胃癌细胞 HGC27,按照 5000 个细胞/孔接种至 96 孔细胞培养板,使铺板时细胞的融合率为 50% 左右,进行病毒感染时细胞的融合度约为 70%。

（2）准备病毒:取出 4 ℃ 保存的病毒,使用台式离心机离心 20 s(使病毒完全悬于离心管底部即可);如果是冻存在 -80 ℃ 冰箱中,需在冰上融化后使用。亦可根据实验室的情况将按照病毒滴度 MOI 准确计算的慢病毒稀释到培养基中,并尽可能保证所获得的含有慢病毒的培养基的总体积为最小体积,以期获得最佳转染效率。

（3）感染目的细胞:病毒准备好之后,从培养箱中拿出细胞,首先观察细胞的生长状态,选定细胞状态较好的孔进行实验。

1）使用移液枪吸取准确体积的病毒液及 polybrene 加入准备好的培养基中,使病毒滴度为 1×10^8 TU/mL,polybrene 浓度为 6 μg/mL。

2）用移液枪吸尽选定的孔里的培养基,在实验孔和对照孔里分别加入含有病毒的培养基。

3）混匀后放入二氧化碳培养箱(37 ℃、5% CO_2)孵育过夜。

（4）更换培养基:在病毒感染 12 h 后将含有病毒的培养基更换成正常培养基;在感染后观察细胞状态,如果慢病毒对细胞有明显毒性作用而影响细胞生长状态,可以最短在加病毒 4 h 后更换新鲜培养基继续培养(建议在 8 ~ 12 h 更换为宜)。

（5）抗生素筛选:病毒感染细胞 48 h 后,观察细胞形态,将培养基换成含一定浓度嘌呤霉素的培养基筛选病毒感染细胞。

（6）基因敲除结果检测:细胞长满后进行细胞传代(培养基中含嘌呤霉素),期间收集细胞提细胞总蛋白,Western Blot 检测 LSD1 的蛋白表达量变化。

【实验结果与分析】

人胃癌细胞 HGC-27 中 LSD1 基因敲除检验结果见图 2-8。

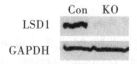

图 2-8　人胃癌细胞 HGC-27 中 LSD1 基因敲除检验
结果

Con:对照组,LSD1 基因被敲除前,能表达 LSD1 蛋白;

KO:knockout,LSD1 基因被敲除后,LSD1 蛋白不表达。

【注意事项】

1. 实验过程中用到的吸头,PBS 等溶液均需要 121 ℃灭菌 20 min,抗生素嘌呤霉素及 polybrene 配制时需用灭菌的 0.22 μm 水系滤头过滤。

2. 收到病毒后如果在短时间内即使用该慢病毒进行实验,可以将病毒暂时放置于 4 ℃保存;如需长期保存请放置于-80 ℃。

3. 反复冻融会降低病毒滴度,每次冻融会降低病毒滴度 10%,因此在病毒使用过程中应尽量避免反复冻融。

4. 从-80 ℃冰箱取出病毒使用前需放冰上融解。

5. 所有操作应尽量在 BSL2 级生物安全柜中进行。

6. 操作时佩戴一次性帽子、口罩、手套及专门的实验服,避免身体尤其是脸部甚至伤口接触到病毒。

7. 所有经过病毒污染的物品均须彻底消毒后再进行下一步处理或统一回收,如高压灭菌后再丢弃。

【资料延伸】

传统的质粒转染具有效率低,作用时间短等缺点,病毒的出现解决了这些问题。常用的病毒载体主要有腺病毒、逆转录病毒和慢病毒。逆转录病毒载体只能感染分裂期细胞,而且容量有限;腺病毒一般不能整合到染色体上,只能进行瞬时感染。与其他逆转录病毒相比,慢病毒(LV)具有可以感染非分裂期细胞、容纳外源性基因片段大,可以长期表达等显著优点。慢病毒不产生任何有效的细胞免疫应答,可作为一种体外基因运输的工具。慢病毒载体介导的转基因表达能持续数月,且无可观察到的病理学现象(表 2-1)。

表 2-1　腺病毒、慢病毒、逆转录病毒表达系统的特征比较

病毒表达系统	腺病毒表达系统	慢病毒表达系统	逆转录病毒
病毒基因组	双链 DNA 病毒	RNA 病毒	RNA 病毒
是否整合	病毒基因组游离于宿主基因组外,瞬时表达外源基因	病毒基因组整合于宿主基因组,长时间、稳定表达外源基因	病毒基因组整合于宿主基因组,长时间、稳定表达外源基因
感染细胞类型	感染分裂和不分裂细胞	感染分裂和不分裂细胞	感染分裂细胞,但在干细胞中表达效率低
表达丰度	高水平表达	高水平表达	高水平表达
表达时间	快(1~2 d)	慢(2~4 d)	快(1~2 d)
滴度	滴度高达 10^{12} pfu/mL	最高可达 $10^{9~10}$ TU/mL	最高可达 $10^{9~10}$ TU/mL

续表 2-1

病毒表达系统	腺病毒表达系统	慢病毒表达系统	逆转录病毒
隆容量	可插入高达 8 kb 的外源片段,滴度随插入片段长度增加而降低	可插入不超过 8 kb 的外源片段,滴度随插入片段长度增加而降低	可插入不超过 6 kb 的外源片段
免疫原性	高免疫原性	低免疫原性	低免疫原性
启动子	可以更换特异性启动子	可以更换特异性启动子	不需要启动子
能否用于 MicroRNA	可以	可以	不可以
能否用于四环素诱导	不可以	TET-ON,TET-OFF	不可以

【附录】

20×PBS:磷酸盐缓冲液,NaCl 160 g,KCl 4.4 g,Na$_2$HPO 4.12 g,H$_2$O 71.628 g,NaH$_2$PO$_4$ 4.8 g 用超纯水配制至 1 000 mL,4 ℃保存,用时用超纯水稀释至 1×,高压灭菌。

嘌呤霉素:1 μg/μL,用灭菌的 1×PBS 配制,0.22 μm 灭菌滤头过滤。

MOI:病毒滴度,单位为 TU/mL,指每毫升中含有的具有生物活性的病毒颗粒数。

Con:对照组。

KD:knockdown,LSD1 蛋白表达量下调。

KO:knockout,LSD1 基因被敲除,LSD1 蛋白不表达。

GAPDH:甘油醛-3-磷酸脱氢酶(glyceraldehyde-3-phosphate dehydrogenase)的英文缩写,几乎在所有组织中都高水平表达,在同种细胞或者组织中的蛋白质表达量一般是恒定的,常被用作 Western Blot 的内参。

【关键词】

基因;基因敲除;慢病毒;CRISPR/Cas9

【参考文献】

[1]李续娥,杨水云,赵文明.中药决明子蛋白质的提取分离及部分一级结构的测定[J].西安交通大学学报,2001(7):764-767.

[2]李楚华,李续娥,郭宝江.决明子提取物降脂作用的研究[J].华南师范大学学报:自然科学,2002(4):29-32.

[3]李续娥.决明子降脂有效成分及其降脂蛋白质结构的研究[D].西安:西安交通大学,2000.

第 3 章　蛋白的提取、纯化与定量

实验 3.1　中药决明子中蛋白质的提取分离

【实验原理】

大部分蛋白质都可溶于水、稀盐、稀酸或碱溶液,少数与脂类结合的蛋白质则溶于乙醇、丙酮、丁醇等有机溶剂中,它们具有一定的亲水性,还有较强的亲脂性,是理想的提脂蛋白的提取液,但必须在低温下操作。因此,可采用不同溶剂提取分离和纯化蛋白质及酶。稀盐和缓冲系统的水溶液对蛋白质稳定性好、溶解度大,是提取蛋白质最常用的溶剂。决明子蛋白质主要为盐溶性球蛋白,可溶于水及稀盐、稀酸、稀碱溶液,可被饱和度硫酸铵析出,因此采用硫酸铵盐析分级法提取。

【药学应用】

1. 提取分离植物或动物中的蛋白质。
2. 提取分离利用基因工程重组表达的蛋白质。

【实验材料】

KH_2PO_4-NaOH 缓冲液(pH 值 8.0)、粉末状硫酸铵、离心机(江苏金坛市亿通电子有限公司)、透析袋、纯水(4 ℃)、决明子粉末、正己烷、电子天平、NaAc-HAc(pH 值为 5.3)梯度缓冲液、Biosepra Hyper DTM 色谱柱。

【实验步骤】

1. 取决明子粉末,用正己烷脱脂 2 次,风干。按 1 g 加 50 mL 的比例加入 50 mmol/L (pH 值 8.0)的 KH_2PO_4-NaOH 提取缓冲液,在 4～7 ℃下搅拌提取 10 h,离心 20 min (7 ℃,10 000 r/min),得上清液 Ea(保留)及残渣。

2. 在残渣中再次加入适量缓冲液,进一步搅拌提取 6 h(4～7 ℃),离心(条件同上),得到残渣(弃去)及上清液 Eb;将 Ea 与 Eb 合并,在不断搅拌下缓慢加入粉末状硫酸铵至 40%、55% 和 80% 的饱和度,离心(条件同上),得到不同饱和度时的蛋白质分部沉淀 (precipitate),简称 P_{40}、P_{55}、P_{80} 及最终上清液 Ee。

3. 将所得 P_{40}、P_{55}、P_{80} 及上清液 Ee 转移至透析袋中,用纯水(4 ℃)透析 48 h,其中每隔 6～8 h 换水 1 次;透析结束后对各试样进行真空冷冻干燥,最终得到不同饱和度硫酸铵盐析出的纯化蛋白 P_{40}、P_{55}、P_{80} 及 Ee，称其质量，计算提取率。

4.决明子蛋白质的分离纯化：用 Biosys-2000 蛋白纯化系统对蛋白质 P_{55} 进行阴离子交换色谱分离，阴离子交换色谱分离条件与实验参数为：①把蛋白质 P_{55} 加纯水混匀，离心后取上清液作为试样。②色谱柱为 Biosepra Hyper DTM 产品，填料粒径为 10 μm，尺寸规格为 4.6 mm×100 mm。③进样量为 2 mL，进样速度为 2 mL/min。④洗脱液用 0.0 ～ 0.6 mol/L的 NaAc-HAc(pH 值为5.3)梯度缓冲液。收取图 3-1 中的 5 号峰蛋白质，用反相高效液相色谱对其进行进一步的纯化，收集保留值 t 为 21.48 min 时所对应的蛋白质(PS)作为测序样品。

反向高效液相色谱的分离条件与参数：①用体积分数为 10% 的乙腈水溶液溶解图 3-1中5号峰所对应的蛋白质作试样。②色谱柱为 JUPITER 产品，填料为 5 μm，C18 为反相柱，尺寸为 4.6 mm×250 mm。③进样量为 1.4 mL，速度为 0.7 mL/min。④以乙腈体积分数为 10% ～95% 的三氯乙酸梯度溶液作为洗脱液。

【实验结果与分析】

决明子蛋白质的提取，试验结果见表 3-1。

表 3-1　用硫酸铵盐析法提取的决明子蛋白质

组别	硫酸铵饱和度/ %	蛋白质(分部)	提取率/ %
Ⅰ	0 ~40	P_{40}	0.04
Ⅱ	40 ~55	P_{55}	1.01
Ⅲ	55 ~80	P_{80}	0.08
Ⅳ	80 ~100	Ee	0.01

从表 3-1 中可以看出，当硫酸铵饱和度为 40% ～55% 时，蛋白质 P_{55} 的提取率最高，提取的蛋白质 P_{55} 在所提取总蛋白质中的质量分数为 88.6%。由表 3-1 可以看出随着硫酸铵饱和度的增加决明子蛋白质的提取率先增加后降低，说明盐析法提取蛋白质时存在着最适盐浓度。

决明子蛋白质的分离纯化，用 Biosys-2000 蛋白纯化系统对蛋白质 P_{55} 进行阴离子交换色谱分离，结果如图 3-1 所示。

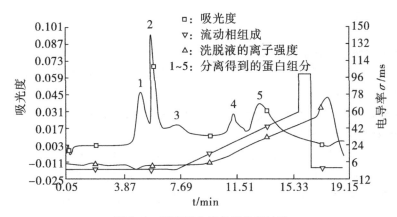

图 3-1　阴离子交换色谱分离结果

用反相高效液相色谱对 5 号峰蛋白质进行进一步的纯化,结果如图 3-2 所示。

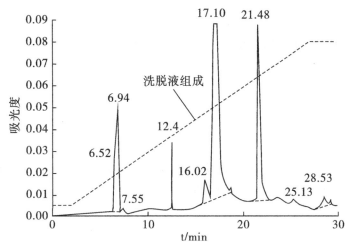

图 3-2　反相高效液相色谱的分离结果

通过采用阴离子交换色谱分离决明子蛋白并用反相高效液相色潜法对其进一步纯化制备出较纯的决明子蛋白,便于更好地研究决明子蛋白的功效。

【注意事项】

1. 在纯化早期阶段要尽量减少处理体积,方便后续纯化。

2. 用稀酸或稀碱提取时,应防止过酸或过碱而引起蛋白质可解离基团发生变化,从而导致蛋白质构象的不可逆变化。

3. 提取过程通常要在低温(一般接近 0 ℃)时操作,以保持酶的活性。

4. 应尽可能利用蛋白质不同物理特性选择所用的分离纯化技术,而不是利用相同技术多次纯化。

【资料延伸】

常用的蛋白质分离提取方法主要包括以下4种。

1.根据分子大小不同进行分离纯化,主要方法包括透析和超滤、凝胶过滤(分子排阻层析)、密度梯度离心。

2.根据溶解度不同进行分离纯化,主要方法包括等电点沉淀、盐析沉淀、低温有机溶剂沉淀、温度对蛋白质溶解度的影响。

3.根据电荷不同进行分离纯化,主要方法包括电泳法、离子交换层析法。

4.利用对配体的特异亲和力进行分离纯化,主要方法包括根据生物大分子与其配体间特异的亲和结合的亲和层析,且亲和力的特点为高度特异性、可逆性。

【附录】

KH_2PO_4-NaOH 提取缓冲液(pH 值 8.0)配制如下:

磷酸二氢钾   1.36 g

0.1 mol/L 氢氧化钠溶液   81 mL

最后加水稀释至 200 mL,即得。

【关键词】

蛋白质;提取;分离

【参考文献】

[1]李续娥,杨水云,赵文明.中药决明子蛋白质的提取分离及部分一级结构的测定[J].西安交通大学学报,2001(7):764-767.

[2]李楚华,李续娥,郭宝江.决明子提取物降脂作用的研究[J].华南师范大学学报:自然科学,2002(4):29-32.

[3]李续娥.决明子降脂有效成分及其降脂蛋白质结构的研究[D].西安:西安交通大学,2000.

实验 3.2   用乳糖作为诱导剂进行重组蛋白的表达

【实验原理】

近年来,重组蛋白表达系统主要包括原核表达系统、酵母表达系统、昆虫细胞表达系统、哺乳动物细胞表达系统、转基因植物表达系统、转基因动物表达系统。异丙基硫代半乳糖苷(IPTG)是重组蛋白表达常用的诱导剂,但价格昂贵,且有潜在的毒性。而乳糖天然具有诱导乳糖操纵子的作用,能够调控目的基因的表达。本实验从细胞碳源利用和酶诱导的角度出发,对工程化大肠杆菌采用乳糖作为碳源和诱导剂时的碳代谢和目的蛋白的表达情况进行研究,确定了工程化大肠杆菌采用乳糖作为诱导剂的关键点,并在较大规模的发酵实验中进行了验证。

【药学应用】

1.测定乳糖对重组蛋白表达的诱导效应,为药学领域学者进一步研究重组蛋白的表达奠定基础。

2.确定工程化大肠杆菌采用乳糖作为诱导剂的关键点,为药用重组蛋白的表达提供了良好的条件。

【实验材料】

表达 SARS 刺突蛋白片段的工程菌 BL21(DE3)/S(由长春生物制品研究所生物技术研究室提供)、40 L 发酵罐(美国 NBS 公司)、IPTG(购自 SIGMA)。

【实验步骤】

1.乳糖浓度的确定　挑取 BL21(DE3)/S 工程菌于 5 mL LB 培养基中过夜培养16 h,分别转接 300 μL 过夜培养物于 8 个装有 10 mL LB 培养基的 100 mL 三角瓶中,继续培养5 h 至 A_{600} 约为0.8,分别加入乳糖至终浓度为 0.1、0.25、0.5、1.0、2.0、4.0 和 8.0 mmol/L,第 8 瓶加入 IPTG 至 1 mmol/L 作为阳性对照,进行目的蛋白的诱导。诱导 3 h 后,收菌,SDS-PAGE 分析,并用薄层扫描仪扫描目的蛋白条带占总蛋白的百分比。

2.甘油和葡萄糖诱导效果的比较　挑取 BL21(DE3)/S 工程菌于 5 mL LB 培养基中过夜培养 16 h,分别转接 300 μL 过夜培养物于 6 个装有 10 mL LB 培养基的 100 mL 三角瓶中,继续培养 5 h 至 A_{600} 约为0.8,分别加入不同的诱导剂进行目的蛋白的诱导。3 h后,收菌,SDS-PAGE 分析目的蛋白表达量。

3.乳糖作为诱导剂在发酵罐中表达目的蛋白　挑取 BL21(DE3)/S 工程菌于 5 mL LB 培养基中过夜培养 12 h,全部转种至装有 300 mL LB 培养基的 1 L 三角瓶中,继续培养12 h 后,转种至 2 个各装有 1 L LB 培养基的 3 L 三角瓶中,培养 3 h 后用于大罐接种。发酵罐培养基碳源分别使用 1.5% 甘油和 1% 葡萄糖。发酵参数为:37 ℃,溶氧>30%,pH值 7.0±0.1。利用增加搅拌转速和增加通气量调节溶解氧浓度。当溶解氧浓度快速升高时流加碳源,碳源为葡萄糖时,应保持葡萄糖浓度大于 0.1%,碳源为甘油时,应保持甘油浓度大于 0.5%。培养 6 h,A_{600} 达到 10.0 以上后,加入乳糖至终浓度为 0.5 mmol/L,进行目的蛋白的诱导。同时流加乳糖,保持溶解氧不上升。4 h 后,收菌,SDS-PAGE 分析目的蛋白表达量。

【实验结果与分析】

1.不同乳糖浓度对诱导目的蛋白表达的比较　在摇瓶实验中,乳糖浓度大于0.5 mmol/L 即可以很好地诱导目的蛋白的表达,且表达量与用 IPTG 为诱导剂时相当,见表 3-2。

表 3-2　SDS-PAGE 中 SARS-S 蛋白含量的薄层扫描结果

诱导剂	浓度/(mmol/L)	SARS-S　蛋白/%
Lactose	0.10	25.3
	0.25	47.5
	0.50	48.2
	1.00	51.1
	2.00	52.9
	4.00	51.4
	8.00	49.5
IPTG	1.00	47.8

2. 葡萄糖和甘油对乳糖诱导作用的影响　在用乳糖作为诱导剂时,0.1% 葡萄糖即可使表达量大大降低;但甘油对乳糖的诱导作用没有抑制效应,如图 3-3 所示。

3. 葡萄糖和甘油对异乳糖诱导作用的影响　在用异乳糖作为诱导剂时,葡萄糖和甘油对异乳糖的诱导作用均没有抑制效应,如图 3-4 所示。

4. 在发酵罐中乳糖诱导目的蛋白的表达　用甘油作为碳源时,4 mmol/L 乳糖的诱导效果与用 IPTG 相似。用葡萄糖作为碳源时,保持葡萄糖浓度在 0.1%,可抑制目的蛋白表达。在菌体生长期使用葡萄糖作为碳源,诱导前耗尽葡萄糖,再加乳糖诱导,效果与 IPTG 类似,如图 3-5 所示。

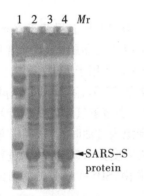

图 3-3　不同碳源对乳糖诱导作用的影响

　1. 蛋白分子量标签;2. 乳糖 0.5 mmol/L;3. 0.5 mmol/L 乳糖+0.1% 葡萄糖 0.5 mmol/L;4. 0.5 mmol/L 乳糖 + 0.5% 甘油。

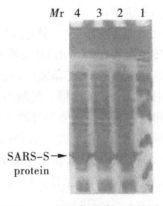

图 3-4　不同碳源对异乳糖诱导作用的影响

　1. 蛋白分子量标签;2. 0.5 mmol/L 异乳糖;3. 0.5 mmol/L 异乳糖+0.1% 葡萄糖;4. 0.5 mmol/L 异乳糖 + 0.5% 甘油。

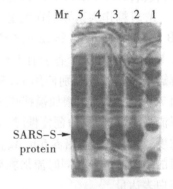

图 3-5　40 L 发酵罐中 SARS-S 表达菌的 SDS-PAGE

【注意事项】

1. 诱导剂乳糖的加入量及加入时间应准确把握。
2. 熟悉用 SDS-PAGE 分析重组蛋白的表达的操作流程。

【资料延伸】

目前所采用的分析目的蛋白表达量的电泳方法,大致可分为3类:显微电泳,自由界面电泳和区带电泳。区带电泳应用广泛,区带电泳可分为以下几种类型。

1. 按支持物的物理性状不同,区带电泳可分为:①滤纸为支持物的纸电泳。②粉末电泳:如纤维素粉,淀粉,玻璃粉电泳。③凝胶电泳:如琼脂,琼脂糖,硅胶,淀粉胶,聚丙烯酰胺凝胶电泳。④缘线电泳:如尼龙丝,人造丝电泳。

2. 按支持物的装置形式不同,区带电泳可分为:①平板式电泳,支持物水平放置,是最常用的电泳方式。②垂直板电泳,聚丙烯酰胺凝胶可做成垂直板式电泳。③柱状(管状)电泳,聚丙烯酰胺凝胶可灌入适当的电泳管中做成管状电泳。

3. 按 pH 的连续性不同,区带电泳可分为:①连续 pH 电泳:如纸电泳,醋酸纤维素薄膜电泳。②非连续 pH 电泳:如聚丙烯酰胺凝胶盘状电泳。

【附录】

LB 培养基的配方:胰蛋白胨(Tryptone)10 g/L,酵母提取物(Yeast extract)5 g/L,氯化钠(NaCl)10 g/L。

另外根据经验值用 NaOH 调节该培养基的 pH,使其达到 7.4(该 pH 值适合目前使用最广的原核表达菌种 E. coli 的生长)。

【关键词】

乳糖;重组蛋白;表达

【参考文献】

[1]郝淑美,王宣军,张秀霞,等.用乳糖作为诱导剂进行重组蛋白的表达[J].中国生物制品学杂志,2005,18(5):409-411.

[2]MIKKO IV, ANTTI V, PETER N, et al. Cheese whey-induced high-cell-density production of recombinant proteins in Escherichia coli. microbial cell factories[J],2003,2(1):2.

实验3.3 大肠杆菌中重组肠激酶的复性

肠激酶(EC 3.4.21.9)是存在于十二指肠刷状缘和空肠黏膜的一种Ⅱ型丝氨酸蛋白转移酶。肠激酶与胰蛋白酶同属丝氨酸蛋白酶家族,该类酶因其活性中心具有一个独特易反应的丝氨酸残基而得名,此残基与有机磷有不可逆反应。肠激酶是 1899 年由俄罗斯的 N. P. Schepovalnikow 博士最先发现的,由于他在消化生理学方面的出色研究,获得了 1904 年的诺贝尔生理学或医学奖。肠激酶首先是以酶原形式合成的,随后被其他蛋白酶水解为有活性的肠激酶,Zamolodchikova 等认为肠激酶原是由十二指肠酶激活的。随后肠激酶可以水解胰蛋白酶原而使其成为有活性的胰蛋白酶,Kunitz 首先证实了这一点。而胰蛋白酶又可进一步激活消化系统中其他许多酶原,比如胰凝乳蛋白酶原、弹性蛋白酶原、激肽释放酶原等,因此肠激酶被认为是消化系统重要的起始酶之一。

机体内肠激酶不正常的缺乏或者是富集都会引发一定的疾病。先天性肠激酶缺乏是一种较为罕见的隐性遗传病,病理研究发现它会导致肠道吸收不良,引发腹泻、呕吐、水肿等症状,造成发育迟缓,此种病症可以通过摄取含有肠激酶的胰腺提取液和增加饮食中水解后的蛋白来进行治疗。但如果十二指肠与胰腺回流液中富集肠激酶,则会激活过多的胰蛋白酶原而导致急性胰腺炎。

随着对肠激酶的研究的逐渐深入,根据肠激酶的生理功能,科研人员也萌发了新的治疗某些疾病的想法。2012 年维也纳医科大学的 Prohaska T A 等人报道了在人体许多组织中都存在且表现出广泛的蛋白酶活性的蛋白 C 抑制剂(protein C inhibitor, PCI) 对肠激酶的影响,研究结果显示 PCI 可以有效抑制肠激酶活性,作者推测 PCI 会在保护胰腺免受自身消化的方面发挥重要作用。也是 2012 年,法国的 Braud S 等通过动物实验研究表明,服用肠激酶抑制剂可以有效降低对食物的吸收和利用,通过长期的服用可以有效降低体重增长的速率,进而推测肠激酶可以作为治疗肥胖症的一个新的药物靶点。

【实验原理】

一个蛋白表达系统包括:一个具有合适启动子、其他调控序列以及编码所需重组蛋白的基因的载体,以及一些其他组成部分。用于表达具有融合标签蛋白或者无标签蛋白的载体都有商品化的产品。这些表达载体被设计成带有适合特定宿主(比如大肠杆菌或哺乳动物细胞)的调控区域,也被设计成适合特定的表达类型。它们所带有的抗性标记基因使得选择正确的克隆变得简单易行。

【药学应用】

1. 从细菌中提取、纯化蛋白。

2. 因为很多蛋白原核表达时为包涵体,蛋白的复性可用于获得具有活性的重组蛋白并进一步用于小分子抑制剂筛选及分子间相互作用。

【实验材料】

透析袋(截留分子量为 8 000) 为上海捷瑞生物工程有限公司产品,超滤浓缩管为美国 Pall 公司产品。

【实验步骤】

1. 透析袋预处理:由于新买来的透析袋表面都带有金属离子和某些杂质,因此在使用前要对其进行预处理,先在含有 2% $NaHCO_3$ 的 1 mmol/L EDTA 溶液中煮沸 10 min,再在

1 mmol/L EDTA(pH 值 8.0)溶液中煮沸 10 min,最后用蒸馏水煮沸 10 min,4 ℃,蒸馏水或 70%乙醇中保存。在使用前用蒸馏水将透析袋里外清洗干净。

2. hEKLm 的复性:将纯化后的蛋白溶液装入透析袋中,两端用透析袋夹子夹紧,将透析袋置于含有 4 mol/L 尿素的复性液中,12 h 后再将透析袋置于含有 2 mol/L 尿素的复性液中,12 h 后将透析袋置于不含尿素的复性液中,每隔 12 h 更换一次复性液。复性时间的长短根据复性初始时蛋白浓度及复性温度而变化。

3. 复性过程中每隔 24 h 取出少量样品,经 SDS-PAGE 检测融合蛋白的自催化切割情况来判断其复性程度。

4. 复性结束后,将样品取出,用截留分子量为 10kDa 的超滤管对其进行浓缩,跑 SDS-PAGE 胶检测实验结果。

【实验结果与分析】

实验结果与分析如图 3-6 所示。

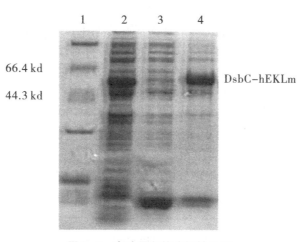

图 3-6　表达蛋白的溶解性分析

1. 蛋白质分子量标准;2. 重组表达菌诱导后全菌总蛋白;
3. 重组表达菌诱导后可溶性蛋白;4. 重组表达菌诱导后不可溶性蛋白。

【注意事项】

1. 供试品溶液要保证澄清,必须经 0.22 μm 过滤器过滤。

2. 不要使用存放多日的蒸馏水(易长菌),应注意流动相与样品溶剂的相溶性,不可使用互不相溶的溶剂。

3. 检查整个系统洗脱液是否泄漏,系统可以装缓冲液过夜。如果几天不用系统,需要用蒸馏水清洗系统。拆下柱子和电极,用 G5 毛细管替换柱位,并装回 pH 电极堵头。再用 20%乙醇冲洗系统,并用 20%乙醇保存。并确信所有用过的管路及通路都冲洗过。

4. 更换缓冲液时,注意排气,不要让气体进入分析柱中,以免影响柱效。

5. 进样前后需要用进样器清洗针清洗进样环,避免交叉污染。

【资料延伸】

蛋白纯化使用的标签除了 His 标签之外,还有谷胱甘肽 S-转移酶(GST)亲和标签,GST 亲和标签从 1988 年开始使用,至今已经成为纯化重组蛋白的常用方法,该方法以 GST 能够与偶联在介质上的谷胱甘肽配体结合为基础。带有 GST 标签的蛋白与配体的结合是可逆的,能够在温和、非变性的条件下通过加入还原型的谷胱甘肽被洗脱下来,因此这一纯化过程使得蛋白的抗原性能以及功能得以保护。GE Healthcare GST 基因融合系统是在大肠杆菌中表达、纯化并检测 GST 标签蛋白的一个多功能系统。该系统包括 pGEX 表达载体、GST 纯化产品以及 GST 检测试剂盒三种成分,一系列位点特异性的蛋白酶可作为这一系统的补充。

GST 天然存在于大多数生物体内,带有全长 GST 标签的蛋白被证实仍具有 GST 酶的活性,同样能够二聚化。构建在 pGEX 载体上的重组日本血吸虫(Schistosoma japonicum)GST 蛋白(分子量 26 kD)的晶体结构已经被解析。

pGEX 载体用于构建可诱导、高水平表达的基因或基因片段,这些基因都融合S. japonicum 的 GST 蛋白,在大肠杆菌中表达的融合蛋白的 N 端带有 GST 标签。GST 标签可根据需要由位点特异的蛋白酶切除,pGEX 质粒上多克隆位点上游包含有蛋白酶的识别序列。带有标签的蛋白可通过比色法或免疫学法方法进行检测。

除此之外,还有麦芽糖结合蛋白(MBP)标签,使用 MBP 标记蛋白经常可以增加靶蛋白的表达水平,增加蛋白的溶解性,增加标记蛋白的正确折叠。使用 Dextrin Sepharose High Performance 进行亲和纯化,可以在生理条件下进行,使用麦芽糖在温和条件下进行洗脱。这种温和的洗脱条件保护了靶蛋白的活性。即使是完整的蛋白复合物也可以被纯化。此外,高结合能力和高结合特异性,意味着仅使用一步就可以获得高得率的高纯度蛋白。

Strep-tag Ⅱ 是仅含有 8 个氨基酸残基(Ttp-Ser-His-Pro-Gln-Phe-Glu-Lys)的小标签,相对分子量仅为 1 000。小标签不会干扰结构和功能的研究,纯化之后不需要从靶蛋白上移除。Strep-tag Ⅱ 非常特异地结合到固定的 StrepTactin 配体上,在纯化之后产生纯的蛋白。使用 StrepTactin Sepharose High Performance 进行亲和纯化,纯化过程在生理条件下进行,使用脱硫生物素进行温和洗脱,保护了靶蛋白的活性。StepTactin 是专门设计的 streptavidin 配体。Strep-tag Ⅱ 与固定配体的结合亲和性比与链霉亲和素的高接近 100 倍,使得 StrepTactin Sepharose High Performance 进行 Strep-tag Ⅱ 蛋白的纯化非常理想。

【附录】

复性液:100 mmol/L NaH_2PO_4,100 mmol/L Tris,pH 值=8.0,1 mmol/L EDTA,10%甘油,2 mmol/L GSH,0.4 mmol/L GSSG,4 ℃保存。

10×酶切缓冲溶液:500 mmol/L Tris-HCl pH 值 8.0,10 mmol/L $CaCl_2$,1% Tween-20(v/v),0.22 μm 滤膜过滤,分装,-20 ℃保存。

3 mol/L Tris-HCl 0.4% SDS(pH 值 8.45):称取 Tris 36.3 g,SDS 0.4 g,加入约 80 mL

蒸馏水搅拌溶解,用 HCl 将 pH 值调至 8.45,加蒸馏水定容至 100 mL,室温保存。

40% 丙烯酰胺/甲叉双丙烯酰胺(19∶1):称取丙烯酰胺 290 g,甲叉丙烯酰胺 10 g,适量蒸馏水溶解后再定容至 500 mL,0.45 μm 滤膜过滤,4 ℃ 避光保存。

5×Tris-tricine SDS-PAGE 电泳缓冲溶液:称取 Tris 30.3 g,Tricine 44.8 g,SDS 2.5 g,适量蒸馏水溶解后再定容至 500 mL,4 ℃ 保存。

【关键词】

LSD1;蛋白纯化

实验 3.4　利用蛋白纯化仪从大肠杆菌中亲和纯化 LSD1 重组蛋白

【实验原理】

组蛋白标签蛋白对 Ni^{2+} 及其他一些金属离子有高选择性的亲和力,这些金属离子能够用螯合配体固定在层析介质上。因此带有组氨酸标签的蛋白能够选择性结合在装配了金属离子的柱材上,如 Ni Sepharose High Performance(HP)等,而其他的细胞蛋白则不能结合或仅能微弱结合。这种层析技术经常被称为固定化金属离子亲和层析(IMAC)。一般而言,组氨酸标签蛋白是在粗提物(比如细菌裂解物)中与柱子结合能力最强的蛋白。与其他标签相比,组氨酸标签较小,通常不易破坏和它们融合的蛋白的结构。

【药学应用】

1. 从细菌中提取、纯化目的蛋白。
2. 蛋白纯化可用于从重组宿主中或天然细胞中提取目的蛋白。
3. 纯化后的目的蛋白可用于小分子抑制剂筛选及分子间相互作用研究。

【实验材料】

将菌液于 4 ℃ 8 000 r/min 离心 2 min,弃上清后加 20 mL PBS 混匀,4 ℃ 8 000 r/min 离心 2 min 弃上清并加 10 mL 细菌裂解液吹匀,超声破碎 20 次,每次 6 s,4 ℃ 12 000 r/min 离心 20 min,0.45 μm 滤头过滤裂解后液体。

缓冲液准备。A:50 mmol/L NaH_2PO_4,300 mmol/L NaCl。B:50 mmol/L NaH_2PO_4,300 mmol/L NaCl,250 mmol/L 咪唑缓冲液要经过 0.22 μM 滤膜过滤且通过超声(至少 15 min)除去气泡。

【实验步骤】

1. 开机

(1)先开电脑,进入 Windows 系统后打开 ÄKTApure 电源,仪器开始自检,等到控制面板上的 Power 灯不再闪烁时,双击打开电脑桌面上的 UNICORN6 软件图标(图 3-7)。

图 3-7　仪器开关机键

（2）选择用户，输入密码（如果进行了设置），点击 OK 进入软件（图 3-8）。

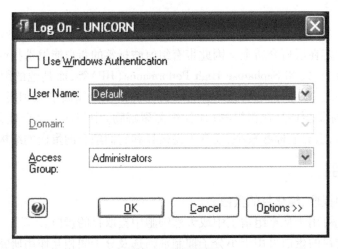

图 3-8　软件登录

（3）在任务栏中将出现 4 个软件窗口，单击系统控制（System Control）（图 3-9）。

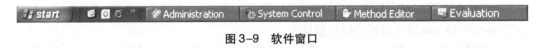

图 3-9　软件窗口

（4）进入 System Control 窗口，点击 Connect to Systems，在弹出的对话框中选中已连接的系统名称，点击 OK 确认连接（图 3-10）。

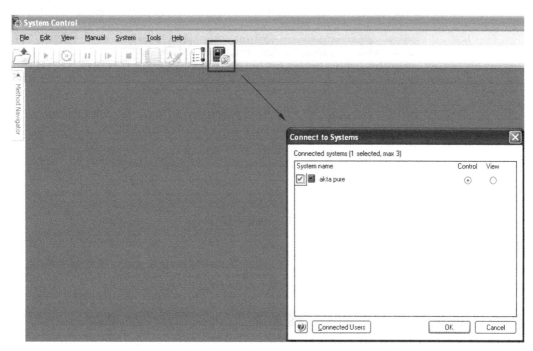

图 3-10　仪器-电脑连接

2. 实验前的准备

（1）泵头抽气：如果缓冲液进口管是空的或者有太多气泡，此时需要手动排气。在泵头上方的抽气螺母上连接一个注射器，拧松螺母并抽气（图 3-11）。

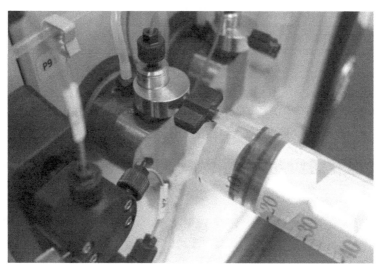

图 3-11　系统排气

（2）泵冲洗

1）将进口管转移到缓冲液中：将缓冲液进口管从 20% 乙醇保护液中转移到相应的缓冲液瓶中。

2）在 System Control 界面的 Manual 下拉菜单中选择 Execute Manual Instructions（图3-12）。

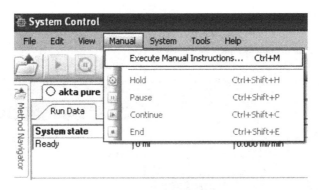

图3-12　仪器设置

3）在跳出的 Manual instructions 窗口中，选择 Pumps>Pump A wash，选择需要冲洗的缓冲液入口，点击 Execute，进行泵的自动冲洗（图3-13）。

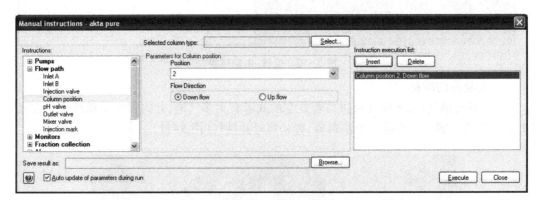

图3-13　仪器冲洗

（3）安装柱子

1）在 Flow path 命令组中选择 Column position，在 Position 下拉框中选择柱子需要连接的位置，在 Flow Direction 复选框中选择溶液流向，点击 Insert（图3-14）。

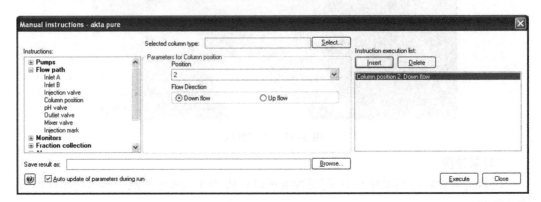

图3-14　柱安装设置

2）在 Pumps 命令组中选择 System flow，在 Flow rate 一栏中输入一个较小的流速如 0.5~1 mL/min，点击 Insert（图 3-15）。

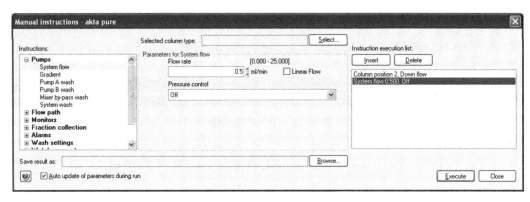

图 3-15　层析柱清洗

3）在 Alarms 命令组中选择 Alarm pre column pressure，根据所使用柱子的耐受压设置 High alarm，如 0.3 MPa，点击 Insert。点击 Execute 后将执行插入的所有命令（图 3-16）。

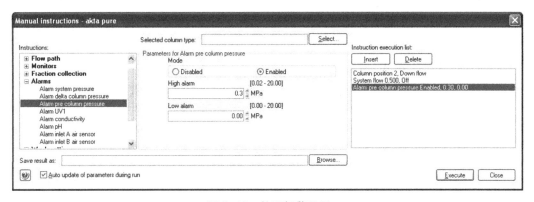

图 3-16　柱压报警设置

4）在柱位阀的相应位置上连接一根 PEEK 管，待 PEEK 管的出口有持续液体流出时，除去层析柱的上堵头，将层析柱柱头与连接管出口相连，但不要拧紧，因为此时出口尚未打开（图 3-17）。

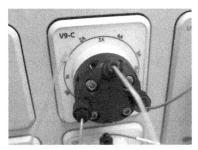

图 3-17　柱位阀示意图

5)除去层析柱下堵头,并将层析柱出口连接到柱位阀的相应位置上,然后拧紧上接头。

6)点击 end,完成准备工作。

3. 方法编辑

(1)在任务栏中点击进入 Method Editor 窗口(图 3-18)。

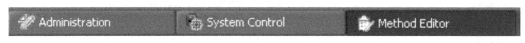

图 3-18 进入方法编辑

(2)在工具栏中点击 Create a new method,启动方法编程(图 3-19)。

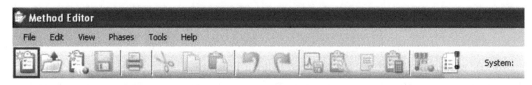

图 3-19 启动方法编辑

(3)在 Predefined Method 下拉框中选择层析实验的类型 Affity Chromatography(图 3-20)。

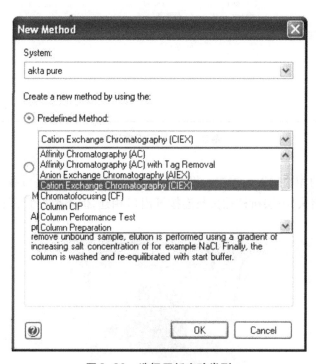

图 3-20 选择层析实验类型

（4）点击 OK，方法编辑界面中出现预设的层析实验各个阶段及参数，如需添加新的实验阶段，可以从 Predefined Phases 中选中目的操作，并拖动到编辑窗口中适当的位置处（图 3-21）。

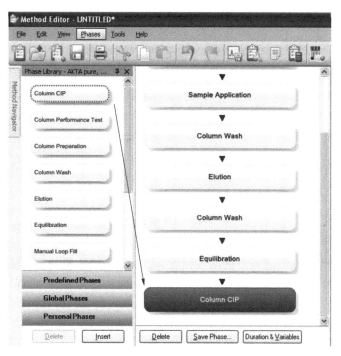

图 3-21　层析实验设置

（5）在 Method Settings 编辑界面中，选择实验所用的柱子 HiTrap NI 5 mL（图 3-22）。
（6）选择柱子连接到柱位阀上的位置以及缓冲液入口。

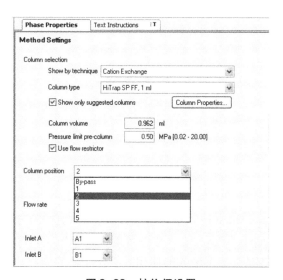

图 3-22　柱位阀设置

（7）选择检测的 UV 波长以及是否激活 pH 检测器、A、B 缓冲液入口的气泡检测器（图 3-23）。

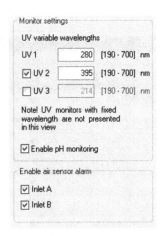

图 3-23　UV 检测设置

（8）点击 Equilibration 进入平衡阶段设置，输入平衡时 B 缓冲液所占的比例（默认为 0%，有时为了减少非特异性吸附可以用一定比例的 B 缓冲液来平衡），输入平衡体积（图 3-24）。

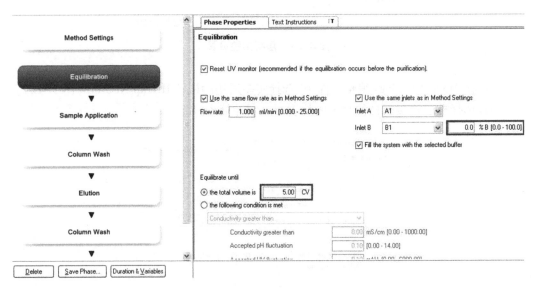

图 3-24　柱平衡设置

（9）点击 Sample Application 进入上样阶段设置，选择上样的方式，如果是采用手动上样（样品环或者 Super loop），请输入清空样品环的体积（该体积如果比样品环的容积小，则输入的体积就是上样体积，如果输入的体积大于样品环的体积，则上样体积为样品环的容积）（图 3-25）。

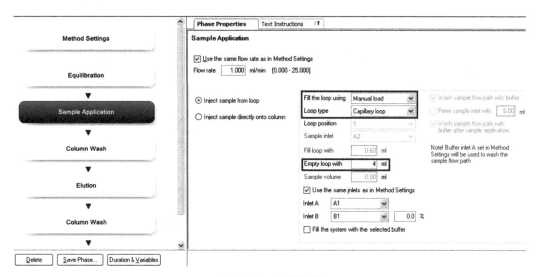

图 3-25　上样设置

（10）点击 Column Wash 进入柱冲洗阶段设置，选择冲洗使用 B 缓冲液浓度（默认为 0%）以及冲洗的溶液体积，也可以选择监视冲洗的再平衡状态（图 3-26）。

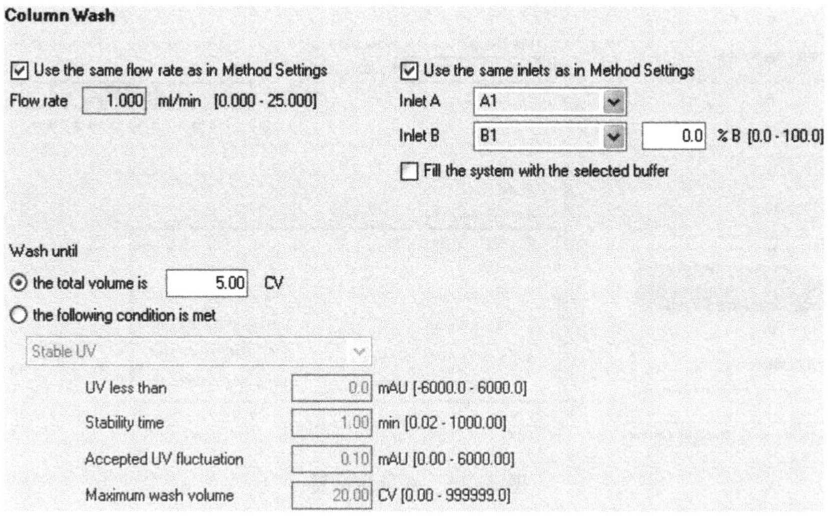

图 3-26　柱平衡设置（1）

（11）点击 Elution 进入洗脱设置，首先选择洗脱的流速、缓冲液入口以及缓冲液流向。洗脱方式有两种，Isocratic elution 洗脱方式只使用一种缓冲液洗脱，通常用于凝胶过滤层析。线性梯度的洗脱方式适用于各种吸附性层析的洗脱条件摸索。使用线性梯度方式洗脱，需要输入开始及结束时缓冲液 B 的比例以及在多少个柱床体积内 B 逐渐达到目标。

收集可以选择用出口阀收集或者用组分收集器收集。点击 using outlet valve，选择 Fixed fractionation volume，选择出口阀起始位置，输入每管收集的体积。如果选择峰收集，需要首先定义峰的参数,可以选择以紫外的吸收值或斜率来判断峰,输入吸收值或斜率,再输入每管收集的体积即可。如果选择用组分收集器收集,除了可以设置固定体积收集或峰收集外,还可以选择二者结合,在没有出峰的时候,可以设置较大的收集体积,出峰后改为精细收集(图3-27)。

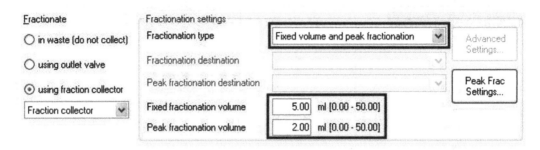

图3-27 洗脱设置

(12)点击 Column Wash 进入柱冲洗阶段设置,此阶段目的是对层析柱进行再生。设置再生时缓冲液的流速、进口、洗脱体积,也可以设置监视平衡(图3-28)。

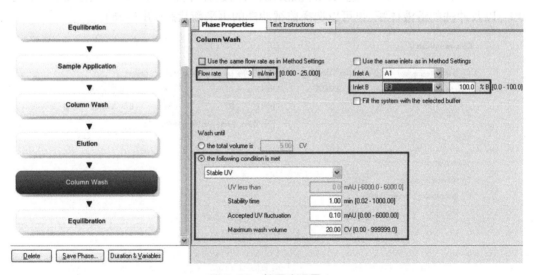

图3-28 柱再生设置

(13)点击 Equilibration 进入层析柱再平衡阶段设置,此阶段目的是将层析柱中的缓冲液置换为适当的平衡或保存缓冲液。设置再平衡时缓冲液的流速、进口、洗脱体积,也可以设置监视平衡(图3-29)。

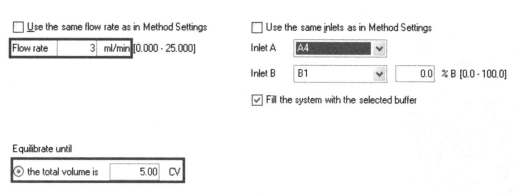

图3-29 柱平衡设置(2)

(14)完成所有设置后点击工具栏中的保存按钮,选择保存的路径,输入方法名称后Save。

(15)如要运行已创建的方法,在 System Control 窗口 Method navigator 中选择方法,右键点击 Run(图3-30)。

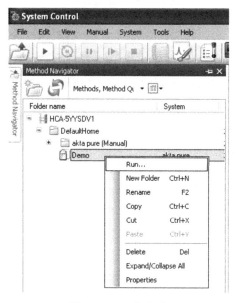

图3-30 运行程序

在跳出的 Start Protocol 中确认设置的项目,点击 Start 开始运行(图3-31)。

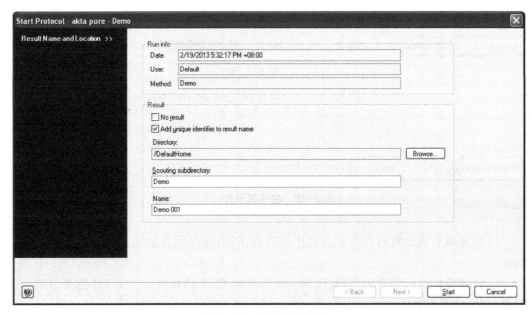

图 3-31　开始运行程序

4. 层析柱的保存

(1)在工具栏中点击 Pause,让系统暂停,然后将所有用过的缓冲液进口管转移到纯水中,按 Continue,然后执行 Pump Wash 命令,将系统中更换成水,继续运行一段时间冲出柱子内的盐类等物质。

(2)在工具栏中点击 Pause,让系统暂停,然后将所有用过的缓冲液进口管转移到20% 乙醇中,按 Continue,然后执行 Pump Wash 命令,将系统中更换成20% 乙醇,继续运行一段时间将柱子内的液体更换成20% 乙醇。

(3)点击工具栏中的 End 按钮,结束试验。

【实验结果与分析】

1. 打开结果

(1)点击任务栏中的 Evaluation,进入结果处理窗口(图3-32)。

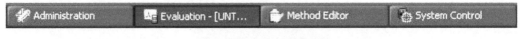

图 3-32　结果处理窗口

(2)通过单击"最近的运行(Recent Runs)"选项,找到需要分析的层析结果双击打开(图3-33)。

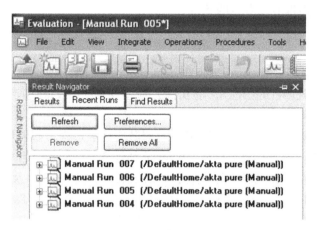

图 3-33 浏览层析结果

2. 结果的显示设置

(1)在 Curve 窗格点击鼠标右键,点击菜单中的 Customize,在复选框中选中需要显示的色谱曲线,点击 OK 即可使图谱简化(图 3-34)。

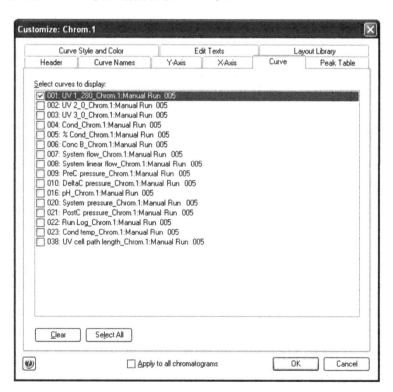

图 3-34 结果显示设置

(2)取部分收集到的组分加蛋白 Loading buffer,10% SDS-PAGE 电泳及考马斯亮蓝染色,观察 80 kDa 附近有没有目的条带。

【注意事项】

1. 供试品溶液要保证澄清,必须经 0.22 μm 过滤器过滤。

2. 不要使用存放多日的蒸馏水(易长菌),应注意流动相与样品溶剂的相溶性,不可使用互不相溶的溶剂。

3. 检查整个系统洗脱液是否泄漏,系统可以装缓冲液过夜。如果几天不用系统,需要用蒸馏水清洗系统。拆下柱子和电极,用 G5 毛细管替换柱位,并装回 pH 电极堵头。再用 20% 乙醇冲洗系统,并用 20% 乙醇保存。并确信所有用过的管路及通路都冲洗过。

4. 更换缓冲液时,注意排气,不要让气体进入到分析柱中,以免影响柱效。

5. 进样前后需要用进样器清洗针清洗进样环,避免交叉污染。

【关键词】

LSD1;蛋白纯化

【参考文献】

SHI Y, LAN F, MATSON C, et al. Histone demethylation mediated by the nuclear amine oxidase homolog LSD1[J]. Cell,2004,119:941-953.

实验 3.5　蛋白质的定性

【实验原理】

目标蛋白在被分离纯化出来之后,可以对它的等电点、分子结构以及分子量等基本性质进行精确的分析,从而达到合理阐明蛋白质在生命活动所起到的作用的目的。这为蛋白质相关的工业化生产以及它在食品药品等行业的发展提供确凿的理论基础。

白蛋白是血浆蛋白中最丰富的蛋白,在维持血浆渗透压和多种内源性物质转运的过程中起着关键的调节作用。双水相分离蛋白质,就聚合物/聚合物体系而言,分相的原因是聚合物之间因为疏水程度的不同而互不相容无法互相渗透形成单一相,因此分为两相。而聚合物/盐双水相分相的原理主要是因为盐析作用。新型亲水有机溶剂/盐双水相体系的分相的原理相对其他体系十分复杂,选用的亲水有机溶剂和盐的种类与浓度、双水相体系的 pH 以及温度等外界因素都与其有关。水离子化、盐析作用、亲水有机溶剂与盐夺取水分子等都可以用以解释该体系的双水相现象。至于表面活性剂双水相体系的成相原理,是缘于该种双水相体系中不同结构及组成的胶束平衡共存。

【药学应用】

1. 研究疾病发病机制,确定疾病相关蛋白的鉴定,寻找药物靶标。

2. 测定药物对组织、细胞中相关蛋白表达量的影响。

【实验材料】

实验原料:白蛋白,蛋白质样品血液,氯化钠、柠檬酸钠、氯化钡、硫酸铵、磷酸氢二钾、乙醇、氢氧化钠、硝酸等。

试剂、试剂盒:丙烯酰胺、SDS、Tris-HCl、β-巯基乙醇、ddH$_2$O、甘氨酸、Tris、甲醇、PBS、NaCl、KCl、Na$_2$HPO$_4$、KH$_2$PO$_4$、考马斯亮蓝、乙酸、脱脂奶粉、硫酸镍胺、H$_2$O$_2$、DAB 试剂盒。

仪器、耗材:电泳仪、电泳槽、离心机、离心管、硝酸纤维素膜、匀浆器、剪刀、移液枪、刮棒。

【实验步骤】

1. 血浆的制备　在新鲜的血浆中添加 3.8%(m/v)柠檬酸钠以防止其凝血,搅拌均匀。在 4 ℃下 1 000 r/min,离心 30 min,将获得的上清液再在 4 ℃下 1 000 r/min,多次离心 30 min,直至得到澄清的血清。将离心所得血清分装、低温储藏。

2. 血浆白蛋白的制备　将冻藏的血浆解冻后,加入相应质量的磷酸氢二钾和乙醇,静置 2 h 后,将所得上相进行过膜除醇,冻干得到血浆蛋白粉。

3. 血浆白蛋白的 SDS-PAGE

(1)凝胶制备:将凝胶板固定,加入蒸馏水检漏,确定凝胶板内蒸馏水液面不下降,放置待使用。按表 3-3 所示试剂配制分离胶(15%),配制时将各试剂混合充分,迅速将混合液沿着凝胶板边缘加入,检查是否有气泡产生。加入无水乙醇适量封闭分离胶液面。静置 30 min 至可明显看到分离胶液面分割线,倒出无水乙醇,移液枪吸取蒸馏水清洗 2~3 次,最后用滤纸吸去凝胶板上残余水分。

表 3-3　分离胶(15%)

组分	体积/mL
Acr-Bis 载体凝胶	2.50
蒸馏水	0.50
分离胶缓冲液	1.90
10% SDS	0.05
10% AP	0.05
TEMED	0.002

按表 3-4 配制浓缩胶(5%),将各试剂充分混合,加入凝胶板中,插入梳子(1.0 mm,10 孔),避免气泡产生。室温静置 40 min 左右,浓缩胶完全凝固。

表3-4 浓缩胶(5%)

组分	体积/mL
Acr-Bis 载体凝胶	0.33
蒸馏水	1.30
分离胶缓冲液	0.25
10% SDS	0.02
10% AP	0.02
TEMED	0.002

(2)样品处理:将待测蛋白与样品溶解液(2×)按1∶1的比例在EP管中进行混合,再将其放入沸水3~5 min,然后置于离心机中离心5 min(10 000 r/min),每个孔上样量为10 μL。

(3)电泳:将工作电极缓冲液倒入电泳槽中,凝胶调节电泳仪80 V电压,待样品通过浓缩胶后调整电压为100 V。

(4)染色与脱色:电泳结束后,将凝胶从凝胶板剥出,浸泡在考马斯亮蓝R-250染色液中,再将其放置在多用脱色摇床上染色1 h。染色结束后将凝胶置于脱色液中,放置在多用脱色摇床上脱色至可观察到清晰蛋白条带。将脱色后的凝胶进行扫描,获取图像。

(5)图像分析:分析SDS-PAGE图片中泳道被选中的条带区域,定量分析获得相应条带的数据,应用软件Origin Pro 8进行曲线绘制。

(6)白蛋白的紫外光谱扫描:先配置0.5 mol/L磷酸盐缓冲溶液,然后血浆蛋白样品溶于其中,使蛋白的浓度为1 mg/mL,使用紫外-可见分光光度计在波长范围为200~400 nm下对其扫描。空白对照是0.5 mol/L磷酸盐缓冲溶液。

【实验结果与分析】

双水相法提取的血浆白蛋白与标准牛血清白蛋白的对照电泳结果如图3-35所示。血浆蛋白中主要含有白蛋白、免疫球蛋白以及纤维蛋白原;其中白蛋白的分子量约为66 kDa,而免疫球蛋白经过p-巯基乙醇的处理后,被还原成分子量为50 kDa的重链与分子量为27 kDa的轻链。由图可知:样品蛋白中存在亚基为66 kDa的白蛋白以及存在50 kDa与27 kDa的免疫球蛋白重链与轻链,说明双水相法提取的血浆白蛋白中可能混有免疫球蛋白。

通过对双水相法提取的血浆白蛋白与标准牛血清白蛋白在280~400 nm全波长扫描进行对比,结果如图3-36所示,可以看出双水相法提取的白蛋白和标准白蛋白的最大吸收峰291 nm处有特征吸收。

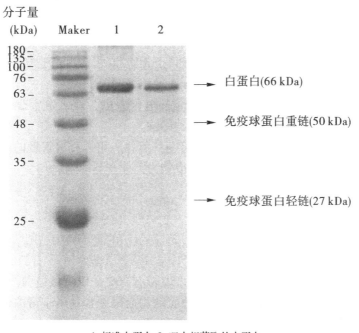

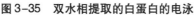

1.标准白蛋白;2.双水相萃取的白蛋白。

图3-35 双水相提取的白蛋白的电泳

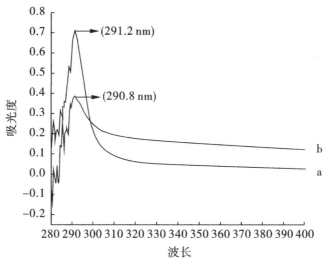

图3-36 标准白蛋白(a)与双水相法提取的白蛋白(b)的紫外扫描结果

【注意事项】

1.成相物质的种类与浓度是影响双水相体系萃取能力的最重要的因素,不同种类的盐或醇成相范围千差万别,相同组分不同含量所组成的双水相体系对同一种物质的分离提取能力差别也十分显著。

2. 体系中蛋白浓度的改变会导致上下相中所溶解蛋白质的质量发生改变,当蛋白质量增加到一定程度时,继续添加蛋白质,会使得上相饱和,蛋白更多地溶解于下相中,从而造成回收率和分析系数下降。

3. 当改变双水相体系的 pH 时,上下两相的电位差也会随之发生改变,由于静电作用,被萃取物质在两相中的分配情况随之受到影响。

4. 通常来说受温度影响最大的是其溶解度。随着成相物质溶解度的改变,该双水相体系的相图也会发生改变,双水相体系的萃取能力因此受到影响。

【资料延伸】

蛋白质的结构决定了蛋白质的性质和功能,白蛋白的分子结构已阐明,为含 585 个氨基酸残基的单链多肽,分子量为 66 458,分子中含 17 个二硫键,不含有糖的组分。在体液 pH 7.4 的环境中,白蛋白为负离子,每分子可以带有 200 个以上负电荷。相对于其他蛋白质而言,血清白蛋白的结构简单,是人和哺乳动物血浆中含量最丰富的蛋白质,是血浆蛋白质中少有的非糖蛋白之一,而且容易制备。

双水相萃取技术是一种操作简单、易于放大的分离方法,在近几十年中传统的双水相体系,高聚物或高聚物无机盐体系已广泛应用于多种蛋白质产品的分离纯化过程中,但是由于体系存在黏度大、传质慢、价格高等缺点,所以工业化的例子很少。近些年研究发现,可溶性有机溶剂与无机盐在一定比例、一定条件下也能够形成双水相,即新型的亲水有机溶剂无机盐双水相体系汇。新型双水相萃取体系能有效应用于牛血清白蛋白的分离,分离速度快,萃取效果好。

【附录】

白蛋白是血液缓冲系统的组分之一,是维持血液胶体渗透压的主要成分和运输内源性及外源性物质的重要载体,作用具体表现如下。

1. 血液缓冲剂　与其他蛋白一样,白蛋白也具有两性性质,能与酸或碱结合。白蛋白等电点低于正常血液,它是弱酸,一部分以酸的形式存在,另一部分与阳离子结合成弱酸盐,这两部分形成的缓冲对构成血液总缓冲系统的一部分。

2. 营养作用　白蛋白的氨基酸组成包括了 20 种受遗传密码控制的氨基酸,包含有较多的必需氨基酸,是均衡、齐全的氨基酸来源,对细胞营养具有较高的价值,滋养细胞的蛋白质中有来自肝脏合成的白蛋白。此外,白蛋白还为细胞提供合成其他蛋白质的材料。

3. 维持血浆胶体渗透压的恒定　血浆胶体渗透压的维持主要依靠血浆中的白蛋白,胶体渗透压是使静脉端组织间液重返血管内的主要动力。当血浆白蛋白因病理条件引起下降时,血浆的胶体渗透压也随之下降,可导致血液中的水分过多进入组织液而出现水肿。

4.运输功能 白蛋白能与体内许多难溶性的小分子有机物和无机离子可逆地结合形成可溶性复合物,成为这些物质在血液循环中的运输形式。

【关键词】

白蛋白;双水相萃取;电泳

【参考文献】

[1]吴乃虎.基因工程原理(上册)[M].北京:科学出版社,2000.

[2]谭天伟.生物分离技术[M].北京:化学工业出版社,2007.

[3]DIANNE C. Human Serum Albumin:Strncture,Binding and Activity[M]. New York:Nova Science Publishers,2019.

[4]王雯娟.双水相萃取菠萝蛋白酶的研究[D].南宁:广西大学,2004.

实验 3.6 蛋白质的定量

【实验原理】

考马斯亮蓝(CBB)测定蛋白质含量属于染料结合法的一种。考马斯亮蓝在游离状态下呈红色,最大光吸收在 488 nm;当它与蛋白质结合后变为青色,蛋白质—色素结合物在 595 nm 波长下有最大光吸收。其光吸收值与蛋白质含量成正比,因此可用于蛋白质的定量测定。蛋白质与考马斯亮蓝结合在 2 min 左右的时间内达到平衡,完成反应十分迅速;其结合物在室温下 1 h 内保持稳定。该法试剂配制简单,操作简便快捷,反应非常灵敏,灵敏度比 Lowry 法还高 4 倍,可测定微克级蛋白质含量,测定蛋白质浓度范围为 0 ~ 1 000 μg/mL,是一种常用的微量蛋白质快速测定方法。

【药学应用】

1.研究疾病相关蛋白的表达水平,考察药物疗效。
2.探究相关蛋白在疾病治疗中的重要性。

【实验材料】

1.试剂

(1)考马斯亮蓝试剂:考马斯亮蓝 G-250 100 mg 溶于 50 mL 95% 乙醇,加入 100 mL 85% H_3PO_4,用蒸馏水稀释至 1 000 mL,滤纸过滤。最终试剂中含 0.01%(w/v)考马斯亮蓝 G-250,4.7%(w/v)乙醇,8.5%(w/v)H_3PO_4。

(2)标准蛋白质溶液:纯的牛血清血蛋白,根据其纯度同 0.15 mol/L NaCl 配制成 100 μg/mL 蛋白溶液。

2.器材 可见光分光光度计,旋涡混合器。

【实验步骤】

1. 标准曲线的制作

(1)试管编号:见表3-5。

表3-5 试管编号

项目	0	1	2	3	4	5	6
100 μg/mL 标准蛋白/mL	0.0	0.1	0.2	0.3	0.4	0.5	0.6
0.15 mol/L NaCl/mL	1	0.9	0.8	0.7	0.6	0.5	0.4
考马斯亮蓝试/mL	5	5	5	5	5	5	5

(2)摇匀,1 h内以0号管为空白对照,在595 nm处比色,以A595 nm为纵坐标,标准蛋白含量为横坐标(6个点为10、20、30、40、50、60 μg),在坐标轴上绘制标准曲线。

2. 样品中蛋白质含量的测定

另取两支干净的试管,加入合适浓度的待测样品,使其测定值在标准曲线的范围内,测定方法同上,由样品液的吸光度对照标准曲线即可求出含量。

(1)准备所需的药品和仪器。

(2)计算所需配制的溶液的量。

先配制1 mg/mL的牛血清蛋白(BSA)母液,再往母液中加入磷酸缓冲溶液(PBS)配制一组浓度分别为1.0,0.8,0.6,0.4,0.2 mg/mL的BSA溶液,再将这组溶液稀释10倍,得到一组浓度分别为0.10,0.08,0.06,0.04,0.02 mg/mL的BSA溶液。计算第一步稀释各组需要的BSA溶液及PBS溶液的体积(表3-6)。

表3-6 BSA溶液及PBS溶液的体积

BSA 体积(μL)	100	80	60	40	20
PBS 体积(μL)	900	920	940	960	980
BSA 浓度(mg/mL)	1.0	0.8	0.6	0.4	0.2

(3)具体操作过程如下。

1)用天平称量1.00g BSA,溶于去离子水中,配成100 mL的溶液,溶液的浓度为10 mg/mL。用移液枪分别取100,80,60,40,20 μL的BSA溶液,置于1.5mL的EP管中,再分别加入900,920,940,960,980 μL的PBS配成1 mL的溶液,振荡使溶液混合均匀。得到一组浓度分别为1.0,0.8,0.6,0.4,0.2 mg/mL的BSA溶液。

2)移液枪分别移取100 μL刚配好的一组BSA溶液,置于1.5 mL的EP管中,各加入900 μL的PBS溶液,振荡使溶液混合均匀。得到一组浓度分别为0.10,0.08,0.06,0.04,0.02 mg/mL的BSA溶液。另外量取1 mL的PBS溶液(BSA溶液浓度为0 mg/mL)作对照试验。

3）用移液枪分别移取 50 μL 配好的一组 BSA 溶液，滴加到孔板中，再分别加入 200 μL 的考马斯亮蓝。静置 10 min 后，用酶标仪测得这组 BSA 溶液的吸光度。

【实验结果与分析】

测得的 BSA 溶液的吸光度，见表 3-7。

表 3-7　BSA 溶液的吸光度

BSA 浓度/(mg/mL)	0.10	0.08	0.06	0.04	0.02	0
吸光度	0.971	0.923	0.874	0.847	0.746	0.650

用 orgin 作吸光度对 BSA 浓度的关系曲线。得到的吸光度对 BSA 浓度的关系曲线 $y=3.09x+0.6807$，$R2=0.9541$。可以看出吸光度—浓度的关系曲线中 R2 值较小，即测得的吸光度与浓度的线性不是很好。究其原因可能有以下两点：一是移液枪的操作不是很熟练，二是移液枪在移液过程中存在着气泡，使移的液体体积不准确。

【注意事项】

1. 如果要求严格，最好在试剂加入后的 5~20 min 内测定光吸收，因为这段时间内颜色是最稳定的。

2. 若选择在旋涡混合器上混合，注意不要太剧烈，以免产生大量气泡而难于消除。

【资料延伸】

人血白蛋白，由健康人体血浆经低温乙醇蛋白分离法提取，并经病毒灭活处理制成。它是血浆中很主要的载体，许多水溶性差的物质可以通过与白蛋白的结合而被运输。这些物质包括胆红素、长链脂肪酸（每分子可以结合 4~6 个分子）、胆汁酸盐、前列腺素、类固醇激素、金属离子（如 Cu^{2+}、Ni^{2+}、Ca^{2+}）药物（如阿司匹林、青霉素等）。

人血白蛋白的生理作用：①维持血浆胶体渗透压的恒定。白蛋白是血浆中含量最多、分子最小、溶解度大、功能较多的一种蛋白质。②人血白蛋白的运输功能。血浆白蛋白能与体内许多难溶性的小分子有机物和无机离子可逆地结合形成易溶性的复合物，成为这些物质在血液循环中的运输形式。由此可见白蛋白属于非专一性的运输蛋白，在生理上具有重要性，与人体的健康密切相关。人血白蛋白，适用于低蛋白血症的防治，治疗肝硬化及肾病引起的水肿或腹水。③血浆白蛋白的其他生理作用。血浆中白蛋白的含量远比球蛋白多，亲水作用又比球蛋白大，这使血浆中的白蛋白对球蛋白起到一种胶体保护的稳定作用。当肝脏功能障碍引起白蛋白合成不足时，可使血浆球蛋白失去胶体保护作用，稳定性下降。血浆球蛋白的稳定性下降，将严重影响这些物质在体内的代谢、利用，引起相应的症状。利用肿瘤组织摄取营养的生物机制以及纳米微粒蛋白结合的技术平台，由白蛋白结合紫杉醇纳米微粒构成的白蛋白结合型紫杉醇纳米微粒通过 SPARC 蛋白吸附在肿瘤细胞上,并最终进入肿瘤细胞,释放出细胞毒药物,可以将更多的药物聚集在肿瘤部位,提高肿瘤间质中的紫杉醇浓度(紫杉醇的载药量增加了 50%),进而提高抗肿瘤活性,不含有可导致过敏反应的助溶剂,在给药前无须预处理,并能安全地提高紫杉醇的给药剂量,与普通紫杉醇注射相比,具有明显增加药物疗效,降低毒副作用的优势。

【附录】

5×甲醛胶电泳缓冲液:0.1 mol/L MOPS(pH 7.0),40 mmol/L 乙酸钠,5 mmol/L EDTA;载样缓冲液(用 DEPC 预处理):50% 蔗糖,1 mmol/L EDTA,0.25% 溴酚蓝,0.25% 甲苯青;20×SSC:在 800 mL 水中溶解 175.3 g 氯化钠,88.2 g 柠檬酸钠,用 HCl 调节 pH 值至 7.0,加水定容至 1 L,高压灭菌。

【关键词】

CBB 法;白蛋白;电泳

【参考文献】

[1]周旋,倪茂巍,陈茂,等. 凝胶上蛋白质染色方法研究进展[J]. 中国医药生物技术,2011,6(5):378-381.

[2]PINK M,VERMA N,RETTENMEIER A W,et al. CBB staining protocol with higher sensitivity and mass spectrometric compatibility[J]. Electrophoresis,2010,31(4):593-598.

[3]汪静,袁琳,陈晓明. 蛋白质电泳考马斯亮蓝 G250 染色方法改良[J]. 医学分子生物学杂志,2006,3(6):423-425.

[4]张瑶,刘芳,张页. 一种改良的蛋白质电泳考马斯亮蓝 G-250 染色方法[J]. 基础医学与临床,2012,32(8):953-955.

[5]NEUHOFF V,AROLD N,TAUBE D,et al. Improved staining of proteins in polyacrylamide gels including isoelectric focusing gels with clear background at nanogram sensitivity using Coomassie brilliant blue G-250 and R-250[J]. Electrophoresis,1988,9(6):255-262.

[6]CANDIANO G,BRUSCH M,MUSANT L,et al. Blue silver:A very sensitive colloidal Coomassie G-250 staining for proteome analysis[J]. Electrophoresis,2004,25(9):1327-1333.

[7]KANG D,GHO Y S,SUH M,et al. Highly sensitive and fast protein detection with coomassie brilliant blue in sodium dodecyl sulfate-polyacrylamide gel electrophoresis[J]. Bull Korean Chem Soc,2002,23(11):1511-1512.

[8]WANG X,LI X,LI Y. A modified coomassie brilliant blue staining method at nanogram sensitivity compatible with proteomic analysis[J]. Biotechnol Lett,2007,29(10):1599-1603.

[9]李慧,吴恩应,张运佳. 低毒高效的 SDS-PAGE 考马斯亮蓝染色方法比较[J]. 生物技术通讯,2011,22(2):261-263.

[10]GAUCI V J,PADULA M P,COORSSEN J R. Coomassie blue staining for high sensitivity gel-based proteomics[J]. Journal of Proteomics,2003,90(2):96-106.

第4章 凝胶电泳

1809年俄国物理学家Peйce首次发现电泳现象。他在湿黏土中插上带玻璃管的正负两个电极,加电压后发现正极玻璃管中原有的水层变混浊,即带负电荷的黏土颗粒向正极移动,这就是电泳现象。1909年Michaelis首次将胶体离子在电场中的移动称为电泳。从20世纪50年代起,特别是1950年Durrum用纸电泳进行了各种蛋白质的分离以后,开创了利用各种固体物质(如各种滤纸、醋酸纤维素薄膜、琼脂凝胶、淀粉凝胶等)作为支持介质的区带电泳方法。1959年Raymond和Weintraub利用人工合成的凝胶作为支持介质,创建了聚丙烯酰胺凝胶电泳,极大地提高了电泳技术的分辨率,开创了近代电泳的新时代。

凝胶电泳或称胶体电泳是一大类技术,被科学工作者用于分离不同物理性质(如大小、形状、等电点等)的分子。凝胶电泳通常用于分析用途,但也可以作为制备技术,在采用某些方法[如质谱(MS)、聚合酶链反应(PCR)、克隆技术、DNA测序或者免疫印迹]检测之前部分提纯分子。该技术操作简便快速,可以分离用其他方法(如密度梯度离心法)所无法分离的DNA片段。当用低浓度的荧光嵌入染料溴化乙啶(ethidium bromide,EB)染色,在紫外线光下至少可以检出1～10 ng的DNA条带,从而可以确定DNA片段在凝胶中的位置。此外,还可以从电泳后的凝胶中回收特定的DNA条带,用于以后的克隆技术操作。

各种凝胶电泳技术从诞生发展到现在都在各自特定的方面发挥着重要作用,也有各自的优缺点,不过至今仍没有一种技术达到十全十美的分离效果。在现如今的21世纪,科技日新月异,随着分子生物学、遗传学和生物化学的快速发展,势必会出现分离范围更全面、分离速度更快、准确度更高、操作更为简便、造价更低、更健康的凝胶电泳技术。凝胶电泳技术在未来必然有光明的发展前景及广阔的发展空间。

实验4.1 琼脂糖凝胶电泳法检测 SARS-CoV-2

【实验原理】

琼脂糖凝胶电泳是用琼脂糖做支持介质的一种电泳方法。其分析原理与其他支持物电泳的最主要区别是:它兼有“分子筛”和“电泳”的双重作用。琼脂糖凝胶具有网络结构,物质分子通过时会受到阻力,大分子物质在涌动时受到的阻力大,因此在凝胶电泳中,带电颗粒的分离不仅取决于净电荷的性质和数量,而且还取决于分子大小,这就大大提高了分辨能力。但由于其孔径相当大,对大多数蛋白质来说其分子筛效应微不足道,现广泛应用于核酸的研究中。目前,一般实验室多用琼脂糖水平平板凝胶电泳装置进行 DNA 电泳。

【药学应用】

1. 适合分离大片段 DNA,可提取大分子 DNA。
2. PCR 产物在琼脂糖凝胶上进行的电泳检测。
3. 琼脂糖在免疫扩散法中的应用。
4. 琼脂糖在双链 DNA 探针的合成方法中的作用。

【实验材料】

1. 材料 临床 COVID-19 阳性样本/病毒核酸 RNA,由中国疾控中心 CDC 提供。

2. 仪器设备 PCR 扩增仪(BIORAD-C1000,美国 Bio-Rad 公司);凝胶成像系统(美国 Bio-Rad 公司);多功能电泳仪(北京六一公司);离心机(Eppendorf-5424R,德国 Eppendorf 公司)。

3. 主要试剂 反转录试剂盒 Superscript III Re-verse Transcription First-Strand Synthesis System(货号:18080051)购自 thermo 公司;DNA Taq 聚合酶(货号:KT201)购自北京天根公司;核酸染料购自北京 GenStar 公司;琼脂糖购自上海生工公司。

【实验步骤】

1. 引物设计与合成 参考 GenBank 提供的来自武汉的 COVID-19 代表性病例的基因组序列 WH-human_1 genome,与其同源的几种冠状病毒 SARS、Bat SL-CoV ZC45 和 Bat SL-CoV ZXC21 的序列进行同源性比对,针对 SARS-CoV-2 核酸序列的特异性区域(如 orf1ab 和 surface glycoprotein)而进行设计。实验采用的 PCR 扩增引物为 N519 引物(322 bp)和 Wuhan 引物(547 bp),序列见表4-1。以上涉及的引物均送至上海生工公司进行合成。

表4-1 实验所涉及的引物序列

引物编号	全称	序列(5'-3')	靶向区域
N519_F	nf519NIID_WH-1_Seq_F519	ACCTCATGGTCATGTTATGG	orf1a/b 基因
N519_R	nf519NIID_WH-1_Seq_R840	GACATAGCGAGTGTATGCC	orf1a/b 基因
Wuhan_F	whF/WuhanCoV-spk	TTGGCAAAATTCAAGACTCACTTT	表面糖蛋白基因
Wuhan_R	whR/WuhanCoV-spk	TGTGGTTCATAAAAATTCCTTTGTG	表面糖蛋白基因

2. 样品处理　利用 thermo 反转录试剂盒将经过处理的 COVID-19 阳性患者 RNA(通常-80 ℃保藏),逆转录成 cDNA,并于-20 ℃保存备用。根据片段大小及电泳检测目的,选择合适的电压及电泳时间。

3. 检测时间的优化反应条件　试剂盒 KT201 反应体系为 cDNA 模板 1 μL(样品 cDNA 终浓度 4 ng/μL),2 × Taq PCR Mastermix 10 μL,F/R 引物(10 μmol/L)各0.5 μL,其他由无菌水补至 20 μL,阴性对照模板均用无菌水代替,标为 NC。将含有样品的 PCR 管经过涡旋混匀并微离心,移至 PCR 仪进行扩增。扩增体系设置如下:第一阶段 94 ℃ 3 min;第二阶段 94 ℃ 变性 30 s,56 ℃退火 30 s,72 ℃ 延伸 30 s,循环 35 次;继续 72 ℃ 保持 5 min,恢复至 4 ℃ 孵育。将 PCR 扩增反应产物加入适量核酸染料,经 2% 琼脂糖凝胶电泳 130 V,15 min 后,结果进行紫外成像分析。为了提高检测效率,针对 PCR 扩增第二阶段的时间缩短至 10 s、5 s,以获得最优的检测时间。

4. 检测浓度的优化反应条件　最佳浓度优化实验流程同 3 的操作一致,在确定最优扩增时间的基础上,通过稀释 cDNA 模板浓度,确定最优的模板浓度。初始 cDNA 为 4 ng/每个反应,稀释比例见表4-2。

表 4-2　cDNA 最优浓度稀释比例

PCR 管编号	稀释比例
A	1:10
B	1:50
C	1:100
D	1:500
E	1:1 000
F	1:5 000
G	1:10 000
H	1:50 000
I	1:100 000

【实验结果与处理】

1. 最优检测时间　最优检测时间结果分析如图 4-1 所示,根据凝胶成像结果,在 20 μL的 cDNA 扩增反应体系中,当 PCR 第二阶段反应时间缩短至 5 s 时,图像显示的结果与最初设置的 30 s 所反映的情况基本一致,条带清晰,未出现条带缺失现象。因此,可以确定在特定的条件下,当扩增时间缩短,理论上仅改变的是扩增产量,但在不丢失条带的前提下,最短时间可以缩短至 5 s,整体扩增反应时间将减少至 20 ~ 30 min 以内。

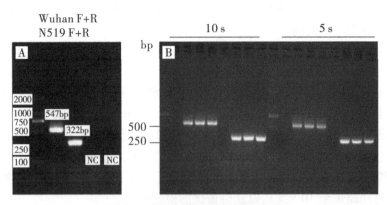

图 4-1　检测时间优化后的结果图

A 图为表面糖蛋白基因和非结构蛋白区域 ORF1a /b 的特定引物扩增阳性结果,扩增后的片段大小分别为 547 bp 和 322 bp;B 图为 PCR 第二阶段扩增时间缩短 10 s、5 s 两组结果,其中每组实验的样品顺序为 DNA Marker,阴性对照,针对表面糖蛋白基因引物的扩增阳性样品以及针对 ORF1a 引物的扩增阳性样品,且每个条件设置有 3 个生物重复(初始病毒 cDNA 剂量为 4 ng)。

2. 最佳检测浓度　通常情况下,采集患者样本(上呼吸道中的鼻咽拭子或下呼吸道中的痰液、支气管肺泡灌洗液)的 COVID-19 病毒载量,可以间接地反映 CO-VID-19 病毒感染的严重程度。当样本源于轻度感染者或者正处于潜伏期间的患者,则从上呼吸道中的病毒核酸获得率较低。通过条件优化检测样品浓度,以获得采用最少量核酸而获知最有效最准确的信息。图 4-2 为最佳核酸浓度凝胶成像图,从图 4-2 可以看出,当稀释比大于 1:5 000 时,会出现阳性样本条带丢失现象,由此确定最佳检测核酸浓度为(1:1 000)~(1:5 000)之间(初始值为 4 ng /μL)。根据以上所建立的方法,对 COVID-19 重症感染病人所提取的病毒核酸进行检测,结果表明扩增条带清晰,可以初步用于疑似病例中是否感染 COVID-19 病原的检测。

【注意事项】

1. 核酸染料溴化乙锭是强诱变剂,有毒,取用时须戴手套。

2. 紫外线对人眼有害,观察时须戴护目镜。

3. 在操作过程中应避免 RNas 污染,防止 RNA 降解或实验中的交叉污染,建议在专门的区域进行 RNA 操作,使用专门的仪器和耗材。操作人员戴口罩和一次性手套并经常更换手套,实验相关耗材应用 0.1% DEPC(焦碳酸二乙酯)水溶液在 37 ℃处理 12 h,并高压灭菌 30 min 后使用。

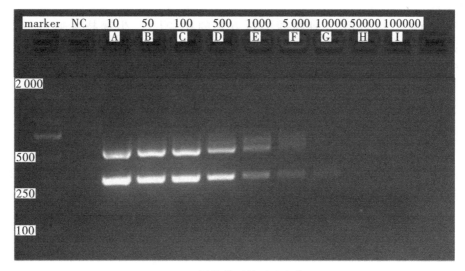

图 4-2 最佳检测核酸浓度范围

A=1/10,B=1/50,C=1/100,D=1/500,E=1/1 000,F=1/5 000,G=1/10 000,H=1/50 000,
and I=1/100 000(初始病毒 cDNA 剂量为 4ng)A=1/10,B=1/50,C=1/100,D=1/500,E=1/
1 000,F=1/5 000,G=1/10 000,H=1/50 000,and I=1/100 000（initial viral cDNA dosage is 4 ng)。

【资料延伸】

琼脂糖凝胶电泳可以被用于更广尺度范围纳米颗粒的分离。Heller 等人用琼脂糖凝胶电泳分离了胆酸钠表面活性剂分散的 SWNTs,琼脂糖凝胶电泳和聚丙烯酰胺凝胶电泳也可用于判断纳米颗粒与其他受体的结合情况如 CdSe/ZnS 量子点与牛血清白蛋白的共价结合碲化镉量子点与 2,4-二氯苯氧基乙酸碱性磷酸酶的结合,二氧化硅纳米颗粒与 DNA 的静电结合等。质粒 DNA 重组片段鉴定方法有遗传表型筛选,限制性内切酶分析筛选,核酸探针筛选,PCR 筛选。琼脂糖凝胶电泳技术以其操作简单、耗时短而被广泛使用,但琼脂糖凝胶电泳却无法分辩差异小的 DNA 片段。

【关键词】

琼脂糖凝胶电泳;SARS-CoV-2;鉴定;优化

【参考文献】

[1]韩阳,何佳梦.琼脂糖凝胶电泳的理论技术和应用[J].科协论坛(下月),2012(6):98.

[2]尹海权,王明召.分离 DNA 的琼脂糖凝胶电泳技术[J].化学教育,2012(12):1.

[3]蒋玲艳,王林果.核酸染料的应用研究进展[J].玉林师范学院学报(自然科学),2006,27(3):132.

[4]萨姆布鲁克 J,拉塞尔 D W.分子克隆实验指南[M].4 版.北京:科学出版

社,2002.

[5]王林果,蒋玲艳. 2 种核酸染色方法的比较[J]. 生物技术通讯,2006,11
(17):924.

[6]黄庆,府伟灵,赵渝徽,等. 核酸荧光染料在琼脂糖凝胶电泳中的染色特性[J].
Chin J Nosocomiol,2006,11(16):1316.

[7]XUX,CHEN P,WANG J,et al. Evolution of the novel corona-virus from the ongoing
Wuhan outbreak and modeling of its spike protein for risk of human transmission [J]. Sci China
Life Sci,2020,63(3):457.

[8]刘军花,李学龙,刘茜阳,等. 一种基于琼脂糖凝胶电泳法检测 SARS-CoV-2 的新
方法[J]. 微生物学杂志,2020,40(3):51.

实验 4.2　血清差异蛋白的 SDS-PAGE

【基本原理】

聚丙烯酰胺凝胶为网状结构,具有分子筛效应。它有两种形式:非变性聚丙烯酰胺凝
胶电泳(Native-PAGE)及 SDS-聚丙烯酰胺凝胶(SDS-PAGE)。非变性聚丙烯酰胺凝胶,
在电泳的过程中,蛋白质能够保持完整状态,并依据蛋白质的分子量大小、蛋白质的形状
及其所附带的电荷量而逐渐呈梯度分开。而 SDS-PAGE 仅根据蛋白质亚基分子量的不
同就可以分开蛋白质。

【药学应用】

1. 蛋白质纯度分析;蛋白质分子量的测定,根据迁移率大小测定蛋白质亚基的分
子量。

2. 蛋白质浓度的测定;蛋白质水解的分析。

3. 免疫沉淀蛋白的鉴定;免疫印迹的第一步;蛋白质修饰的鉴定;分离和浓缩用于产
生抗体的抗原。

【实验材料】

1. 样本　正常人 O 型血血清标本 9 例,来自广西医科大学一附院体检中心体检者,
在全身体检中未发现任何疾病。

2. 主要试剂及来源　牛血清白蛋白、BCA 法蛋白定量试剂盒均为上海捷瑞生物公司
产品。ProteoExtractTM Albumin/IgG Removal Kit 为德国 MERK 公司。

3. 主要仪器　Power Pac HCTW 电泳仪(Bio-Rad 公司,美国),E1x800 自动酶标仪
(Bio-Tek Instruments 公司,美国),高速低温离心机(型号 5180R)(Eppendorf 公司,德
国)。

【实验步骤】

实验步骤见图 4-3。

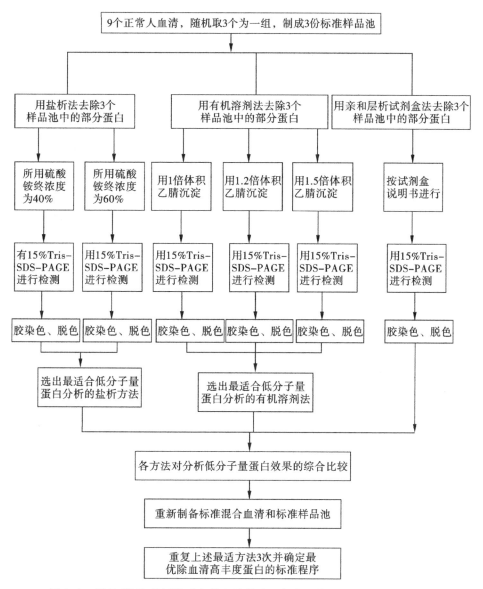

图 4-3　用于 SDS-PAGE 分析的血清样品制备方法的建立及优化技术路线

1.硫酸铵沉淀法　血清于冰上冻融后置于 4 ℃,1 200 r/min,离心 5 min 并取上清液。加入饱和硫酸铵溶液至其终浓度为 40% 和 60%。每个样品制备 3 个重复管。编号及混合比例见表 4-3。将混合液快速充分混匀后置于 4 ℃,1 200 r/min,离心 15 min 并取上清液,用 YM-3 超滤浓缩离心管浓缩置换至 100 μL,取 10 μL 用于 BCA 法的蛋白浓度测定,剩余作为电泳检测样品使用(以上各项操作均在冰上进行)。

表 4-3　不同终浓度的硫酸铵饱和溶液沉淀血清及样品编号

溶液构成	硫酸铵饱和溶液终浓度/%	
	40	60
血清/mL	0.6	0.6
硫酸铵饱和溶液/mL	0.4	0.9
样品编号	1A-0	1A-1
	1B-0	1B-1
	1C-0	1C-1

2.除血清样品中高丰度蛋白的乙腈沉淀处理方法　血清于冰上冻融后置于 4 ℃，1 200 r/min，离心 5 min 并取上清液。按表 4-4 所示比例加入乙腈以去除高丰度蛋白，每个样品制备 3 个重复管，振荡混匀约 10 s 后，置于摇床 60 r/min，37 ℃，振荡混合 30 min。将以上样本于 4 ℃，1 200 r/min 离心 15 min，取 750 μL 上清于真空浓缩机中浓缩至 125 μL。取出 10 μL 用于 BCA 法蛋白浓度的测定，剩余作为电泳检测样品使用（以上各项操作均在冰上进行）。

表 4-4　不同体积倍数的乙腈沉淀血清

溶液构成	乙腈体积倍数		
	1	1.2	1.5
血清/mL	0.5	0.5	0.5
乙腈/mL	0.5	0.6	0.75
样品编号	2A-0	2A-1	2A-2
	2B-0	2B-1	2B-2
	2C-0	2C-1	2C-2

3.用 ProteoExtract™ Albumin/IgG Removal Kit 去除血清样品中高丰度蛋白的方法　样本处理：取 40 μL 血清，加入 360 μL 的结合缓冲液（Binding buffer）稀释并分别编号 3A、3B、3C。分离柱的活化：除去柱子上的盖子，以纸吸去储存缓冲液；然后除去柱底部的尖咀，再将柱底放入干净的 15 mL corning 管，加入 850μL 结合缓冲液，让其靠重力流过洗柱体，废液收集于 corning 管中。白蛋白/IgG 去除：将柱子放入一个新的 15 mL corning 管中，加入稀释后的样品，让其靠重力流过柱体，再以 600 μL 结合缓冲液清洗柱体 2 次，收集所得的液体为去除白蛋白/IgG 后的样品。把样品收集管放入真空旋转浓缩机，浓缩至 100 μL，取出 10 μL 用于 BCA 法蛋白浓度的测定，剩余作为电泳检测样品使用（以上各项操作均在冰上进行）。

4.BCA 蛋白浓度测定方法

(1)配制工作液：根据标准品和样品数量，按 50 体积 BCA 试剂 A 加 1 体积 BCA 试剂

B(50:1)配制适量 BCA 工作液,充分混匀。

(2)各待测样品孔先加入 250 μL BCA 工作液。

(3)配置标准曲线样品:原浓度标准品(2 mg/mL)分别取 0,0.25,0.5,0.75,1.0,1.25,1.5,2.0,2.5,3.0 μL 加到 96 孔板中,加 H$_2$O 补足到 5 μL。

(4)加 25 μL 样品(血清样品经过 5 倍稀释)到 96 孔板的样品孔中。

(5)每个蛋白标准品和样品均做复孔,加完后 37 ℃放置 30 min。

(6)冷却到室温,用酶标仪测定各样品在 595 nm 处的光吸收值,其结果导入 EXCELL 表,制作标准曲线,并根据标准曲线回归方程和稀释倍数计算出蛋白浓度。

【实验结果与处理】

1. 未除高丰度蛋白的 3 份全血清无法直接用于 SDS-PAGE 条带分析。

(1)3 份全血清样品池除蛋白前的总蛋白含量的测定见表 4-5。

表 4-5　3 份全血清除蛋白前的总蛋白浓度

样品编号	3 次所测蛋白浓度/(mg/mL)			平均蛋白浓度/(mg/mL)
	1	2	3	
A	60.988	60.764	58.668	60.140±1.280
B	61.720	61.128	58.888	60.579±1.494
C	60.716	60.308	59.988	60.337±0.365

(2)3 份全血清样品池稀释后的 SDS-PAGE 电泳结果,如图 4-4 和图 4-5 所示。

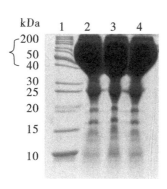

图 4-4　未除高丰度蛋白前 3 个标准样品池 SDS-PAGE

1 为 Fermentas Page Ruler 蛋白标准品(分子量 200,150,120,100,85,70,60,50,40,30,25,20);2~4 为未除蛋白前的 3 个标准样品池,上样蛋白量为 36 mg/样。

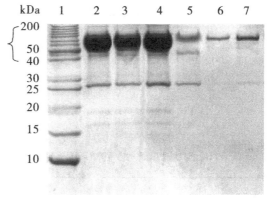

图 4-5　不同浓度硫酸铵沉淀标准样品池 SDS-PAGE

1 为 Fermentas Page Ruler 蛋白标准品(分子量为 200,150,120,100,85,70,60,50,40,30,20,15,10);2~4 为 40%浓度硫酸铵沉淀 3 个标准样品池;5~7 为 60%浓度硫酸铵沉淀 3 个标准样品池,上样蛋白量为 36 mg/样。

电泳结果如图所示,在 25 ~ 200 kDa 之间存在大量高丰度蛋白,在 10 ~ 15 kDa 之间的小分子蛋白无法清晰显示。

2. 用硫酸铵沉淀法去除血清中高丰度蛋白的样品用 SDS-PAGE 检测 15 kDa 以下蛋白条带基本丢失。

(1)不同浓度硫酸铵处理样本的蛋白含量比较:见表 4-6。

表 4-6　样品经不同浓度硫酸铵沉淀法处理后蛋白浓度及平均蛋白清除率

	1A-0	1B-0	1C-0	1A-1	1B-1	1C-1
蛋白浓度/(mg/mL)	48.968 ±0.836	44.688 ±1.531	44.780 ±1.218	5.760 ±0.629	3.724 ±0.534	4.304 ±0.624
蛋白清除率/%	18.6	26.2	25.8	90.4	93.9	92.9
平均蛋白清除率/%	23.5	23.5	23.5	92.4	92.4	92.4

此结果表明,40% 终浓度硫酸铵与 60% 终浓度硫酸铵除蛋白的效率比约为 1 : 4。

(2)不同浓度的硫酸铵除蛋白后所残留蛋白分子量的比较:如图 4-9 所示,结果表明,60% 终浓度硫酸铵较 40% 终浓度硫酸铵能去除更多的蛋白,但经二者处理后的血清样品中 15 kDa 以下的小分子蛋白条带基本丢失。

3. 用一定体积倍数乙腈去除血清中高丰度蛋白的样品可用 SDS-PAGE 法检测到 15 kDa 以下蛋白条带。

(1)乙腈沉淀法处理的血清样品的蛋白含量:见表 4-7。

表 4-7　样品经不同体积倍数乙腈沉淀法处理后蛋白浓度及平均蛋白清除率

	2A-0	2B-0	2C-0	2A-1	2B-1	2C-1	2A-2	2B-2	2C-2
蛋白浓度/(mg/mL)	12.160 ±0.246	13.164 ±0.706	11.908 ±0.228	8.764 ±0.348	7.080 ±0.066	7.172 ±0.273	5.372 ±0.963	4.616 ±1.026	4.524 ±0.774
蛋白清除率/%	79.8	78.3	80.3	85.4	88.3	88.1	91.1	92.4	92.5
平均蛋白清除率/%	79.5	79.5	79.5	87.3	87.3	87.3	92.0	92.0	92.0

此结果表明,1.5 倍体积倍数乙腈血清蛋白清除率优于 1.2 倍体积倍数乙腈血清蛋白清除率,1.2 倍体积倍数乙腈血清蛋白清除率优于 1 倍体积倍数乙腈血清蛋白清除率。

(2)不同体积倍数乙腈沉淀血清电泳图(图 4-6)。

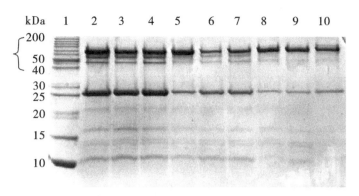

图 4-6　不同体积倍数乙腈沉淀标准样品池 SDS-PAGE

1 为 Fermentas Page Ruler 蛋白标准品（分子量 200,150,120,100,85,70,6050,40,30,
25,20,15,10）;2~4 为 1 倍体积乙腈沉淀 3 个标准样品池;5~7 为 1.2 倍体积乙腈沉淀 3
个标准样品池;8~10 为 1.5 倍体积乙腈沉淀 3 个标准样品池,上样蛋白量为 36 mg/样。

结果表明,3 种不同体积中 1.5 倍体积乙腈去除大分子量高丰度蛋白的效果最好,但
蛋白浓度低,电泳染色后条带颜色浅,且 15 kDa 以下的小分子蛋白条带减弱或丢失明显;
1 倍体积乙腈去除大分子量高丰度蛋白的效果最差。结合所测的平均蛋白清除率,得出
1.2 倍体积乙腈沉淀清除血清蛋白效果最好的结论。

4. ProteoExtract™ Albumin/IgG Removal 试剂盒去除血清中白蛋白效果。

（1）样品经 ProteoExtract™ Albumin/IgG Removal Kit 处理后蛋白含量的测定:见表4-8。

**表 4-8　样品经 ProteoExtract™ Albumin/IgG Removal Kit
处理后蛋白浓度及平均蛋白清除率**

	3A	3B	3C
蛋白浓度/（mg/mL）	5.964±1.037	6.272±0.256	6.104±0.973
蛋白清除率/%	90.1	89.6	89.9
平均蛋白清除率/%	89.9	89.9	89.9

（2）ProteoExtract™试剂盒去除高丰度蛋白后的电泳图（图 4-7）。

结果表明,试剂盒法处理后血清中仍有较多的大分子量高丰度蛋白,但 15 kDa 以下
的小分子蛋白条带显现。

5. 最优除血清高丰度蛋白方法的确定。电泳结果如图 4-8 所示。结果表明,1.2 倍
体积乙腈除高丰度蛋白的方法能有效去除大分子的蛋白,同时对从 10~15 kDa 间的蛋白
还有较丰富的残留,1.2 倍体积乙腈沉淀法是最优的方法。

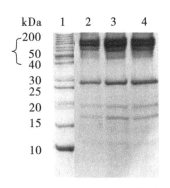

图 4-7 ProteoExtract™ 试剂盒沉淀标准样品池 SDS-PAGE

1 为 Fermentas Page Ruler 蛋白标准品（分子量为 200,150, 120,100,85,70,60,50,40,30,25, 20,15,10）；2~4 为 BoteoExtract™ 试剂盒处理 3 个标准样品池,上样蛋白量为 36 mg/样。

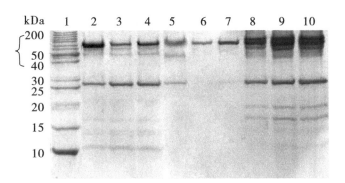

图 4-8 三种较优方法（1.2 倍体积倍数乙腈沉淀法、60% 终浓度硫酸铵沉淀、ProteoExtract™ 试剂盒法）沉淀标准样品池 SDS-PAGE

1 为 Fermentas Page Ruler 蛋白标准品（分子量 200,150,120, 100,85,70,60,50,40,30,25,20,15,10）；2~4 为 1.2 倍体积倍数乙腈沉淀 3 个标准样品池；5-6 为 60% 终浓度硫酸铵沉淀 3 个标准样品池；8~10 为 Proteo Extract™ 试剂盒沉淀 3 个标准样品池,上样蛋白量为 36 mg/样。

【注意事项】

1. SDS 与蛋白质的结合按质量成比例（即:SDS：蛋白质＝1.4：1）,蛋白质含量不可以超标,否则 SDS 结合量不足。

2. 用 SDS-聚丙烯酰胺凝胶电泳法测定蛋白质相对分子量时,必须同时作标准曲线。不能利用这次的标准曲线作为下次用。并且 SDS-PAGE 测定分子量有 10% 误差,不可完全信任。

【资料延伸】

SDS-PAGE 不仅可以检测特异蛋白,还可以测定蛋白质分子量和鉴定菌株种属。脉冲 SDS-PAGE 和微型 SDS-PAGE 可以缩短了电泳时间,减少了传统 SDS-PAGE 因为电泳时间过长而产生的副作用。聚丙烯酰胺水凝胶是常用的电泳支持物,具有分辨率高、样品在其中不易扩散、几乎无电渗作用等优点,但是聚丙烯酰胺的单体丙烯酰胺是强致癌物质,期望有一种无毒材料能代替聚丙烯酰胺用于凝胶电泳。

【附录】

30% T 丙烯酰胺母液（单体总百分度 $T=30\%$,交联百分浓度 $C=3\%$ ）丙烯酰胺 30 g,甲叉双丙烯酰胺 0.8 g,加水至 100 mL,溶解后经 Whatman 滤纸过滤备用。

【关键词】

SDS-PAGE;血清蛋白;乙腈沉淀法;尿素 Tricine-SDS-PAGE;Quantity One 软件

【参考文献】

[1]胡蝶飞.一维凝胶电泳技术在血清差异蛋白质组学中的应用研究[D].南宁:广西医科大学,2010.

[2]高宇,陈利珍,梁革梅,等.差异凝胶电泳技术的发展及其在生物学领域的应用[J].生物技术通报,2010(6):65-70.

[3]兰海燕,李立会.蛋白质凝胶电泳技术在作物品种鉴定中的应用[J].中国农业科学,2002(8):916-920.

[4]盛泉虎,解涛,丁达夫.串联质谱数据的从头解析与蛋白质的数据库搜索鉴定[J].生物化学与生物物理学报,2000,32(6):595-600.

[5]吕茂民,章金刚.生物质谱技术及其应用[J].生物技术通报,2001(4):38-41.

实验4.3　华根霉液态发酵菌体形态差异蛋白质双向电泳分析

【实验原理】

首先根据蛋白质等电点不同在 pH 梯度胶中等电聚焦(isoelectric focusing,IEF)将其分离,然后按照它们的分子量大小在垂直方向或水平方向进行 SDS-PAGE 第二次分离。根据第一向等电聚焦条件的不同,可将 2-DE 分为三种系统:第一种系统是在聚丙烯酰胺凝胶中进行,两性电解质在外加电场作用下形成梯度,该系统称为 ISO-DALT。其主要缺点是 pH 梯度不稳定,重复性差,上样量低,不利于不同实验室间进行图谱比较;如果第一向电泳使用丙烯酰胺和固相化的两性电解质共聚,形成具有 pH 梯度的凝胶,这种系统称为 IPG-DALT 系统,该系统 pH 梯度稳定,不依赖于外加电场,基本上克服了 ISO-DALT 的主要缺点,无论是重复性和上样量均优于 ISO-DALT;第三种是非平衡 pH 梯度电泳(nonequilibrium pH gradient electrophoresis,NEPhGE),主要用于分离碱性蛋白质,电泳展开时间相对比较短。蛋白双向电泳的分辨率和灵敏度很高,一般可分离 1 000 ~ 3 000 个蛋白质,最高可分辨 11 000 个蛋白质,pI 差别小于 0.003 个 pH 单位也可以被分辨。目前在国际蛋白质数据库如 SWISS-PROT 和 PIR 中有大量的标准 IPG-DALT 双向电泳图谱可供查阅。

【药学应用】

1. 双向电泳技术在病原微生物蛋白质组研究中的进展。
2. 双向电泳技术在病原微生物致病机制研究中的应用。
3. 双向电泳技术在病原微生物药物抗性基因功能研究中的应用。

4. 双向电泳技术在人类恶性肿瘤研究中的进展。

5. 双向电泳技术在药物作用机制研究的进展。

【实验材料】

IPG 胶条(pH 值 3 ~ 10/4 ~ 7,7/24 cm,线性)、两性电解质 IPG buffer、非干扰性蛋白浓度测定试剂盒 2-D Quant Kit、两性电解质 Bio-Lyte(3 ~ 10/4 ~ 7)(美国 GE 公司产品)、矿物油、膜蛋白提取试剂盒 ReadyPrep™ Protein Extraction Kit(Bio-Rad 公司生产)、二硫苏糖醇(DTT)、溴酚蓝、N,N,N′,N′-四甲基乙二胺(TEMED)、硫脲、碳酸氢铵(NH_4HCO_3)、α-氰基-4-羟基肉桂酸(HCCA)、胰蛋白酶、乙腈(CAN)(购自 Sigma 公司)、低熔点琼脂糖、尿素、三氟乙酸(TFA)、蛋白酶抑制剂、甲叉双丙烯酰胺、过硫酸铵(APS)、十二烷基硫酸钠(SDS)、丙烯酰胺、3-(3-胆固醇氨丙基)二甲氨基)-1-丙磺酸(CHAPS)、碘乙酰胺(IAA)、考马斯亮蓝 G-250(上海生工产品)。其他试剂均为分析纯试剂,为国药集团试剂公司产品。

【实验步骤】

1. 第一向等电聚焦

(1)稀释蛋白溶液:按实验要求、胶条承载量(表 4-9)、蛋白浓度计算出蛋白溶液与水化液的体积比。

表 4-9 不同 IPG 胶条的上样量

胶条长度/(L/cm)	水化体积/(V/μL)	蛋白含量/(C/μg)
7	125	50 ~ 100
24	410	400 ~ 800

(2)水化上样:沿水化盘内槽的底部自左向右线性加入蛋白样品(保持溶液不间断)。用镊子小心去除预制 IPG 胶条的保护层,胶面向下覆盖到蛋白样品上,保持水化盘水平以确保样品能被 IPG 胶条均匀吸收,20 ℃水化 12 h。

(3)等电聚焦:将溶胀后的含有蛋白样品的胶条用超纯水冲洗干净,按照对应的正负极放入 Manifold 胶条槽中(胶面向上)。将电极纸片用水打湿并用滤纸将其水吸至半干状态并覆盖于胶条两端覆盖(压住一部分胶面),加矿物油并确保胶面全部被覆盖。胶条旁边的两个空槽加上矿物油(2 ~ 3 mL),按照胶条推荐程序设定参数并开始运行。

2. 第二向 SDS-PAGE 电泳　按照仪器说明书安装好灌胶模具,将配制 SDS-PAGE 凝胶溶液倒于模具内至液面距最高点 1 cm 左右,用正丁醇填充剩下的空间以达到压平胶面的目的,将其置于 20 ℃聚合反应至少 5 h 后洗净待用。将等电聚焦后的胶条用超纯水冲洗干净,沥干水分。用胶条平衡缓冲液Ⅰ、胶条平衡缓冲液Ⅱ在水平摇床上缓慢摇晃先后各平衡胶条 15 min。把完成平衡的 IPG 聚焦胶条放入电泳缓冲液中浸泡 30 s。将胶条放在 SDS-PAGE 凝胶的上方,加入低熔点琼脂糖封胶液用来封胶。用塑料板把胶条向下推至 SDS-PAGE 凝胶的胶面接触。在电泳槽外槽中加入 4 L 左右的 1×电泳缓冲液,调节温控系统为 12.5 ℃。将凝胶系统放入电泳槽中,在电泳槽内槽加入电泳缓冲液后,打开循环系统电源以及功率控制电源。起始功率为每条 2 W,待溴酚蓝完全走出 IPG 胶条后,将功率调到每条 13 W。溴酚蓝条带跑至凝胶底部时停止第二向电泳。撬开 SDS-PAGE 凝胶玻璃板,将凝胶放入超纯水中清洗干净,切角作为酸性碱性端标记(图 4-9)。

3. 染色　传统的 R-250 考马斯亮蓝染色法灵敏度低,但质谱鉴定兼容性高;银染方法灵敏度高,但蛋白质谱鉴定兼容性低;因此,本文凝胶染色选择胶体考马斯亮蓝法,该法既有较高的灵敏度,又有良好的质谱鉴定兼容性,从而提高了蛋白鉴定的可信度。步骤如下。

(1)用超纯水冲洗凝胶,倒入固定液固定 2 h。倒出固定液,并用超纯水水冲洗凝胶。

(2)将考马斯亮蓝胶体染液覆盖于凝胶之上(每块凝胶 300 mL 左右),置于脱色摇床上,过夜染色,将染色液倒出后用超纯水冲洗凝胶。

(3)加入适量超纯水使之没过胶面,脱色。期间不间断更换脱色液,直至蛋白点清晰且无背景颜色。

(4)Image Scanner 扫描仪扫描凝胶并保存图像。

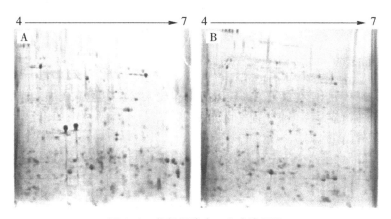

图 4-9　华根霉胞内双向电泳图谱
pH 值 4～7,24 cm 预制胶条,14% 浓度的聚丙烯酰胺凝胶,G-250 考马斯亮蓝染色,A 图为块状菌体胞内蛋白,B 图为散状菌体胞内蛋白。

【实验结果与分析】

提取块状与散状菌体胞内蛋白,进行双向电泳后将图谱进行分析、比对图 4-13。在块状菌株和散状菌株的胞内双向电泳图谱上分别找到了 722、732 个蛋白点,其中 687 个蛋白点为两种形态的细胞共有,其余则为该形态菌体胞内特有蛋白点。以散状菌株的胞内蛋白点为基准进行分析、比较后发现,共有 117 个蛋白点在两种形态的细胞中得到显著差异性表达(为了突出差异蛋白的显著性,设定表达量变化了 3 倍以上或 1/3 以下的为显著性差异表达)。除此之外,选取表达量较大的两种形态菌株特有的 56 个蛋白点进行基质辅助飞行时间质谱以鉴定特有蛋白。共有 80 个蛋白点被鉴定出来,包括 48 个上调表达蛋白,20 个下调表达蛋白和 12 个特有蛋白种类,这 80 个蛋白点对应 70 种蛋白。实验中发现有些蛋白出现在不同的蛋白点中,这些蛋白点中,有的蛋白点的等电点和分子量各不相同,有的只有分子量相同,说明这些蛋白可能经过了不同的翻译后修饰和蛋白空间折叠等过程,使其性质和功能均发生了改变。

将提取到的华根霉膜蛋白进行双向电泳(图 4-10),使用双向电泳胶图分析软件 Pdquest 8.0.1对双向电泳胶图进行分析后挖取差异点进行质谱鉴定。对所鉴定到的蛋白进行生物信息学分析和亚细胞定位后发现,鉴定到的绝大多数蛋白均为胞内亲水性蛋白,膜蛋白数量很少。对蛋白提取和双向电泳过程进行分析后猜想可能的原因有以下两个:一是此试剂盒在应用于华根霉时由于此种方法的局限和华根霉的特殊性导致提取到的蛋白并非膜蛋白组分;二是由于双向电泳本身技术特性导致在等电聚焦的过程中疏水性膜蛋白析出预制胶条,导致疏水性蛋白大规模的丢失。

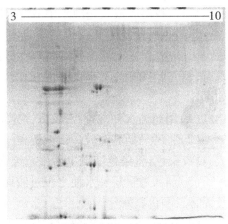

图 4-10　华根霉膜蛋白双向电泳结果

24 cm,pH 值 3 ~ 10 预制胶条。

【注意事项】

1. 样品新鲜　组织样本及细胞采样后应立即放入液氮中速冻或加入样品稳定剂,运输过程中血液、血清样品 4 ℃保存,其他样品-20 ℃保存,不超过 48 h(若外地邮寄,除血液、血清及细胞外请用干冰)。

2. 样品蛋白的总量不少于 1 mg　说明:组织样本每份 250 ~ 500 mg;细胞样品每份 10^6 ~ 10^7 细胞数(一块胶);血液、血清等样品大于 5 mL,且不能溶血;蛋白提取物要求蛋白浓度大于 5 mg/mL,总量不少于 1 mg,且均匀无沉淀,样品中无盐成分;植物或真菌样品量湿重不少于 2 g;富含杂质或蛋白质含量低的样品量湿重不少于 3 g。

【资料延伸】

蛋白质组学技术只能提供宏观的研究方向,另外由于膜蛋白提取方法及 2-D 技术本身的局限性,因此可考虑利用其他蛋白质组学技术,例如 LC-MS、iTraq 和选择反应监测技术(SRM)等,对华根霉膜蛋白进行检测,完善蛋白质组学数据。双向凝胶电泳是目前研究蛋白质组的最有价值的核心方法,但是得到高质量的双向凝胶电泳需要精湛的技术,因此迫切需要自动二维电泳仪的出现。

【附录】

1. 水化液　尿素 4.2 g,硫脲 1.52 g,CHAPS 0.4 g,1% 溴酚蓝储液 10 μL,加水溶解并定容至 10 mL。每管 1 mL 分装,-20 ℃保存。使用前每管加入 DTT 9.8 mg,IPG 缓冲液(IPG buffer 4 ~ 7)2 μL。

2.1%溴酚蓝储液　Tris 0.06 g,溴酚蓝0.1 g,加水溶解定容至25 mL,4 ℃保存。

3.胶条平衡缓冲母液　尿素36 g,1.5 mol/L Tris-HCl(pH值8.8) 25 mL,SDS 2.0 g,甘油20 mL,加水溶解并定容至100 mL,每管4 mL分装,-20 ℃保存。用时每管胶平衡母液,分别加入DTT 0.08 g,IAA 0.1 g配制成胶条平衡液Ⅰ和Ⅱ。

4.固定液　甲醇:冰乙酸:水按照体积比4:1:5的比例进行配制。

5.琼脂糖密封液　琼脂糖0.5 g,Tris 0.303 g,甘氨酸1.44 g,10% SDS电泳缓冲液1 mL,1%溴酚蓝储液100 μL。加热溶解后,1 mL每管进行分装,保存于4 ℃。

6.30%丙烯酰胺　甲叉双丙烯酰胺4.0 g,丙烯酰胺150.0 g,加水定容至500 mL。0.45 μm滤膜过滤,4 ℃保存。

7.水饱和正丁醇　5 mL正丁醇、1 mL超纯水,充分摇匀后,静置并分层后取上层使用。

8.10% SDS　SDS 10.0 g,加水溶解并定容至100 mL,室温保存。

9.10×SDS电泳缓冲液　Tris 30.0 g,甘氨酸144 g,SDS 10 g,加水定容至1 L。

10.10% APS　APS 0.1 g,加1 mL水溶解,用时现配。

11.胶体考马斯亮蓝染色液　甲醇200 mL,磷酸100 mL,硫酸铵100 g,考马斯亮蓝G-250 1.2 g,充分溶解并定容至1 L。

12.脱色液　超纯水。

【关键词】

华根霉;菌体形态;双向电泳;蛋白质组

【参考文献】

[1]熊伟.蛋白质组双向电泳技术在生物医学研究中的应用进展[J].生命科学仪器,2010,1:7-10.

[2]郑礼月.华根霉液态发酵菌体形态差异的蛋白质组学研究[D].无锡:江南大学,2014.

实验4.4　哈蟆油抗疲劳活性蛋白的 SDS-PAGE凝胶成像分析

【实验原理】

凝胶成像:对DNA或RNA胶进行切胶、拍照、观察、分析的实验室类仪器,总体上来说凝胶成像可应用于蛋白质、核酸、多肽、氨基酸、多聚氨基酸等其他生物分子的分离纯化结果作定性分析。

【药学应用】

1. 分子量定量。
2. 密度定量。
3. 密度扫描。
4. PCR 定量。

【实验材料】

Agilent 1100 高效液相色谱仪,凝胶成像及分析系统 Lab Works 4.6,FO-1000 真空冷冻干燥机,DYCZ-24D 型双垂直电泳槽,ECP3000 型三恒电泳仪等。三羟甲基氨基丙烷,丙烯酰胺,N,N 亚甲基双丙烯酰胺,过硫酸铵,十二烷基硫酸钠(SDS),L-甘氨酸,β-巯基乙醇,考马斯亮蓝,溴酚蓝,小牛血清。所用生化试剂均为进口分装及电泳纯,其他试剂为国产分析纯。哈蟆油(来自吉林省舒兰市,吉林省桦甸市,内蒙古,青海省),经长春中医药大学姜大成教授鉴定为蛙科动物中国林蛙的干燥输卵管。

【实验步骤】

1. 哈蟆油总蛋白的提取　取哈蟆油干品 200 g,剔除表面筋膜,研钵研磨成颗粒状,用100 倍量 pH 值 7.5 200 mmol 的磷酸盐缓冲液,于 4 ℃浸泡,分次用高速组织捣碎机粉碎,直至匀浆液成为乳白色糊状,所得匀浆液离心(4 ℃,12 000 r/min,20 min),合并上清液,沉淀烘干待用。清液加 95% 乙醇至醇浓度达到 50%,4 ℃静置 24 h,滤过,清液减压浓缩至糖浆状,冻干得到哈蟆油总蛋白粗品,-80 ℃保存待用。

2. 哈蟆油蛋白的含量测定　按 Lowry 法测定哈蟆油蛋白的浓度,以牛血清白蛋白为标准蛋白。

(1)标准曲线绘制:配制 1 mg/mL 牛血清蛋白溶液,称取 10 mg 蒸馏水溶解,定容到10 mL作为标准溶液。分别吸取 10、20、40、80、100 μL 的标准溶液,加水至 100 μL,空白调零管直接吸取 100 μL。每管加入 5 mL 的考马斯亮蓝试剂,快速混匀,室温反应 5 min,在 5 ~ 20 min 之间检测 595 nm 波长下的吸光值。需注意的是石英比色皿可与 CBB G-250 染料结合,故用玻璃或塑料比色皿检测,检测完毕用醇涮洗。以牛血清蛋白标准溶液在每管中的蛋白浓度(μg/mL)为横坐标(X),以测得的吸光值为纵坐标(Y),作标准曲线回归方程。

(2)样品含量测定:称取哈蟆油蛋白粗提物 0.01015 g,加入 200 mmol Tris-HCl 缓冲液(pH 值 7.5)10 mL 于离心管中,12 000 r/min 离心 1 min,取上清液。另取试管 1 支,加入上清液 0.4 mL,蒸馏水 0.6 mL,再加入试剂甲 5 mL,混匀后放置 10 min,然后加入试剂乙 0.5 mL,迅速混匀,室温下放置 30 min,以不含蛋白质的 1 号试管为对照,与样品试管内的溶液于 640 nm 波长下比色,记下吸光度。

3. 总蛋白的 SDS-PAGE 电泳分析　参照 Laemmli 方法进行电泳,采用不连续胶系统,5% 浓缩胶和 12% 分离胶,用考马斯亮蓝法染色。标准相对分子量蛋白(marker,Amersham 公司出品)为兔磷酸化酶 B(97.4 kDa),牛血清白蛋白(66.2 kDa),兔肌动蛋白(43.0 kDa),牛碳酸酐酶(31.0 kDa),胰蛋白酶抑制剂(20.1 kDa),鸡蛋清溶菌酶

（14.4 kDa）。样品为上述所得总蛋白冻干品。

4.凝胶成像法对哈蟆油真伪鉴别 分别取舒兰、桦甸、内蒙古、青海的哈蟆油干品及伪品大蟾蜍输卵管的干品,剔除表面筋膜,研钵研磨成颗粒状,精密称定 1 g,分别用 pH 值 7.5 200 mmol 磷酸盐缓冲液,定容至 100 mL,4 ℃浸泡膨胀 24 h,用高速组织捣碎机粉碎,直至匀浆液成为乳白色糊状,所得匀浆液离心(4 ℃,12 000 r/min,20 min),取上清液参照 Laemmli 方法进行电泳,凝胶成像及分析系统进行分析。

【实验结果与处理】

标准曲线绘制:以牛血清白蛋白为标准蛋白,得到吸光度 Y 与浓度 X（μg/mL）的回归方程为 $Y=0.0017X+0.0156$,相关系数 $r=0.9996$。

采用紫外分光光度法测得样品吸光度,根据上述的回归方程算得样品中蛋白质含量,计算哈蟆油蛋白质百分含量,结果表明哈蟆油的水溶性蛋白的含量约为 42%。

实验结果表明,总蛋白 SDS–PAGE 电泳分析聚丙烯酰胺凝胶电泳表明,哈蟆油中蛋白的分子量在 1 万 ~12 万之间可以分离出较清晰的蛋白质点,有 7 条主蛋白带。

凝胶成像法对哈蟆油真伪鉴别,由电泳的凝胶成像及分析系统分析表明舒兰、桦甸、内蒙古、青海的哈蟆油均有相同的电泳行为,泳道上有 6 条主带,而伪品大蟾蜍的干燥输卵管只有一条明显的主谱带,结果如图 4–11 和图 4–12 所示。

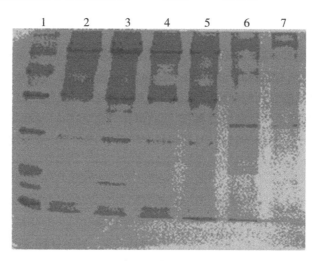

图 4–11 不同来源蛤蟆油及其伪品电泳图谱

1.Maker;2.舒兰;3.桦甸;4.内蒙古;5.青岛;6、7.大蟾蜍（由左至右）。

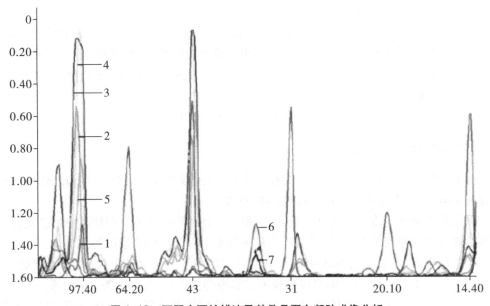

图 4-12   不同来源蛤蟆油及其伪品蛋白凝胶成像分析

1. Maker;2. 舒兰;3. 桦甸;4. 内蒙古;5. 青岛;6、7. 大蟾蜍。

【注意事项】

1. 紫外凝胶照相时要防止 EB 污染仪器,在紫外透射灯样品台上垫上蓝色和白色胶片,开关凝胶成像系统前面板时、操作 GeneSnap 软件之时都不可以戴手套。白光透射光源放置在紫外透射光源上面时要把蓝色和白色胶片取出。

2. 注意开机顺序,先开凝胶成像系统,再打开电脑进入 GeneSnap 软件。

3. 在使用紫外光源照相的过程中,不可以打开凝胶成像系统前面板。

【资料延伸】

凝胶成像不仅应用于蛋白样品真伪鉴别,还有如下很多应用。一般应用:DNA/RNA、蛋白胶、TLC 板、ELISA、显微照片、克隆计数及细胞计数等;比色分析,考马斯亮蓝、银染等化学发光:AFLP、Western、Southern、Northem 自影分析;荧光分析:EtBr、SYB Greer、Gold、SYPRORED、Orange、Hoeches Blue、Rhodamine、多色荧光分析;化学荧光分析:结合荧光与化学发光。

【附录】

1. Tris-HCl 缓冲液(pH 值 7.5)   50 mL 0.1 mol/L 三羟甲基氨基甲烷(Tris)溶液与40.3 mL 0.1 mol/L 盐酸混匀后,加水稀释至 100 mL。

2. Lowry 法   就是 Folin 酚法测定蛋白质含量,即磷钼酸和磷钨酸在碱性条件下,易被酚类化合物还原而呈蓝色反应。蛋白质中含有带酚基的酪氨酸,故有此反应,Folin 酚法的灵敏度是双缩脲法的 100 倍。

【关键词】

蛤蟆油;活性蛋白;SDS-PAGE 凝胶成像分析

【参考文献】

[1]鲍悦,宗颖,孙佳明,等.哈蟆油蛋白抗疲劳活性及 SDS-PAGE 凝胶成像分析研究[J].吉林中医药,2015(5):498-501.

[2]刘桂琴.凝胶成像分析系统的发展[J].实验室科学,2004(1):108-110.

第5章 PCR

实验5.1 基于 real-time PCR 技术考察安定对缺血缺氧新生大鼠 KCC2 mRNA 表达的影响

【实验原理】

聚合酶链反应是分子生物学领域功能最强大的技术之一。采用 PCR 技术,利用序列特异性寡核苷酸、热稳定性 DNA 聚合酶和热循环,可将 DNA 或 cDNA 模板内的特异性序列拷贝或"扩增"数千至数百万倍。

实时荧光定量 PCR 技术(real-time quantitative polymerase chain reaction, real time PCR)是在定性 PCR 技术基础上发展起来的核酸定量技术。在 PCR 反应体系中加入荧光基团,利用荧光信号积累实时监测整个 PCR 进程,使每一个循环变得"可见",最后通过 Ct 值和标准曲线对样品中的 DNA(orcDNA)的起始浓度进行定量的方法。在实时荧光定量 PCR 中,每次循环结束后通过荧光染料检测 DNA 的量,荧光染料产生的荧光信号与生成的 PCR 产物分子(扩增片段)数直接成正比。实时荧光定量 PCR 使用的荧光报告基团包括双链 DNA(dsDNA)结合染料或在扩增过程中掺入 PCR 反应与 PCR 引物或探针结合的染料分子。利用具有热循环功能及荧光染料筛查能力的仪器,检测反应过程中荧光的变化。实时荧光定量 PCR 仪通过绘制荧光与循环数曲线,生成扩增曲线,表示在整个 PCR 反应过程中积聚的产物(图5-1)。

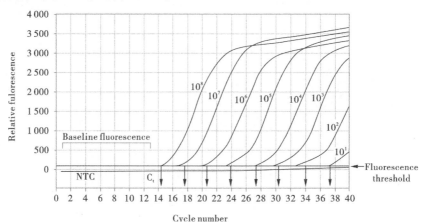

图5-1 相对荧光与循环数

通过绘制每个样本的荧光信号与循环数曲线,生成扩增曲线;因此,扩增曲线表示在实时荧光定量 PCR 实验过程中积聚的产物。

【药学应用】

1. 一些感染性疾病,如各种病毒、细菌病等,可用荧光定量 PCR 法快速检测。
2. 定量 RT-PCR 技术可以快速地检测出目标基因的表达变化。

【实验材料】

Light Cycler® 96(瑞士 Roche 公司)、八连管(瑞士 Roche 公司)、7 日龄新生健康 Spragur-Dawle(SD)大鼠(湖南斯莱克景达实验动物有限公司)、焦炭酸二乙酯(DEPC)(德国 Amresco 公司)、RNAiso Plus[宝生物工程(大连)有限公司]、PrimeScript® RT reagent Kit[宝生物工程(大连)有限公司)]、TaKaRa SYBR® Premix Ex Taq™ Ⅱ[宝生物工程(大连)有限公司]、溴化乙锭(ethidium bromide,EB)(美国 sigma 公司)。

【实验步骤】

1. 总 RNA 的提取　按照试剂盒操作说明提取大鼠脑组织中总 RNA。

(1)从-80 ℃冰箱中取出脑组织样品,迅速放入液氮预冷的研钵中,用研杵研磨组织,一边研磨一边不断加入液氮,直至研成粉末状(应无明显可见颗粒,若没有研磨彻底会影响 RNA 的收率和质量)。

(2)向研钵中加入适量的 RNAiso Plus,以能将粉末状样品完全覆盖为宜;室温静置到样品完全融化,用研杵继续研磨至裂解液呈透明状。

(3)将上述透明状匀浆液转移至 10 mL 离心管中,室温静置 5 min。

(4)12 000 r/min、4 ℃离心 5 min。

(5)从离心机中小心取出离心管,小心吸取上清液(切勿吸取沉淀),转移至新的 1 mL EP 管中;向上清液中加入氯仿(RNAiso Plus 的 1/5 体积量),小心盖紧离心管盖,剧烈振荡 15 s,待溶液充分乳化成乳白色(无分相现象)后,室温静置 5 min。

(6)12 000 r/min、4 ℃离心 15 min。

(7)从离心机中小心取出离心管,此时管内液体分为三层:无色上清液(含 RNA)、中间白色层(含蛋白质和 DNA)和下层有颜色的有机相(含 DNA)。小心吸取上清液至新的 1 mL EP 管中(切勿吸取中间白色层);向上清液中加入等体积的异丙醇,上下颠倒离心管使其充分混匀,室温静置 15 min。

(8)12 000 r/min、4 ℃离心 10 min。此时,EP 管底部出现白色 RNA 沉淀。

(9)小心弃去上清液,沿离心管壁缓慢加入 1 mL 用 DEPC 水配制的 75% 冰乙醇(切勿触及沉淀),轻轻上下颠倒洗涤 RNA 沉淀;12 000 r/min、4 ℃离心 15 min 后小心弃去乙醇。重复洗涤 3 次。

(10)RNA 洗涤完成后,空气干燥 2~5 min 以充分去除乙醇,以更好地控制 RNA 中盐离子的含量。

(11)加入 20 μL 的 RNase-free 水溶解 RNA 沉淀,待沉淀完全溶解后,5 μL/管分装,

-80 ℃冰箱中保存备用。

2. 总 RNA 纯度的检测 取上述提取的总 RNA 1 μL 加 DEPC 水稀释至 100 μL,充分混匀;DEPC 水作空白对照,用紫外分光光度计测定 RNA 样品在 260 nm 和 280 nm 波长处的吸光度值,根据 OD260/OD280 的比值来判断提取的 RNA 样品纯度。若比值在 1.8 ~ 2.0 之间,说明提取的 RNA 纯度较好;若比值小于 1.8,说明存在蛋白质等的污染;若比值大于 2.0,说明提取的 RNA 已降解成单核苷酸。

3. 总 RNA 完整性的鉴定 用 1% 甲醛变性的琼脂糖凝胶电泳来鉴定 RNA 样品的完整性。如果提取 RNA 的过程中出现 RNA 酶污染,会导致 RNA 降解,越大的 RNA 越容易降解成小的片段。如果在电泳图上可以清晰地看到 3 条条带:28 S、18 S 和 5 S rRNA,且 28 S rRNA 条带的亮度是 18 S rRNA 条带亮度的 2 倍,5 S rRNA 的亮度非常低,说明提取的 RNA 样品基本无降解,比较完整。如果电泳图上 28 S rRNA 条带的亮度非常低,而 5 S rRNA 的亮度非常高,说明提取过程中出现了 RNA 酶的污染,RNA 的完整性差。方法如下。

(1)制 1% 琼脂糖凝胶:称取 0.2 g 琼脂糖加入 20 mL TAE 溶液,微波炉加热至完全融化,待冷却至 60 ℃左右时加入 1 μL EB 充分混匀,迅速倒入胶模中并插入梳子。室温放置 40 min 待充分凝固后,拔掉梳子。

(2)上样:取 2 μL 6×RNA 上样缓冲液加入 10 μL RNA 样品中,混匀后加入上样孔内。

(3)电泳:调节电压至 80 V,电泳 40 min。

(4)观察:在紫外透射反射分析仪上观察 RNA 电泳结果图像,并拍照记录。

4. Real-time PCR 的引物设计与合成 根据 Genbank 中收录的 KCC2-mRNA(收录号 NM_134363.1)和 GAPDH mRNA(收录号 NM_017008)的全基因序列,应用 Primer Premier 5.0 软件进行引物设计并委托生工生物工程(上海)股份有限公司合成。所有引物通过同源性比较,均为特异性引物。

KCC2-mRNA(150 bp)序列为:

Primer Forward,5′-TTTCAGCCGACCTATGTGCAG-3′

Primer Reverse,5′-GCAGGATGCGAAATACCGAAAC-3′

GAPDH-mRNA(143bp)序列为:

Primer Forward,5′-GCATTGCTCTCAATGACAACTT-3′

Primer Reverse,5′-GGCCTCTCTCTT GCTCTCAGT-3′

5. RNA 反转录反应 cDNA 的合成按照 TAKARA 反转录试剂盒的说明书进行操作。

(1)基因组 DNA 的除去反应:见表 5-1。

表 5-1 去除基因组 DNA 污染反应液

试剂	使用量/μL
5×gDNA Eraser Buffer	2.0
gDNA Eraser	1.0
Total RNA	7.0

反应条件:42 ℃ 2 min。

(2)反转录反应在普通 PCR 仪上进行:按照下列组分配制反转录反应液(反应液配制均在冰上进行),见表 5-2。

表 5-2　反转录反应液配制

试剂	使用量/μL
5×PrimeScript® Buffer 2(for Real Time)	4.0
PrimeScript® RT Enzyme Mix I	1.0
RT Primer Mix	1.0
(1)的反应液	10.0
RNase Free dH$_2$O	Up to 20

反转录反应条件:

37 ℃　15 min(反转录反应)。

85 ℃　5 s(反转录酶失活反应)。

4 ℃　∞。

反应结束后所得 cDNA 用于下一步的 RT-PCR 反应,若暂时不用可于-20 ℃冰箱中保存备用。

6.实时荧光定量 PCR 反应　具体操作按照 TAKARA 反转录试剂盒的说明书进行。

(1)按照下列组分配制 RT-PCR 反应液(反应液配制均在冰上进行):见表 5-3。

表 5-3　RT-PCR 反应液配制

试剂	使用量/μL
SYBR® Premix Ex Taq™ II	10
PCR Forward Primer(10 μM)	0.8
PCR Reverse Primer(10 μM)	0.8
ROX Reference Dye II	0.4
cDNA 模板	2
RNase Free dH$_2$O	6
Total	20

(2)两步法进行 PCR 扩增反应(ABI,7500 Real-Time PCR System),具体程序如下。

Stage 1 预变性:95 ℃ 30 s,共 1 个循环。

Stage 2 PCR 反应:95 ℃ 5 s,60 ℃ 34 s,共 40 个循环。

(3)反应结束后,打开溶解曲线程序,分析判断 PCR 反应的特异性。根据各个扩增产物的 Ct 值,采用相对定量 $2^{-(\Delta\Delta Ct)}$ 法进行定量分析,计算各组大鼠脑组织中 KCC2-mRNA 的表达变化情况。

【实验结果与分析】

1. RNA 纯度和完整性的鉴定结果　　所提取的 RNA 经检测,OD_{260}/OD_{280} 的比值在 1.8~2.0 之间,说明提取的 RNA 纯度较好。图 5-2(A)琼脂糖凝胶电泳,图中可以明显看到 28 S、18 S 和 5 S rRNA 的条带,5 S rRNA 的亮度是最低的;但 28 S 和 18 S 条带的亮度是基本一致的,且有部分拖尾现象,说明提取的 RNA 样品有少量降解,但总体还是比较完整的,可用于后续实验。

2. KCC2-mRNA 的表达变化　　本实验采用 SYBR Green Ⅰ 作为荧光染料进行 Real-time PCR 反应,它可以与双链 DNA 进行非特异性结合,因此可能出现非特异性扩增而影响实验结果的准确性。如果扩增后产物比较单一,溶解曲线就会只出现一个峰;如果产物不单一,对应的就会有多个峰。

根据各个扩增产物的 Ct 值,采用文献中常用的相对定量 $2^{-(\Delta\Delta Ct)}$ 法进行数据分析处理,$\Delta Ct=Ct(KCC2)-Ct(GAPDH)$,$\Delta\Delta Ct=\{[Ct(KCC2)-Ct(GAPDH)]-[Ct(Sham)-Ct(GAPDH)]\}$。$2^{-(\Delta\Delta Ct)}$ 结果显示[图 5-2(B)]:HIBD 组大鼠脑组织中 KCC2-mRNA 的表达量和 Sham 组相比下降了约 87%($P<0.05$),给予安定治疗后有一定升高,但无明显统计学差异($P>0.05$)。说明 HIBD 在分子水平上干扰了 KCC2-mRNA 的合成,安定可能的脑保护作用机制之一是通过阻止 KCC2 表达的下降而实现的。

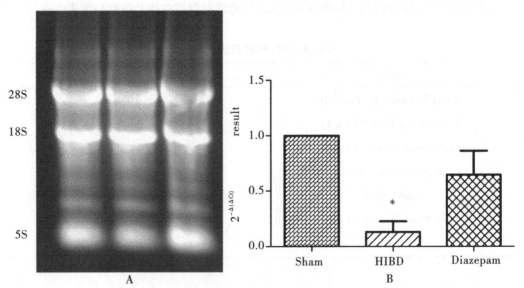

图 5-2　Real-time PCR——安定对缺血缺氧新生大鼠 KCC2-mRNA 表达的影响(n=4)

(A)1% 琼脂糖凝胶电泳结果;(B)各组 KCC2-mRNA 的平均 $2^{-(\Delta\Delta Ct)}$ 值。

【注意事项】

1. 在指定的配有紫外灯的超净室、罩式或台式超净台中准备样品,理想的条件是样品准备与 PCR 扩增分开在不同的区域,注意避免质粒或扩增子污染样品准备区,绝不要将扩增后产物带入指定洁净区。

2. 在样品准备和配制反应液过程中勤换手套。

3. 大剂量包装的反应试剂,使用前进行分装,尽量减少试剂的反复冻融。

4. 提取 RNA 所用到的所有玻璃器材,泡铬酸过夜冲洗干净烘干后,在 0.1% DEPC 水中浸泡 12 h 以上,再用 180 ℃ 高温烘烤 4 h 后用锡箔纸包裹好备用。

5. 提取 RNA 所用到的所有塑料器材(如枪头、EP 管等)逐个用 0.1% DEPC 水浸泡过夜,120 ℃ 高压灭菌 60 min 除去残留的 DEPC 水,80 ℃ 烘箱中烘干备用。

6. 所有的溶液都用 DEPC 处理过的无菌三蒸水配制。

【资料延伸】

1. Ct 值的定义　在荧光定量 PCR 技术中,有一个很重要的概念——Ct 值。C 代表 Cycle,t 代表 threshold,Ct 值的含义是:每个反应管内的荧光信号到达设定的域值时所经历的循环数(图 5-1)。

2. 荧光域值(threshold)的设定　PCR 反应的前 15 个循环的荧光信号作为荧光本底信号,荧光域值的缺省设置是 3 ~ 15 个循环的荧光信号的标准偏差的 10 倍,即:threshold = $10'$SDcycle 6-15。

3. Ct 值与起始模板的关系　研究表明,每个模板的 Ct 值与该模板的起始拷贝数的对数存在线性关系,起始拷贝数越多,Ct 值越小。利用已知起始拷贝数的标准品可作出标准曲线,其中横坐标代表起始拷贝数的对数,纵坐标代 Ct 值(图 5-2)。因此,只要获得未知样品的 Ct 值,即可从标准曲线上计算出该样品的起始拷贝数。

4. 绝对定量　绝对定量是指在实时荧光定量 PCR 实验中,对已知量的样本进行连续稀释后扩增,生成标准曲线。然后通过与此曲线比较,定量未知样本。

5. 相对定量　相对定量是指在实时荧光定量 PCR 实验中,将一个样本(已处理)中的目的基因表达与另一个样本(未处理)中相同基因的表达相比较。结果以处理样本的表达量相对于未处理样本表达量的倍数变化(增加或减少)表示。此类型的定量采用标准品基因(如 β-actin)作为实验差异对照品。

【附录】

1. 0.1% DEPC 水　1 mL DEPC 水加入 1 000 mL 超纯水中,磁力搅拌器搅拌过夜使其充分溶解,120 ℃ 高压灭菌 60 min(DEPC 降解为乙醇和 CO_2),4 ℃ 保存。

2. 5×TAE 电泳缓冲液　称取 Tris 12.1 g,$Na_2EDTA_2 H_2O$ 1.86 g,冰醋酸 2.86 g,加超纯水定容至 500 mL,室温保存备用。临用时稀释成 1×TAE。

3. 1% 琼脂糖凝胶　称取 0.2 g 琼脂糖加入 20 mL 1×TAE 溶液,微波炉加热至完全融化,待冷却至 60 ℃ 左右时加入 10 mg/mL EB 1 μL 充分混匀,迅速倒入胶模中并插入梳子。室温放置 40 min 待充分凝固后,拔掉梳子,将胶板放入电泳槽中,加入 1×TAE 溶液,备用。

【关键词】

RT-PCR;KCC2;缺血缺氧性脑损伤;新生大鼠

【参考文献】

[1]张小林,韩丽君,龙李,等.RNA 甲醛琼脂糖凝胶电泳的优化及探讨[J].现代生物医学进展,2011,2(11):351-353.

[2]马俊远.安定对新生大鼠缺血缺氧性脑损伤保护作用及其机制的研究[D].郑州:郑州大学,2014.

实验 5.2　基于 PCR 技术的食管鳞癌细胞中 GAPDH 基因的扩增

【实验原理】

PCR 技术类似 DNA 的天然复制过程,是在模板 DNA、引物和四种脱氧核糖核苷酸存在下,依赖于 DNA 聚合酶的酶促合成反应,其特异性依赖于与靶序列两端互补的寡核苷酸引物。双链的模板 DNA 经高温变性成单链 DNA,引物与单链的模板互补配对结合,在 Taq 酶作用下,以单链 DNA 为模板,dNTP 为反应原料,根据碱基配对原则和 DNA 半保留复制原理,合成一条新的与模板 DNA 互补的半保留复制链。重复循环上述过程,可获得更多的半保留复制链,且这种新链又成为下次循环的模板,经过多次循环,就能将待扩增目的基因扩增放大几百万倍。

【药学应用】

PCR 技术自 1985 年创建以来,被广泛应用于基础研究、医学检验、检验检疫等各个领域,在药学研究中也是一个必不可少的研究手段,在药学中主要被应用于以下方面:药物对基因表达的影响、基因突变分析、扩增目的基因、鉴定重组子、克隆基因、基因功能和表达调控研究、基因组测序等。

【实验材料】

1. 试剂　dNTP、扩增缓冲液、Taq DNA 聚合酶、Mg^{2+}、去离子水、引物(自行设计由公司合成)、模板 DNA(从细胞或组织中提取)、DNA 结合染料(如 EB 等)、琼脂糖、溴酚蓝等。

2. 耗材　PCR 专用 EP 管、枪头、离心管等。

3. 仪器　PCR 仪、微量加样枪、灭菌锅、恒温水浴锅、涡旋混匀器、台式离心机、低温高速离心机、电泳仪、电泳槽、凝胶成像分析系统、制冰机、低温冰箱等。

【实验步骤】

1. 按照引物设计原则在 GAPDH 基因保守区设计 GAPDH 基因引物(forward 5′ GCA CCG TCA AGG CTG AGA A 3′;reverse 5′AGG TCC ACC ACT GAC ACG TTG 3′,570 bp)。

2. 提取食管鳞癌细胞总 RNA,并反转录成 cDNA(若原核细胞也可直接提取 DNA 或质粒),作为反应模板。

3. PCR 反应体系(以 50 μL 体系为例):

(1)cDNA 1 μL;上游引物 0.5 μL;下游引物 0.5 μL;Taq 酶 0.2 μL;dNTP 4 μL;Mg^{2+} 1.5 mmol/L;10×buffer 5 μL,加 H_2O 至 50 μL。

(2)在 PCR 仪上设定 RT-PCR 扩增条件:95 ℃ 2 min;95 ℃ 30 s,55 ℃ 30 s,72 ℃ 1 min,共 30 个循环;继之 72 ℃延伸 5 min,4 ℃终止。

(3)反应结束后取 5 μL PCR 产物进行检测。

【实验结果与分析】

电泳检测 PCR 产物,结果如图 5-3 所示,在分子 Marker 指示的 500 bp 上游位置有明显而特异的条带,与设计的 570 bp 的片段大小相近,故可认为所扩增的条带是 GAPDH 基因片段,说明在两株食管鳞癌细胞均有 GAPDH 基因表达(若想进一步确定片段序列或分析基因突变,可把 PCR 产物送测序公司进行测序,以进一步验证;还可利用一些灰度分析软件如 Image J 对条带进行灰度分析,对实验进行多次重复并对条带的灰度值统计学处理,可比较不同细胞中所扩增基因的表达量的差异)。

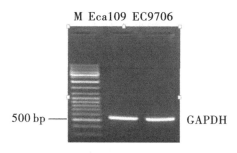

图 5-3　PCR 扩增 GAPDH 基因片段
的电泳结果

【注意事项】

PCR 操作应在洁净的区域进行,操作前洗净双手。

所用枪头、离心管等使用前必须高压灭菌处理,其他消耗品避免反复使用,防止造成污染。实验过程中注意勤换枪头和离心管。

引物设计要正确,引物、模板和体系中其他试剂所加的比例要合适,模板过量会使体系中 dNTP 过度消耗,从而影响所扩增目的产物的产量。

模板质量要高,即提取的 DNA 要成功,提取后最好 4 ℃过夜后再使用,以使 DNA 充分溶解。

试剂配制时要充分混匀,比如引物溶解,一定充分溶解混匀后再分装。

实验中要设置阳性和阴性对照。

凝胶电泳检测要在专门的区域进行,避免 EB 污染。

【资料延伸】

一、引物设计

原理:引物设计目的是得到一对合适的核苷酸片段,利用此片段将模板 DNA 序列有效扩增。引物设计在 PCR 技术中至关重要,是影响 PCR 成功的关键因素之一,引物的优劣直接关系到 PCR 产物的特异性和实验的成功,若引物不合适,容易扩增出目的条带以外的序列(如非目的条带或引物二聚体),或出现无条带或条带很弱等异常情况,导致实验失败。

方法:引物设计可以在所扩增的目的基因上按照引物设计原则选取一段序列作为引物的序列,也可以使用专门的引物设计软件如 primer premier 5.0 等来设计。

设计的引物最好符合以下原则:

1. 引物应选取 DNA 序列的保守区域进行设计并具有特异性。保守区域是指不同物种间同一基因序列相同的区域,保守区域的选取可通过比较各物种同一基因的序列所确定。

2. 采用引物扩增的目的产物的单链不能形成二级结构,即单链上不能有连续互补的核苷酸存在。

3. 引物长度一般为 18~30 bp,不能少于 16 bp 或大于 38 bp。引物序列太短虽然会提高扩增效率,但会降低特异性,而序列过长会导致延伸温度大于 Taq 酶的最适温度 74 ℃,不利于 Taq 酶发挥作用。

4. 引物中 4 种碱基要随机分布,GC 含量一般在 40%~60% 之间,T_m 值一般控制在 50~60 ℃。

5. 引物自身或引物间不应存在互补序列。一般一对引物之间不能存在多于 4 个连续碱基的互补;而引物自身存在互补序列会使引物自身折叠成发夹结构而失去作用。

6. 引物 3′端不能是 A,最好是 T。

7. 引物修饰如加酶切位点应该在 5′端。因为引物延伸是从 3′端开始的,故 3′端不能作任何修饰。

8. 引物 3′端要避开密码子第三位,否则会因为第三位密码子的简并性而影响扩增的特异性和效率。

而 RT-PCR 中用到的引物有 2 种:反转录引物和 RT-PCR 扩增引物。用于反转录的引物有随机引物、oligo(dT)和基因特异性引物,可根据实验具体情况选择,对于短的无发卡结构的 mRNA,3 种均可使用。随机引物:指采用随机八聚体作为引物,可把所有 RNA 全部反转录成 cDNA,因为总 RNA 中 90% 以上均为 rRNA,故反转录得到的 cDNA 90% 以上均来自 rRNA。oligo(dT):大多数真核细胞 mRNA 具有 3′端 Poly(A+)尾,当用 oligo (dT)作引物时,A 与 T 配对,仅 mRNA 被转录,而 tRNA 和 rRNA 因不具备 3′端 Poly(A+)尾而不被转录,故 oligo(dT)是一种针对 mRNA 的特异性引物,用此引物合成的 cDNA 在数量和复杂性方面就比随机引物小得多。基因特异性引物:是仅针对待扩增的目的基因序列设计反转录引物,产生的 cDNA 仅来自目的基因,因此 PCR 结果更为特异。市售的反转录试剂盒中一般选用 oligo(dT)。RT-PCR 扩增引物的设计原则与普通 PCR 引物设计原则相同。

二、PCR 条件优化

PCR 技术由于其高效、灵敏及特异性而被广泛应用,也正因其高特异性及灵敏性,PCR 体系中成分多少或反应参数不合适都会影响实验结果的准确性,导致假阳性和假阴性结果出现,从而导致实验失败,故要对其反应条件进行摸索优化,以得到最佳实验结果。其优化包括 PCR 反应体系优化和反应参数的优化。

（一）反应体系优化

1. 模板　模板核酸可以是 DNA、cDNA 或 RNA 等任何形式的核酸序列,高质量的模板核酸是 PCR 实验成功的关键因素之一。为了避免干扰,无论标本来源如何,模板核酸必须经过纯化以除去蛋白酶、核酸酶、DNA 聚合酶抑制剂及 DNA 结合蛋白等,以及模板制备过程中有机物醇、酚等及其他核酸的污染。理想的反应体系中模板应该纯度高、拷贝数低、浓度低,这样可以有效提高 PCR 效率,减少非特异性扩增的出现,并且低拷贝数的模板能使 PCR 循环中长片段扩增产物量大大降低,减少 dNTP 消耗,提高扩增效率。另外,加入模板的量与循环数也要匹配,当循环数一定时,模板量少,可能条带较弱或不出条带,而模板量太多则会出现条带弥散或模糊不清的情况。扩增靶序列的长度应根据实验目的决定,若是分析基因表达量,长度一般在 500 bp 以内,最好在 100 ~ 300 bp 之间;若扩增较长基因片段(如克隆某基因全长)时,可延长延伸时间,理论上可扩增 10 ~ 20 kb 长度的基因片段。

2. 引物　PCR 扩增片段的长度及扩增序列在基因组中的位置均由引物所决定,与模板相比,引物的选择与合成是 PCR 实验中又一个关键因素,其对 PCR 实验的成功具有决定性意义。设计引物除了遵循上述的设计原则外,使用中同样需要优化,主要包括引物合成质量和使用浓度两个方面。

（1）高质量和高纯度的引物是 PCR 实验成功的另一个关键因素。引物合成过程中会有一些错误序列出现,如不完整序列、脱嘌呤产物及碱基修饰和一些高分子量产物,这些均会导致非特异性扩增和信号强度降低,应予以去除,方法有聚丙烯酰胺凝胶电泳或反向高效液相色谱(HPLC)等,故应尽量选择信誉好的公司合成引物以保证引物质量。另外引物储存时要避免降解,引物干粉尽量在-20 ℃保存,一般可保存 2 ~ 3 年,已溶解的引物尽量分装使用,其在-20 ℃可保存半年以上。

（2）引物浓度是 PCR 反应特异性的保证。PCR 反应体系中引物浓度合适,才能保证产物的特异性。一般 PCR 体系中引物终浓度为 0.2 ~ 1.0 μmol/L,在此范围内,PCR 产物量基本相同。引物浓度过低,会导致产物量降低,过高则会增加碱基错配概率,导致非特异性产物的产生,并且还会增加引物二聚体形成,导致凝胶电泳时出现引物条带(在约

20 bp处出现的电泳条带即为引物二聚体条带），最终还会导致目的产物扩增量降低。另外，引物 T_m 值与退火温度有关，故引物 T_m 值最好在 55 ~ 80 ℃之间，最好接近 72 ℃。

3. DNA 聚合酶　耐热的 DNA 聚合酶在 PCR 体系中也很重要，目前应用最多的是 Taq DNA 聚合酶。一般在保证 PCR 有效性的前提下，应尽量降低酶浓度，这样有助于提高反应特异性，降低碱基的错配率，100 μL 体系中一般加 Taq 酶的量为 1 ~ 2.5 U。实验中酶的用量要随模板或引物量的不同来调整，以保证实验成功。比如以质粒 DNA 为模板时，酶的用量要少，循环数也可少一些；而以染色体 DNA 为模板时，需要的酶量要多些，且循环数至少要 25 ~ 30 个才能达到较好扩增效果。对于新的循环体系，第一次优化 PCR 反应时，可用 0.5 ~ 5.0 U 的酶浓度梯度来测定酶的最佳浓度，若电泳中出现非特异扩增条带，可能是酶浓度过高所导致。另外，在扩增长片段、高 GC 含量或结构复杂的 DNA 片段时，把两种或以上的 DNA 聚合酶混合使用，可能会有较好的扩增效果，这可能因为不同酶之间功能的互补性。

4. Mg^{2+}　合适的 Mg^{2+} 浓度是 DNA 聚合酶发挥最佳活性的保证，其对 PCR 的影响是多方面的，高浓度的 Mg^{2+} 可促进 DNA 聚合酶的活性，从而会提高产量，但会影响引物退火，使非特异性扩增增加，产物特异性降低。一般典型的 PCR 反应体系中，Mg^{2+} 起始浓度为 1.5 mmol/L（实时定量 PCR 中一般为 3 ~ 5 mmol/L 带有荧光探针的 Mg^{2+} 溶液）。

5. dNTP　体系中 dNTP 浓度过高会抑制扩增反应，一般 dNTP 浓度应为 20 ~ 50 μmol/L。

（二）PCR 反应参数优化

1. 变性　第一轮循环前，在 94 ℃下预变性 5 ~ 10 min 非常重要，可使模板 DNA 完全解链。若变性不完全，会导致实验失败，因为未变性完全的 DNA 双链会很快复性，使产物量减少。每次循环的变性温度与时间一般是 94 ℃ 1 min，一般在变性温度下，双链 DNA 几秒就可解链，所耗时间主要是使反应体系达到适当的温度。对富含 GC 的序列，可适当提高变性温度如 95 ℃，但温度过高或时间过长均会影响酶活性。

2. 退火　退火温度是 PCR 的一个关键参数。理想状态下，较低的退火温度可以保证引物同目的序列的有效结合，但可能会导致引物与模板的非特异性结合，而较高的退火温度可以减少引物与模板的非特异性结合，故合理的退火温度一般要比引物的 T_m 值低 5 ℃，一般在 55 ~ 70 ℃之间。若两引物 T_m 值不同，可将退火温度设定成比较低的 T_m 值低 5 ℃，若产物出现非特异性扩增，可以 2 ℃ 为增量，逐步提高退火温度。较高的退火温度可减少引物二聚体和非特异性产物的形成，退火温度越高，所得产物的特异性就越高。退火时间一般为 30 s，一般退火只需几秒即可完成，反应中所需时间主要是使整个体系达到合适温度。

3. 延伸　延伸温度通常为 72 ℃，与 Taq 酶最佳反应温度 75 ℃接近，因为 Taq 酶作用温度范围是 20 ~ 85 ℃，故延伸反应在退火时就已开始。延伸时间的长短取决于目的序列的长度和浓度，一般情况下，Taq 酶每分钟可合成约 1 kb 长的 DNA。对于含量较低的目的序列扩增时可适当延长延伸时间，但延伸时间过长会导致非特异性产物的扩增，一般延伸时间为 30 s ~ 1 min 就足够能获得完整的产物，产物的完整对后续的克隆或测序尤为重要。

4.循环次数　循环次数主要取决于 DNA 浓度,一般为 25 ~ 30 个循环,30 个循环后,Taq 酶的量已经不足,且产物量已经达到平台期,不再随循环数增加而上升,只会增加非特异性产物的量。扩增产物量也与扩增效率有关,它们之间的关系可用公式 $C = C_0(1+P)^n$ 表示,其中 C 为扩增产物量;C_0 为起始 DNA 量;P 为扩增效率;n 为循环次数。若首次扩增量不够,可把扩增产物稀释 10^3 ~ 10^5 倍后作为模板,重新扩增一次。

三、PCR 产物检测方法

PCR 反应结束,必须通过严格的检测分析,才能确定是否真正得到了目的扩增产物。用于检测 PCR 扩增产物的方法很多,如凝胶电泳、核酸探针杂交、酶谱分析、序列分析、DNA 酶免疫试验、单一核苷酸引物延伸(SNUPE)、PCR-寡核苷酸连接检测(PCR-OLA)和单链构型多态性分析等方法,可根据实验室现有条件及研究对象和目的选择不同方法进行分析检测,下面介绍实验室最常用的几种 PCR 产物的检测分析方法。

1.凝胶电泳法　凝胶电泳法是检测 PCR 产物最常用和最简便的方法。其原理是 PCR 扩增的目的基因不同,片段大小也不一样,而片段的分子质量与片段大小成正比,大片段在凝胶中泳动的速度比小片段慢,因此通过凝胶电泳可判断扩增产物的大小,从而对扩增产物进行初步判定。凝胶电泳有琼脂糖凝胶电泳和聚丙烯酰胺凝胶电泳,前者主要用于大于 100 bp 的 DNA 片段检测,后者主要用于小片段 DNA 检测。

(1)琼脂糖凝胶电泳:是实验室最常用的方法,简便易行,只需少量 DNA 即可进行实验。当不同大小的 DNA 分子通过琼脂糖凝胶时,由于泳动速度不同而被分离,经溴化乙锭(EB)染色,在紫外线照射下 DNA 分子发出荧光,再与 DNA Marker 比较,从而判定其分子大小。用于检测 PCR 产物的琼脂糖浓度通常为 1% ~ 2%,应选用纯度高的去除荧光抑制剂及核酸酶等杂质的电泳纯级琼脂糖。与聚丙烯酰胺凝胶电泳相比,琼脂糖凝胶电泳分辨率低,但分离范围较广,一般 1 ~ 10 ng 以上的 DNA 即可被检出。

(2)聚丙烯酰胺凝胶电泳:原理与琼脂糖凝胶电泳相同,一般多用于引物纯化、PCR 扩增指纹图、多重 PCR 扩增及 PCR 扩增产物的酶切限制性长度多态性分析等。与琼脂糖凝胶电泳比,其具有以下优点:分辨率强,可分辨小至 1 bp 的片段;能装载的 DNA 量大,每孔可装载 10 μg DNA;回收的 DNA 纯度高;其银染法的灵敏度比 EB 染色法高 2 ~ 5 倍,且银染的凝胶干燥后可长期保存,避免了 EB 迅速褪色的弱点。

2.测序法　凝胶电泳法只能检测扩增片段的大小,但无法判定产物序列,若需要对某种由基因突变引起的疾病进行判定或分析基因的突变位点,可把 PCR 产物直接送公司测序,可得到扩增片段的全部序列,然后把序列与基因库中已知的基因序列进行比对,即可判定扩增的序列是否正确或分析突变位点,此法是 PCR 产物分析最精准的方法。

3.酶谱分析　可根据已知的 PCR 扩增靶序列中查出序列中所含有的限制性内切酶的酶切位点,然后选择相应的限制性内切酶消化 PCR 扩增产物,然后电泳分析,把 PCR 酶切产物的电泳图谱与已知序列资料进行比较,从而判定 PCR 产物的正确性。

四、PCR 可能出现的问题及分析

1.假阴性,不出现扩增条带　PCR 反应的关键环节有模板核酸的制备、引物的质量

与特异性、酶的质量及 PCR 循环条件。寻找原因亦应针对上述环节进行分析研究。

(1)模板：①模板中含有杂蛋白质，如染色体中的组蛋白。②模板中含有 Taq 酶抑制剂。③提取制备模板时丢失过多，或吸上清液时吸入酚相。④模板核酸变性不彻底。在酶和引物质量均无问题时不出现扩增带，极有可能是标本的消化处理及模板核酸提取过程出了问题，因而要配制有效而稳定的消化处理液，其程序亦应固定不宜随意更改。

(2)酶失活：需更换新酶，或新旧两种酶同时使用，以分析是否因酶的活性丧失或不够而导致假阴性。需注意的是有时忘加 Taq 酶或溴乙锭。

(3)引物：引物质量、浓度及两条引物的浓度是否对称，是 PCR 失败或扩增条带不理想、容易弥散的常见原因。有些批号的引物合成质量有问题，两条引物一条浓度高，一条浓度低，造成低效率的不对称扩增，对策为：①选定一个好的引物合成单位。②引物的浓度不仅要看 OD 值，更要注重引物原液做琼脂糖凝胶电泳，一定要有引物条带出现，而且两引物带的亮度应大体一致，如一条引物有条带，一条引物无条带，此时做 PCR 有可能失败，应和引物合成单位协商解决。如一条引物亮度高，一条亮度低，在稀释引物时要平衡其浓度。③引物应高浓度小量分装保存，防止多次冻融或长期放冰箱冷藏保存使引物变质、降解失效。④引物设计不合理，如引物长度不够，引物之间形成二聚体等。

(4)Mg^{2+} 浓度：Mg^{2+} 离子浓度对 PCR 扩增效率影响很大，浓度过高可降低 PCR 扩增的特异性，浓度过低则影响 PCR 扩增产量甚至使 PCR 扩增失败而不出扩增条带。

(5)反应体积的改变：通常进行 PCR 扩增采用的体积为 20、30、50 或 100 μL，具体用多大体积进行 PCR 扩增，是根据科研和检测目的不同而设定，在做小体积如 20 μL 后，再做大体积时，一定要摸索条件，否则容易失败。

(6)物理原因：变性对 PCR 扩增来说相当重要，如变性温度低，变性时间短，极有可能出现假阴性；退火温度过低，可致非特异性扩增而降低特异性；退火温度过高影响引物与模板的结合而降低 PCR 扩增效率。有时还有必要用标准的温度计，检测一下扩增仪或水溶锅内的变性、退火和延伸温度，这也是 PCR 失败的原因之一。

(7)靶序列变异：如靶序列发生突变或缺失，影响引物与模板特异性结合，或因靶序列某段缺失使引物与模板失去互补序列，其 PCR 扩增就无法成功。

2.假阳性　出现的 PCR 扩增条带与目的靶序列条带一致，有时其条带更整齐，亮度更高，原因如下。

(1)引物设计不合适。选择的扩增序列与非目的扩增序列有同源性，因而在进行 PCR 扩增时，扩增出的 PCR 产物为非目的性的序列。靶序列太短或引物太短，容易出现假阳性。需重新设计引物。

(2)靶序列或扩增产物的交叉污染。这种污染有两种原因：一是整个基因组或大片段的交叉污染，导致假阳性。这种假阳性可用以下方法解决：操作时应小心轻柔，防止将靶序列吸入加样枪内或溅出离心管外。除酶及不能耐高温的物质外，所有试剂或器材均应高压消毒。所用离心管及进样枪头等均应一次性使用。必要时，在加标本前，反应管和试剂用紫外线照射，以破坏存在的核酸。二是空气中的小片段核酸污染，这些小片段比靶序列短，但有一定的同源性，可互相拼接，与引物互补后，可扩增出 PCR 产物，而导致假阳性的产生，可用巢式 PCR 方法来减轻或消除。

3.出现非特异性扩增条带　PCR 扩增条带与预计大小不一致,或同时出现特异性条带和非特异性条带。非特异性条带产生可能的原因有:引物与靶序列不完全互补或引物间形成二聚体;Mg^{2+}浓度过高,退火温度过低及 PCR 循环数过多;酶的质和量,有些来源的酶易出现非特异性扩增而另一来源的酶不会出现,酶量过多也会出现非特异性扩增。可通过重新设计引物、减少酶量或更换另一来源的酶、降低引物量、减少循环数、适当增加模板量或提高退火温度来解决。

4.出现弥散条带　这可能因为酶量多或质量差、dNTP 浓度过高、Mg^{2+}浓度过高、退火温度低、循环次数多引起,可相应进行改进。

【关键词】

PCR;模板;引物;退火;优化

【参考文献】

迪芬巴赫.PCR 技术实验指南[M].2 版.北京:科学出版社,2004.

实验 5.3　基于 RT-PCR 技术的药物对食管鳞癌细胞 EC9706 中 p70S6K 基因表达的影响分析

【基本原理】

RT-PCR(reverse transcription-polymerase chain reaction)即逆转录 PCR,是将 RNA 逆转录与 PCR 相结合的技术。其原理是提取细胞或组织总 RNA,把其中的 mRNA 先采用 oligo(dT)或随机引物通过逆转录酶反转录成 cDNA,然后再以 cDNA 为模板进行 PCR 扩增,从而获得目的基因或检测分析基因表达情况。RT-PCR 使 RNA 检测的灵敏度提高了几个数量级,使分析极微量的 RNA 样品成为可能。

【药学应用】

RT-PCR 技术在生物、医药及动植物疫病检疫等领域均有较广泛的应用,比如医学上被广泛用于一些遗传性疾病的诊断和检测,而在药学中应用更为广泛,新药研发任何过程,无论是药效学研究还是毒理学研究,均离不开 RT-PCR 技术,比如分析药物对某基因表达的影响等。

【实验材料】

1.试剂　oligo(dT)、反转录酶、RNA 酶抑制剂、RNA 酶蛋白抑制剂、dNTP、扩增缓冲液、Taq DNA 聚合酶、分子量标记(Marker)、DEPC 水、75% 乙醇(无水乙醇+DEPC 水配制,DEPC 水预先高压灭菌,然后 -20 ℃ 保存)、Trizol、异丙醇、氯仿、上样缓冲液、琼脂糖、cDNA 第一链合成试剂盒(First Strand cDNA Synthesis kit,上海生工)。

2.耗材　PCR 专用 EP 管、无 RNA 酶枪头、无 RNA 酶离心管、一次性手套等。

3. 仪器　PCR 仪、微量加样枪、灭菌锅、恒温水浴锅、涡旋混匀器、台式离心机、低温高速离心机、电泳仪、电泳槽、凝胶成像分析系统、制冰机、低温冰箱等。

【实验步骤】

1. 总 RNA 的提取

(1)用 Trizol 试剂从对数生长期的 EC9706 细胞中提取总 RNA。在 50 mL 的细胞培养瓶中加入 1 mL Trizol 试剂,摇匀,超净台内消化 3~5 min(观察:液体变黏稠,细胞脱壁)。

(2)将消化好的细胞裂解液吸到一个 DEPC 处理过的 1.5 mL EP 管中,加新开封的氯仿 0.2 mL,轻摇 15 s。

(3)室温静置 2~3 min 后,12 000 r/min,15 min,4 ℃,离心。然后取上清(无色水相,约 0.6 mL)到 EP 管(DEPC 处理过),加 0.5 mL 新开封的异丙醇,室温静置 10 min。

(4)12 000 r/min,10 min,4 ℃,离心。观察总 RNA 在管底的白色沉淀,弃去上清液,75% 乙醇 1.0 mL 洗涤(用 DEPC 水新配制)后,7 500 r/min,5 min,4 ℃ 离心。

(5)干燥后用 50 μL 无 RNase 的水溶解总 RNA。

2. RNA 质量测定

(1)RNA 浓度的测定:取 1 μL RNA 溶液,加 DEPC 水稀释至 50 μL,混匀,以 DEPC 水作为空白对照,读取紫外分光光度计 260 nm 波长下的光密度值。按下面公式计算 RNA 浓度:C_{RNA}(μg/μL)= A260 nm 光密度值×40×50/1000。

(2)RNA 的纯度测定:取 1 μL RNA 溶液,加 DEPC 水稀释至 50 μL,混匀,以 DEPC 水作为空白对照,读取紫外分光光度计 260 nm、280 nm 波长下的光密度值,计算其 A260/A280 的比值,纯 RNA 样本的 A260/A280 的比值为 1.8~2.0。如低于 1.8,则表明存在蛋白质污染;如大于 2.0,则表明有异硫氰酸胍等污染。

(3)RNA 完整性鉴定:应用 1% 甲醛变性的琼脂糖电泳鉴定 RNA 完整性。步骤如下:将制备的 1% 甲醛变性的琼脂糖凝胶放入装有 1×MOPS 缓冲液(800mL 经 DEPC 处理的水中加 41.8 g MOPS,10 mol/L NaOH 调 pH 值 7.0,16.6 mL 3 mol/L 乙酸钠,20 mL 0.5 mol/L EDTA,DEPC 水定容至 1 L,0.22 μm 滤器过滤除菌,即为 10×MOPS,然后稀释为 1×MOPS)的电泳槽中,预电泳 10 min,然后加 RNA 溶液 2 μL,80 V 电压下电泳 20 min 或直到溴酚蓝染料迁移至胶 1/2 处结束。将胶移至紫外灯下,观察 28 S 及 18 S 处 rRNA 的亮度,通常以 28 S 和 18 S EB 的显色强度比 2∶1 为无 RNA 降解,如比值降低、逆转或条带模糊,则表明有 RNA 降解。

3. cDNA 第一链的合成　用 MBI 公司 cDNA 第一链合成试剂盒(First Strand cDNA Synthesis kit)合成 cDNA 第一链,具体操作步骤流程如下:

取 1 μg RNA 做逆转录模板,Oligo(d)T 1 μL 做逆转录引物。

加 DEPC 水至总体积 12 μL,混匀

↓

70 ℃变性 5 min,迅速冰浴冷却

↓

依次加入 5×缓冲液 4 μL,RNase 抑制剂 1 μL,dNTP(10 mmol/L each)2 μL,混匀 37 ℃孵育 5 min

↓

加入 AMV 逆转录酶 1 μL,37 ℃反转录 60 min

↓

70 ℃ 10 min 终止反应

↓

冰上冷却

4. PCR 引物

p70S6K:forward　5′ TAC TTC GGG TAC TTG GTA A 3′

　　　　　reverse　5′ GAT GAA GGG ATG CTT TAC T 3′　　　　188 bp

内参 GAPDH 同 PCR 部分。

RT-PCR 法检测分析药物处理后 p70S6K 的表达情况。PCR 反应体系 25 μL,其中 cDNA 0.5 μL,上游引物 0.25 μL,下游引物 0.25 μL,Taq 酶 0.2 μL,dNTP 2 μL,10×buffer 2.5 μL。RT-PCR 扩增条件:95 ℃ 2 min,95 ℃ 30 s,52 ℃ 30 s,72 ℃ 1 min,共 30 个循环;继之 72 ℃延伸 5 min,4 ℃终止。反应结束后取 5 μL PCR 产物进行琼脂糖凝胶电泳检测,并用软件进行灰度分析并进行统计学处理。

另外,RT-PCR 也可采用一步法,即反转录和 PCR 扩增在同一个 PCR 扩增管中进行,只需设定一个反应程序。一步法 RT-PCR 在处理大量样品时较易操作,由于操作步骤减少(cDNA 合成和扩增之间无须打开管盖)而使 RNA 降解或污染的机会减少。此法灵敏度也更高,可以从最低 0.1 pg 总 RNA 中扩增出目的基因。

【实验结果与分析】

提取的 RNA 用琼脂糖凝胶电泳进行检测,结果显示有较清晰的 3 条条带(因总 RNA 中 mRNA 量较少,而 rRNA 的量占 90% 以上,故显示的条带一般是 rRNA,条带清晰未弥散可初步说明 RNA 基本未降解,图 5-4)。对 PCR 扩增产物进行电泳检测,发现 3 组细胞中 GAPDH(内参)表达量基本相同,而目的基因 p70S6K 的表达量则不相同,说明药物能影响 p70S6K 的表达(具体实验结果应至少重复 3 次,然后做统计学分析,得出的结论更有说服力)(图 5-5)。

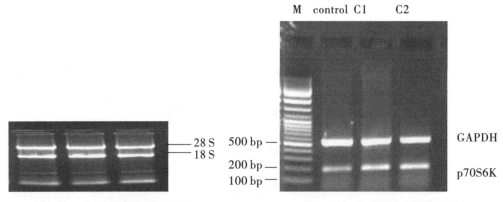

图5-4　总 RNA 电泳检测结果　　　　图5-5　RT-PCR 扩增产物电泳检测结果

【注意事项】

RT-PCR 实验最关键的是得到优质无降解的 RNA，其纯度和完整性直接影响 RNA 分析结果。RNA 极易降解，与 RNA 接触的任何试剂中只要存在极少量的 RNA 酶即可引起 RNA 在制备分析过程中降解，故 RNA 制备和分析的难度较大。RNA 酶在自然界中广泛存在，比如空气、灰尘、唾液、汗液等中存有大量 RNA 酶，包括在其他分子生物学实验中使用的 RNA 酶也会造成污染，由于 RNA 酶可耐受多种处理而不被灭活，它们可污染器械、玻璃制品、塑料制品、电泳槽、研究人员手及各种试剂，并且各种组织和细胞中也还有大量内源性 RNA 酶。所以实验过程中尤其是 RNA 提取过程中不但要严格防止外源性 RNA 酶污染，也要最大限度地抑制内源性 RNA 酶。故操作中要注意以下几个方面。

（1）所有玻璃器皿在使用前应 180 ℃高温干烤 6 h 或更长时间。

（2）塑料器皿如枪头、离心管等可用 0.1% DEPC 水浸泡或用氯仿冲洗（注意：有机玻璃制品可被氯仿腐蚀，避免使用；另外，市售也有处理好的枪头、离心管等，可直接购买使用）。

（3）有机玻璃的电泳槽可先用去污剂洗涤，双蒸水冲洗，乙醇干燥，再用 3% 过氧化氢浸泡 10 min，然后用 0.1% DEPC 水冲洗，晾干。

（4）配制溶液尽可能用 0.1% DEPC 水配置，37 ℃处理 12 h 以上，然后高压灭菌除去残留 DEPC。不能高压灭菌的试剂，可用 DEPC 处理过的无菌双蒸水配置，然后用 0.22 μm 滤膜过滤除菌。

（5）操作时应戴一次性帽子、手套、口罩，且实验过程中要勤更换。

（6）尽量设置 RNA 操作专用实验室或在超净台中操作，所有 RNA 提取所用器械应专用。

（7）抽提 RNA 所用的氯仿、异丙醇最好是新开封试剂，并且用时再打开，用完及时封口。

（8）使用 RNA 酶抑制剂。RNA 酶抑制剂常用的有焦磷酸二乙酯（DEPC）、异硫氰酸胍及 RNA 酶的蛋白抑制剂（RNasin）等。DEPC 是一种强烈但不彻底的 RNA 酶抑制剂，通过和 RNA 酶的活性基团结合使蛋白质变性,从而抑制酶的活性;异硫氰酸胍被认为是目前最有效的 RNA 酶抑制剂,其在裂解组织的同时也使 RNA 酶失活;RNasin 是从大鼠肝或人胎盘中提取的酸性糖蛋白,是 RNA 酶的一种竞争性抑制剂,可与多种 RNA 酶结合,使其失活。

【资料延伸】

RT-PCR 条件优化。

1. 增加反应体系的灵敏度

(1)分离高质量 RNA。成功的 cDNA 的合成来自高质量的 RNA。高质量 RNA 至少应保证基因全长并且不含逆转录酶抑制剂,如 EDTA 和 SDS。RNA 的质量决定了能转录到 cDNA 上的序列信息量。当从富含 RNase 的样品中(如肝脏)分离 RNA 时,要注意保存方式,比如从大鼠肝脏中提取的 RNA 在水中储存 1 周就基本降解了,而将 RNA 溶解在去离子的甲酰胺中,−70 ℃可保存 1 年,当再次使用时可加入 NaCl 至 0.2 mol/L 及 4 倍体积乙醇,室温放置 3~5 min,12 000 r/min 离心 5 min。另外,提取的 RNA 最好及时进行反转录,再把剩余的 RNA 按上述方法保存。

(2)使用无 RNaseH 活性(RNaseH⁻)的逆转录酶。在逆转录反应中经常加入 RNase 抑制剂以增加 cDNA 合成的长度和产量。但 RNase 抑制剂仅抑制 RNaseA、B 和 C 对 RNA 的降解,但不能防止手指皮肤上的 RNase,应注意防范。另外,RNaseH 能同聚合酶竞争 RNA 模板,从而与 DNA 引物或 cDNA 延伸链形成杂合链,并降解 RNA−DNA 复合链中的 RNA 链,从而降低 cDNA 合成的产量和长度,故应选用 RNaseH⁻ 的 AMV 或 MMLV。

(3)提高逆转录保温温度。较高的保温温度有助于 RNA 二级结构打开,增加反应产量。对于大多数 RNA 模板,在没有缓冲液或盐的条件下,将 RNA 和引物 65 ℃保温,然后迅速至冰上冷却,可消除大多数二级结构,以利于与引物结合。对于消除二级结构困难的模板可使用 ThermoScript 逆转录酶,并将逆转录反应置于较高温度下进行以改善扩增。

(4)添加促进逆转录的试剂。把甘油或 DNSO 等加到第一链合成反应中,可降低核酸双链的稳定性并解开 RNA 二级结构。20%甘油或 10% DNSO 不会影响逆转录酶活性。

(5)PCR 前用 RNaseH 处理 cDNA。cDNA 模板中含有的 RNA 能阻止扩增产物结合,而 RNaseH 可降解 RNA,从而提高反应灵敏度。

2. 增加 RT-PCR 特异性

(1)cDNA 合成。采用 oligo(dT)作为逆转录引物,既可比随机引物提高模板的特异性,又比特异性引物方法简便。

(2)减少基因组 DNA 污染。因为基因组 DNA 中存在内含子序列,会对扩增结果产生干扰,故提取 DNA 时要尽可能防止基因组 DNA 的污染。因此除了选用质量较好的 Trizol 试剂外,也可在逆转录之前用扩增级的 DNaseI 对 RNA 进行处理以除去沾染的 DNA。将样品置于 2.0 mmol/L EDTA 中 65 ℃保温 10 min 可终止 DNaseI 消化。

(3)防止 RNA 降解和外源 RNA 污染。方法见注意事项。

【关键词】

RT-PCR；逆转录；RNA；RNA 酶；DEPC

【参考文献】

[1]侯桂琴,刘明月,薛禾勋,等. 雷帕霉素对食管鳞癌细胞素 EC9706 的 mTOR/P7056K 信号通路的影响[J]. 肿瘤,2007,27(3):172-175.

[2]迪芬巴赫.PCR 技术实验指南[M].2 版.北京:科学出版社,2004.

第6章　DNA 分子标记

　　DNA 分子标记是 DNA 水平上遗传多态性的直接反映,是研究 DNA 分子由于缺失、插入、易位、倒位或由于存在长短与排列不一的重复序列等机制而产生的多态性技术。DNA 分子标记(亦称 DNA 指纹图谱法),即通过分析遗传物质的多态性来揭示生物内在基因排列规律及其外在性状表现规律的方法。DNA 分子标记主要有:基于传统的 Southern 杂交技术的限制性片段长度多态性(restriction fragment length polymorphism, RFLP);基于 PCR 反应的随机扩增的 DNA 多态性(random amplified polymorphic dna, RAPD)、扩增片段长度多态性(amplified fragment length polymorphism,AFLP)、简单重复序列区间扩增多态性(inter – simple sequence repeat,ISSR)和相关序列扩增多态性(sequence–related amplified polymorphism,SRAP);基于 DNA 序列分子的单核苷酸多态性(single nucleotide polymorphism,SNP);以及基于分子标记技术发展起来的 DNA 条形码(DNA barcoding)等。近年来,DNA 分子标记在中药相关研究中应用广泛,是将现代生物技术与传统中草药相结合的重要尝试和实践,是传统中药鉴定方法的有效补充。

　　限制性片段长度多态性是发展最早的 DNA 标记技术,其基本原理是检测 DNA 在限制性内切酶作用下,被酶解成许多长短不一的较小片段,产生的这些片段是特异性的,经电泳后在电泳胶上出现特征性谱带,这种特异的 DNA 条带为含有该种 DNA 生物所特有的"多态性"或称"指纹",物种间甚至品种间在同源染色体的 DNA 序列上呈多态现象。RFLP 技术的研究方法可归纳为两类,即标准 RFLP 标记和 PCR-RFLP 标记。标准 RFLP 标记适合分析样品中目的序列含量高的样品,且常需要制备探针、筛选限制性内切酶,操作烦琐,其应用受到限制。PCR-RFLP 标记可对微量的 DNA 样品进行分析,采用 PCR 技术扩增得到决定等位特异性的 DNA 区域,产物经内切酶消化后电泳分离、染色检测,根据获得的限制性片段长度多态性分布,判断不同等位基因的特异性。鉴于不同药材,其 DNA 分子的微小差别经限制性内切酶消化后所得限制性酶谱条带呈多态性,将药材 DNA 经限制性内切酶消化后作 RFLP 分析,确定其基因的种属特异性,从而对药用植物进行种质资源评价和亲缘进化关系探讨。

实验 6.1　淫羊藿属植物 PCR-RFLP 遗传多样性分析

　　淫羊藿(*Epimedium brevicornu* Maxim.)为小檗科(Berberidaceae)淫羊藿属(*Epimedium*)植物,《神农本草经》记载其"主阴痿绝伤、径中痛、益气力、强志"。中国是淫羊藿属植物的分布中心,约占世界总数的 80%。淫羊藿属是较难处理的一个类群,该属的种间系统关系演化研究,主要集中在形态学、地理分布、孢粉学等方面,且彼此之间争议很大,其研究证据远不能阐述该属的系统进化关系,而且关于该属植物分子标记方面的研究报道甚少。本研究对我国贵州、四川等省的 17 种淫羊藿属植物的 PCR-RFLP 分子标记进行系统研究,以便为该属物种的分类鉴定、遗传多样性、起源进化等研究提供依据。

【实验材料】

所有药材样品均为贵州师范大学植物遗传育种研究所采集,具体来源见表 6-1,由中国医学科学院药用植物研究所郭宝林教授鉴定,凭证标本存于贵州师范大学植物遗传育种研究生长室。

表 6-1　药材样品来源

样品	种名	产地	样品	种名	产地
1	粗毛淫羊藿 E. acuminatum	贵州贵阳市开阳县	28	天平山淫羊藿 E. myrianthum	贵州施秉云台山景区
2	粗毛淫羊藿 E. acuminatum	贵州贵阳市师大白云校区后山	29	单叶淫羊藿 E. simplicifluom	贵州沿河县梅溪
3	粗毛淫羊藿 E. acuminatum	贵州贵阳市云岩区	30	巫山淫羊藿 E. wushanese	贵州雷公山
4	粗毛淫羊藿 E. acuminatum	四川峨眉山哨罗口	31	巫山淫羊藿 E. wushanese	贵州凯里市雷山县桃子寨
5	粗毛淫羊藿 E. acuminatum	四川峨眉山大峨村大弯	32	巫山淫羊藿 E. wushanese	贵州省贵阳市植物园
6	粗毛淫羊藿 E. acuminatum	贵州贵阳市龙洞堡	33	巫山淫羊藿 E. wushanese	贵州龙里县大草原
7	粗毛淫羊藿 E. acuminatum	贵州贵阳市龙洞堡柏杨基地	34	柔毛淫羊藿 E. pubescens	四川青城山后金边岩
8	粗毛淫羊藿 E. acuminatum	贵州贵阳市乌当一山坡	35	柔毛淫羊藿 E. pubescens	四川雅安市胡家山
9	粗毛淫羊藿 E. acuminatum	贵州贵阳市花溪马玲	36	柔毛淫羊藿 E. pubescens	四川农大都江堰分校
10	粗毛淫羊藿 E. acuminatum	贵州贵阳市花溪平桥	37	柔毛淫羊藿 E. pubescens	四川都江堰青城山九龙观
11	粗毛淫羊藿 E. acuminatum	贵州贵阳市青岩	38	柔毛淫羊藿 E. pubescens	四川青城山前山脚

续表 6-1

样品	种名	产地	样品	种名	产地
12	粗毛淫羊藿 E. acuminatum	贵州贵阳花溪小碧乡营盘古堡	39	少花淫羊藿 E. pauciflorum	四川茂县静州乡水磨坝
13	粗毛淫羊藿 E. acuminatum	贵州沿河县黑水乡鸽子坝	40	少花淫羊藿 E. pauciflorum	四川茂县静州乡水磨组小沟黄大兴
14	粗毛淫羊藿 E. acuminatum	贵州贵阳市花溪林布寨	41	少花淫羊藿 E. pauciflorum	四川汶川县雁门乡通山村
15	粗毛淫羊藿 E. acuminatum	贵州贵阳市开阳县双牛镇	42	绿药淫羊藿 E. chlorandrum	四川宝兴县灵关镇河口村
16	粗毛淫羊藿 E. acuminatum	贵州省贵阳市植物园	43	无距淫羊藿 E. ecalcaratum	四川宝兴县龙洞镇苏村
17	粗毛淫羊藿 E. acuminatum	贵州安顺市平坝县天台山	44	时珍淫羊藿 E. lishihchenii	贵州铜仁市 264
18	粗毛淫羊藿 E. acuminatum	贵州大方县普地乡	45	时珍淫羊藿 E. lishihchenii	贵州铜仁市 269
19	粗毛淫羊藿 E. acuminatum	贵州龙里谷龙乡	46	时珍淫羊藿 E. lishihchenii	贵州铜仁市 270
20	粗毛淫羊藿 E. acuminatum	贵州德江县平原乡火车站村火石坳	47	时珍淫羊藿 E. lishihchenii	贵州铜仁市
21	黔岭淫羊藿 E. leptorrhizum	贵州务川县石子坝	48	宝兴淫羊藿 E. davidii	四川茂县生态战实验场
22	黔岭淫羊藿 E. leptorrhizum	贵州贵阳市相宝山	49	普定淫羊藿 E. pudingense	贵州贵阳市开阳县花梨乡张家湾
23	黔岭淫羊藿 E. leptorrhizum	贵州罗甸县	50	水城淫羊藿 E. shuichengense	贵州六盘水市钟山区
24	黔岭淫羊藿 E. leptorrhizum	贵州贵阳市天河潭	51	箭叶淫羊藿 E. sagittatum	贵州贵阳市植物园
25	罗甸淫羊藿 E. luodianense	贵州罗甸县天坑	52	高山淫羊藿 E. alpinum	德国慕尼黑
26	天平山淫羊藿 E. myrianthum	贵州施秉县云台山	53	E. pubigerum	德国慕尼黑
27	天平山淫羊藿 E. myrianthum	贵州施秉县杉木河			

【实验方法】

1. DNA 样品提取　PCR-RFLP 属于特异性扩增,以基因组总 DNA 进行叶绿体 PCR-RFLP 分析,采用 CTAB 法提取淫羊藿 DNA。以居群为单位,将居群内不同植株的幼叶等量称取,约 1 g 新鲜幼叶于液氮中研磨成细粉状;加入已预热的 2×CTAB(含 1% β-巯基乙醇),60 ℃恒温 45 min;离心取上清液,加等体积苯酚-氯仿-异戊醇(25∶24∶1),8 000 r/min 离心 10 min 至界面澄清;取上清液加 2 倍体积的无水乙醇,于-20 ℃下静置 2 h,沉淀出 DNA;用 75% 乙醇将沉淀清洗后自然干燥,TE(20 μg/mL RNase)溶解。利用琼脂糖凝胶电泳进行紫外灯观察,测定 DNA 质量。

2. PCR-RFLP 分析

(1)PCR 反应程序:不同的 RFLP 引物具有不同的退火温度(T_m),每次 PCR 反应程序的 T_m 值应根据具体引物作相应的改动。基本程序为:预变性 94 ℃、10 min;扩增循环 94 ℃、1 min,T_m、1 min,72 ℃、2 min,40 个循环;延伸 72 ℃、10 min。

(2)PCR 产物检测:取 5 μL PCR 扩增产物,与 1 μL 0.125% 溴酚蓝混匀,点入 1.0% 琼脂糖凝胶(含 0.1 μg/mL EB)中,在电压 80 V,电流 40 mA 的电泳条件下,以 0.5×TBE 电极缓冲液为介质电泳 1 h,凝胶置于 300 nm 紫外分析仪下观察,检测每个引物对不同材料的扩增产物是否为一条特异性谱带。

(3)酶切反应及产物检测:酶切反应体系为 20 μL,将配制好的反应体系置于预热的水浴锅中,根据不同酶的酶解温度,酶解 4 h;20 μL 酶切产物与 4 μL 溴酚蓝(0.125% 溴酚蓝,40% 蔗糖水溶液)混匀,点入 2.0% 琼脂糖凝胶(含 0.1 μg/mL EB)中,在电压 80 V,电流 40 mA 的电泳条件下,以 0.5×TBE 电极缓冲液为介质电泳 2 h,凝胶置于 300 nm 紫外分析仪下观察并照相。

3. 数据处理　酶切产物电泳后在凝胶的同一迁移率上,有带赋值为“1”(强带和弱带同记),无带赋值为“0”,得到原始数据矩阵,计算多态性比率(多态性比率=居群多态性谱带数/居群谱带总数)。遗传相似系数(genetic similarity coefficient,Gs)按公式 $Gs = 2N_{ij}/(N_i + N_j)$ 计算,式中 N_{ij} 表示两居群的共有谱带,N_i、N_j 分别是两居群各自谱带的数量。利用 UPGMA(unweighted pair-group method with arithmetic mean),算术平均的不加权的成对分组方法对居群进行系统聚类分析,得到淫羊藿 53 个居群的亲缘关系树型图,聚类分析使用 NTSYS-pc 2.10e 软件完成。

【结果与分析】

1. PCR-RFLP 片段多态性　从 8 个植物细胞质基因组通用引物中,筛选出 6 个叶绿体引物 trnK-matK、trnK-trnK、rbcL-rbcL、trnL-trnF、trnD-trnT、trnC-trnD 和 1 个线粒体引物 ndhF:F1-R1318,用于对淫羊藿属 53 个居群进行 PCR-RFLP 分析。所有引物的 PCR 产物电泳显示均无多态性(图 6-1),然后用 13 种限制性内切酶对其 PCR 产物进行酶切,酶切产物的检测结果见表 6-2。在所有的 92 个引物/酶组合中,有 30 个引物/酶组合能得到清晰稳定产物,其中只有 5 个引物/酶组合能检测到多态性(图 6-2,图 6-3),占 16.7%,剩余引物/酶组合不能揭示居群间的差异;30 种引物/酶组合中,共检测到 129 条

DNA 片段,其中 44 条具有多态性,占 34.1% 。说明淫羊藿属植物的细胞质基因组之间存在遗传差异,但差异很小。

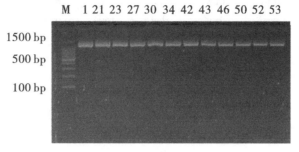

图 6-1　PCR-RFLP 标记的扩增图谱

表 6-2　淫羊藿属 17 种植物的 PCR-RFLP 标记数

限制性内切酶	条带	引物						
		trnK-matK	trnK-trnK	rbcL-rbcL	trnL-trnF	trnD-trnT	trnC-trnD	ndhF:F1-R1318
ScrF I	总数	–	–	6	–	–	–	–
	多态带	–	–	5	–	–	–	–
Hinf I	总数	10	10	–	3	4	4	2
	多态带	8	9	–	0	0	0	0
EcoR I	总数	3	4	–	–	2	2	–
	多态带	0	0	–	–	0	0	–
EcoR V	总数	–	18	–	–	–	–	–
	多态带	–	16	–	–	–	–	–
Hha I	总数	4	4	–	–	–	–	–
	多态带	0	0	–	–	–	–	–
Xba I	总数	–	1	–	–	–	4	–
	多态带	–	0	–	–	–	0	–
Hind III	总数	–	–	–	–	1	–	–
	多态带	–	–	–	–	0	–	–
Dra I	总数	9	6	–	–	–	2	–
	多态带	3	0	–	–	–	0	–
Ha II	总数	–	–	–	–	3	–	–
	多态带	–	–	–	–	0	–	–

续表6-2

限制性内切酶	条带	引物						
		trnK-matK	trnK-trnK	rbcL-rbcL	trnL-trnF	trnD-trnT	trnC-trnD	ndhF:F1-R1318
Kpn I	总数	-	-	-	-	-	-	1
	多态带	-	-	-	-	-	-	0
Afa I	总数	-	-	-	3	6	1	2
	多态带	-	-	-	0	0	0	0
Taq I	总数	-	4	-	4	3	-	4
	多态带	-	0	-	0	0	-	0

注:"—"未知。

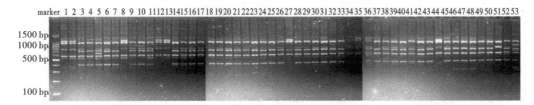

图6-2　引物/酶组合 trnk-trnk+EcoR V 对淫羊藿植物基因组 DNA 的扩增图谱

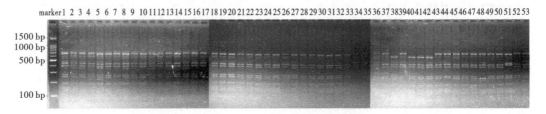

图6-3　引物/酶组合 trnk-trnk+Hinf I 对淫羊藿植物基因组 DNA 的扩增图谱

2. 遗传相似系数　将30个引物/酶组合所获得的扩增产物,计算淫羊藿属植物PCR-RFLP标记的遗传相似系数(G_S)。所有居群间的G_S值变异范围为0.550~0.988,平均值为0.821。其中,样品13与14的G_S值最大,达0.988,两者遗传变异最小;样品31与52的G_S值最小(0.550),两者亲缘关系最远。此外,中国种类与德国产的两种淫羊藿的G_S值变化范围为0.550~0.763,G_S平均值为0.687,说明淫羊藿属细胞质基因组间的遗传差异与地理分布有一定关系。

3. PCR-RFLP标记分析淫羊藿属植物系统关系　根据G_S矩阵,采用UPGMA法构建淫羊藿属53个居群的遗传关系聚类图(图6-4)。由图可知,中国种自然地被聚为了一个大类,与来自德国的2个种明显地区分开来。

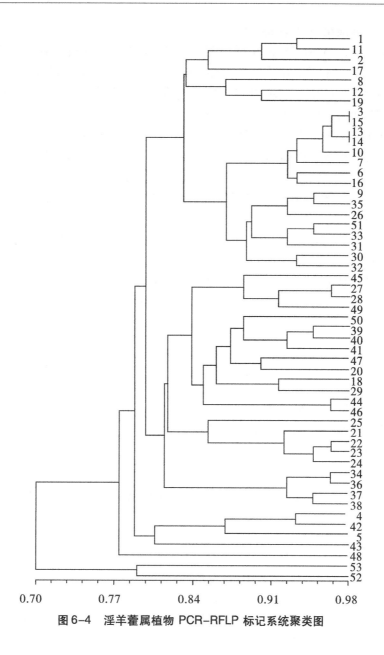

图 6-4　淫羊藿属植物 PCR-RFLP 标记系统聚类图

当取阈值为所有居群间的 G_S 平均值即 T=0.821 时,所有居群聚为 9 类。

1 类和 2 类分别是样品 52 和 53,两个材料均来自德国慕尼黑,与中国种类的亲缘关系最远,两者 G_S 值较低(0.763),被划分为 2 个类。

3 类只有样品 48,来源于四川成都,与其他种类的遗传关系较远,是首先与 52、53 相聚的中国种类。

4 类仅有样品 43,43 来自四川宝兴县,从形态形状上看,介于大花与小花之间,且是所有供试材料中唯一花瓣无距的种类。

5 类包括样品 42 和粗毛淫羊藿的两个居群 4 和 5,它们的形态特征相似,叶背都密被粗短伏毛,同为圆锥花序,花药都是绿色的,且地理分布一致。

6 类有样品 34、36、37、38,除了样品 35 以外,其余的居群被很好地归为了一类;从居群间的 G_S 值中可看到,柔毛淫羊藿与其他中国种类的遗传距离相对较远。

7 类包括样品 21、22、23、24、25,从聚类图中得知,黔岭淫羊藿居群亲缘关系很近,很好地聚在一起,并与罗甸淫羊藿形成独立的 1 类。

8 类来源较杂,包括了样品 18、20、26、27、28、29、39、40、41、44、45、46、47、49、50,其中小花种类天平山淫羊藿与普定淫羊藿形成 1 个分支,其余种类形成了另一个分支;这一类中,除了少花淫羊藿来自四川外,其余种类均来自贵州的不同地区。

9 类包括了 30、31、32、33、35、51 和粗毛淫羊藿的所有贵州居群,除了 35 来自四川以外,其余都来自贵州。

当阈值取相同种类的居群间 G_S 最小值即 T=0.900 时,几乎可将所有的种类分开,与传统的经典分类结论相似;粗毛淫羊藿中的 17 个居群被划分成 6 类,巫山淫羊藿、时珍淫羊藿、黔岭淫羊藿被分别划分为 2 类,暗示其种内在细胞质基因组中有一定的遗传分化;同时,普定淫羊藿与天平山淫羊藿、绿药淫羊藿与样品 4 仍划分为一类,提示两者的亲缘关系非常近。

【参考文献】

[1]传林,李会军,李萍,等.淫羊藿属植物 PCR-RFLP 遗传多样性研究[J].中国药科大学学报,2010,41(3):226-230.

[2]杜明凤,李明军,陈庆富.淫羊藿属植物 PCR-RFLP 遗传多样性研究[J].中草药,2012,43(3):562-567.

实验 6.2　基于 PCR-RFLP 的川贝母药材的分子鉴定

【实验材料】

1.样品　实验用各种贝母对照药材中,湖北贝母、平贝母、伊贝母、浙贝母购自中国药品生物制品检定所(NICPBP),川贝母收集自各贝母主产地(表 6-3),种名经中国药科大学李萍教授、四川大学王曙教授、成都中医药大学张艺教授鉴定;实验用 12 批川贝、非川贝类商品药材购自南京市各药店(表 6-4)。

表 6-3　10 批贝母对照药材

编号	中文名	拉丁名	产地/来源
R1	暗紫贝母	*F. unibracteata* Hsiao et K. C. Hsia.	四川茅县
R2	甘肃贝母	*F. przewalskii* Maxim.	青海冶多

续表 6-3

No.	Chinese name	Latin name	Habitat/Source
R3	卷叶贝母	*F. cirrhosa*D. Don.	四川康定
R4	梭砂贝母	*F. delavayi* Franch.	四川泸定
R5	太白贝母	*F. taipaiensis* P. Y. Li	重庆城口
R6	瓦布贝母	*F. wabuensis* S. Y. Tang et S. C. Yueh	四川松潘
R7	湖北贝母	*F. hupehensis*Hsiao et K. C. Hsia	NICPBP
R8	平贝母	*F. ussuriensis* Maxim.	NICPBP
R9	伊贝母	*F. pallidiflora* Schrenk	NICPBP
R10	浙贝母	*F. thunbergii* Miq.	NICPBP

表 6-4　12 批贝母商品药材

编号	商品名	产地
S1	湖北贝母	湖北
S2	平贝母	黑龙江
S3	平贝母	吉林
S4	伊贝母	新疆
S5	伊贝母	新疆
S6	浙贝母	浙江
S7	川贝母(松贝)	甘肃
S8	川贝母(青贝)	甘肃
S9	川贝母(炉贝)	安徽
S10	川贝母(青贝)	云南
S11	川贝母(炉贝)	四川
S12	川贝母(松贝)	四川

2. 试剂　Wizard 基因组 DNA 纯化试剂盒, Tris 碱(美国 Promega 公司);植物干粉 DNA 提取试剂盒[天根生化科技(北京)有限公司];植物基因组 DNA 提取试剂盒(北京三博远志生物技术有限责任公司);通用基因组 DNA 提取试剂盒 Ver. 3.0(大连 Takara 公司);新型广谱植物基因组 DNA 快速提取试剂盒(北京盖宁金诺生物技术有限责任公司);TaqDNA 聚合酶,100 bp DNA Ladder,SmaI 酶(立陶宛 Fermentas 公司);GelRad(美国 Biotium 公司);dNTP,引物(上海生工生物工程有限公司);琼脂糖(西班牙 Biowest 公司);其他试剂均为国产分析纯。

3. 仪器　Mastercycler 梯度 PCR 仪(德国 Eppendorf 公司);GelDoc 2000 凝胶成像系

统(美国 Bio-Rad 公司);EPS-100 电泳仪(上海天能科技有限公司)。

【实验方法】

称取贝母干鳞茎 20 mg,依次用 75% 乙醇和灭菌超纯水清洗,待干后按照新型广谱植物基因组 DNA 快速提取试剂盒说明书提取基因组 DNA,然后用所提取的 DNA 为模板进行 ITS-1 区 PCR 扩增和酶切反应,最后将酶切液进行琼脂糖凝胶电泳得到鉴定图谱。其中 ITS-1 区 PCR 反应体系为:在 200 μL PCR 反应管中依次加入 10×PCR 反应缓冲液 3 μL,25 mmol/L $MgCl_2$ 2.4 μL,10 mmol/L dNTP 0.6μL,30μmol/L 引物[ITS-P1(5'-CGT AAC AAG GTT TCC GTA GGT GAA-3')]和 ITS-P3 (5'-GCT ACG TTC TTC ATC GAT-3')各 0.5 μL,Taq DNA 聚合酶 1 U,DNA 模板 1 μL,无菌超纯水补足反应体积至 30 μL;扩增程序为:95 ℃预变性 4 min,然后 95 ℃变性 30 s,55~58 ℃复性 30 s,72 ℃延伸 30 s,共计 30 个循环,最后于 72 ℃延伸 5 min。酶切反应体系为:在 500 μL 离心管中依次加入 PCR 反应液 6 μL,10×酶切缓冲液 2 μL,SmaI 5 U,无菌超纯水补足反应体积至 20 μL,酶切反应在 30 ℃水浴中进行 2 h。

【结果与分析】

1. 贝母干鳞茎 DNA 的提取　对 5 种常用试剂盒,即 Wizard 基因组 DNA 纯化试剂盒、植物干粉 DNA 提取试剂盒、植物基因组 DNA 提取试剂盒、通用基因组 DNA 提取试剂盒和新型广谱植物基因组 DNA 快速提取试剂盒对贝母干鳞茎 DNA 提取效果比较发现,只有后两种试剂盒能用于提取贝母干鳞茎 DNA,但通用基因组 DNA 提取试剂盒的提取条件是干鳞茎用量 100 mg、65 ℃水浴 1 h,而新型广谱植物基因组 DNA 快速提取试剂盒只需 20 mg 干鳞茎、65 ℃水浴 10 min,最终选用新型广谱植物基因组 DNA 快速提取试剂盒来提取贝母干鳞茎 DNA。

2. 12 批贝母对照药材 PCR-RFLP 结果　由贝母对照药材 PCR-RFLP 图谱(图 6-5)可知,所有川贝类(包括暗紫贝母、甘肃贝母、卷叶贝母、梭砂贝母、太白贝母、瓦布贝母)均能被酶切,在 100~200 bp 之间出现两条酶切条带,而非川贝类(包括湖北贝母、平贝母、伊贝母、浙贝母)只在 300 bp 左右出现一条 PCR 扩增条带。

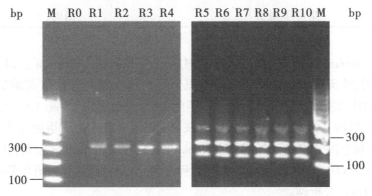

M:100 bp DNA ladder;R0:空白对照;R1-R10:贝母对照药材。

图6-5　贝母对照药材 PCR-RFLP 图谱

3.12 批贝母商品药材 PCR-RFLP 结果 由 12 批贝母商品药材 PCR-RFLP 图谱（图6-6）可知，所有 6 批川贝类商品药材（S7～S12）均能被酶切，在 100～200 bp 之间出现两条酶切条带，而其余 6 批非川贝类商品药材（S1～S6）均不能被酶切，只在 300 bp 左右出现一条 PCR 扩增条带。该结果表明该方法专属性强，能准确鉴定川贝类与非川贝商品药材。

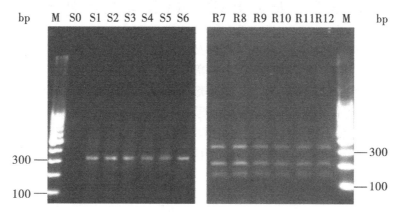

M：100 bp DNA ladder；S0：空白对照；S1-S6：贝母商品药材。

图6-6 贝母商品药材 PCR-RFLP 图谱

【讨论】

符合要求的 DNA 是对中药材进行分子鉴定的必要条件，但商品药材大多经过晒干、烘烤等干燥加工处理，导致基因组 DNA 的提取较难顺利进行。贝母中淀粉含量占到整个鳞茎的 80% 左右，常规的 DNA 提取方法得到的 DNA 黏度大，4 ℃放置一段时间后会褐变和浑浊，不能直接进行后续的分子鉴定。本实验选择新型广谱植物基因组 DNA 快速提取试剂盒提取贝母干鳞茎 DNA，与常规方法相比，大大缩短了提取时间，且所提取的 DNA 进行电泳能得到清晰的 DNA 条带，无须经过进一步的纯化处理即可直接用于后续实验操作。

《中国药典》（2005 版）收载的川贝母有 4 种基原植物，即卷叶贝母（F. cirrhosa D. Don）、暗紫贝母（F. unibracteata Hsiao et K. C. Hsia）、甘肃贝母（F. przewalskii Maxim ex Batal.）和梭砂贝母（F. delavayi Franch.），考虑到目前市场上川贝母供应短缺问题，《中国药典》（2010 版）新增了与它们亲缘关系较近并具有长期药用历史的太白贝母（F. taipaiensis P. Y. Li）与瓦布贝母［F. unibracteata Hsiao et K. C. Hsia var. wabuensis（S. Y. Tang et S. C. Yue）Z. D. Liu,S. Wang et S. C. Chen］作为川贝母的来源。从本研究结果来看，新增的这两个基原能产生与原来的 4 个基原相同的酶切条带，属于川贝母类。

随机扩增的 DNA 多态性，其原理是利用 PCR 技术从扩增的 DNA 片段上分析多态性，由于片段被引物选择性地扩增，扩增得到片段能通过凝胶电泳显现，这样就可通过同种引物扩增条带的多态性反映出模板 DNA 的多态性。RAPD 是一种特殊的 PCR，其实验流程与 PCR 相似，包括样品 DNA 提取及其纯度/浓度检测、PCR 扩增、产物电泳检测、实验数据分析等,其中数据分析常用 RAPDistance Package 分析软件、Popgene 聚类分析软件等。RAPD 标记由于预先不需要知道 DNA 序列和专门设计 RAPD 扩增反应的引物,对 DNA 需求量少、质量要求不高,具有快速、灵敏、通用性好的特点,成为目前应用最为广泛的 DNA 标记技术,适于生物品种鉴定、系谱分析、进化关系研究及中药材鉴定等领域。

实验 6.3　女贞 RAPD-PCR 实验条件优化

女贞(*Ligustrum lucidum* Ait.)系木犀科女贞属植物,是木犀科苦丁茶的主要种类之一,其嫩芽可代茶,果实、种子、树皮、叶和根等部位均可入药,临床上用于治疗眩晕耳鸣、腰膝酸软、须发早白、目暗不明、慢性支气管炎、冠心病、高脂血症、高血糖、肝炎等症。目前,有关女贞的研究主要集中在化学成分和药用功效方面,未见有利用 RAPD 分子标记手段研究女贞种质资源遗传多样性的相关报道。本文采用单因子实验系统考察女贞 RAPD 反应中的各种重要影响因素,建立了一套适用于对木犀科女贞属苦丁茶大批量种质材料进行 RAPD 分析的优化的反应体系。

【实验材料】

样品来自海南大学苦丁茶研究所苦丁茶种质资源圃中定植的第 30 号种质材,取 0.6 g 嫩芽提取其基因组 DNA 作为实验的模板 DNA。

【实验方法】

1. 女贞基因组 DNA 的提取　采用改良 CTAB 法提取女贞基因组 DNA,用紫外分光光度计测定其 OD 值,并采用 $w = 0.8\%$ 的琼脂糖凝胶电泳检测其完整性,将 DNA 样品稀释成 20 ng/μL,用于 RAPD 反应体系的优化实验。

2. RAPD-PCR 扩增反应及优化实验设计　基本反应体系的组成为:10×反应 buffer 2.5 μL,0.2 mmol/L dNTPs 0.4 μL,2.5 mmol/L MgCl₂ 3.0 μL,*Taq* 酶 2.0 U,DNA 模板 60 ng,0.4 μmol/L 引物 1.0 μL,用无菌超纯水补足至 25 μL。在优化实验前进行预实验,以初步筛选出具有较好扩增结果的引物,使之在优化实验时能获得理想的实验结果。RAPD-PCR 反应体系的优化实验按单因子梯度设置进行(表6-5);在保持其他因子不变的条件下,改变单一因子,以确定每种单因子适宜的浓度。

预备实验:本研究实验了 3 个引物,每个引物均设计了 3 个退火温度梯度,即 37、38、39 ℃;基本扩增程序:在 94 ℃预变性 4 min 后再分别变性 30 s;37、38、39 ℃条件下退火 45 s;然后在 72 ℃条件下延伸 120 s;进行 40 次循环;再于 72 ℃条件下延伸 10 min;扩增产物于 16 ℃条件下保存。在通过单因子实验获得优化的反应体系后,采用该体系,以基本扩增程序进行了循环次数分别为 25、30、35、40、45、50 和 55 次的一系列 RAPD-PCR 扩增试验,确定最佳的循环次数。根据引物理论退火温度原理,共设计了 8 个退火温度梯度,即 35 ℃、36 ℃、37 ℃、38 ℃、39 ℃、40 ℃、41 ℃、42 ℃,所购引物进行退火温度筛选,筛选出其扩增条带丰富、带型清晰而稳定的引物,并确定其适宜的退火温度。

表6-5　RAPD-PCR 体系优化的因素与水平

水平 Levels	Mg²⁺ 浓度/ （mmol/L） Concentration of Mg²⁺	dNTPs 浓度/ （mmol/L） Concentration of dNTPs	Taq 酶用量/U Dosage of Tap polymerase	模板用量/ng Dosage of Template DNA	引物用量/ （mmol/L） Dosage of primer
1	0	0	0	0	0
2	1.5	0.10	0.5	10	0.4
3	2.0	0.15	1.0	20	0.6
4	2.5	0.20	1.5	40	0.8
5	3.0	0.30	2.0	80	1.0
6	3.5	0.40	2.5	160	1.2
7	4.0	0.50	3.0	240	1.4
8	4.5	0.60	3.5	320	1.6

　　取扩增产 8.0 μL 和 2.0 μL 上样缓冲液（含 $w=40\%$ 蔗糖及 $w=0.25\%$ 溴酚蓝）均匀混合，点样于 $w=1.5\%$ 的琼脂糖凝胶（含 0.5 μg/mL 的 EB）的上样孔中，以 100 bp plus DNA ladder 作为对照相对分子质量标准，在 0.5×TBE 缓冲液中电泳 1.5~2.0 h（电压 5 V/cm），然后在 Gel Doc XR 型凝胶成像分析系统下照相并记录，检验、分析优化结果。

【结果与分析】

　　1. 预实验结果　从图 6-7 可以看出，引物 S22 在 3 个温度梯度中扩增出的条带均有拖尾现象，背景模糊（1~3 泳道）；引物 S28 在 3 个温度梯度中均能扩增出清晰的条带（4~6 泳道）；引物 S30 在 3 个温度梯度范围内，扩增出的条带模糊，背景不清晰（7~9 泳道）。根据预实验结果，本实验选用 S28 作为优化其他因子的引物。

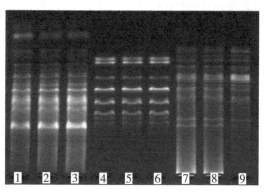

图 6-7　预实验

泳道 1~3 的引物为 S22；泳道 4~6 的引物为 S28；
泳道 7~9 的引物为 S30；3 个引物的退火温度依次为
37、38、39 ℃。

2. 模板 DNA 用量对女贞 RAPD-PCR 扩增的影响 从图 6-8 可以看出,在不加 DNA 模板的条件下,没有扩增出条带(1 泳道));当模板 DNA 用量在 10～320 ng 范围时,所扩增出的条带丰富而清晰,带型一致且稳定(2～8 泳道)。这表明,女贞模板 DNA 用量对 RAPD-PCR 扩增结果的影响不明显,其适宜的范围较宽。因此,本研究中在对其他因子进行优化时,采用的模板 DNA 用量确定为 60 ng。

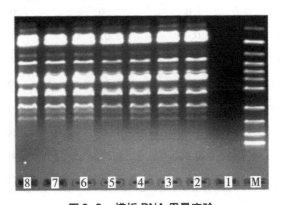

图 6-8 模板 DNA 用量实验

M 为 100 bp plus DNA ladder;1～8 号泳道的用量分
别为 0、10、20、40、80、160、240 和 320 ng。

3. Mg^{2+} 浓度对女贞 RAPD-PCR 扩增的影响 Mg^{2+} 浓度是影响 RAPD-PCR 结果的重要变量之一,它可以通过影响 *Taq* DNA 聚合酶的活性而影响 RAPD-PCR 扩增结果,选择适宜的 Mg^{2+} 浓度是决定 RAPD-PCR 反应成败的关键因素之一。Mg^{2+} 浓度的变化对 RAPD-PCR 扩增条带的数量和强弱均有较大影响。由图 6-9 可知,在不加 Mg^{2+} 或 Mg^{2+} 浓度为 1.5 mmol/L 的情况下,均不能扩增出条带(1～2 泳道),表明没有 Mg^{2+} 或 Mg^{2+} 浓度低时,均不能有效地激活 *Taq* 酶活性,这可能是由于在该条件下,模板、引物及 dNTPs 竞争与 Mg^{2+} 结合,导致用于激活 *Taq* 酶的自由 Mg^{2+} 不足,造成酶活力显著下降,进而导致扩增反应失败。当 Mg^{2+} 浓度为 2.0 mmol/L 时,只能扩增出 3 条弱带(3 泳道);随着 Mg^{2+} 浓度的进一步提高,扩增出的条带数量及其亮度均有所增加,其带型基本一致,条带丰富,而且清晰(4～8 泳道)。当 Mg^{2+} 浓度大于 3.0 mmol/L 时,泳道的背景加深,并呈现有拖尾现象(5～8 泳道)。由此可见,Mg^{2+} 浓度过高会使反应出现非特异性扩增,故在本 RAPD-PCR 扩增反应中,Mg^{2+} 浓度确定采用 2.5 mmol/L。

4. *Taq* DNA 聚合酶的用量对女贞 RAPD-PCR 扩增的影响 *Taq* DNA 聚合酶是 Mg^{2+} 的依赖性酶,选择合适的 *Taq* DNA 聚合酶对 PCR 扩增反应至关重要。本实验设置 1 个对照和 7 个 *Taq* DNA 聚合酶浓度梯度。由图 6-10 可知,当 *Taq* DNA 聚合酶用量在 0.5～1.0 U 内时,虽均有扩增产物生成,但扩增出的条带数明显较少(2～3 泳道);当 *Taq* DNA 聚合酶用量为 1.5～3.0 U 时,所扩增出的条带丰富且清晰,带型基本一致(4～7 泳道);当聚合酶用量为 3.5 U 时,相对分子质量在 2 000 bp 以下的 2 条带均明显变暗(8 泳道)。为节约成本,本研究的 RAPD 扩增实验中,DNA 聚合酶的用量确定采用 1.5 U。

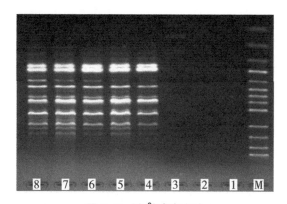

图 6-9　Mg²⁺浓度实验

M 为 100 bp plus DNA ladder；1~8 号泳道的浓度分
别为 0、1.5、2.0、2.5、3.0、3.5、4.0 和 4.5 mmol/L。

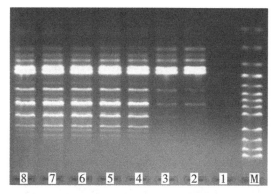

图 6-10　*Taq* 酶浓度实验

M 为 100 bp plus DNA ladder；1~8 号泳道的用量分
别为 0、0.5、1.0、1.5、2.0、2.5、3.0 和 3.5 U。

5. dNTPs 浓度对女贞 RAPD-PCR 扩增的影响　从图 6-11 可以看出，当 dNTPs 浓度在 100~400 μmol/L 范围内时，扩增出的带型一致，条带数较多，而且清晰（2~6 泳道）；当浓度为 500~600 μmol/L 时，虽能扩增出条带，但其条带数随着 dNTPs 浓度的增加而减少（7~8 泳道）。为节约实验成本，本实验在进行 RAPD-PCR 扩增时，采用的 dNTPs 浓度确定为 200 μmol/L。

6. 引物浓度对女贞 RAPD-PCR 扩增的影响　从图 6-12 可以看出，没有引物（对照）不能扩增出条带（1 泳道）；当引物浓度在 0.4~1.0 μmol/L 范围内时，其扩增结果的差异不显著，带型基本一致，但在该浓度范围内，随着引物浓度的递增，扩增强度随之略有递增，且趋于稳定（2~5 泳道）；当引物浓度为 1.2~1.6 μmol/L 时，扩增条带的亮度虽明显加深，但开始出现轻微的弥散现象，且扩增出的弱小片断之条带有所增加（6~8 泳道）。考虑到在 RAPD-PCR 反应中，引物用量过少会导致扩增量不足，而用量过多则会导致非特异性扩增，故将引物的适宜浓度确定为 1.0 μmol/L。

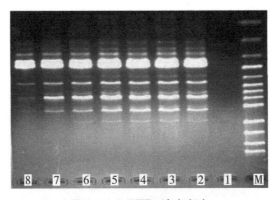

图6-11 dNTPs 浓度实验

M 为 100 bp plus DNA ladder;1 ~ 7 号泳道的浓度分
别为 0、100、150、200、300、400、500、600 μmol/L。

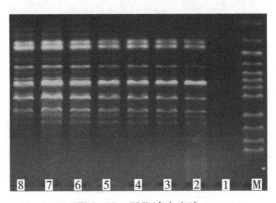

图6-12 引物浓度实验

M 为 100 bp plus DNA ladder;1 ~ 8 号泳道的浓度分
别为 0、0.4、0.6、0.8、1.0、1.2、1.4、1.6 μmol/L。

7. 反应循环次数对女贞 RAPD-PCR 扩增的影响   由图 6-13 可以知,当循环次数为 25 次时,只能检测到少量扩增产物(1 泳道);当循环次数 25 ~ 35 次时,随着循环次数的增加,条带数亦随之增加,亮度亦较明显,但其背景颜色较深(2 ~ 3 泳道);当循环次数为 40 次和 45 次时,其扩增结果一致,均能扩增出丰富的条带,且其条带清晰而稳定(4 ~ 5 泳道);当循环次数达到 50 次和 55 次时,条带之亮度虽更加明显,但其背景颜色过深(6 ~ 7 泳道)。一般说来,在扩增结果符合要求的前提下,循环次数越少越好。因为过多的循环次数有可能导致一些非特异性产物的干扰,而且发生错误的比例亦会上升。本实验中,女贞的 RAPD-PCR 反应体系的循环次数为 40 次较合适。

8. 退火温度和延伸时间对女贞 RAPD-PCR 扩增的影响   从图 6-14 可以看出,在 35 ~ 37 ℃ 条件下,扩增出的条带有明显拖尾现象,其背景模糊(1 ~ 3 泳道);38 ℃时所扩增出的条带清晰,可重复性好(4 泳道);当温度在 39 ~ 41 ℃ 范围时,随着温度的升高,有

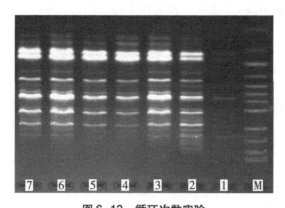

图 6-13　循环次数实验

M 为 100 bp plus DNA ladder,1～7 号的循环次数分
别为 25、30、35、40、45、50 和 55 次。

一主条带逐渐缺失(5～7 泳道);当温度升至 42 ℃时,条带的亮度虽明显,但背景模糊,有
弥散拖尾现象,说明存在非特异性扩增。退火温度是影响扩增特异性的主要因子之一。
退火温度过高会引起引物不能与模板牢固结合,导致 DNA 扩增效率下降;温度过低则可
能造成引物与模板错配,从而导致非特异性产物增加,本实验选择 38 ℃作为适宜的退火
温度。

　　通常采用的 *Taq* 酶其最适延伸温度一般为 70～75 ℃,通常采用 72 ℃作为 RAPD 反
应的延伸温度。延伸时间主要根据欲扩增片段的长度来确定,本实验中设置了 30、60、90
和 120 s 4 种延伸时间,结果显示,延伸时间为 120 s 时,扩增的条带数最多,且较清晰。

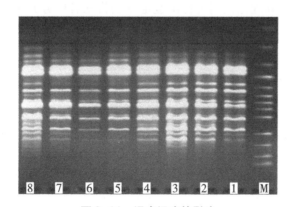

图 6-14　退火温度的影响

泳道 M 为 100 bp plus DNA ladder,泳道 1～8 分别为
程序 P35、P36、P37、P38、P39、P40、P41 和 P42。

　　根据以上实验结果,可以将女贞 RAPD-PCR 实验条件归纳如下。反应体系组成:每
25 μL 体积中含 10×反应 buffer 2.5 μL,2.5 mmol/L 的 $MgCl_2$ 3.0 μL,0.2 mmol/L 的
dNTPs 0.5 μL,2.0 U 的 *Taq* DNA 聚合酶 0.4 μL,0.4 μmol/L 的引物 1.0 μL,DNA 模板

60 ng。PCR 扩增程序:在 94 ℃条件下预变性 4 min,然后在 94 ℃条件下变性 30 s,38 ℃条件下退火 45 s,72 ℃条件下延伸 120 s;进行 40 个循环,在 72 ℃条件下延伸 10 min;扩增产物于 16 ℃条件下保存。在以上优化的实验条件下多次对女贞种质材料 RAPD-PCR进行扩增,均能获得理想的扩增结果(图 6-15)。

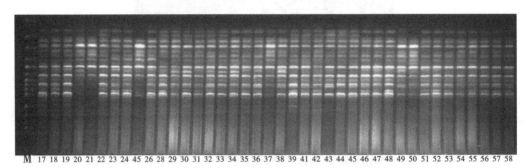

M 17 18 19 20 21 22 23 24 45 26 28 29 30 31 32 33 34 35 36 37 38 39 41 42 43 44 45 46 47 48 49 50 51 52 53 54 55 56 57 58

图 6-15　引物 S60 对部分女贞种质材料的扩增结果

实验 6.4　RAPD 技术筛选麦冬分子鉴定标记

中药麦冬为百合科多年生草本植物麦冬[*Ophiopogon japonicus* (Linn. f.) Ker-Gawl.]的干燥块根,具有养阴生津、润肺清心的功效。我国药典规定药用麦冬主要品种包括湖北麦冬、川麦冬和浙麦冬,其中浙麦冬和川麦冬同属于百合科沿阶草属,湖北麦冬则属于百合科山麦冬属。由于湖北麦冬、川麦冬和浙麦冬的外观性状及理化性质都极为相似,很难用性状鉴别、显微鉴定和理化检测等传统鉴定方法将三者区分开来。本实验采用 RAPD技术对湖北麦冬、川麦冬及浙麦冬三种药用麦冬的基因组 DNA 进行多态性分析,从而筛选出三种麦冬的特异性分子鉴定标记,建立一套准确、高效的麦冬鉴定方法。

【实验材料】

1. 样品　中药湖北麦冬植株购自湖北襄樊市欧庙镇;中药川麦冬植株购自著名麦冬生产基地四川省绵阳市三台县;中药浙麦冬植株采自浙江宁波余姚和慈溪天元镇,经鉴定均为正品。

2. 仪器与试剂　植物基因组 DNA 快速抽提试剂盒和 PCR 相关试剂购自生工®生物工程(上海)有限公司;RAPD 引物由生工®生物工程(上海)有限公司合成;实验使用的PCR 扩增仪 MyCycle® Thermal Cycler,电泳仪 Power Pac™ Basic,凝胶成像系统 Molecular Imager® Gel Doc™ XR+Imaging System 均为 Bio-Rad 公司产品。

【实验方法】

1. 麦冬基因组 DNA 的提取　称取 100 mg 麦冬植株的新鲜嫩叶,剪碎放入研钵中,倒入液氮快速研磨成粉末,将粉末移入 1. 5 mL 离心管中依次加入 400 μL buffer PCL solution,8 μL,β-巯基乙醇,振荡混匀;65 ℃水浴 45 min 至细胞完全裂解,加入 20 μL

RNase A 放置 5min,然后加入 200 μL buffer PCL solution,充分颠倒混匀后-20 ℃静置 5 min,室温 10 000 r/min 离心 5 min,将上清液移到新的 1.5 mL 离心管中;加入等体积的异丙醇(-20 ℃预冷),颠倒混匀置于 4 ℃过夜,10 000 r/min 离心 5min,弃上清液;加入 1 mL 75%乙醇漂洗,10 000 r/min 离心 2min,弃上清液,重复此步骤一次;开盖倒置 10 min 至残留的乙醇完全挥发。提取获得的基因组 DNA 用 80 μL TE buffer 溶解,于-20 ℃储存备用。

2. 麦冬基因组 DNA 的质量检测 电泳法检测麦冬基因组 DNA 的质量:制备 1%的琼脂糖凝胶,样品与上样液混合后加入加样孔中,在电压 75V 的条件下电泳 50 min,胶板经 0.5 μg/mL 溴化乙锭溶液染色后,移至凝胶成像系统,在紫外环境下观察,检测结果拍照留存。分光光度法检测麦冬基因组 DNA 的质量:将湖北麦冬、川麦冬和浙麦冬基因组 DNA 进行适量稀释,以 TE 溶液为空白对照,测定各麦冬样品的 OD_{260} 值和 OD_{280} 值,计算 OD_{260}/OD_{280} 值以评估基因组 DNA 的纯度,当比值介于 1.8~2.0 时,视为达到分子标记实验要求;根据公式 DNA 质量浓度 = OD_{260}×稀释倍数×50,可计算出各样品的 DNA 质量浓度。

3. RAPD 引物的合成 根据引物中 GC 百分比(%)较高,无发卡结构的原则,从 RAPD 引物库中选取了 40 条引物,均由 10 个碱基组成,送至上海生工生物工程有限公司合成。RAPD 引物序列见表 6-6。

表 6-6 RAPD 引物序列

编号	序列	编号	序列
S6	TGCTCTGCCC	S7	GGTGACGCAG
S8	GTCCACACGG	S10	CTGCTGGGAC
S11	GTAGACCCGT	S14	TCCGCTCTGG
S15	GGAGGGTGTT	S18	CCACAGCAGT
S20	GGACCCTTAC	S22	TGCCGAGCTG
S23	AGTCAGCCAC	S24	AATCGGGCTG
S25	AGGGGTCTTG	S28	GTGACGTAGG
S35	TTCCGAACCC	S37	GACCGCTTGA
S60	ACCCGGTCAC	S61	TTCGAGCCAG
S64	CCGCATCTAC	S65	GATGACCGCC
S69	CTCACCGTCC	S82	GGCGACTGAG
S84	AGCGTGTCTG	S86	GTGCCTAACC
S92	CAGCTCACGA	S93	CTCTCCGCCA
S84	AGCGTGTCTG	S86	GTGCCTAACC
S92	CAGCTCACGA	S93	CTCTCCGCCA

续表 6-6

编号	序列	编号	序列
S98	GGCTCATGTG	S100	TCTCCCTCAG
S118	GAATCGGCCA	S120	GGGAGACATC
S140	GGTCTAGAGG	S152	TTATCGCCCC
S303	TGGCGCAGTG	S307	GAGCGAGGCT
S309	GGTCTGGTTG	S420	AGGTCTTGGG
S425	ACTGAACGCC	S430	ACAACTGGGG
S1026	TGCCGCACTT	S2075	TGTCGGTGGTC

4. RAPD 反应体系的优化 RAPD 反应的体系为:2 μL 10×PCR 缓冲液(无 $MgCl_2$),1.2 μL $MgCl_2$(25 mmol/L),0.5 μL dNTPs(10 mmol/L),0.5 μL Tap DNA 聚合酶(5 U/μL),1 μL RAPD 引物(20 μmol/L),1 μL 麦冬基因组 DNA 模板,补双蒸水至反应液总体积为 20 μL。初始 RAPD 扩增条件为:94 ℃预变性 3 min,然后每个循环 94 ℃变性 15 s、36 ℃复性 30 s、72 ℃延伸 1 min,45 个循环,最后 72 ℃延伸 7 min。

根据以往 RAPD 扩增的研究经验,模板 DNA 浓度、引物浓度、Taq DNA 聚合酶以及退火温度对 RAPD 扩增起到关键性作用。为了获得 RAPD 扩增的最佳效果,本实验依次对模板 DNA 浓度、引物浓度、Taq DNA 聚合酶以及退火温度进行了优化,优化参数见表 6-7。在优化过程中,每次只调节一个单因素的量,其他因素维持在初始体系的浓度,在确立了最佳模板 DNA 浓度、引物浓度和 Taq DNA 聚合酶后再对退火温度进行优化,完善扩增程序,得出最佳的 RAPD 反应体系,从而确保 RAPD 扩增的稳定性。

表 6-7 RAPD 反应体系优化实验的影响因素反应体系

DNA 体积/μL	0.5	0.8	1.0	1.2	1.4
引物浓度/(μmol/L)	0.1	0.3	0.5	0.7	1.0
Tap DNA 聚合酶/U	0.5	1.0	1.5	2.0	2.5
退火温度/℃	34	36	38	40	42

5. 麦冬分子鉴定标记的筛选 以湖北麦冬、川麦冬和浙麦冬基因组 DNA 为模板,逐一以 40 条随机引物为扩增引物,根据优化后的 RAPD 最佳反应条件进行扩增。RAPD 扩增产物用 1.2%琼脂糖凝胶电泳分离,胶板经溴化乙锭染色后在凝胶成像系统中观察结果,并照相留存。

【结果与分析】

1. 麦冬基因组 DNA 的提取和质量分析 三种麦冬基因组 DNA 的提取结果显示,各麦冬基因组 DNA 大小在 23 kb 左右,DNA 条带清晰明亮,无弥散现象,点样孔内无残留,说明提取到的三种麦冬基因组 DNA 完整无降解,蛋白质及多糖类杂质较少,质量较好,浓度较高。根据图 6-16 中条带的亮度,确定三种麦冬基因组 DNA 紫外分光光度法检测的稀释倍数;稀释的样品在紫外分光光度计上检测后的结果见表 6-8,三种麦冬基因组 DNA 的 OD_{260}/OD_{280} 比值在 1.804~1.907 之间,DNA 浓度介于 351~736 μg/mL。紫外分光光度计检测的数据亦表明,三种麦冬基因组 DNA 的纯度和浓度均较高,蛋白质杂质较少。

高质量的基因组 DNA 作为 RAPD 反应的模板,是筛选分子鉴定标记的关键。其中 DNA 的来源组织很重要,从新鲜嫩叶中提取 DNA 可以充分保证 DNA 的质量。由于嫩叶组织中的细胞生长旺盛,DNA 分裂快,DNA 含量高;并且新生组织中,次级代谢产物如蛋白质和多糖等杂质的含量都是最低的。本实验从新鲜嫩叶中提取到了高质量的 DNA,以保证后续实验的顺利进行。

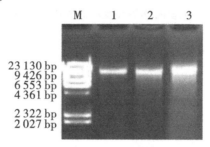

图 6-16 麦冬基因组 DNA 电泳图

M:DNA 分子量 Maker;1:湖北麦冬新鲜嫩叶 DNA 提取物;2:川麦冬
新鲜嫩叶 DNA 提取物;3:浙麦冬新鲜嫩叶 DNA 提取物。

表 6-8 麦冬基因组 DNA 紫外检测结果

品种	OD_{260}	OD_{280}	OD_{260}/OD_{280}	质量浓度/(μg/mL)
湖北麦冬	0.378	0.205	1.844	378
川麦冬	0.702	0.368	1.907	351
浙麦冬	0.736	0.408	1.804	736

2. RAPD 最佳反应体系的建立 预实验发现以浙麦冬基因组 DNA 为模板,S430 为引物的 RAPD 图谱条带较丰富且清晰,因此以此反应为研究对象进行 RAPD 优化实验结果见图 2,3,根据图示结果选择最佳的反应条件。图 6-17(a)结果显示:当模板 DNA 浓度低于 1.0 μL 时,无扩增条带出现;高于 1.0 μL 时,扩增条带出现弥散现象,因此设定 1.0 μL 为最佳 DNA 模板量。图 6-17(b)结果显示:当引物浓度高于 0.7 μmol/L 时,扩增条带出现弥散现象;当引物浓度低于 0.3 μmol/L 时,无扩增条带或者条带不清晰,因此设定 0.5 μmol/L 为最佳引物浓度。图 6-18(a)结果显示:当 Taq DNA 聚合酶低于 1.0 U 时,无扩增条带出现;高于 2.0 U 时,扩增条带出现弥散现象,因此设定 1.5 U 为最佳 Taq DNA 聚合酶。图 6-18(b)结果显示:退火温度为 40 ℃时,扩增条带数目多且清晰,因此设定用 40 ℃为最佳退火温度。

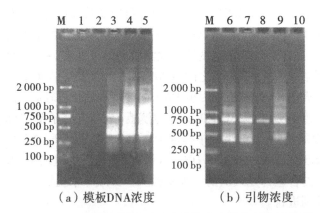

图 6-17　不同模板 DNA 浓度和引物浓度的 RAPD 扩增图

M-DNA 分子量 Maker；1-5 模板 DNA 体积 0.5、0.8、1.0、

1.2、1.4 μL；6-10 引物浓度 1.0、0.7、0.5、0.3、0.1 μmol/L。

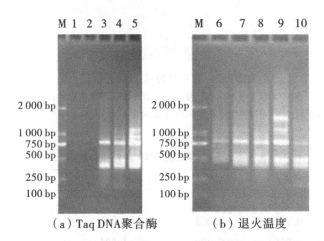

图 6-18　不同 Taq DNA 聚合酶浓度和退火温度的 RAPD 扩增图

M-DNA 分子量 Maker；1-5 Taq DNA 聚合酶 0.5、1.0、1.5、

2.0、2.5 U；6-10 退火温度 34、36、38、40、42 ℃。

通过对影响 RAPD 扩增反应的关键因素进行优化，确定最佳的 RAPD 反应体系为：2 μL 10×PCR 缓冲液（无 $MgCl_2$），1.2 μL $MgCl_2$（25 mmol/L），0.5 μL dNTPs（10 mmol/L），0.5 μL Tap DNA 聚合酶（5 U/μL），1 μLRAPD 引物（20 μmol/L），1 μL 麦冬基因组 DNA 模板，补双蒸水至反应液总体积为 20 μL。RAPD 扩增条件为：94 ℃预变性 3 min，然后每个循环 94 ℃变性 15 s、36 ℃复性 30 s、72 ℃延伸 1 min，45 个循环，最后 72 ℃延伸 7 min。

3. 麦冬分子鉴定标记的筛选　以湖北麦冬、川麦冬和浙麦冬基因组 DNA 为模板，逐一使用 40 条随机引物进行 RAPD 扩增，进行三种麦冬分子鉴定标记的筛选。通过对 40 条引物结合下的 40 份 RAPD 扩增图谱的分析，共筛选到了 6 条分子鉴定标记（图 6-19）。这 8 条分子鉴定标记分子量大小适宜，均在 500~2 000 碱基之间，条带明亮清晰，利于回收。图 6-19(a)是引物 S86 结合下的 RAPD 结果,箭头 1 所指的条带是浙麦冬分子鉴定标记;箭头 2 所指的条带是湖北麦冬分子鉴定标记。图 6-19(b)是引物 S65 结合下的 RAPD 结果,箭头 1 所指的条带是湖北麦冬分子鉴定标记;箭头 2 所指的条带是川麦冬分子鉴定标记。图 6-19(c)是引物 S64 结合下的 RAPD 结果,箭头 1 和 2 所指的条带均为湖北麦冬分子鉴定标记。图 6-19(d)是引物 S22 结合下的 RAPD 结果,箭头 1 所指的条带为浙麦冬分子鉴定标记。图6-19(e)是引物 S20 结合下的 RAPD 结果,箭头 1 所指的条带为川麦冬分子鉴定标记。4 条湖北麦冬标记代表不同的基因序列,由于回收分子标记过程中 DNA 会损失,分子标记的回收和克隆是否成功存在一定的不可预计性,因此,收获的分子鉴定标记越多越好。从图 6-19 可以看出:每个分子鉴定标记只在一种麦冬中出现,而其他品种都不会出现,回收这些分子鉴定标记,并进行测序就可以获得分子鉴定标记的序列,这些序列具有特异性,可以根据序列设计特异性引物,进而实现三种麦冬的特异性 RCR 鉴定。

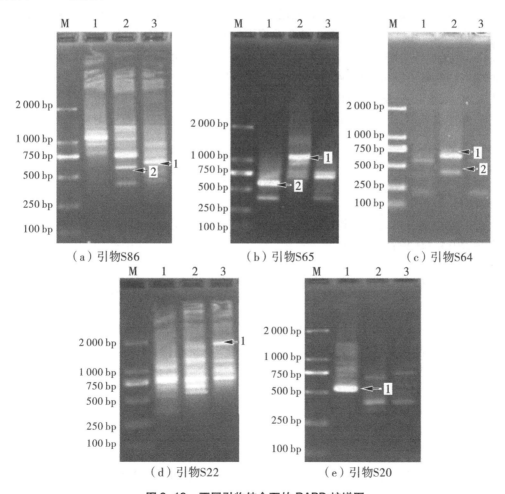

图 6-19　不同引物结合下的 RAPD 扩增图

M-DNA 分子量 Maker;1.川麦冬基因组 DNA 模板;2.湖北麦冬基因组 DNA 模板;3.浙麦冬基因组 DNA 模板。

对3种麦冬分子鉴定标记的筛选发现,湖北麦冬分子鉴定标记数目较多,收获的8条分子鉴定标记中,湖北麦冬占到了4条,浙麦冬和川麦冬各占2条;这说明湖北麦冬的基因组成与川麦冬和浙麦冬的差异显著,川麦冬和浙麦冬的基因构成则较为相似。从物种亲缘性分析,浙麦冬和川麦冬是同属于沿阶草属的,而湖北麦冬则属于山麦冬属。所以,分子鉴定标记筛选的实验结果也间接体现了3个麦冬品种亲缘性的远近。

【案例延伸】

扩增片段长度多态性标记是建立在PCR和RFLP基础上,利用PCR扩增DNA限制性酶切片段的分子标记技术。在技术特点上,实际上是RAPD与RFLP相结合的结果,具有RFLP的可靠性和PCR的高效性,并克服了RAPD稳定性差及标记呈隐性遗传的缺点;同时与RFLP相比,用PCR代替了Southern blotting,更加方便快捷。AFLP的原理是:首先用两种能产生黏性末端的限制性内切酶将基因组DNA切割成分子量大小不等的DNA片段,然后将这些片段和与其末端互补的已知序列的接头连接,形成带接头的特异片段作为随后PCR扩增的模板,扩增产物通过变性聚丙烯酰胺凝胶电泳检测,最后进行多态性分析。AFLP是一种半随机扩增,不需要预先知道被分析基因组DNA序列信息,选择不同的限制性内切酶就可以设计相应的引物,理论上AFLP能产生的标记数目是无限的。AFLP信息量大、灵敏度高,能够检测亲缘关系非常近的材料之间的差异,利用AFLP分析植物遗传多样性水平,对中药资源保护、遗传育种及中药材品种鉴定具有理论指导意义。

【参考文献】

[1]赵峰,刘国民,李娟玲,等.女贞RAPD-PCR实验条件的优化[J].热带生物学报,2014,5(4):374-380.

[2]李敏,黄龙妹,陈强.RAPD技术筛选麦冬分子鉴定标记的研究[J].浙江工业大学学报,2014,42(5):504-508.

实验6.5 天麻AFLP反应体系的建立和优化

天麻(*Gastrodia elata* Bl.)是中国传统名贵中药材之一,现代药理研究表明,天麻具有益气、定惊、养肝、止晕、祛风湿、强筋骨等作用,主治风湿腰痛、小儿惊厥、眩晕头痛等症。本文以天麻为研究对象,对天麻AFLP体系的建立及优化进行实验,以初步建立适合于天麻AFLP技术的反应体系,为天麻的遗传多样性研究、分子指纹图谱的建立及分子鉴定奠定基础。

【实验材料】

1.样品 供试材料自2003—2004年箭麻出芽开花期间采自贵州、云南、四川、陕西和辽宁,样品采集地见表6-9,样品经贵州大学植物教研室鉴定为天麻;选取无病虫危害的天麻花茎或幼嫩的初生块茎用自来水和蒸馏水冲洗干净,吸干水分保存于-20 ℃冰箱备用。

表6-9　27 个供试材料及来源

样品号	名称	来源
1	红天麻 *G. elata*	贵州道真(栽培)
2	乌天麻 *G. elata f. glauca*	贵州道真(栽培)
3	绿天麻 *G. elata f. viridis*	贵州道真(栽培)
4	红天麻 *G. elata*	贵州大方(栽培)
5	乌天麻 *G. elata f. glauca*	贵州大方(栽培)
6	绿天麻 *G elata f. viridis*	贵州大方(栽培)
7	红天麻 *G. elata f. elata*	贵州雷公山(野生)
8	红天麻 *G. elata f. elata*	贵州施秉(栽培)
9	红天麻 *G. elata f. elata*	贵州毕节(栽培)
10	绿天麻 *G elata f. viridis*	贵州梵净山(野生)
11	绿天麻 *G elata f. viridis*	贵州桐梓(野生)
12	绿天麻 *G elata f. viridis*	贵州正安(野生)
13	红天麻 *G. elata f. elata*	贵州贵定(栽培)
14	红天麻 *G. elata f. elata*	贵州绥阳(野生)
15	红天麻 *G. elata f. elata*	贵州贵阳(栽培)
16	红天麻 *G. elata f. elata*	四川青川(野生)
17	红天麻 *G. elata f. elata*	四川万源(野生)
18	红天麻 *G. elata f. elata*	四川平武(栽培)
19	乌天麻 *G. elata f. glauca*	四川平武(栽培)
20	红天麻 *G. elata f. elata*	四川峨眉山(栽培)
21	红天麻 *G. elata f. elata*	陕西巴山(野生)
22	红天麻 *G. elata f. elata*	陕西秦岭(野生)
23	乌天麻 *G. elata f. glauca*	云南昭通(栽培)
24	黄天麻 *G. elata f. flavida*	云南昭通(栽培)
25	绿天麻 *G. elata f. viridis*	云南昭通(栽培)
26	绿天麻 *G. elata f. viridis*	辽宁宽甸(野生)
27	红天麻 *G. elata f. elata*	辽宁宽甸(野生)

　　2. 试剂　Mse Ⅰ限制性内切酶和 EcoR Ⅰ限制性内切酶购自纽英伦生物技术(北京)有限公司。T4DNA 连接酶、*Taq* DNA 聚合酶、2 000 bp Marker 购自 TaKaRa 宝生物工程(大连)有限公司。Mse Ⅰ/EcoR Ⅰ接头、Mse Ⅰ/EcoR Ⅰ核心引物及 Mse Ⅰ/EcoR Ⅰ选择性扩增引物由北京赛百盛基因技术有限公司合成;亲和硅烷、剥离硅烷等购于北京鼎国

生物技术有限责任公司;甲叉双丙烯酰胺为瑞士进口分装;其他试剂均为国产分析纯。

【实验方法】

1.基因组 DNA 的提取 幼嫩的花茎或初生块茎的幼芽采用改进的 CTAB 法提取天麻基因组 DNA。

2.AFLP 体系的建立 AFLP 操作流程包括基因组 DNA 双酶切、AFLP 接头的连接、酶切产物的预扩增和选择性扩增、扩增产物凝胶电泳分析和 AFLP 银染检测及引物筛选。

（1）基因组 DNA 的限制性酶切。于 500 μL 的小离心管中加入下列物质:10×NEB2 buffer 5 μL,样品 DNA 模板设计5 个等次即 150、250、350、400、500 ng,EcoR I (20 U/μL) 0.5 μL,Mse I (10 U/μL)1 μL,100×BSA 2.5 μL,双蒸水补足体积到 50 μL。为了获得天麻基因组 DNA 双酶切的最佳时间,将反应液混匀后置于 37 ℃分别酶切 4、5、6 h 后,用 1%的琼脂糖检测,如已无 DNA 主带即可把反应液放入 65 ℃温浴 10 min 钝化限制性内切酶,取出后置于 4 ℃冰箱备用,若需长期保存则放入-20 ℃冰箱。

（2）AFLP 接头的连接。取 41 μL 经过酶切的 DNA 样品中加入 EcoR I 接头 (5 μmol/L)1.0 μL,Mse I (50 mol/L)1.0 μL,T4DNA Ligase(350 U/μL)2.0 μL,10×T4 DNA Ligase buffer 5 μL,使总体积达到 50 μL,混匀后于 16 ℃连接过夜;取 10 μL 连接产物稀释 10 倍,稀释好的产物和剩余产物置于-20 ℃贮存。

（3）预扩增反应。取 5.0 μL 连接完成的 DNA 样品中加入 45 μL 以下混合液:10× PCR buffer 5.0 μL、dNTP(5 mmol/L)4.0 μL、25 mmol/L MgCl$_2$ 3.0 μL、Taq 酶(5 U/μL) 0.5 μL、EcoR I 预扩增引物(10 μmol/L)2.0 μL、Mse I 预扩增引物(10 μmol/L)2.0 μL、双蒸水补足体积到 50 μL。反应液混匀后进行扩增,扩增程序如下:94 ℃ 2 min、94 ℃ 30 s、56 ℃ 30 s、72 ℃ 1 min,共 30 个循环;72 ℃ 5 min;4 ℃ +∞;反应结束后取 5 μL PCR 产物用 1%的琼脂糖凝胶电泳检测预扩增效果,然后将预扩增产物稀释 10～20 倍置于 -20 ℃冰箱保存备用。

（4）选择性扩增。选择性扩增引物的选择性碱基采用 3+3 引物组合,选择性扩增反应体系如下:10×PCR buffer 2.5 μL,dNTP(5 mmol/L)2.0 μL,Mgcl(25 mmol/L)1.5 μL,Taq 酶 (5 U/μL)0.2 μL,EcoR I 选择性扩增引物(10 μmol/L)1.0 μL,Mse I 选择性扩增引物 (10 μmol/L)1.0 μL,分别取稀释 5 倍、10 倍和 20 倍的预扩增产物各 2 μL,双蒸水补足体积到 25 μL。扩增程序如下:94 ℃ 2 min;94 ℃ 30 s,65 ℃ 30 s,72 ℃ 1 min,梯度降温,每个循环降低 0.7 ℃,共 12 个循环;94 ℃ 30 s,56 ℃ 30 s,72 ℃ 1 min,共 30 个循环;72 ℃ 5 min;4 ℃ +∞;反应结束后取 5 μL 用 1%的琼脂糖凝胶电泳检测扩增效果,将选择性扩增产物置于-20 ℃冰箱保存备用。

（5）聚丙烯酰胺凝胶电泳和银染。取 4～5 μL 扩增产物加入等体积的上样缓冲液 (98%甲酰胺、10 mmol/L EDTA、0.75%溴酚蓝和 0.25%二甲苯青)混匀,95 ℃变性 5 min 后立即在冰上冷却待用;在 6%的 PAGE 胶上样孔中点 8 μL 恒功率 70 W,电泳 1.5 h 左右,直至二甲苯青带至板的 2/3 处终止电泳,取下玻璃板迅速固定、银染。

【结果与讨论】

1.模板 DNA 质量与浓度的影响 在进行 AFLP 的分析中,高相对分子质量基因组

DNA 的成功制备和避免部分降解是 AFLP 成功的关键,模板的质量将影响酶切是否充分及以后的连接反应。天麻是无绿叶的真菌营养型寄生性植物,由于天麻的块茎主要是储藏组织,故很难提取高质量的 DNA。用幼嫩的芽和花茎可以获得适宜 AFLP 分析的基因组 DNA。从图 6-20 可见 DNA 带清晰无 DNA 降解,同时 DNA 较纯,不易使内切酶失活的物质污染;AFLP 对模板浓度的要求不是很高;浓度可在 150~500 ng。

2. 酶切时间的影响　　AFLP 分析过程中基因组 DNA 是否被完全酶切影响最终结果,如果 DNA 酶切不完全,酶切片段覆盖不了整个基因组,反映的不是真实的多态性,难以建立真实的分子指纹图谱。酶切时间的长短直接影响酶切效果,不同种类的植物由于基因组大小不同酶切时间长短也有差异。本实验为了确立合适天麻的酶切时间,选用了酶切4、5、6 h 3 个酶切时间,结果发现酶切 6 h 的效果最佳,在 1% 的琼脂糖电泳检测可见酶切完全的带呈均匀明亮带,见图 6-21。此外,还需注意酶量的掌握,AFLP 所用的限制性内切酶,其中一种是稀有酶,如 Mse Ⅰ,Pst Ⅰ价格昂贵,用量过多造成浪费而酶量不足又会造成酶切不充分,影响后续操作,在天麻酶切体系中酶的用量为总体系的 1/10~1/5 最适宜。

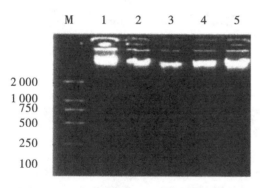

图 6-20　不同产地的天麻 DNA 凝胶电泳结果

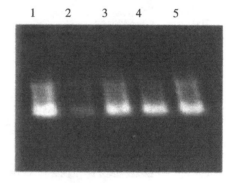

图 6-21　不同产地的天麻酶切凝胶电泳结果

M-DNA marker;1.贵州道真红天麻;2.贵州道真乌天麻;3.贵州道真绿天麻;4.贵州大方红天麻;5.贵州大方乌天麻(图 6-21 同)。

3. 预扩增反应的影响　　预扩增引物只含 1 个选择性碱基,选择扩增性能较差,因此大量的扩增产物在琼脂糖凝胶中往往形成连续的弥散带(smear),见图 6-22。预扩增反应产物进行稀释后用作选择性扩增反应的模板,结果表明,天麻预扩增产物的稀释在 10、15、20 倍都能获得理想的选择性扩增结果,说明选择性扩增对预扩增产物的浓度要求并不很严格。

4. 选择性扩增的影响　　在 AFLP 分析中,如 DNA 的提取、酶切连接及预扩增都达到操作要求,后续的选择性扩增都能获得理想的结果。而选择性反应中引物的选择性碱基数的多少决定选择性扩增的结果,选择性碱基多扩增条带少,反之扩增带则多。选择性碱基多于 4 个以上,引物与模板的错配率增加。通常基因组大的物种采用"3 +3"或"3 +2"的组合。在天麻的 AFLP 分析中采用了"3 +3"的组合也获得了条带清晰、稳定性好、多态性较丰富的图谱,见图 6-23。

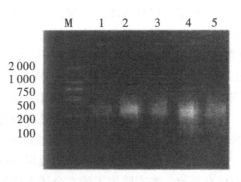

图6-22　预扩增检测结果

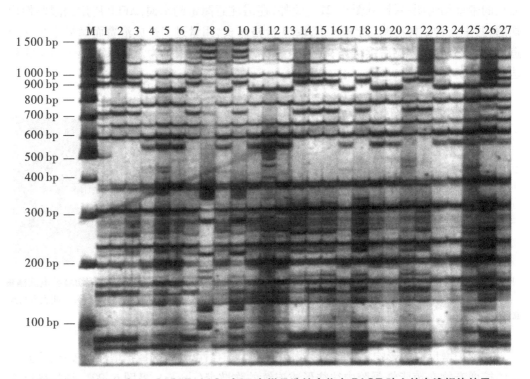

图6-23　引物组合 M-CAC/E-AAC 对 27 个样品选扩产物在 PAGE 胶上的电泳银染结果

【注意事项】

由于 AFLP 实验流程较长、步骤较多,涉及的因素也较多,实验中容易出现一些问题,为了使 AFLP 在天麻遗传多样性和分子指纹图谱研究中得到应用,本实验基本建立了稳定的天麻 AFLP 实验体系。在实验中必须严格按实验流程操作,特别注意以下几点:①DNA的提取材料最好选用幼嫩的花茎或初生块茎中的顶芽。②掌握好酶切和连接时间。③PAGE 胶的制备中,玻璃板必须洗干净以免产生气泡影响点样和观察,同时胶的厚薄要均匀,否则条带易倾斜。④掌握好染色后漂洗时间和显色时间。

【参考文献】

关萍,石建明,陈放,等.天麻 AFLP 反应体系的建立及优化[J].中国中药杂志,2007,32(20):2187-2189.

实验 6.6　肉苁蓉种质资源多样性的 AFLP 分析

肉苁蓉(*Cistanche deserticola* Y. C. Ma)分布于我国内蒙古、新疆、甘肃和宁夏一带,是我国传统的名贵中药材,是历代补肾壮阳类处方中使用频度最高的补益药物之一,素有"沙漠人参"之美誉。近年来,野生肉苁蓉资源量已不足过去的 1%,资源已濒临枯竭。肉苁蓉及寄主梭梭[*Haloxylon ammodendron*(C. A. Meyer)Bunge]已被列为二级保护植物,并收入《国际野生植物保护名录》,同时被列入濒危动植物种国际贸易公约(CITES)附录二,国家明令禁止采挖野生肉苁蓉,鼓励发展人工种植,以减少对野生资源的破坏并满足国内外市场需要。本实验应用 AFLP 分子标记技术分析栽培与野生肉苁蓉种质资源多样性,为肉苁蓉的资源保护和可持续利用指明方向,同时为肉苁蓉核心种质库的建立及野生抚育和规范化种植中优良种质的选育提供分子依据。

【实验材料】

栽培样品采自宁夏永宁县本草苁蓉种植基地,共采集 30 个单株;野生样品采自肉苁蓉道地产区内蒙古阿拉善盟左旗的吉兰泰、右旗塔木苏和额济纳旗;采样点均为主产区,各居群间相距 200 km 以上,每居群随机取样约 10 个单株;所有样品均由本所陈君研究员鉴定。实验材料均于 2005 年 5 月初取自刚出土的新鲜肉苁蓉茎尖及周围新鲜鳞片,每株取样 2 g 左右置硅胶中并于-22 ℃下快速干燥,用于 DNA 提取。

【实验方法】

AFLP 方法的酶切和连接采用一步法进行,扩增反应参照鼎国生物技术有限公司 FISH-AFLP 试剂盒说明,引物筛选选择栽培和野生样品各一个进行。

1. 模板 DNA 的提取　采用鼎国生物技术有限公司植物基因组 DNA 提取试剂盒,用 CTAB 法提取,0.8% 琼脂糖检测 DNA 纯度、完整性及产量。

2. 模板 DNA 的限制性酶切与连接　在 0.5 mL 离心管中加入(20 μL 体系):4 μL DNA 模板、1 μL Adapter、2 μL EcoR Ⅰ/Mse Ⅰ、2.5 μL 10×Reaction buffer、2.5 μL 10 mmol/L ATP、1 μL T4 酶、7 μL H_2O,混匀离心数秒,37 ℃保温 5 h,8 ℃保温 4 h,4 ℃过夜;接头和 AFLP 引物序列见表 6-10。

3. AFLP 预扩增反应　在 0.2 mL 离心管中加入(25 μL 反应体系):2 μL 模板 DNA、1 μL Pre-ampmix、1 μL dNTPs、2.5 μL 10×PCR buffer、0.5 μL *Taq* 酶、18 μL H_2O,混匀离心数秒,扩增用 Gene Amp RCR System 9600(Perkin Elmer,美国),首先 94 ℃预变性 2 min,然后进行 30 个循环(94 ℃变性 30 s,56 ℃复性 30 s,72 ℃延伸 80 s),最后 72 ℃延伸 5 min。

4. AFLP 选择性扩增反应　采用 3+3 引物组合:EcoR Ⅰ和 Mse Ⅰ选择性扩增引物均

含 3 个选择性碱基。用 AFLP-TE 将预扩增产物按 1：20 稀释,作为选扩模板;在 0.2 mL 离心管中,按下列方式加入 2 μL 模板、2.5 μL 10×PCR buffer、0.5 μL dNTPS、1 μL EcoR Ⅰ 引物、1 μL Mse Ⅰ引物、0.5 μL Taq 酶、17.5 μL H_2O,混匀,离心数秒,采用梯度 PCR 法进行扩增:首先 94 ℃预变性 2 min(94 ℃预变性 30 s,65 ℃复性 30 s,72 ℃延伸 80 s)循环一次;以后每次循环温度递减 0.7 ℃,扩增 12 轮;接着进行 23 个循环(94 ℃、30 s,55 ℃、30 s,72 ℃、80 s);最后 72 ℃延伸 5 min。取 1 μL PCR 产物加 1 μL 内标(GENE-MARK 500)和 1 μL 变性液于 95 ℃放置 2 min,冰浴,进样。

表 6-10 DNA 接头和 AFLP 引物序列

接头和引物	碱基序列
EcoR Ⅰ接头 1	5'>CTC GTA GAC TGC GTA CC<3'
EcoR Ⅰ接头 2	5'>AAT TGG TAC GCA GTC TAC<3'
Mse Ⅰ接头 1	5'>GAC GAT GAG TCC TGA G<3'
Mse Ⅰ接头 2	5'>TAC TCA GGA CTC AT<3'
EcoR Ⅰ预扩增引物序列	
	5'>GAC TGC GTA CCA ATT CA<3'
EcoR Ⅰ选择性扩增引物序列(5 ng/μL):	
E1	5'>GAC TGC GTA CCA ATT CAA C
E2	5'>GAC TGC GTA CCA ATT CAA G
E3	5'>GAC TGC GTA CCA ATT CAC A
E4	5'>GAC TGC GTA CCA ATT CAC T
E5	5'>GAC TGC GTA CCA ATT CAC C
E6	5'>GAC TGC GTA CCA ATT CAC G
E7	5'>GAC TGC GTA CCA ATT CAG C
E8	5'>GAC TGC GTA CCA ATT CAG G
Mse Ⅰ预扩增引物序列	
	5'>GAC GAG TCC TGA GTA AC<3'
Mse Ⅰ选择性扩增引物序列(30 ng/μL):	
M1	5'>GAT GAG TCC TGA GTA ACA A
M2	5'>GAT GAG TCC TGA GTA ACA C
M3	5'>GAT GAG TCC TGA GTA ACA G
M4	5'>GAT GAG TCC TGA GTA ACA T
M5	5'>GAT GAG TCC TGA GTA ACT A
M6	5'>GAT GAG TCC TGA GTA ACT C
M7	5'>GAT GAG TCC TGA GTA ACT G
M8	5'>GAT GAG TCC TGA GTA ACT T

5.扩增产物的凝胶电泳 利用 ABI377 自动测序仪,注射器吹打加样孔加样,预电泳 3 min 后点击 Pause 键暂停测序仪,设置后开始电泳。在 4% 的变性聚丙烯酰胺凝胶上电泳 2.4 h,选择 Run Module:GS Run36F-2400 即可采集到清晰的 AFLP 指纹图谱。

【结果与分析】

1.引物筛选结果 从 64 对 AFLP EcoR I/Mse I 引物中筛选出扩增图谱清晰的 8 对引物,分别为 E1/M2、E2/M3、E2/M5、E3/M3、E3/M5、E4/M7、E8/M5、E8/M7,具体序列见表 6-10。

2.AFLP 扩增图谱分析 利用 GeneScan3.1 软件将 58 个样品、8 对引物组合扩增出的电泳图谱(图 6-24,图 6-25)转化为相对分子质量数据,再根据无带和有带情况转化为 0,1 数据矩阵,采用 NTSYSpc 2.11 软件包进行个体聚类分析。利用 Popgene 32 计算各个居群的多态位点百分率 PPL(Percentage of Polymorphic Loci);Nei's 基因多样性指数 He [Nei's Gene Diversity:$H = 1 - (P_1^2 + P_0^2)$];Shannon's 多态性信息指数 I(Shannon's information index);基因分化系数 Gst(the coefficient of gene differentiation among populations within species),Nei's(1973)把总基因多样性 Ht 分解为居群内基因多样性 Hs 和种群间遗传多样性 Dst,即 $Ht = Hs + Dst$,而 $Gst = Dst/Ht = (Ht - Hs)Ht$;Nei's(1978)遗传一致度 IN(genetic identity)和遗传距离 D(genetic distance);并采用 UPGMA 法进行聚类分析。

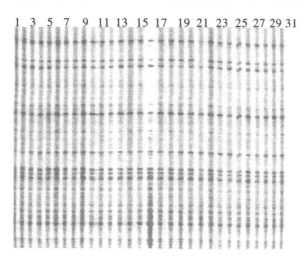

图 6-24 栽培肉苁蓉样品用 E2/M5 引物对扩增 DNA 电泳谱图

泳道 1~30 为宁夏肉苁蓉繁育基地样品,31 为内标。

3.遗传多样性分析 所有样品经 AFLP 扩增片段长度为 50~500 bp;总位点数 1 022 个,其中多态性位点 995 个,多态位点百分率 97.36%,$H = 0.203\ 6$,$I = 0.327\ 0$,说明肉苁蓉在物种水平上具有较高的遗传多样性;居群间遗传多样性指标见表 6-11(n 为样本数,PL 为多态性位点数)。

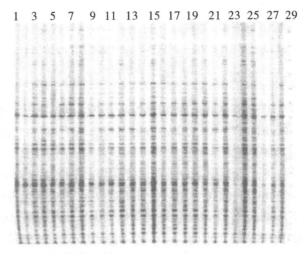

图 6-25　野生肉苁蓉样品用 E1/M2 引物对扩增 DNA 电泳谱

泳道 1~8 为吉兰泰样品，9~18 为额济纳样品，19~28 塔
木苏样品，29 为内标(0~500 bp)。

表 6-11　4 个肉苁蓉居群的遗传多样性水平

居群	n	PL	PPL/%	He	I
吉兰泰	8	682	66.73	0.210 3	0.320 9
额济纳	10	618	60.47	0.161 2	0.254 1
塔木苏	10	713	69.75	0.212 1	0.325 1
野生总计	28	915	89.53	0.219 5	0.346 4
种植基地	30	809	79.16	0.191 6	0.301 6
总平均			72.41	0.193 8	0.300 4

居群特异带和居群间共有带的不同揭示了各居群间的遗传差异和相似性，为遗传资源的保护、选择和利用提供了依据。因此，多态位点百分率 PPL 是应用广泛的多样性指标，栽培肉苁蓉 PPL 为 79.16%，野生居群 PPL 平均值为 65.65%，总计 PPL 为 89.53%。结果显示：栽培与野生肉苁蓉遗传多样性均较高，而野生居群比种植基地的群体的多态性低，而将所有野生样本综合考虑时，其多态性明显增高。说明各野生居群仍包含着独特的基因型；而种植基地种源较混杂，多态性介于两者之间。

4. 肉苁蓉的遗传变异分析　Nei's 基因多样性指数 He 是衡量居群遗传分化最常用的指标之一，为总的遗传变异中居群间变异所占的比例。结果显示，所有群体中的 He 和 I 大小趋势一致，而只在野生居群间 H 和 L 大小与 PPL 的大小趋势基本一致。说明种植基地种质个体之间的差异较大，而居群间遗传分化程度不高。

再根据表 6-12 中遗传多样性水平在居群内(Hs)、居群间的分化(Dst)和居群间遗传差异在总遗传差异中所占的比例(Gst)可知：肉苁蓉的总基因多样度 Ht：0.214 8，其中 Hs：

0.193 8，$Gst = 0.097$ 9。结果表明，居群间均有较低程度的遗传变异，肉苁蓉居群间变异只占总变异的9.79%。居群间的 Nm 为4.6412 [$Nm = 0.5(1 - Gst)/Gst$，为基因流强度每代迁移数]，显示较高的基因流。

表6-12　肉苁蓉的遗传变异分析

	Ht	Hs	Gst	N_m
平均值	0.214 8	0.193 8	0.097 9	4.641 2
标准差	0.028 1	0.023 1		

5. 居群间遗传一致度和遗传距离及其聚类分析　4个居群的遗传一致度 IN 和遗传距离 D 见表6-13。IN 在0.955 7～0.982 8，D 在0.00172～0.0443，说明居群间的相似程度高，遗传分化小。不同居群进行 UPGMA 聚类分析结果表明，栽培肉苁蓉与额济纳地区野生居群最相似(图6-26)。

表6-13　遗传一致度(左下)和遗传距离(右上)

居　群	1 吉兰泰	2 额济纳	3 塔木苏	4 种植地
1 吉兰泰		0.044 3	0.042 3	0.036 1
2 额济纳	0.955 7		0.039 1	0.017 2
3 塔木苏	0.957 7	0.960 9		0.032 6
4 种植地	0.963 9	0.982 8	0.967 4	

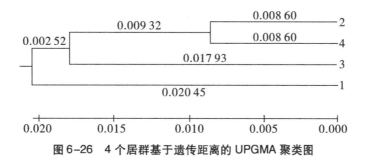

图6-26　4个居群基于遗传距离的 UPGMA 聚类图

【讨论】

从建立核心种质库及选育优良品种的需要出发，首次对栽培和野生肉苁蓉种质进行了细致的评价研究，希望发现栽培引种对肉苁蓉的遗传多样性及其品质等方面的影响，并从中选育出性状优良、多样性丰富的个体或群体。从品质角度考虑，主要选择历代公认的道地产区阿拉善盟进行种源引进，同时对人工种植群体和该地区的几个野生居群进行采样分析。肉苁蓉的人工种植刚刚起步,种植基地种源均来自各个野生居群,因此栽培与野生肉苁蓉的遗传分化很小。实验基地大部分种子购买于阿盟额济纳旗,少量种子来自阿盟右旗塔木苏地区,因此,栽培肉苁蓉与额济纳地区野生居群非常相似,但遗传多样性又较其高一些。AFLP 分析结果与实际情况一致,这也证明了该实验的准确度。

【资料延伸】

ISSR 标记:ISSR 是在简单重复序列(simple sequence repeat,SSR)标记基础上发展起来的,扩增重复序列之间区域的 DNA 分析技术。ISSR 的基本原理是用锚定的微卫星 DNA 为引物,即在 SSR 序列的 3′端或 5′端加上 2～4 个随机核苷酸,在 PCR 反应中,锚定引物可引起特定位点退火,导致与锚定引物互补的间隔不太大的重复序列间 DNA 片段进行 PCR 扩增;所扩增的 inter SSR 区域的多个条带通过聚丙烯酰胺凝胶电泳得以分辨,扩增谱带多为显性表现。与 RFLP、RAPD 和 SSR 相比,ISSR 遗传多态性高,重复性好。ISSR 主要用于:①遗传连锁图谱的构建,寻找足够多的多态分子标记,用于物种的品种指纹图谱的绘制;②种质资源鉴定,该技术成功应用于玉米、小麦、水稻等种质资源鉴定,目前已在中药材鉴别中运用;③植物分类进化及遗传多样性的分析;此外还应用于基因定位和与目标基因连锁的 ISSR 标记辅助育种等。

【参考文献】

徐荣,陈君,陈士林,等.肉苁蓉种质资源多样性的 AFLP 分析[J].中草药,2007,11(38):1703-1707.

实验 6.7　三角叶黄连 ISSR 反应体系的建立与优化

三角叶黄连(*Coptis deltoidea* C. Y. Cheng et Hsiao)为毛茛科黄连属多年生草本植物,其根茎入药,干品称为"黄连"或"雅连",具有清热、解毒、泻火、燥湿和良好的抗菌作用。目前,三角叶黄连主要是以人工栽培的方式生产,种内遗传多样性较低;野生三角叶黄连居群数量及个体数濒危稀少,野生资源相当匮乏。为了从野生三角叶黄连中筛选出性状优良的品种,对野生三角叶黄连的遗传多样性进行研究极有必要。本实验对三角叶黄连的 ISSR-PCR 反应体系进行优化,分析非特异性条带产生的原因,建立适合三角叶黄连 ISSR-PCR 反应的可靠体系,为深入开展三角叶黄连种质资源的遗传多样性研究奠定基础。

【实验材料】

1. 样品　采自三角叶黄连的主产区四川洪雅和雅安地区,选取当年生嫩叶,低温条件下带回实验室洗净、晾干,冻于-80 ℃的超低温冰箱中备用。

2. 仪器与试剂　扩增仪(Bio-Rad 公司),核酸蛋白分析仪(Bio-Rad 公司),电泳仪(Bio-Rad 公司),凝胶成像系统(Bio-Rad 公司),引物(上海生工),dNTP(Promega 公司),*Taq* DNA 聚合酶(Promega 公司),Mg^{2+}(上海生工),Buffer(上海生工),DNA Marker

(TakaRa),PVP(Sigma),β-巯基乙醇(Sigma),CTAB(Sigma),其余为国产分析纯试剂。

【实验方法】

1. 基因组 DNA 提取及检测　取新鲜的三角叶黄连叶片 1 g,采用改良后的 CTAB 法提取三角叶黄连的基因组 DNA。用 Bio-Rad 核酸蛋白分析仪测定所提 DNA 浓度及纯度,同时用 1.5% 的琼脂糖凝胶电泳法检测 DNA 是否降解。

2. 扩增的优化实验设计　优化实验中选用筛选好的 U840 为扩增引物,对影响三角叶黄连 ISSR-PCR 反应的主要因素进行梯度实验。在进行梯度实验之前,先根据经验确定一个基本反应体系(25 μL PCR 反应体系中,内含 10× PCR buffer 2.5 μL、2.0 mmol/L Mg^{2+}、200 μmol/L dNTP、0.2 μmol/L 引物、20 ng 模板、1.0 U DNA 聚合酶),再通过固定其他变量改变一个变量的方法进行实验。具体的梯度设计分别为:Taq DNA 聚合酶与 Mg^{2+} 二因素梯度实验,dNTP、模板、引物单因素梯度实验和引物退火温度梯度单因素实验;在酶与 Mg^{2+} 二因素梯度实验中,Taq DNA 聚合酶和 Mg^{2+} 分别设置了 4 个浓度梯度,二因素交叉共 16 个处理;引物的退火温度梯度则是在其 T_m 值附近设置 8 个梯度进行筛选(表 6-14)。

表 6-14　ISSR-PCR 反应体系的实验设计

反应成分	反应浓度梯度
Mg^{2+}/(mmoL/L)	1.0、1.5、2.0、2.5
Taq DNA 聚合酶/U	0.5、1.0、1.5、2.0
dNTPs/(mmol/L)	20、50、100、200、250、300、350、400
引物/(umol/L)	0.1、0.2、0.3、0.4、0.5、0.6、0.7、0.8
模板 DNA/ng	10、20、40、80、100、120、160、200
低温退火温度/℃	52.0、53.5、54.5、55.5、56.5、57.0、57.5、58.0

3. ISSR-PCR 反应产物的检测　反应产物在含有 goldview 的 1.5% 的琼脂糖凝胶中电泳分离,电压 5 V/cm。用 DL 2 000 的 DNA Marker(100～2 000 bp)作为标记,电泳结束后在 Gel Doc 2000 凝胶成像系统下观察并拍照。

【结果与分析】

1. 基因组 DNA 提取　随意提取 8 个个体的基因组 DNA 经电泳后显示出清晰整齐的条带,这表明 DNA 并未发生降解(图 6-27);在 Bio-Rad 核酸蛋白分析仪上测其质量浓度,将其稀释至 40 ng/μL,供 ISSR-PCR 实验所用。

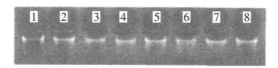

图 6-27　基因组 DNA 的提取结果

2.反应体系中各组分对扩增的影响

(1)*Taq* DNA 聚合酶与 Mg^{2+} 对 ISSR 扩增的影响。本研究采用 *Taq* DNA 聚合酶与 Mg^{2+} 的二因素交叉实验,设置了 16 个处理(图6-28)。当 Mg^{2+} 浓度为 1.0 mmol/L 时,*Taq* DNA 聚合酶从 0.5 ~ 2.0 U 均无扩增产物生成,并有拖尾现象产生。当 Mg^{2+} 浓度达到 1.5 mmol/L 时,开始出现条带,并且当酶的量达到 1.0 ~ 1.5 U 时,条带清晰,但是当酶量为 1.0 U 时,产生的条带明亮且背景清晰,效果优于酶量为 1.5 U 时的,本着高效节省的原则,1.0 U 可定为最适用量。当 Mg^{2+} 浓度为 2.0 mmol/L 时,所扩增的产物形成拖尾现象,模糊不清。当 Mg^{2+} 浓度为 2.5 mmol/L 时,同样出现拖尾现象,并且在此 Mg^{2+} 浓度下,高酶量不产生任何条带。因此,泳道 6 的组合,即当 Mg^{2+} 为 1.5 mmol/L,*Taq* DNA 聚合酶为 1.0 U 时,整体效果最好。

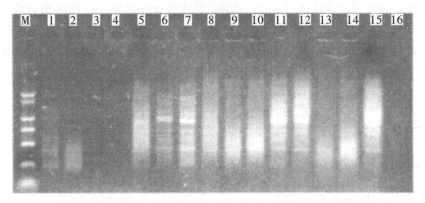

图 6-28　*Taq* DNA 聚合酶与 Mg^{2+} 对 ISSR 扩增的影响

1 ~ 4 条带 Mg^{2+} 浓度为 1.0 mmol/L,聚合酶浓度分别为 0.5、1.0、1.5、2.0 U;5 ~ 8 条带 Mg^{2+} 浓度为 1.5 mmol/L,聚合酶浓度分别为 0.5、1.0、1.5、2.0 U;9 ~ 12 条带 Mg^{2+} 浓度为 2.0 mmol/L,聚合酶浓度分别为 0.5、1.0、1.5、2.0 U;13 ~ 16 条带 Mg^{2+} 浓度为 2.5 mmol/L,聚合酶浓度分别为 0.5、1.0、1.5、2.0 U。

(2)dNTP 浓度对 ISSR 扩增的影响。dNTP 是 PCR 扩增的原料,为了寻求最佳浓度,本实验设置了从 20 ~ 400 mmol/L 共 8 个浓度梯度(图6-29)。在 8 个浓度梯度中,当浓度在 20 ~ 200 mmol/L 时,随着 dNTP 浓度的增加,条带数量增加,并且在 200 mmol/L 时产生的多样性条带数量多且清晰。当 dNTP 的浓度达到 250 mmol/L 时,仅产生少量条带。当在 400 mmol/L 时并无任何条带产生,这表示无 PCR 产物生成,因此,200 mmol/L 的 dNTP 为最佳浓度。

(3)引物浓度对 ISSR 扩增的影响。本实验中采用筛选出的 U840 作为扩增引物,共设置了 8 个浓度梯度(图6-30)。当引物浓度在 0.2 ~ 0.5 μmol/L 时有扩增产生,并且引物浓度在 0.3 μmol/L 时,条带最清晰且数目最多,这表明生成的扩增产物最多。当引物浓度在 0.6 ~ 0.8 μmol/L 时,得到的条带模糊不清。这表明非特异性扩增显著增强。相对而言,0.3 μmol/L 时扩增明显且效果较好,可以被确定为反应的理想浓度。

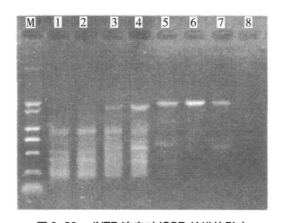

图 6-29　dNTP 浓度对 ISSR 扩增的影响

1~8 显示 dNTP 浓度为 20、50、100、200、250、300、350、400 mmol/L。

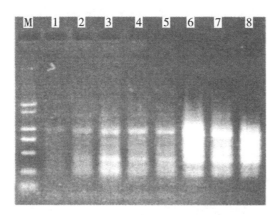

图 6-30　引物浓度对 ISSR 扩增的影响

1~8 显示引物浓度:为 0.1、0.12、0.3、0.4、0.5、0.6、0.7、0.8 μmol/L。

(4)模板浓度对 ISSR 扩增的影响。本实验中,模板设置 8 个浓度梯度进行扩增,结果见图 6-31。当模板的质量在 40 ng、80 ng 时,扩增产物没有太大的影响,只是在质量大于 80 ng 时,出现轻微的拖尾现象,条带模糊不清。但是,反应体系中如果模板过少,分子碰撞的概率降低,过多反而又会产生非特异性产物。所以,本着高效、节省的原则,选择 40 ng 作为最佳的模板质量。

3.退火温度对扩增的影响　从图 6-32 中可以看出,第 1~4 泳道中虽然出现了条带,但是亮度太弱,多样性条带不多;只有在第 5 泳道时,出现背景清晰、亮度适宜且界限分明的多样性条带;高的退火温度会使产生的条带减少,并且背景模糊。因此,第 5 个温度梯度时,即 56.5 ℃可以确定为最佳退火温度。

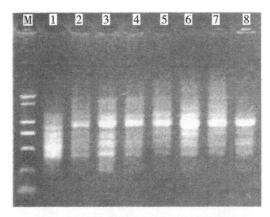

图 6-31　模板浓度对 ISSR 扩增的影响

1~8 显示模板浓度为 10、20、40、80、100、120、160、200 ng。

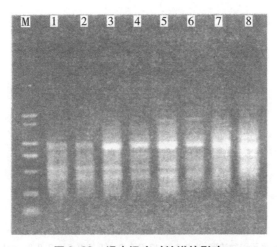

图 6-32　退火温度对扩增的影响

1~8 显示通火浓度为 52.0、53.5、54.5、55.5、56.5、57.0、57.5、58.0 ℃。

4.三角叶黄连反应体系的建立　通过对上述各反应条件的分析,建立了适合三角叶黄连扩增的反应体系和扩增程序。反应体系为:25 μL PCR 反应体系中,内含 10× PCR buffer 2.5 μL、1.5 mmol/L Mg^{2+}、200 μmol/L dNTP、0.3 μmol/L 引物、40 ng 模板、1.0 U *Taq* DNA 聚合酶。扩增程序为94 ℃预变性5 min,然后进行 35 个循环:94 ℃变性30 s(据不同引物退火温度),复性60 s,72 ℃延伸90 s,循环结束后 72 ℃延伸7 min,4 ℃保存。

5.优化体系对三角叶黄连的扩增效果　利用此优化体系,对来自不同地区的 24 个三角叶黄连样本进行了扩增,得到了背景清晰、多态性稳定丰富的 DNA 扩增片段(图 6-33),可用于三角叶黄连的居群鉴别及遗传结构分析研究。

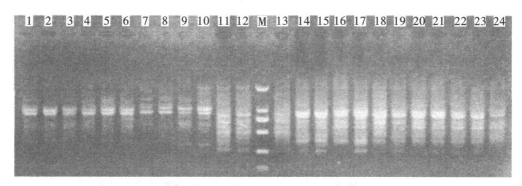

图 6-33　引物 U840 对 24 样本的扩增结果

【讨论】

Mg^{2+} 浓度是影响 ISSR-PCR 结果的一个重要因素,Mg^{2+} 是 *Taq* DNA 聚合酶的依赖性因素,其浓度的大小可直接影响酶活性的发挥。因此,选择合适的 Mg^{2+} 浓度对 PCR 的结果至关重要。另外,Mg^{2+} 还能与反应液中的 dNTP、模板 DNA 及引物结合,影响引物与模板的结合效率、模板与产物的解链温度以及产物的特异性和引物二聚体的形成。在一般的 PCR 反应中,0.15~2.10 mmol/L 是较合适的 Mg^{2+} 浓度范围,本实验的结果也证实了这一点。

在影响扩增的众多因子中,*Taq* DNA 聚合酶是一个很重要的因素,酶的浓度直接决定扩增的成功与否,没有酶的催化,反应无法进行。因此,寻找合适浓度的 *Taq* DNA 聚合酶是实验的重要任务。但是,酶的活性又与 Mg^{2+} 相关联,合适的 Mg^{2+} 浓度又是决定酶活性的重要因素。所以,本文采用了酶与 Mg^{2+} 的二因子交叉实验,通过不同的搭配,找出最适的浓度组合。值得注意的是,不同厂家,甚至同一厂家不同批次的酶,其活力都存在着差异。为了减少实验误差,应该尽量使用同一厂家生产的同一批次的酶。

dNTP 是扩增的主要原料,其浓度过高时,dNTP 分子中的磷酸基团会定量地与 Mg^{2+} 结合,使游离的 Mg^{2+} 浓度降低,与酶竞争 Mg^{2+},使得酶的活性降低,扩增产物大大减少。并且还会导致 PCR 错配,出现非特异性扩增,影响结果。浓度过低,又会影响扩增的产量。因此,合适的 dNTP 浓度也是十分关键的。本实验通过梯度设置,得到了合适的 dNTP 浓度。ISSR 对模板的浓度要求并不高,只要是在一定的范围内,多样性条带不会有变化,但是产量则有不同。一般而言,模板的浓度越高,产量越高。

由于 ISSR-PCR 所用的每条引物碱基组成和数量是不同的,因此,每条引物都有适合自己的退火温度。退火温度有时候并不严格等于其 T_m 值,而是在 T_m 值附近波动。在 PCR 反应中,过低的温度在保证模板与引物结合的同时,也使得模板与引物之间未完全配对的位点得到扩增,产生了所谓的错误扩增。因此,在允许的温度范围内,较高的温度会提高反应的特异性,减少非特异性产物的生成。在本实验中,每条引物都要单独摸索退火温度,其基本的原则是逐步递缩法,即首先设置较宽的温度梯度,找到大体合适的温度范围之后,再把此范围的温度细分,直至找到合适的温度为止。

【参考文献】

张春平,何平,王瑞波,等. 三角叶黄连 ISSR 反应体系的建立与优化[J]. 中草药,2009,40(2):280-284.

实验 6.8　采用 ISSR 标记分析草珊瑚 DNA 指纹图谱与其品质相关性

草珊瑚(又名肿节风、九节茶、接骨木)为常用中药,系金粟兰科草珊瑚属(*Sarcandra*)植物草珊瑚[*Sarcandra glabra* (Thunb.) Nakai]的全草,主要分布于福建、浙江、江西、安徽等省区。草珊瑚作为一种广谱中药材,具有很高的药用价值。近年草珊瑚野生资源急剧减少,药材质量参差不齐,因此对其进行质量鉴定,收集优良种质,通过人工栽培提高草珊瑚药材来源的稳定性是保障草珊瑚资源可持续利用,以及相关制药业可持续发展的必然要求。目前草珊瑚相关研究主要集中在生物活性成分分析方面,运用 DNA 指纹图谱的方法进行其药效成分与遗传多态性的相关性研究尚未见报道。ISSR 技术在中药材真伪品种的鉴定和道地药材的鉴别上有很大的优势,本实验以 ISSR 多态性谱带为基础,利用 Excel 程序,绘制出 18 份草珊瑚种质资源的 DNA 指纹图谱,并进行其 DNA 指纹图谱与其品质相关性的分析,为进一步的分子辅助育种及药物有效成分代谢相关基因的分析进行初步的探讨。

【实验材料】

1. 样品　本实验样品是由福建中医药大学梁一池教授鉴定并收集的采自不同产地的18 批样品,为金粟兰科植物草珊瑚[*Sarcandra glabra* (Thunb.) Nakai],集中种植于福建中医药大学时珍园,本课题组已通过 HPLC 特征指纹图谱分析方法对这 18 个草珊瑚样品的 7 个活性成分进行了分析,并按优、良、中、差把 18 个样品进行了分级,随机编号(表6-15)。

表6-15　18 份样品信息

编号	产地	样品质量级别
S1	福建南平西芹	差
S2	福建南平市	中
S3	福建泉州永春	中
S4	福建泉州安溪	中
S5	广东省河源市	差
S6	福建三元岩前	高
S7	福建三元坂头	差
S8	江西省赣州市	差

续表6-15

编号	产地	样品质量级别
S9	福建龙岩南阳	中
S10	福建三明格氏栲	差
S11	福建明溪沙溪	差
S12	福建龙岩连城	中
S13	福建赣州华安	中
S14	福建赣州平和	差
S15	福建龙岩漳平	差
S16	福建漳州永泰	差
S17	福建南平建阳	差
S18	福建福州闽侯	中

2. 仪器与试剂　PCR仪(Eppendorf,型号5332),电泳系统(北京市六一仪器厂,型号DYY-12),低温冷冻离心机(Eppendorf,型号5810R),凝胶成像分析仪(BIO-RAD ChemiDoc XRS),微量移液器(Eppendorf)。CTAB提取液,TAE缓冲液,琼脂糖(Promega公司),溴化乙锭(Fluka公司),DNA Taq聚合酶(Takara公司),三氯甲烷、无水乙醇、异丙醇均为国产分析纯。

【实验方法】

1. 草珊瑚基因组DNA的提取和纯化　采取样品的嫩叶,采用本研究室改良的CTAB法提取草珊瑚幼嫩叶片的基因组DNA,用1%琼脂糖凝胶电泳检测。然后对所提取的草珊瑚DNA进行纯化。

2. 多态性ISSR引物筛选及供试材料的ISSR分析　以18个样品的基因组DNA为模板,对UBC 801～900共100个ISSR引物进行多态性筛选,ISSR引物购自上海生工生物技术有限公司。在冰上建立20 μL的ISSR-PCR反应体系:40 ng模板DNA、0.2 mmol/L dNTPs、2.5 mmol/L Mg^{2+}、1.0 U Taq DNA聚合酶、0.4 μmol/L引物。ISSR-PCR扩增程序为94 ℃预变性5 min;94 ℃ 45 s,31～50 ℃ 1.5 min,72 ℃ 1.5 min,35个循环;72 ℃ 10 min;104 ℃保存。退火温度因扩增产物的效果而调整。PCR产物经1.8%的琼脂糖凝胶电泳分离,EB染色检测。然后对18份草珊瑚样品进行标记分析,获得扩增谱带。

3. 扩增带谱的编号及草珊瑚DNA指纹图谱的绘制　对于18份草珊瑚样品的ISSR扩增谱带,只分析清晰可辨的电泳条带。对于每条ISSR引物的扩增产物,按照扩增条带的相对分子质量从大到小编号和读取。如引物UBC807扩增出相对分子质量最大的条带编为u807-1,以此类推,将PCR扩增谱带以Excel表格中黑框表示,把电泳结果的图形资料转换成Excel表格中的黑白框的带谱图资料,将每个ISSR引物对18份草珊瑚样品的扩增结果记录为一张Excel表格,以方便进行运算分析。通过运算分析,构建出可以辨别18份草珊瑚资源的DNA指纹图谱。

4. 草珊瑚 DNA 指纹图谱与质量相关性分析　为寻找与质量级别相关性的特征条带,即只在特定某一级别或某一级别以上的样品中出现的条带,对所获得的所有多态性谱带逐一与 18 份草珊瑚样品的质量级别进行对比分析,筛选与某一质量级别相关性的特殊条带。

【结果与分析】

1. 供试材料 DNA 提取与多态性 ISSR 引物筛选　采用改良 CTAB 法提取草珊瑚总 DNA,采用已优化的 ISSR-PCR 扩增体系,以 S1 ～ S18 共 18 份草珊瑚样品的基因组 DNA 为模板,对 UBC801 ～ UBC900 共 100 个 ISSR 引物进行多态性筛选,采用 1.8% 的琼脂糖凝胶电泳分离扩增产物,共选出 23 个多态性较理想的 ISSR 引物(表 6-16)。

表 6-16　23 条 ISSR 引物扩增条带数与多态性比率

引物	引物序列	退火温度/℃	扩增带数	多态性条带数	多态性比率/%
UBC807	AGAGAGAGAGAGAGAGT	48	8	8	100.0
UBC810	GAGAGAGAGAGAGAGAT	48	6	5	83.3
UBC811	GAGAGAGAGAGAGAGAC	49	8	7	87.5
UBC815	CTCTCTCTCTCTCTCTG	49	9	9	100.0
UBC816	CACACACACACACACAT	47	7	7	100.0
UBC822	TCTCTCTCTCTCTCTCA	48	6	6	100.0
UBC824	TCTCTCTCTCTCTCTCG	48	7	7	100.0
UBC825	ACACACACACACACACT	48	15	13	86.7
UBC827	ACACACACACACACACG	48	13	13	100.0
UBC834	AGAGAGAGAGAGAGAGYT	49	6	6	100.0
UBC840	GAGAGAGAGAGAGAGAYT	49	9	9	100.0
UBC841	GAGAGAGAGAGAGAGAYC	50	5	4	80.0
UBC842	GAGAGAGAGAGAGAGAYG	50	6	3	50.0
UBC844	CTCTCTCTCTCTCTCTRC	51	6	6	100.0
UBC847	CACACACACACACACARC	51	10	10	100.0
UBC848	CACACACACACACACARG	51	10	9	90.0
UBC865	CCGCCGCCGCCGCCGCCG	70	15	15	100.0
UBC895	AGAGTTGGTAGCTCTTGATC	49	11	11	100.0
UBC831	ATATATATATATTYA	31	5	5	100.0
UBC861	ACCACCACCACCACCACC	56	9	6	66.7
UBC881	GGGTGGGGTGGGGTG	56	14	13	92.9
UBC891	HVHTGTGTGTGTGTGTG	46	5	4	80.0
UBC900	ACTTCCCCACAGGTTAACACA	52	8	8	100.0
统计			198(合计)	184(合计)	92.9(均值)

2. 多态性引物对供试材料的 ISSR 分析　利用筛选出的 23 条多态性引物对 18 个草珊瑚样品进行 ISSR 分析,图 6-34 为引物 UBC881 对 18 个草珊瑚样品的扩增结果。从图中可以看出,18 个草珊瑚样品的 ISSR-PCR 扩增条带清晰,可将部分不同产地的草珊瑚样品区分开。对于 ISSR 扩增谱带,只分析清晰可辨的电泳条带。结果表明,23 条多态性 ISSR 引物,共扩增出 198 条谱带,平均每个引物扩增出 8 条谱带,其中多态性谱带 184 条,多态性条带比率为 92.9%,表明供试的草珊瑚资源遗传多样性较丰富。根据 ISSR-PCR 扩增电泳结果,对每条引物将 18 个草珊瑚样品的 PCR 扩增谱带以 Excel 表格中黑白框表示(图 6-35),在 Excel 表格中依次录入 23 条 ISSR 引物扩增结果,以方便进行后续的各种分析,在筛选出的 23 个 ISSR 多态性引物中,单条引物不能完全区分 18 个草珊瑚样品,每个多态性引物分别能扩增出 3 ~ 15 条多态性条带,如引物 UBC825 能扩增出 15 条多态性条带,不同引物能够区分的草珊瑚资源数不同。

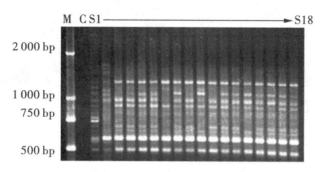

图 6-34　18 个草珊瑚样品 UBC881 引物扩增结果

M. Marker;C. 阴性对照;S1 ~ S18. 草珊瑚样品。

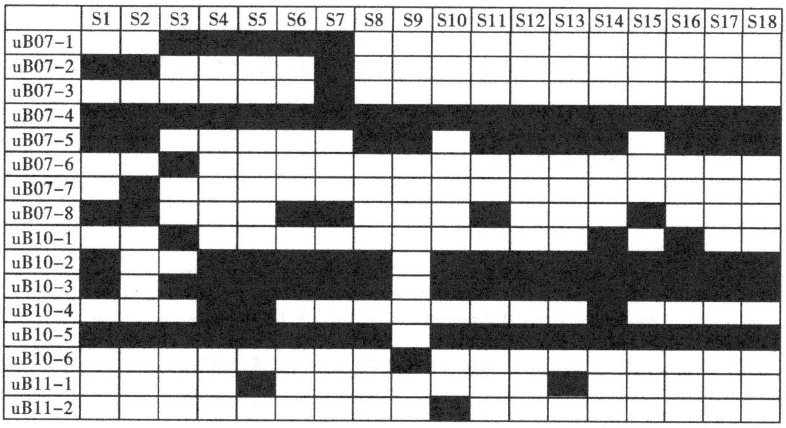

图 6-35　扩增谱带筛选绘制的部分结果

黑框表示含有引物条带,下图同。

3. 构建鉴别 18 份供试草珊瑚样品的 DNA 指纹图谱　由于没有筛选到单独一条引物可以直接鉴别 18 个草珊瑚样品,利用所有带谱以黑白框的形式录入 Excel 表格所形成的汇总表,分析扩增产物多态性条带的数量和所能区分的样品数目,选用 UBC811、UBC825 引物中的 7 个位点为一个组合,UBC827、UBC834、UBC842 共 3 条引物中的 7 个位点为另一个组合,分别建立了 2 张可以区分 18 个供试草珊瑚样品的基因组的 DNA 指纹图谱,所构建指纹图谱见图6-36。构建 DNA 指纹图谱的 5 个 ISSR 引物的有关信息见表6-16。

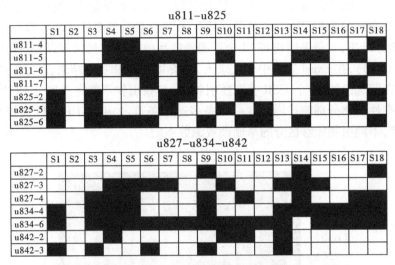

图6-36　18 份草珊瑚样品的基因组 DNA 指纹图谱标准模式

4. 品质相关性的特征谱带的筛选与分析　通过 HPLC 特征指纹图谱分析方法对这 18 个草珊瑚样品的 7 个活性成分进行分析,并按优、良、中与差把 18 个样品进行了分级,见表6-16。为寻找与质量级别相关性的特征条带,即只在特定的某一级别或某一级别以上的样品中出现的条带,以分析特征条带与活性成分的相关性,对所获得的 184 条多态性谱带逐一与 18 个草珊瑚样品的质量级别进行对比分析,筛选得到 u844-6 条带与样品质量有一定相关性,只在中、高质量级别的 S6 及 S9 样品中出现该条带,而不在差级别的样品中出现,但没有筛选获得能够完全鉴别某一等级的特异性条带,而这一相关性的条带是否具有特异性,还必须进一步进行研究确认。

【讨论】

本实验只选取清晰可辨的 ISSR-PCR 扩增条带进行统计分析,以确保分析结果的可靠性。ISSR 在不同品种间扩增效果存在较大差异,不同引物在受试样品中,最高可扩增出 15 条带,最低的只扩增出 5 条带,其中没有筛选到一条引物可以完全区别 18 个供试样品,为降低成本和提高检测效率,在构建 DNA 指纹图谱时,遵循利用尽量少的引物及标记分开尽量多的品种原则,从所获得的所有带谱中筛选标记多态性较好的引物及标记,组成了只需 2 个引物 7 个标记,或 3 个引物 7 个标记的 DNA 指纹图谱。

另外,本实验尝试利用筛选到的多态性引物对其 DNA 指纹与其品质的相关性进行分析,初步筛选到与受试的草珊瑚品质具有一定相关性的条带,但是由于样本量比较少,这些条带是否具有特异性,需要进一步分析,一是可以通过扩大样本量进行分析,二是可以通过选出活性成分差异最大的 2 份个体进行杂交,通过后代群体的品质变异与相关性条带的分析,进行确认或重新筛选与分析。由于 ISSR 标记利用的是非特异引物,其扩增条带的稳定性是相对的,如在进一步的研究中可以确认与其品质紧密相关的标记,可将 ISSR 标记中特异性的多态性条带回收、克隆和测序,然后转化成 SCAR 标记。

【资料延伸】

SRAP 标记:相关序列扩增多态性(SRAP)是一种新型的基于 PCR 的标记系统,为显性标记,是由美国加州大学蔬菜系 Li 与 Quiros 博士于 2001 年在芸薹属作物开发出来。SRAP 的基本原理是利用基因外显子里 G、C 含量丰富,而启动子和内含子里 A、T 含量丰富的特点设计两套引物,对基因的开放阅读框架(open reading frames,ORFs)的特定区域进行扩增,上游引物长 17 bp,对外显子区域进行特异扩增;下游引物长 18 bp,对内含子区域、启动子区域进行特异扩增。因不同个体及物种的内含子、启动子与间隔区长度不同而产生多态性。SRAP 标记已在马铃薯、水稻、生菜、油菜、大蒜、苹果、樱桃、柑橘、芹菜等作物中成功扩增,在药用植物中主要用于种质资源的鉴定评价、遗传图谱的构建、重要性状基因标记、cDNA 指纹分析乃至图位克隆等。由于 SRAP 指纹图谱多态性高、重复性好、操作简单,在基因组中分布均匀,引物具有通用性,而且其正向引物可以与反向引物两两搭配组合,因此用少量的引物可组配得到多个引物对,提高了引物的使用效率,降低引物合成成本。因而利用 SRAP 构建药材品种指纹图谱是一种值得尝试的方法。

【参考文献】

魏艺聪,林培玲,陈莹,等. 采用 ISSR 标记分析草珊瑚的 DNA 指纹图谱与其品质相关性[J]. 中草药,2014,45(11):1620-1624.

实验 6.9　黄花蒿 SRAP-PCR 反应体系的建立与优化

青蒿来源于菊科植物黄花蒿(*Artemisia annua* L.)的干燥地上部分,味苦、辛,性寒,有清热解暑、除蒸、截疟的功能,其药用有效成分主要为青蒿素,被 WHO 称为唯一有效的疟疾治疗药物。由于黄花蒿的自交不亲和性,不同个体间存在遗传差异,这些导致青蒿素在不同来源黄花蒿植株中的量存在差异,遗传不稳定也是常规栽培中很难克服的难题。因此,对黄花蒿进行遗传育种方面的研究日益重要,有必要构建高密度的遗传连锁图谱和进行黄花蒿遗传多样性的研究。本实验以黄花蒿为试材,对模板 DNA、*Taq* DNA 聚合酶、dNTP 以及 Mg^{2+} 浓度,预变性,延伸时间等的最佳反应条件进行探索,建立了适用于黄花蒿 SRAP 反应体系,为今后利用 SRAP 标记技术开展黄花蒿种间遗传变异分析和构建遗传图谱奠定了基础。

【实验材料】

黄花蒿采自成都市,根据《中国植物志》(第 76 卷),并经成都中医药大学严铸云副教授鉴定为黄花蒿(*Artemisia annua* L.),SRAP 引物序列由 TaKaRa 公司合成,Taq 酶和反应底物均购自 TaKaRa 公司。

【实验方法】

1. 黄花蒿总 DNA 提取　采用 CTAB 法提取总 DNA。取约 100 mg 冷冻的黄花蒿样品研成细粉,转移至 1.5 mL 离心管中,加入 800 μL CTAB 液,振荡混匀,放置在 65 ℃ 水浴中 30 min(10 min 振荡 1 次),加入等体积的氯仿-异戊醇(24 : 1),抽提两次,10 000 r/min 离心 10 min,将水相转移至另一干净离心管中,在得到的水相中加入等体积的无水乙醇,轻轻颠倒混匀,-20 ℃ 沉淀,取出样品在室温下 5 000 r/min 离心 5 min,使 DNA 附于管壁,小心去上清液,空气干燥,加入 100 μL ddH₂O,37 ℃ 保温 30 min,4 ℃ 保存备用。取 10 μL,1.0% 琼脂糖凝胶电泳,电压 140 V,电流 100 mA,紫外灯下观察结果,并用 Totallab v2.01 测定所提 DNA 的量约为 30 ng/μL。

2. PCR 反应程序的优化　扩增程序为:94 ℃ 预变性 5 min,94 ℃ 变性 1 min,35 ℃ 复性 1 min,72 ℃ 延伸 1 min,5 个循环;94 ℃ 变性 1 min,50 ℃ 复性 1 min,72 ℃ 延伸 1 min,35 个循环,72 ℃ 延伸 1 min;在 Bio-RAD 基因扩增仪上进行反应程序优化,预变性时间为 1、2、3、4、5 min,最后延伸时间为 1、3、5、7、10 min。

3. PCR 反应体系的优化　在 25 μL 反应体系中加入 2.5 μL 的 10 倍 buffer (Mg²⁺ free) 缓冲液,2.0 mmol/L MgCl₂,0.2 mmol/L dNTPs,1 U Taq 酶,模板 DNA 30 ng,1.0 μmol/L 引物,ddH₂O 加至 25 μL。以此体系为基础,按以下顺序逐级优化反应参数,选择优化出的最佳参数做下一个参数优化:每反应含模板 DNA 量分别为 6、9、15、30、45、60、90、150 ng;每反应引物浓度分别为 0.3、0.5、1、1.5、2.0、2.5、3.0、4.0 μmol/L;每反应 dNTPs 终浓度分别为 0.05、0.1、0.15、0.2、0.25、0.3、0.35、0.4 mmol/L;每反应 Mg²⁺ 浓度分别为 0.5、1.0、1.5、2.0、2.5、3.0、3.5、4.0 mmol/L;每反应 Taq DNA 聚合酶的用量分别为 0.5、1.0、1.5、2.0、2.5、3.5 U。

4. 扩增产物电泳分析　在 2.0% 的琼脂糖凝胶中分离扩增产物,电泳结束后在凝胶成像系统下观察照相。

【结果与分析】

1. 模板 DNA 浓度对 SRAP 扩增的影响　适宜的模板量是保证特异性扩增的前提,模板量过多会降低特异扩增效率,增加非特异性产物。模板 DNA 小于 15 ng 时产物少,在 30 ~ 105 ng 时扩增条带稳定且几乎无差异(图 6-37),因此黄花蒿 DNA 在 30 ~ 105 ng 都可以,为节约模板,本实验采用模板为 30 ng。

2. 引物浓度对 SRAP 扩增的影响　用 ME1-EM1 引物,比较了引物浓度差异对扩增结果的影响。引物浓度小于 1 μmol/L 时扩增产物较

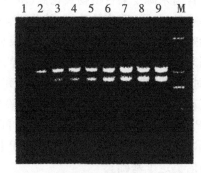

图 6-37　模板 DNA 量对 SRAP 反应的影响

M. Marker;1 ~ 9 依次为:6、10、15、30、45、60、75、90、105 ng;引物(ME1 ~ EM1)。

少,在 1.5 ~ 4.0 μmol/L 时条带清晰稳定(图 6-38),通过比较,选择引物浓度为 2.0 μmol/L。

3. dNTPs 浓度对 SRAP 扩增的影响　dNTPs 浓度直接影响 PCR 扩增产物的生成。dNTPs 浓度不足时,扩增产物减少,浓度过高时,会从两方面影响 PCR 扩增:一方面错误率大大增加;另一方面同 Taq DNA 聚合酶竞争 Mg^{2+},使反应体系中的 Mg^{2+} 总量下降,Taq DNA 聚合酶活性受到影响。dNTPs 浓度低于 0.15 mmol/L 时扩增强度较低;在 0.15 ~ 0.25 mmol/L 时条带多且清晰,大于 0.3 mmol/L 时扩增产物明显减少(图 6-39)。比较后选择 dNTPs 的最佳浓度为 0.25 mmol/L。

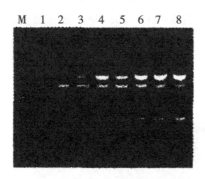
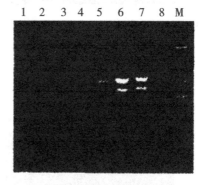

图 6-38　引物浓度对 SRAP 反应的影响

M. Marker;1 ~ 8 依次为:0.3、0.5、1、1.5、2.0、2.5、3.0、4.0 μmol/L;引物(ME1 ~ EM1)。

图 6-39　dNTPs 浓度对 SRAP 反应的影响

M. Marker;1 ~ 8 依次为:0.05、0.1、0.15、0.2、0.25、0.3、0.35、0.4 mmol/L;引物(ME1 ~ EM1)。

4. Mg^{2+} 浓度对 ISSR 扩增的影响　反应混合物中的离子强度,尤其是 Mg^{2+} 浓度对 SRAP 反应的特异性和扩增效率均有影响,浓度过高会使非特异扩增产物增加或导致扩增失败,浓度过低会使扩增产物减少或导致扩增反应失败。Mg^{2+} 是 Taq 酶的激活剂,Mg^{2+} 不足时,Taq 酶的作用效率降低,且 dNTP 竞争 Mg^{2+},Mg^{2+} 受 dNTP 总量的影响。Mg^{2+} 浓度小于 1.5 mmol/L 时无扩增;2.0 mmol/L 时条带清晰稳定,大于 2.5 mmol/L 时条带弥散变弱(图 6-40)。因此,Mg^{2+} 适宜浓度为 2.0 mmol/L。

5. Taq DNA 聚合酶对 ISSR 扩增的影响　Taq 聚合酶用量的多少直接影响 PCR 反应的成败,酶用量过低导致扩增失败;酶量过高,使非特异性产物增加。当酶用量小于 0.5 U 时无扩增产物,在 1.0 时扩增条带清晰稳定;当酶用量大于 1.5 U 时产物弥散(图 6-41)。因此,Taq 聚合酶的用量为 1.0 U 最佳。

6. 预变性时间和延伸时间　用引物 ME3-EM4 考察了预变性和延伸时间对 SRAP 反应的影响,结果表明预变性时间和延伸时间对扩增结果无太大影响,延伸时间在 1 ~ 10 min,变性时间在 1 ~ 5 min 扩增条带无太大差异。比较后选择预变性时间 3 min,延伸时间为 7 min(图 6-42,图 6-43)。

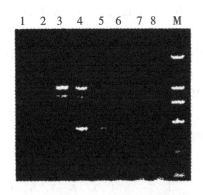

图 6-40　Mg^{2+}浓度对 SRAP 反应的影响

M. Marker;1~8 依次为:0.5、1.0、1.5、2.0、2.5、3.0、3.5、4.0 mmol/L;引物(ME1~EM1)。

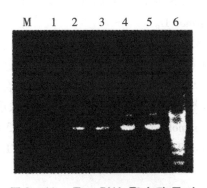

图 6-41　Taq DNA 聚合酶量对 SRAP 反应的影响

M. Marker;1~6 依次为:0.5、1.0、1.5、2.0、2.5、3.5U;引物(ME1~EM1)。

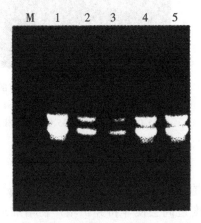

图 6-42　延伸时间对 SRAP 反应的影响

M. Marker;1~5 依次为:1、3、5、7、10 min。

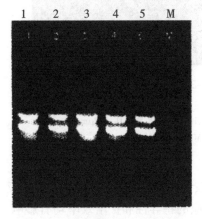

图 6-43　预变性时间对 SRAP 反应的影响

M. Marker;1~5 依次为:1、2、3、4、5 min。

【讨论】

以黄花蒿 DNA 为材料,建立了重复性好,分辨率高的 SRAP 反应体系,即在 25 μL 反应体系中,模板 DNA 为 30~105 ng,2.5 μL 的 10 倍 buffer (Mg^{2+} free) 缓冲液,2.0 mmol/L MgCl$_2$,0.25 mmol/L dNTPs,1.0 U Taq 酶,2.0 μmol/L 引物;扩增程序:94 ℃预变性 3 min,94 ℃变性 1 min,35 ℃复性 1 min,72 ℃延伸 1 min,5 个循环;94 ℃变性 1 min, 50 ℃复性 1 min,72 ℃延伸 1 min,35 个循环,72 ℃延伸 7 min。对黄花蒿 SRAP 扩增影响最大的是 dNTPs、Mg^{2+}、Taq DNA 聚合酶浓度,引物的适宜浓度范围比较宽,对 DNA 质量浓度要求不高;预变性时间和延伸时间没有太大影响。黄花蒿的 SRAP 扩增程序中开始 5 个循环退火温度为 35 ℃,确保两引物与靶 DNA 上位点的结合,后 35 个循环的退火温度上升到 50 ℃,从而保证了反应稳定可重复性,如果退火温度在 40 个循环中始终保持

35 ℃,则扩增的重复性会很差。SRAP 是对开放阅读框进行扩增,对基因相对较少的着丝粒附近及端粒的扩增较少,如结合可扩增这些区域的 SSR 标记,可获得覆盖整个基因组的连锁图。

【参考文献】

邓婧,陈新,宣朴,等,黄花蒿 SRAP-PCR 反应体系的建立与优化[J].中草药,2007,38(1):125-128.

实验 6.10　不同产地蒙古黄芪遗传关系的 SRAP 分析

黄芪是常用的中药材之一,其性微温,味甘,具补气固表,利尿,托毒排脓,敛疮生肌作用。《中国药典》规定,黄芪为豆科植物蒙古黄芪[*Astragalus membranaceus*(Fisch.) Bge. var. mongho-licus (Bge.) Hsiao.]或膜荚黄芪[*A. membranaceus*(Fisch.) Bge.]的干燥根。由于膜荚黄芪在栽培过程中根部形态变异大,易产生鸡爪根,蒙古黄芪相对稳定,近几年栽培品及商品黄芪的主流多为蒙古黄芪。目前,广泛栽培的蒙古黄芪品种良莠不齐、混杂退化严重,还未形成稳定的栽培品,新品种选育工作有待加强。因此,有必要对不同产地主要居群的蒙古黄芪的遗传关系进行分析,为蒙古黄芪种质资源的评价和创新提供一定的依据。本实验将 SRAP 技术应用于药材蒙古黄芪的亲缘关系研究,探讨 SRAP 在蒙古黄芪种质资源评价研究中的可行性,为黄芪的引种栽培、资源保护和选种育种提供理论依据。

【实验材料】

1.样品　样品于 2007 年 8 月分别从各药材产地采集,经硅胶快速干燥。所有材料经中国中医科学院中药研究所冯学锋副研究员鉴定为蒙古黄芪,见表 6-17、表 6-18。

表 6-17　样品编号及来源

编号	类型	产地来源
1	栽培	甘肃陇西县西关村
2	栽培	甘肃陇西县首阳镇小堡子村
3	栽培	甘肃漳县三岔镇吴家门村
4	野生	内蒙古固阳县银号镇圪臭脑包村
5	栽培	内蒙古固阳县银号镇
6	栽培	内蒙古武川县哈拉哈少乡杨树坝村
7	栽培	内蒙古乌拉特前旗朝阳乡新农村
8	栽培	山西浑源县千佛岭乡油坊沟
9	野生	山西浑源县千佛岭乡温庄村

编号	类型	产地来源
10	半野生	山西浑源县青磁窑乡大川岭村
11	野生	山西应县白马石乡北辛庄鱼儿沟
12	野生	山西应县白马石乡北辛庄

表6-18 居群的自然概况

居群	经度	纬度	海拔/m	年平均降水量/mm	年平均气温/℃	年日照/h	相对湿度/%
1	35°01′044″	104°37′170″	1 767	515	8.5	1 979	68
2	35°04′359″	104°26′542″	1 894	515	8.5	1 979	68
3	34°52′961″	104°21′004″	2 065	538	8.3	1 891	68
4	41°11′548″	110°36′323″	1 839	290	5.7	2 497	50
5	41°06′733″	110°18′738″	1 538	290	5.7	2 497	50
6	40°54′693″	110°45′156″	1 667	349	5.1	2 441	52
7	40°52′598″	109°45′422″	1 230	249	6.6	2 557	48
8	39°26′834″	113°42′930″	2 018	547	7.2	2 273	58
9	39°27′393″	113°44′917″	1 772	547	7.2	2 273	58
10	39°34′673″	113°43′926″	1 807	547	7.2	2 273	58
11	39°28′704″	113°24′981″	1 759	515	7.6	2 286	58
12	39°25′708″	113°25′073″	1 758	515	7.6	2 286	58

2. 仪器与试剂 PCR 为 Eppendorf Mastercycler personal；离心机为 Eppendorf centrifuge 5415D；$rTaq$ DNA 聚合酶、DNA Marker 2000、dNTPs 等均购自 Takara 公司；引物由上海生工生物工程技术服务有限公司合成。

【实验方法】

1. DNA 提取 各居群取 20 个单株的叶片混合，采用改进的 CTAB 提取法，提取叶片总 DNA，存于-20 ℃冰箱备用。

2. 引物设计 设计 8 个上游引物（ME1 ~ ME8）和 10 个下游引物（EM1 ~ EM10）（表6-19）。

3. PCR 反应及电泳分析检测 20 μL 体系：DNA 50 ng，10 × PCR buffer 2 μL，25 mmoL/L $MgCl_2$ 2 μL，dNTP 2 μL，10 μmoL/L 上游引物 2 μL，10 μmoL/L 下游引物

2 μL,*rTaq* DNA 酶 1 U,ddH$_2$O 补足总体积 20 μL。

热循环程序为 94 ℃预变性 5 min;94 ℃变性 1 min,35 ℃复性 1 min,72 ℃延伸 1 min 共 5 个循环;94 ℃变性 1 min,50 ℃复性 1 min,72 ℃延伸 1 min,共 35 个循环;72 ℃延伸 7 min,4 ℃保存。扩增的产物用 1.8% 的琼脂糖凝胶(含 EB)在 1×TBE 缓冲液电泳,SYNGENE 型凝胶成像系统下观察、拍照。

表 6-19　实验中应用的 SRAP 引物序列

编号	上游引物 ME	下游引物 EM
1	TGAGTCCAAACCGGATA	GACTGCGTACGAATTCAA
2	TGAGTCCAAACCGGAGC	GACTGCGTACGAATTCTG
3	TGAGTCCAAACCGGAAT	GACTGCGTACGAATTCGA
4	TGAGTCCAAACCGGACC	GACTGCGTACGAATTCCA
5	TGAGTCCAAACCGGAAG	GACTGCGTACGAATTAAT
6	TGAGTCCAAACCGGTTG	GACTGCGTACGAATTAAC
7	TGAGTCCAAACCGGTGT	GACTGCGTACGAATTTGC
8	TGAGTCCAAACCGGTGC	GACTGCGTACGAATTTGA
9		GACTGCGTACGAATTGAC
10		GACTGCGTACGAATTGCA

4.数据统计及分析　根据扩增产物电泳图谱,仅统计有差异、易于识别的多态性条带。在大于 800 bp 的区域,扩增带少且不易辨认,故不予记录。在 100～800 bp,扩增带易于辨认记录,故多态条带多来自这一部分。小于 100 bp 的扩增带多数较弱,不易辨认,所以也不予记录。在相同迁移位置有谱带记为 1,无谱带记为 0,制成 0-1 表,建立数据表格。利用 SPSS 分析软件,对结果以 UPGMA 进行聚类分析。

【结果与分析】

1.居群的多态性条带比率　用 1 号和 9 号样品对 80 对引物进行筛选,选取出扩增产物条带信号强、重复性好、特征性好的 16 个引物对,见表 6-20。16 个引物组合对 12 个产地的蒙古黄芪材料进行扩增,电泳后,共得到 141 条条带,多态性条带数 69,多态性比率为 48.9%,平均每个引物组合产生多态性条带 4.31 条,多态性比率范围为 14.2%～80.0%。引物组合的 SRAP 扩增反应图见图 6-44。

表 6-20　筛选的引物对及多态性带数

编号	引物组合	总带数	多态性带数	多态性比率/%
1	ME1-EM10	10	8	80.0
2	ME2-EM3	8	4	50.0
3	ME3-EM1	15	6	40.0
4	ME4-EM1	6	1	16.7
5	ME4-EM4	13	7	53.8
6	ME4-EM5	4	1	25.0
7	ME4-EM10	6	4	66.7
8	ME5-EM3	11	7	63.6
9	ME5-EM4	10	6	60.0
10	ME6-EM10	9	8	88.9
11	ME7-EM1	8	4	50.0
12	ME7-EM6	6	5	83.3
13	ME7-EM7	8	2	25.0
14	ME7-EM10	8	2	25.0
15	ME8-EM6	14	2	14.2
16	ME8-EM10	5	2	40.0

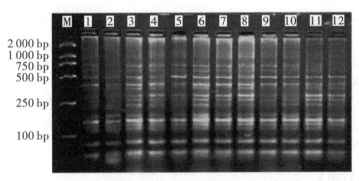

图 6-44　引物 ME3-EM1 的 SRAP 扩增图谱

M. Marker;居群编号见表 6-18。

　　2. 全部居群的聚类结果　12 个居群的 SRAP 扩增结果聚类图见图 6-45。根据各实验材料之间的遗传距离,以 22 为临界值,可将 12 份材料大概分为 2 大类,甘肃、内蒙古等地居群多归为第一类,第二类包括山西浑源、应县等地居群。地理位置较远的居群在聚类图上一般分得比较开,如甘肃的各居群和山西各居群。同一地区的材料大体上聚在一起。不同居群间的遗传距离见表 6-21。

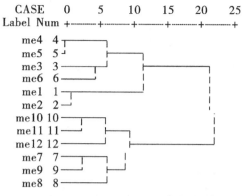

图 6-45　蒙古黄芪 SRAP 结果聚类图

表 6-21　蒙古黄芪不同居群间的遗传距离（1～12 为居群的编号）

编号	1	2	3	4	5	6	7	8	9	10	11	12
1	0.000											
2	0.043	0.000										
3	0.237	0.165	0.000									
4	0.377	0.336	0.154	0.000								
5	0.454	0.353	0.197	0.000	0.000							
6	0.409	0.336	0.154	0.256	0.197	0.000						
7	0.544	0.468	0.301	0.319	0.284	0.143	0.000					
8	0.639	0.570	0.377	0.328	0.274	0.176	0.246	0.000				
9	0.709	0.596	0.454	0.377	0.310	0.256	0.119	0.176	0.000			
10	0.759	0.651	0.570	0.503	0.385	0.301	0.256	0.186	0.143	0.000		
11	0.902	0.775	0.633	0.583	0.446	0.369	0.344	0.207	0.165	0.083	0.000	
12	1.000	0.883	0.796	0.720	0.614	0.524	0.489	0.344	0.237	0.227	0.119	0.000

【讨论】

1. SRAP 标记的特性　本实验采用 SRAP 分子标记技术对不同居群的蒙古黄芪的亲缘关系进行分析,结果显示了一定的优越性和可行性。扩增条带多,易辨别,重复性好,操作简单,引物具有通用性,正反向引物可以两两搭配,降低引物合成成本。因此,相较于 ISSR,RAPD 等分子标记,SRAP 标记技术更适合于黄芪遗传亲缘关系的分析。SRAP 扩增产物检测多采用聚丙烯酰胺凝胶电泳,也有用 1.8% 或 2.0% 琼脂糖凝胶(含 EB)在 1×TAE 缓冲液中电泳。本研究中采用 1.8% 的琼脂糖凝胶(含 EB)在 1×TBE 缓冲液中电泳,电泳时间为 85 min,TBE 的缓冲容量要比 TAE 高,用 TBE 的琼脂糖凝胶分辨率会比较高,而且适合较长时间的电泳。较之聚丙烯酰胺凝胶电泳,分离的条带减少,但是操作简单,经济,省时。

2.蒙古黄芪居群的遗传变异分析　由于样本来源的限制,本实验所涉及的是蒙古黄芪的主要居群,尚不能完全反映蒙古黄芪居群关系,但本研究可得出一些初步结果。从SRAP指纹图谱可以看出,不同居群蒙古黄芪的主谱带基本一致,说明它们的遗传背景具有很大的相似性,但不同的居群次谱带之间有着不同程度上的差异,说明不同居群黄芪之间具有丰富的遗传多样性。本实验所选黄芪材料之间的多态性为48.89%,其遗传多样性较高,表明各居群黄芪之间存在一定的遗传差异。同一地区的栽培居群和野生居群的遗传距离很近,如陇西的2个居群间遗传距离为0.043,浑源2个居群间遗传为0.083,均是本研究中遗传距离较近的居群。

通过实验得出的聚类结果显示,蒙古黄芪资源遗传关系大体上符合地域差异,但也不能完全按照地理位置来判定它们的亲缘关系。内蒙古乌拉特前旗居群与山西浑源居群遗传距离为0.119,聚类在一起,出现地理距离和遗传距离的不一致。

考察了乌拉特前旗和浑源的年平均气温、年日照、年平均降雨量和相对湿度等气候因子,发现两地生境相近。生态小环境的相似可能是导致地理距离远而遗传距离近的主要原因。进化理论认为,植物的遗传变异水平越高,居群分布范围越大。本实验对分布于3个省的12个居群进行SRAP的研究,结果说明居群间发生了明显的遗传分化。形成遗传分化的主要原因是植物长期适应了光照时间、辐射强度、气温、降水等方面都有明显差异的分布区环境。

分析聚类结果,主要为山西和甘肃两大类,内蒙古各居群属于过渡类型。这一结果很好地反映蒙古黄芪的用药历史。本草文献记载,唐代以前以西北地区主产,特别是甘肃产者为道地,宋代以后则以山西产者为良,至清代除山西产之外,又加内蒙古黄芪为道地药材。至近代,主要认为山西浑源、应县和甘肃陇西等地为黄芪优良产区和主产区。现代研究表明,相较于其他产地的蒙古黄芪药材中黄芪甲苷含量,山西浑源、甘肃陇西所产的药材的含量高,并且质量稳定。其中山西所产药材中的毛蕊异黄酮葡萄糖苷的含量最高,甘肃所产药材中的芒柄花素含量最高。本研究结果是对本草考证和现代化学成分研究很好的佐证,说明蒙古黄芪传统的道地药材和真正的优质药材是一致的。

【资料延伸】

SNP标记:在不同个体的同一条染色体或同一位点的核苷酸序列中,绝大多数核苷酸序列一致而只有一个碱基不同的现象(约1%),称为单核苷酸多态性(SNP)。这种因单核苷酸差异引起的遗传多态性特征的DNA序列区域可以作为一种DNA标记,即SNP标记。SNP在单个基因和整个基因组中分布不均匀,在非编码区序列中比在编码区序列中多,绝大多数出现在非编码区;SNP是高度稳定的,尤其是处于编码区的SNP;SNP数量多,分布广泛;部分位于基因内部的SNP可能会直接影响产物蛋白质的结构或基因表达水平;SNP适用于快速、规模化检查。SNP是第三代遗传标记,在基因定位、遗传疾病和人类起源等理论研究中具有重大意义;在植物种群遗传研究中,可用于植物遗传多样性、分类和进化研究,把SNP作为参数可简化植物种群遗传学最大相似性数学模型的复杂性。随着检测技术的简化完善,SNP将在中药材的分子鉴定、中药道地药材的形成机制、优良品种的培育等方面有重要应用。

【参考文献】

钱丹,黄璐琦,崔光红,等. 不同产地蒙古黄芪遗传关系的 SRAP 分析[J]. 中国中药杂志,2009,4(34):382-385.

实验 6.11　SNP 测定结合芯片电泳法快速鉴别人参和西洋参

参类药材是常用的名贵中药,传统的参类鉴别主要采用外观性状鉴定,虽然方法简便、直接,但是主观性强,其准确性取决于鉴定者的经验,且对加工炮制后的碎片或粉末难以鉴定;建立适用于各种药材形态的客观性强、重复性和稳定性均好的中药鉴定标准是中药事业发展的关键科学问题。以 DNA 分子特征进行中药鉴别,非常适合于近缘种、易混淆品种、珍稀品种、动物药材、破碎药材、陈旧药材及样品量极为有限的珍贵样品的鉴定。本文根据人参(*Panax ginseng* C. A. Mey.)、西洋参(*Panax quinquefolius* L.)ITS 和 5.8 s 基因上的 SNP 位点设计特异性引物,直接从基因组 DNA 进行 PCR 扩增,根据各自的特异性条带用芯片电泳法和常规琼脂糖凝胶电泳法均可以进行鉴别。

【实验材料】

1. 仪器　PCR 扩增仪(PTC-225 型,MJ Research 公司,美国);芯片电泳仪(2100 Bioanalyzer 型,Agilent 公司,美国);凝胶电泳仪(Power PAC1000 型,Bio-Rad 公司,美国);凝胶电泳成像仪(ChemiImager^{Tm}型,Alpha Innotech 公司,美国)。

2. 试剂　TaKaRa *Taq*^{Tm}DNA 聚合酶及其 PCR 反应试剂(宝生物公司,大连);Biospin 植物基因组 DNA 提取试剂盒(Bioer 公司,杭州);芯片电泳试剂盒(Agilent 公司,美国);琼脂糖凝胶(Biowest 公司,上海 YITO 公司分装)。实验所用其他试剂均为分析纯或优级纯,水为灭菌超纯水。

3. 引物序列　公共引物 P1:5′-CGAAACCTGCATAG-CAGAAC-3′;人参特异性引物 ASA-1:5′-AGAGC-CGAGATATCCGTAGT-3′;西洋参特异性引物 ASA-2:5′-CGC-CTCGACTCCCGCTAA-3′;人参特异性引物 ASA-3:5′-AGAGCCGAGATATCCGTTCT-3′;西洋参特异性引物 ASA-4:5′-CGCCTCGACTCCCGCAAA-3′。ASA-1、ASA-2 引物与 ASA-3、ASA-4 引物的区别是在 3′末端倒数第 3 位人工引入 1 个不匹配碱基。所有引物均由上海英骏生物技术有限公司合成,并经聚丙烯酰胺凝胶电泳(PAGE)纯化。

【实验方法】

1. 参类基因组 DNA 的提取　取参类粉末各 50 mg,利用 Bioer 公司的 Biospin 植物基因组 DNA 提取试剂盒,能够快速提取参类的基因组 DNA。提取效果和自配提取液用十六烷基三乙基溴化(CTAB)法提取的没有显著差别。

2. 参类 ITS 和 5.8 s 基因 SNP 位点的确定查找　GenBank 上已收载的参类药材基因序列,发现人参、西洋参在 matK1、matK2、18 s 等基因上均存在种间 SNP,但是 ITS 和 5.8 s 基因上 SNP 位点最丰富,不仅人参、西洋参,其他如竹节参(*Panax japonicas* C. A. Mey.)、三七(*Panax notoginseng* F. H. Chen)、峨嵋参(*Panax omeiensis* J. Wen)、越南参(*Panax viet-namensis* Ha & Grushv.)、狭叶竹节参(*Panax wangianus* S. C. Sun)、珠子参(*Panax bipinnatifidus* Seem.)等均有可供鉴别的 SNP 位点,非常适合于此类药物的鉴别,故本研究选择 ITS 和 5.8 s 基因进行分析。利用 ClustalW 软件进行比对分析,发现在该基因 235 bp 处,人参为 A,西洋参、竹节参、三七、峨嵋参、狭叶竹节参等其他参类药材为 G;414 bp 处,西洋参为 T,人参、竹节参、三七、峨嵋参、狭叶竹节参等其他参类药材为 C。选择 2 个 SNP 位点进行特异性引物设计和 PCR 扩增。

3. PCR 反应　PCR 反应的标准混合液(25 μL)的组成为引物 P1(10 pmol/L)、ASA-1 (10 pmol/L)、ASA-2 (10 pmol/L)各 0.5 μL;dNTP(2.5 mmol/L) 2 μL;MgCl$_2$(25 mmol/L) 1.5 μL;10×PCR buffer 2.5 μL;TaKaRa *Taq*(5 U/μL)0.1 μL,基因组 DNA 模板 0.5 μL;加 H$_2$O 至 25 μL。

PCR 反应条件:94 ℃变性 5 min,然后循环 30 次(94 ℃,30 s;55 ℃,30 s;72 ℃, 40 s),最后于 72 ℃放置 7 min。人参扩增片段长度为 252 bp,西洋参扩增片段长度为 430 bp。取 PCR 产物 1 μL 上样于芯片电泳仪或者用 2% 琼脂糖凝胶电泳检测,根据扩增片段的长度不同进行鉴别。

【实验原理】

本法利用三引物在同一管中直接以提取的参类基因组 DNA 为模板进行双重 PCR 扩增,其中 1 个为公共引物 P1,另外 2 个分别为人参特异性引物 ASA-1 和西洋参特异性引物 ASA-2。每个特异性引物的 3′端碱基分别与不同参类的 SNP 碱基类型相匹配,当 3′端与模板序列完全互补时,发生延伸反应,所以引物的 3′端决定着 PCR 反应的特异性。为了增加引物的开关特性,在每个特异性引物 3′端的第 3 个碱基处,人为设计 1 个错配碱基,来抑制非特异性延伸反应的发生,从而减少假阳性信号的产生(图 6-46)。

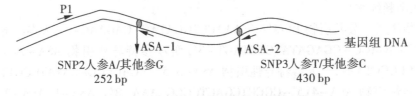

图 6-46　参类 SNP 鉴别法特异性扩增实验原理

【实验结果】

1. 人参、西洋参对照药材的检测　取人参、西洋参对照药材粉末各 3 批(江苏省药品检验所提供),每批 50 mg,用 Biospin 植物基因组 DNA 提取试剂盒,提取参类的 Genome DNA。然后用本法进行特异性 PCR 扩增,最后用芯片电泳检测,并用琼脂糖凝胶电泳结果验证。结果见图 6-47,其中图 6-47A 为芯片电泳、图 6-47B 为凝胶电泳。结果表明人参对照药材在 252 bp 出峰,西洋参对照药材在 430 bp 出峰,其片断大小正确,证明方法准确可靠。

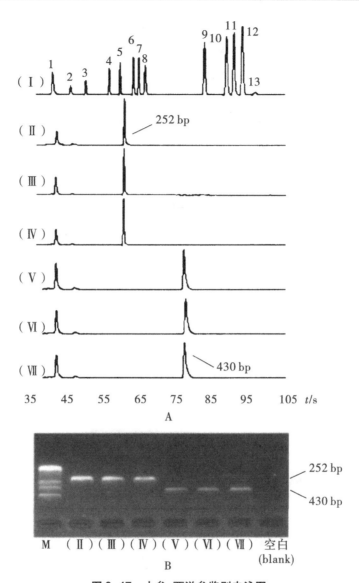

图 6-47 人参、西洋参鉴别电泳图

A:芯片电泳图;B:凝胶电泳图。(Ⅰ)芯片电泳 DNA 分子标记(Ladder):1~13 分别为 23、72、118、194、234、271、281、310、603、872、1078、1353、1893 bp;(Ⅱ)~(Ⅳ)人参(*P. ginseng*,252 bp);(Ⅴ)~(Ⅶ)西洋参(*P. quinquefolius*,430 bp);M:凝胶电泳 DNA 分子标记(Maker:150、200、300、400、600 bp)。

2. 人参和西洋参混合样品的测定 为了考察该方法对于参类混合样本的测定灵敏度和准确度,将人参和西洋参粉末按不同比例混合,总重量 50 mg,其中西洋参分别占 0.5%、10%、25%、50%、75%、95%、100%。用 Biospin 植物基因组 DNA 提取试剂盒,分别提取混合参类样本的基因组 DNA。然后用本法进行特异性 PCR 扩增,最后用芯片电泳检测,并用琼脂糖凝胶电泳结果验证。结果见图 6-48,其中图 6-48A 为芯片电泳、图 6-48B 为凝胶电泳。结果表明本法可以准确测定低至 5% 的混合物。

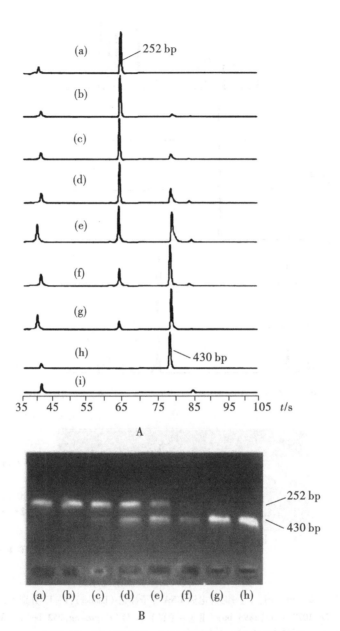

图6-48　不同比例人参、西洋参混合物电泳

　　A：芯片电泳图；B：凝胶电泳图。(a)人参(*P. ginseng*，252 bp)；(b)~(g)西洋参比例(ratio of *P. ginseng* and *P. quinquefolius*)：5%、10%、25%、50%、75%、95%；(h)西洋参(*P. quinquefolius*，430 bp)；(i)空白(blank)。

　　3.实际样品的测定　人参在长期的栽培过程中，产生了不同的农家品种；西洋参原产地在美国、加拿大，现在我国不少地区也已引种并大规模栽培。当人参、西洋参被加工成饮片装入胶囊，又加大了鉴别的难度。为了验证本文所建立的方法的可靠性和准确性，本实验检测了若干市场上购买的人参、西洋参的药材、切片和胶囊等共 12 批,具有一定的代表性。样品来源见表 6-22(分别购自南京各药房,由南京中医药大学余黎鉴定)。

表 6-22　参类样品来源

样品(sample)	编号(No)	状态(state)	来源(origin)
人参	(1)	生晒参(Radix Ginseng)	辽宁(Liaoning)
(P. ginseng)	(2)	生晒参(Radix Ginseng)	吉林(Jilin)
	(3)	切片(slice)	吉林(Jilin)
西洋参	(4)	药材(herbe)	吉林(Jilin)
(P. quinquefolius)	(5)	野生药材(wild herbs)	美国(America)
	(6)	中长枝(long sticks)	北京(Beijing)
	(7)	短枝(brachyblast)	北京(Beijing)
	(8)	药材(herbe)	加拿大(Canada)
西洋参胶囊	(9)	LotNo 20060218	香港(Hongkong)
(P. quinquefolius capsules)	(10)	LotNo 20060512	美国威州(WI. S. A.)
	(11)	LotNo 20060821	深圳(Shenzhen)
	(12)	LotNo 20060921	广东佛山(FoshanGuangdong)

8 批药材和切片经芯片电泳法检测,结果如图 6-49 所示,图中(1)~(8)样品同表 6-22 中编号,人参样品均在 252 bp 出峰;西洋参样品均在 430 bp 出峰。结果表明:市场上的参类药材和切片质量较可靠,本法均能准确测定。

【讨论】

1. 提高 SNP 分析特异性的方法　实验表明,在特异性引物的 3′ 端的第 3 个碱基处,人为导入 1 个错配的碱基,可以提高 SNP 分析的特异性。由图 6-50 可见,当采用未加入人工错配碱基的引物 ASA-3、ASA-4 来扩增人参、西洋参不同类型的 SNP 位点时,检测结果会出现 2 条条带,即发生错配延伸产生非特异性条带,与正确的测序结果不符。说明特异性引物的 3′ 端在与 DNA 模板退火时,仅 3′ 端 1 个碱基的不同不足以影响该引物的延伸反应,当 3′ 端区域有 2 个与模板不互补的碱基时,可有效地阻止非特异性延伸反应。说明本文所采用的方法能有效地用于提高 SNP 检测的特异性。图中(1)~(6)样品同表 6-22 中编号。

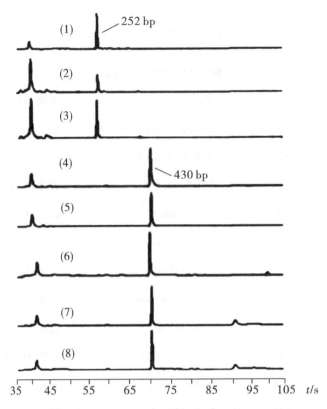

图6-49　不同来源人参、西洋参样品芯片电泳图

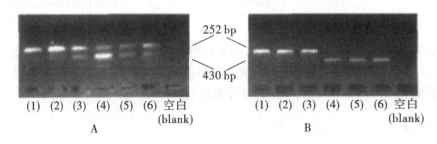

图6-50　特异性引物中人工错配碱基的作用

A:无错配碱基;B:有错配碱基。

2. 在西洋参掺假检测中的应用　一般药材和切片品种的质量较为可靠,但是胶囊制剂的质量存在很大问题,发现了掺假现象,即在西洋参胶囊中混入了价格低廉的人参。考察了市场上4家公司销售的4个不同批号的西洋参胶囊,实验结果如图6-51所示。图中(9)~(12)样品同表6-22中编号。

与饮片相比,粉末更易于造假,因为中国药典中规定参类药材和制剂只作显微鉴别和总皂苷的测定,而五加科植物有共同的特点,不能有效地控制混合样品和伪品。实验中在某些品牌西洋参胶囊中检测到人参,可能用价格便宜的人工种植普通生晒参代替了价格

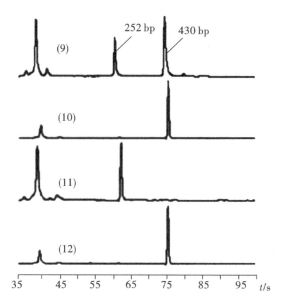

图 6-51　市售西洋参胶囊的芯片电泳检测结果

较贵的西洋参,例如在胶囊(9)中发现有人参的 252 bp 峰,根据峰面积的比值可知,该胶囊中含有大约 40% 的人参粉末;胶囊(11)没有发现西洋参 430 bp 峰,只出现了人参的 252 bp 峰,完全为人参粉末,属于造假产品;胶囊(10)、(12)未发现人参峰,应为合格品种。实验结果证明参类保健品市场较为混乱,本方法适合于参类保健品的打假鉴别。

实验 6.12　SNP 鉴别东方泽泻、泽泻及市售泽泻药材

泽泻始载于《神农本草经》,列为上品,是大宗常用中药材。东方泽泻[*Alisma orientale* (Sam.) Juzep.]和泽泻(*Alisma plantago-aquatica* Linnaeus)自然分布广,二者区分特征仅在植株花瓣、花柱、花序分枝等部位,对鉴定人员要求较高,特别对于商品药材和饮片鉴定更加困难,会导致鉴定不准确或错误。本实验采集东方泽泻和泽泻两个物种的植株和块茎,经专家鉴定后建立可靠的 ITS2 数据库,并建立基于单核苷酸多态性(SNP)标记鉴定泽泻药材的方法,对药材市场和药店流通的泽泻药材进行鉴定,为保护泽泻种质资源提供可靠依据和指导泽泻药材栽培生产。

【实验材料】

本实验总样本量 67 个,其中,由 39 个研究对象建立数据库,包括 23 份实验样本和 16 条 GenBank 下载序列。东方泽泻药材样本(块茎)10 份分别采自中国医学科学院药用植物研究所,福建福州市、建阳市,四川都江堰市,江西于都县;叶片样本 3 份,采自中国医学科学院药用植物研究所;泽泻药材样本(块茎)5 份,分别采自福建福州市、四川都江

堰、黑龙江鸡西市和北京门头沟;叶片样本 5 份,采自中国科学院华南植物园和中国医学科学院药用植物研究所广西分所。研究样本经中国医学科学院药用植物研究所林余霖研究员鉴定,自 GenBank 下载含有完整 ITS2 片段且见于文献报道的序列和来自作者合作单位提交的序列。从 12 个药材市场和药店购买 28 份泽泻药材作为待检对象。实验材料见表6-23、表6-24。

表6-23 建立泽泻和东方泽泻数据库样本及序列信息

Latin name	Haplotype	Voucherno. (No. of samples)	Sampling organs	Sampling site /GenBank (in Chinese)
Alisma orientale	A1	YC0072MT04-13(10)	Tuber	Jianyang,Fuzhou,Fujian (福建福州、建阳); Dujiangyan,Sichuan (四川都江堰); Yudu,Jiangxi (江西于都); Institute of Medicinal Plant Development,Beijing (北京药用植物研究所)
A. orientale	A1	YC0072MT03,14,15(3)	Leaf	Institute of Medicinal Plant Development,Beijing (北京药用植物研究所)
A. orientale	A1	KC573871-73, AY519469(4)		GenBank
A. plantago-aquatica	B1	YC0798MT26-30 (5)	Tuber	Dujiangyan,Sichuan (四川都江堰); Fuzhou,Fujian (福建福州); Jixi,Heilongjiang (黑龙江鸡西); Mentouvallely Beijing(北京门头沟)
A. plantago-aquatica	B1	YC0798MT31-34,PS1621 MT01(5)	Leaf	South China Botanical Garden Guangzhou (华南植物园); Jixi,Hei-longjiang (黑龙江鸡西); Mentouvallely, Beijing(北京门头沟); Institute of Medicinal Plant Development,Guangxi (中国医学科学院药用 植物研究所广西分所)

续表 6-23

Latin name	Haplotype	Voucherno. (No. of samples)	Sampling organs	Sampling site /GenBank (in Chinese)
A. Plantago-aquatica	B1	KC573874-76, JF975833, JF975836-37, JF975841 JF780977, AY588940(9)		GenBank
A. gramineum	C1	JF780979, JF975831-32 (3)		GenBank

表 6-24　市售泽泻药材信息

Sample no.	No. of samples	Market or drug store(in Chinese)
YC0798MT01-13	13	Bozhou Medicine Market,Anhui(安徽亳州药市)
YC0798MT14-15	2	Anguo Medicine Market,Hebei(河北安国药市)
YC0798MT16	1	Qingping Medicine Market,Guangdong(广东清平药市)
YC0798MT17	1	Chengdu Hehuachi Medicine Market,Sichuan(四川成都荷花池药市)
YC0798MT18	1	Yuzhou Medicine Market,Henan(河南禹州药市)
YC0798MT19	1	Yulin Medicine Market,Guangxi(广西玉林药市)
YC0798MT20	1	Chuqimen Medicine Market,Chongqing(重庆储奇门药市)
YC0798MT21-23	3	Drugstore,Huzhou,Zhejiang(浙江湖州某药店)
YC0798MT24	1	Drugstore,Beijing(北京某药店)
YC0798MT25	1	Drugstore,Shijiazhuang,Hebei(河北石家庄某药店)
JPHF106	1	Tokyo Chinese prescription drug store,Japan(日本东京汉方药店)
YC0072MT01-02	2	Drugstore,Jianyang,Fujian(福建建阳某药店)

【实验方法】

东方泽泻和泽泻的干燥块茎均用体积分数 75% 乙醇擦拭药材表面后,刮去外表皮,取根的内部约 50 mg,用 DNA 提取研磨仪(Retsch MM 400,Germany)研磨 2 min(30 次/s)后,水浴 56 ℃过夜。利用植物基因组 DNA 提取试剂盒(TiangenBiotech 公司,China)提取总 DNA。提取过程中,三氯甲烷-异戊醇(24∶1)抽提 2 次,沉淀 DNA 步骤时,用

−20 ℃预冷的异丙醇沉淀 DNA,摇匀,放入−20 ℃冰箱沉淀 30 min,用50 μL ddH$_2$O 洗脱。叶片的 DNA 提取方法完全按照 Chen 等研究方法。

PCR 扩增、测序引物正向 ITS2F 为 5′-ATGCGATACTTGGTGTGAAT-3′,反向 ITS3R 为 5′-GACGCTTCTCCAGACTACAAT-3′。PCR 反应体积为 25μL,体系内包含 PCR mix 12.5 μL、2.5 μmol/L 引物各 1 μL、模板 DNA 20～100 ng。扩增程序:94 ℃变性 5 min;再进行 40 个循环(94 ℃变性 30 s,56 ℃退火 30 s,72 ℃延伸 45 s);最后 72 ℃延伸 10 min。PCR 扩增产物经纯化后,使用 ABI3730XL 测序仪进行双向测序。

测序峰图利用 CodonCode Aligner V3.7.1(CodonCode 公司,USA)校对拼接,去除引物区。对拼接后得到的序列采用基于隐马尔可夫模型的 HMMer 注释方法去除两端 5.8S 和 28S 区段即可获得 ITS2 间隔区序列。然后,将所有序列用软件 MEGA5.0(molecular evolutionary genetics analysis)分析比对,并基于 K2P 模型进行遗传距离等分析,用邻接(NJ)法构建系统聚类树,利用 boot-strap(1 000 次重复)检验各分支的支持率,保留支持率 50% 以上的分支。

【结果与分析】

1.东方泽泻和泽泻的种内、种间变异分析　东方泽泻和泽泻 ITS2 序列比对后的片段长度、G + C 含量、K2P 遗传距离等信息见表 6-25。东方泽泻种内不同来源样品 17 条 ITS2 序列长度为 311 bp,仅 1 个单倍型(表 6-25),无变异位点,种内 K2P 遗传距离为 0。泽泻种内不同来源的 19 条序列,ITS2 序列长度均为 311 bp,无变异位点,种内 K2P 遗传距离为 0。基于 K2P 模型计算东方泽泻和泽泻种间遗传距离,结果表明,种间 K2P 遗传距离为 0.003 2,大于其种内遗传距离。

表 6-25　东方泽泻和泽泻的 ITS2 序列信息

Sequence characteristics	ITS2
Length in A. orientale/bp	311
Length in A. plantago-aquatica/bp	311
G + C Content range in A. orientale/56.9	
G + C Content range in A. plantago-aquatica/%	56.9
Intra-specific distances of A. orientale	0
Intra-specific distances of A. plantago-aquatica	0
Inter-specific distances of A. orientaleand A. plantago-aquatica 0.0032	

2.东方泽泻和泽泻 SNP 鉴定和邻接树(NJ 树)鉴定　样品来自全国 9 个地区,包含福建、四川、江西等主要的栽培产地和北京药用植物园、华南植物园等重要的药用植物种质保护区,具有较强的代表性。实验获得的测序峰图质量高(图 6-52),有很高的可信

度。基于实验数据分析比对后,在 165 位点处有稳定变异,碱基 A 代表为东方泽泻(*A. orientale*),碱基 T 则代表泽泻(*A. plantago-aquatica*)。以同属植物草泽泻(*A. gramineum*)为外类群,基于东方泽泻和泽泻 36 条 ITS2 序列构建 NJ 树(图 6-53),结果表明,东方泽泻与泽泻可以区分。因此,ITS2 序列可以对这两个物种进行准确鉴定。

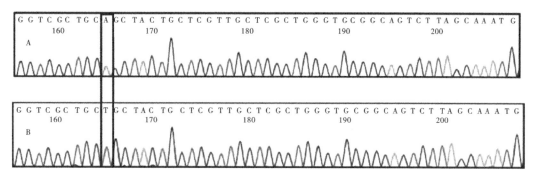

图 6-52　SNP 分子标记鉴定东方泽泻和泽泻

　　3. 市售泽泻药材的基原鉴定　　基于数据库中两种泽泻的单倍型,对购买于福建、四川、重庆、北京、河北、安徽、河南、广东、广西、浙江和日本等地区各大药市药店标注为东方泽泻药材进行鉴定(图 6-54)。结果表明,仅有 2 份样品与东方泽泻聚为一支,其他 26 份样品与泽泻聚在一起。基于 SNP 位点鉴定,结果显示,YC0072MT01~02 在 165 bp 处碱基为 A,其余 26 份样品为 T,结果与 NJ 树鉴定一致。26 份样本为泽泻,而仅 2 份样本为东方泽泻,占 7%,东方泽泻为 2010 年版《中国药典》收载。

　　DNA 条形码是指生物体内能够代表该物种的、标准的、有足够变异的、易扩增且相对较短的 DNA 片段。DNA 条形码以传统的 DNA 序列标记为基础,其在概念上与基因分型类似,并与系统发育和分类学研究有一定的关联。因为每个物种的 DNA 序列都是唯一的,DNA 条形码通过测定基因组上一段标准的、具有足够变异的 DNA 序列来实现物种鉴定;理论上这个标准的 DNA 序列对每个物种来讲都是独特的,每个位点都有 A、T、G、C 四种碱基的选择,15 bp 的 DNA 序列就有 415 种组合编码,从理论上来讲完全可以编码地球上的所有物种。DNA 条形码已经成为生态学研究的重要工具,不仅用于物种鉴定,同时也帮助生物学家进一步了解生态系统内发生的相互作用。DNA 条形码是中药传统鉴定(基原、性状、显微、理化)的有效补充,其不受个体形态、大小等特征和完整性的影响,能直接从基因水平上提供丰富的鉴别依据,可以实现对中药材原植物、饮片、粉末以及细胞、组织等材料来源的准确鉴定,尤其适合以不同部位入药的中药材的物种鉴定。

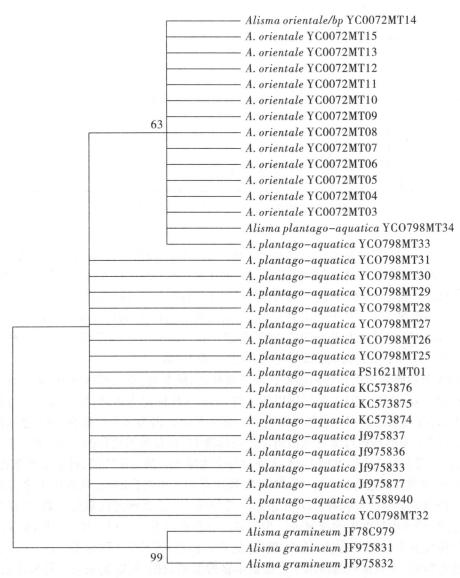

图 6-53　基于 ITS2 序列构建的东方泽泻和泽泻的 NJ 树

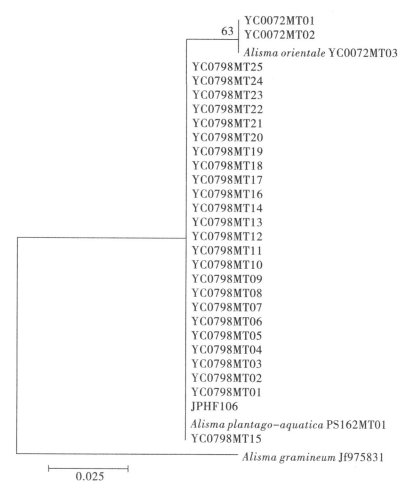

图 6-54　基于 ITS2 单倍型数据库构建市售泽泻药材的 NJ 树

实验 6.13　溪黄草 DNA 条形码鉴定研究

溪黄草是民间习用草药,具有清热利湿、利胆退黄、散瘀等功效。目前溪黄草药材来源存在争议,民间传统使用的溪黄草药材为唇形科植物线纹香茶菜(*Rabdosia lophanthoides*)及其变种纤(细)花线纹香茶菜(*R. lophanthoides* var. *graciliflora*)的干燥全草,在商品市场上作为溪黄草药材流通的还有溪黄草 *R. serra* 等的干燥地上部分。为保障用药安全和临床疗效,本文通过广泛采样,比较 rbcL、matK、psbA-trnH 和 ITS2 等 4 个热点推荐分子标记的序列获得率和物种鉴定力等指标,考察 DNA 条形码在溪黄草基原鉴定中的可行性。

【实验材料】

溪黄草、线纹香茶菜和纤花香茶菜共 41 份植物样品由广州白云山和记黄埔中药有限公司采集,由中国科学院华南植物园叶华谷研究员鉴定,见表 6-26 所示。实验数据已上传 Gen Bank,登录号分别为:*rbcL* 序列 KM208821–KM208861、*psbA–trnH* 序列 KM208765–KM208801、*matK* 序列 KM208736–KM208764、ITS2 序列 KM208701–KM208735。

表6-26　溪黄草实验样品

拉丁名	中文名(俗称)	材料数	采集地点
R. serra	溪黄草(苦草)	5	广东和平县
		1	广东清远
R. lophanthoides var. graciliflora	纤花香茶菜(甜草)	7	广东和平县
		6	福建下坝老虎站
		6	广东平远大塘里
		9	广东平远苏坑里
R. lophanthoides	线纹香茶菜(甜草)	6	福建下坝龙牙塘
		1	广东平远苏坑里(栽培种)

【实验方法】

1. DNA 提取、PCR 扩增及测序　称取 30 mg 硅胶干燥叶片,液氮研磨,使用植物基因组 DNA 试剂盒(天根生物技术公司)提取总 DNA,参照文献方法对 *rbc L*、*mat K*、*psb A–trn H* 和 ITS2 等 4 条序列进行 PCR 扩增并直接双向测序(ABI 3730XL 测序仪)。

2. 数据处理和分析　测序原始峰图通过 CodonCode Aligner 软件(V3.7)进行查看、拼接和校对,以碱基质量(QV)不低于 20 为标准。使用 TaxonGap 软件进行物种鉴定力分析,以最大种内遗传距离描述种内变异程度(异质性),以最小种间遗传距离衡量种间变异状况(可分离性),结果以数据表格和示意图形式分别展示。遗传距离由相似性矩阵获得,相似性矩阵由软件 MatGat(V 2.01)计算。

【结果与分析】

1. PCR 成功率和测序成功率统计　利用文献报道的通用方法,实验结果如图 6-55 所示,全部 41 份样品均获得 ITS2、*psbA–trnH* 及 *rbcL* 等 3 条序列的 PCR 产物,成功率均为 100% ,39 份样品获得 matK 序列的 PCR 产物,成功率为 95.1%。常规测序分别获得 41 条(100%)*rbcL* 序列,37 条(90.2%)*psbA–trnH* 序列,36 条(87.8%)ITS2 序列和 29 条(70.7%)*matK* 序列。因此,考虑在常规实验条件和方法下的序列信息易得性,*rbcL* 最适合作为溪黄草真伪鉴定的条形码使用,*matK* 的 PCR 成功率和测序成功率最不理想。

2. 物种鉴定力分析　将所有 4 种标记的可用条形码序列输入 Mat-Gat 软件计算获得遗传相似性矩阵,再经 TaxonGap 软件分析,结果见表 6-27 和图 6-56。除 *matK* 序列数据缺失导致无法分析外,以 ITS2、*psbA–trnH* 及 *rbcL* 等 3 条序列为分子标记,溪黄草(Rs)与其他品种间存在最小遗传距离(深色 bar),分别为 *psbA–trnH* 序列距离 25.4、ITS2 序列距

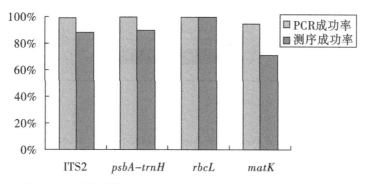

图 6-55　溪黄草样品不同序列 PCR 成功率与测序成功率对比

离 15.1 和 *rbcL* 序列距离 1.4，表明 3 个序列均能有效将溪黄草(Rs)和线纹香茶菜 Rl(及变种 Rlvg)分开;就溪黄草(Rs)种内异质性(浅色 bar)而言，ITS2 和 *psbA-trnH* 序列变异明显，最大遗传距离分别为 4.8 和 3.9，*rbcL* 序列一致性较好，所有种内序列均相同。分析结果还显示，所有 4 个条形码均不能有效鉴别线纹香茶菜 Rl 和纤花线纹香茶菜 Rlvg，其品种间遗传距离均为 0(品种内除 ITS2 序列外遗传距离也为 0)，这与条形码技术通常不用于鉴别种下单位的常识相吻合。因此，考虑到 *rbcL* 序列在溪黄草(Rs)和线纹香茶菜 Rl(含变种 Rlvg)样品间存在 7 个位点的变异(图 6-57)，可有效区分不同物种(图 6-58)，而且种内不存在变异，较其他标记更适宜作为优选 DNA 条形码进行实际鉴定操作。

表 6-27　溪黄草不同品种的条形码鉴定结果(TaxonGap 法)

条形码序列	品种	异质性	可分离性	最近邻居品种
ITS2	Rs	4.8	15.1	Rlvg
	Rlvg	1.4	0	Rl
psbA-trnH	Rl	0	0	Rlvg
	Rs	3.9	25.4	Rlvg 和 Rl
	Rlvg	0	0	Rl
rbcL	Rl	0	0	Rlvg
	Rs	0	1.4	Rlvg 和 Rl
	Rlvg	0	0	Rl
matK	Rl	0	0	Rlvg
	Rlvg	0	0	Rl
	Rl	0	0	Rlvg

注:*Rs.* 溪黄草 *R. serra*，Rlvg. 纤花香茶菜 *R. lophanthoides* var. *graciliflora*，Rl. 线纹香茶菜 *R. lophanthoides*。

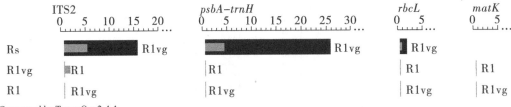

Generated by TaxonGap2.4.1

图6-56 溪黄草不同品种的条形码鉴定结果示意（TaxonGap 法）

注：深色 bar 表示种间最小遗传距离；浅色 bar 表示种内最大遗传距离；Rs、Rlvg 和 Rl 代表品种同表6-27。

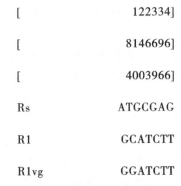

[	122334]
[	8146696]
[	4003966]
Rs	ATGCGAG
R1	GCATCTT
R1vg	GGATCTT

图6-57 溪黄草不同品种 rbcL 序列变异位点

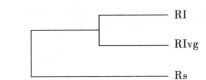

图6-58 基于 rbcL 序列构建溪黄草品种 NJ 树

【讨论】

2010 版《中国药典》增补本已收载"中药材 DNA 条形码分子鉴定指导原则"，指出植物类药材分子鉴定体系应以 ITS2 为核心、psbA-trnH 为辅助，但对于具体品种仍需考察方法适用性。本文对溪黄草药材品种鉴定实验表明，ITS2、psbA-trnH 和 rbcL 等均可作为条形码标记使用。考虑到序列更容易获得和种内变异更小，推荐 rbcL 作为溪黄草鉴定首选条形码序列，ITS2 和 psbA-trnH 在实际应用中需对个别样品测序技术和种内变异问题加以调整和完善。

【参考文献】

［1］张慧晔,刘锋,王德勤,等.溪黄草 DNA 条形码鉴定研究［J］.世界科学技术—中医药现代化,2014,16(7):1487-1490.

［2］CHEN S L,YAO H,HAN J P,et al. Validation of the ITS2 region as a novel DNA barcode for identifying medicinal plant species［J］. PLoS One,2010,5（1）:8613.

［3］SLABBINCK B,DAWYNDT P,MARTENS M,et al. TaxonGap:a visualiza－tion tool for intra －and inter －species variation among individual biomarkers［J］. Bioinformatics,2008, 24（6）:866-867.

［4］CAMPANELLA J J,BITINCKA L,SMALLEY J. MatGAT:an application that generates similarity/identity matrices using protein or DNA se-quences［J］. Bmc Bioinformatics,2003, 4:29.

［5］陈士林,姚辉,韩建萍,等. 中药材 DNA 条形码分子鉴定指导原则［J］. 中国中药杂志,2013,38（2）:141-148.

实验 6.14　黄芩及其同属近缘种的 DNA 条形码鉴定研究

中药材黄芩为唇形科（Lamiaceae）黄芩属（*Scutellaria* Linn.）黄芩（*Scutellaria baicalensis* Georgi）的根,具有清热燥湿、泻火解毒、止血、安胎等功效。黄芩属内药用植物种类十分丰富,在我国南北方均有分布,生态适应幅度大,导致该属植物在形态上产生很多变异,鉴别困难,影响中医临床用药安全。DNA 条形码技术为中药材物种鉴定研究提供了方便快捷的方法。本研究选用核基因 ITS 片段叶绿体基因 *psbA-trnH* 片段,通过对黄芩及其同属近缘种 6 个物种 20 份个体进行基因片段扩增、测序、并应用 DNA 条形码技术进行分析,为黄芩药材的准确鉴定提供科学依据。

【实验材料】

收集黄芩属 6 个种,包括黄芩（*Scutellaria baicalensis* Georgi）、半枝莲（*S. barbata* D. Don）、莸状黄芩（*S. caryopteroides* Hand.－Mazz.）、京黄芩（*S. pekinensis* Maxim.）、韩信草（*S. indica* L.）和异色黄芩（*S. discolor* Wall. ex Benth.）,采自河南、河北、江苏、广西等地,由河南农业大学农学院中药材系高致明教授鉴定,凭证标本保存于河南农业大学。采集植物新鲜叶片,经硅胶快速干燥后保存于-80 ℃冰箱,实验材料详细信息和 GenBank 下载序列信息,见表6-28。

表6-28　样品来源

编号	样品	来源	GenBank 号	
			ITS	*psbA-trnH*
	内类群			
A1	黄芩 S. *baicalensis*	河南郑州	KC535524	KC535508
A2	黄芩	河北巨鹿	KC535525	KC535509
A3	黄芩	江苏南京	KC535526	KC535510
A4	黄芩	广西南宁	KC535527	KC535511

续表 6-28

编号	样品	来源	GenBank 号	
			ITS	*psbA-trnH*
A5	黄芩	北京	KC535528	KC535512
A6	黄芩	GenBank	AY394651	JF907428
A7	黄芩	GenBank	AB557 593	GQ374140
A8	黄芩	GenBank	FJ609732	HQ680366
B1	半枝莲 *S. barbate*	河南郑州	KC535529	KC535513
B2	半枝莲	江苏南京	KC535530	KC535514
B3	半枝莲	广西南宁	KC535531	KC535515
B4	半枝莲	GenBank	DQ813302	JQ339248
C1	韩信草 *S. indica*	河南禹州	KC535532	KC535516
C2	韩信草	河南洛宁	KC535533	KC535517
D1	京黄芩 *S. pekinensis*	河南卢氏	KC535534	KC535518
D2	京黄芩	河南栾川	KC535535	KC535519
E1	莸状黄芩 *S. caryopteroides*	河南卢氏	KC535536	KC535520
E2	莸状黄芩	河南栾川	KC535537	KC535521
F1	异色黄芩 *S. discolor*	广西南宁	KC535538	KC535522
F2	异色黄芩	广西环江	KC535539	KC535523
	外类群			
G	薰衣草属 *Lavandula Linn.*	GenBank	FJ593399	HQ902866

【实验方法】

1. 样品 DNA 的提取、扩增和测序　采用北京天根生化植物 DNA 提取试剂盒提取样品 DNA，ITS 序列扩增使用引物 ITS1（5′-AGAAGTCGTAACAAGGTTTCCGTA-3′）和 ITS4（5′-TCCTCCGCTTATTGATATGC-3′）；*psbA-trnH* 序列扩增使用 DNA 条形码通用引物，引物由上海生工生物技术服务有限公司合成。PCR 反应条件及扩增程序参考 Xia 等和 Chen 等的研究。PCR 产物纯化后，用 ABI 3730X 测序仪（Applied Biosystems Co.，美国）进行双向测序，测序结果在 GenBank 注册序列号为 KC535508 KC535539，见表 6-28。

2. 数据处理　测序所得的峰图采用 CodonCode Aligner V3.0 软件（CodonCode Co.，美国）对序列峰图进行校对拼接，去除引物区和低质量的序列，利用软件 PAUP * version 4.0b10 计算物种种内种间 Kimura 2-parameter（K2P）遗传距离。构建邻接（Neighbor-joining，NJ）系统发育树，利用 Bootstrap（BS）（1 000 次重复）检验各分支的支持率。利用相似性搜索法（BLAST1）、最近距离法（nearest distance）等方法对药材黄芩及其同属近缘种进行鉴定分析。

【结果与分析】

1. ITS 序列信息、序列种内及种间变异分析　黄芩与其同属的近缘种 16 份样本 ITS 序列的 PCR 及测序成功率均为 100%。6 个物种的 ITS 序列长度变异较大为 594 ~ 629 bp,黄芩的 ITS 序列最长为 629 bp,异色黄芩最短为 594 bp,其中 ITS1 序列长度为 201 ~ 239 bp,5.8S 为 158 bp,ITS2 序列长度为 220 ~ 242 bp。6 个物种在 ITS1 区域有 43 个碱基的插入和缺失,对比黄芩,半枝莲、异色黄芩和茺状黄芩 3 个物种在 ITS1 区域 52 bp 处有一大片段缺失 39 个碱基。在 5.8 S 区域,6 个物种序列完全一致。在 ITS2 区域,6 个物种有 22 个碱基的插入和缺失,对比黄芩,韩信草和京黄芩 2 个物种在 ITS2 区域 435、457、604 bp 处分别有 4、3、4 个碱基的缺失。黄芩的 8 个居群的 ITS 序列长度为 628 ~ 629 bp,居群间有 5 个碱基位点的变异。ITS 序列种内种间 K2P 遗传距离结果显示,黄芩与其同属近缘种类种间的遗传距离为 0.067 97 ~ 0.088 80,明显大于黄芩种内不同样本间的遗传距离 0 ~ 0.006 40(表 6-29)。因此,核基因 ITS 序列可以用作黄芩与其同属近缘种类(易混品)的分子鉴定。

表 6-29　基于 ITS 和 *psbA-trnH* 序列的黄芩及其近缘种的 K2P 遗传距离

编号	样品	K2P 遗传距离	
		ITS	*pshA-trnH*
A1	黄芩 *S. baicalensis*	0	0
A2	黄芩	0	0
A3	黄芩	0	0
A4	黄芩	0	0
A5	黄芩	0	0.00275
A6	黄芩	0.00640	0
A7	黄芩	0	0.00275
A8	黄芩	0	0.00311
B1	半枝莲 *S. barbate*	0.08292	0.05393
B2	半枝莲	0.08292	0.05393
B3	半枝莲	0.08292	0.05393
B4	半枝莲	0.08880	0.05394
C1	韩信草 *S. indica*	0.06797	0.05113
C2	韩信草	0.06797	0.05113
D1	京黄芩 *S. pekinensis*	0.07544	0.05061
D2	京黄芩	0.07544	0.05061

续表 6-29

编号	样品	K2P 遗传距离	
		ITS	*pshA-trnH*
E1	荨状黄芩 *S. caryopteroides*	0.08013	0.05062
E2	荨状黄芩	0.08013	0.05062
F1	异色黄芩 *S. discolor*	0.08743	0.05737
F2	异色黄芩	0.08743	0.05737

注：K2P 遗传距离是指每一个物种与黄芩（KC535524）（KC535508）之间的遗传距离。

2. *psbA-trnH* 序列信息、序列种内及种间变异分析　黄芩与其同属的近缘种 16 份样本 *psbA-trnH* 序列的 PCR 及测序成功率均为 100%。6 个物种的 *psbA-trnH* 序列长度变异较大为 313~327 bp，京黄芩的 ITS 序列最长为 327 bp，异色黄芩最短为 312 bp。6 个物种 *psbA-trnH* 序列有 27 个碱基的插入和缺失，对比黄芩，及其同属的近缘 5 个种在 *psbA-trnH* 序列 192 bp 处均有 10 个碱基的缺失，异色黄芩还在 150 bp 处有 4 个碱基的缺失，京黄芩在 264 bp 处有 9 个碱基的插入。黄芩的 8 个居群的 *psbA-trnH* 序列长度为 315~316 bp，居群间有 3 个碱基位点的变异。*psbA-trnH* 序列种内种间 K2P 遗传距离结果显示，黄芩与其同属近缘种类种间的遗传距离为 0.050 61~0.057 37，明显大于黄芩种内不同样本间的遗传距离 0~0.003 11（表 6-29）。因此，叶绿体基因 *psbA-trnH* 序列可以用作黄芩与其同属近缘种的分子鉴定。

3. 黄芩与其同属近缘种（易混品）NJ 树的鉴定　本实验应用 PAUP * version 4.0b10 构建黄芩与其同属近缘种（易混品）的 ITS、*psbA-trnH* 序列的 NJ 系统发育树（图 6-59、6-60）。外类群选择根据《中国植物志》研究，选取与黄芩属近缘的薰衣草属。从 NJ 树可以看出，ITS 序列构建的分子系统树（图 6-59），黄芩的 8 个居群样本聚为一单系分支，具有 100% 支持率，半枝莲的 4 个居群样本也聚为一单系分支，具有 100% 支持率，其余 4 个物种的各自 2 个居群都聚为一单系分支，具有较高支持率。依据 ITS 序列构建的分子系统树可将黄芩与其同属近缘种很好地区分开。系统发育关系显示，黄芩与京黄芩、韩信草聚为一单系分支，亲缘关系较近，但支持率较低 50%；异色黄芩、荨状黄芩和半枝莲聚为一单系分支，亲缘关系较近，支持率为 89%。*psbA-trnH* 分子系统树（图 6-60），黄芩 8 个居群样本聚为一单系分支，具有 100% 支持率，半枝莲的 4 个居群样本也聚为一单系分支，具有 75% 支持率，其余 4 个物种的各自 2 个居群都聚为一单系分支，具有较高支持率。依据 *psbA-trnH* 序列构建的分子系统树可将黄芩与其同属近缘种（易混品）很好地区分开。系统发育关系显示，黄芩 8 个居群单独聚为一支，京黄芩、韩信草、异色黄芩、荨状黄芩和半枝莲聚为一单系分支，支持率为 90%。

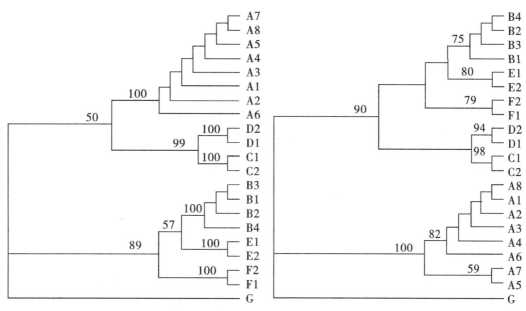

图 6-59　基于 NJ 法(ITS 数据)构建系统发育树
分支上部数值表示 NJ 分析对该分支的支持强度(≥50%)

图 6-60　基于 NJ 法(psbA-trnH 数据)构建
系统发育树

【参考文献】

[1]夏至,冯翠元,高致明,等.黄芩及其同属近缘种的 DNA 条形码鉴定研究[J].中草药,2014,45(1):107-112.

[2]HEBERT P D N,CYWINSKA A,BALL S L,et al. Biological identifications through DNA barcodes[J]. Proc Biol Sci,2003(270):313-321.

[3]刘美子,宋经元,罗焜,等.DNA 条形码序列对 9 种蒿属药用植物的鉴定[J].中草药,2012,43(7):1393-1397.

[4]XIA Z,WANG Y Z,SMITH J F. Familial placement and relationships of Rehmannia and Triaenophora (Scrophulariaceae sensu lato) inferred from five different gene regions[J]. Am J Bot,2009,96(2):519-530.

[5]CHEN S L,YAO H,HAN J P,et. al. Validation of the ITS2 region as a novel DNA barcode for identifying medicinal plant species[J]. PLoS ONE,2010(5):8613.

第7章 分子杂交

分子杂交技术是在研究 DNA 分子复性变化基础上发展起来的一种技术。其原理是核酸分子单链之间有互补的碱基顺序,通过碱基对之间非共价键(主要是氢键)的形成即出现稳定的双链区,这是核酸分子杂交的基础。杂交分子的形成并不要求两条单链的碱基顺序完全互补,所以不同来源的核酸单链只要彼此之间有一定程度的互补顺序(即某种程度的同源性)就可以形成杂交双链。分子杂交可在 DNA 与 DNA、RNA 与 RNA 或 RNA 与 DNA 的两条单链之间进行。由于 DNA 一般都以双链形式存在,因此在进行分子杂交时,应先将双链 DNA 分子解聚成为单链,这一过程称为变性,一般通过加热或提高 pH 来实现。使单链聚合双链的过程称为退火或复性。用分子杂交进行定性或定量分析的最有效方法是将一种核酸单链用同位素或非同位素标记成为探针,再与另一种核酸单链进行分子杂交。具有互补核苷酸序列的两条单链核苷酸分子片段,在适当条件下,通过氢键结合,形成 DNA-DNA,DNA-RNA 或 RNA-RNA 杂交的双链分子。这种技术可用来测定单链分子核苷酸序列间是否具有互补关系,被广泛应用于基因克隆的筛选,酶切图谱的制作,基因序列的定量和定性分析及基因突变的检测等。

实验 7.1 基于 Western blot 技术考察 JD 诱导 EC109 细胞凋亡蛋白 Bax,Bcl-2 的表达变化

【实验原理】

蛋白免疫印迹(Western blotting 或 Immunoblotting)是一种将凝胶电泳和蛋白免疫分析技术有机地融为一体的分析技术,现已广泛应用于生物化学、分子生物学、免疫学和医学等领域,成为一种倍受人们重视的分析工具。一般由凝胶电泳、样品的印迹和免疫学检测三部分组成。第一步是做 SDS 聚丙烯酰胺凝胶电泳,使待测样品中的蛋白质按分子量大小在凝胶中分成带。第二步把凝胶中已分成条带的蛋白质转移至一种固相支持物上,用得最多的材料是硝酸纤维素膜(NC 膜)和 PVDF 膜,蛋白转移的方法多用电泳转移(转移电泳),它又有半干法和湿法之分,现在多用湿法。第三步是用特异性的抗体检测出已经印迹在膜上的所要研究的相应的抗原。免疫检测的方法可以是直接的和间接的。现在多用间接免疫酶标的方法,用特异性的第一抗体杂交结合后,再用酶标的第二抗体[碱性磷酸酶(AP)或辣根过氧化物酶(HRP)标记的抗第一抗体的抗体]杂交结合,再加酶的底物显色或者通过膜上的颜色或 X 射线底片上曝光的条带来显示抗原的存在。该技术最常用于蛋白表达水平的检测中。

JD 是通过对冬凌草甲素的结构改造得到的化合物,能够诱导 EC109 细胞凋亡,导致相关凋亡蛋白 Bax、Bcl-2 的表达变化。

【药学应用】

1. 研究疾病发病机制,确定疾病相关蛋白的鉴定,寻找药物靶标。

2. 测定药物对组织、细胞中相关蛋白表达量的影响。

【实验材料】

稳压稳流电泳仪(北京六一实验仪器厂)、酶联反应检测仪(美国 Bio Tek 公司)、人食管癌细胞 EC109(中科院上海细胞库)、JD(郑州大学新药研发中心);二抗:辣根过氧化物酶标记的羊抗兔 IgG(北京中杉金桥生物技术有限公司)、兔抗人单克隆抗体 Bax(英国 Abcam 公司)、兔抗人单克隆抗体 Bcl-2(英国 Abcam 公司)、兔抗人多克隆抗体 GAPDH(杭州贤至生物技术公司)。

【实验步骤】

1. 细胞蛋白提取　取对数生长期的 EC109 细胞接种于 100 mm 培养皿,待细胞生长融化达 70% 左右时,更换含 JD 的培养基,继续培养 24 h。用预冷的 PBS 溶液洗涤 3 次,加入适量胰酶消化,作用完全时用培养基终止。转移至 10 mL 离心管,6 000 r/min 离心 4 min。弃上清,用预冷的 PBS 洗涤 2 次。转移至 1.5 mL 离心管中,每个样品加入含蛋白酶抑制剂和 PMSF 的 RIPA 裂解液 100 μL,冰上裂解 30 min,每 10 min 振荡一次以保证裂解充分。14 000 r/min、4 ℃离心 15 min,吸取上清即为所需提取的蛋白,-20 ℃保存。

2. BCA 蛋白定量及蛋白变性

(1)BCA 工作液配制:将适量的 BCA 试剂 A 和试剂 B 按体积比 50∶1 混合。

(2)蛋白标准品稀释:将 10 μL 蛋白标准品用 PBS 稀释至 100 μL,即浓度为 0.5 mg/mL。

(3)将蛋白标准品稀释液加入 96 孔板中,每孔分别加 0,2,4,6,8,10,12,16,20 μL,对应的每孔加 PBS 补足 20 μL,每个浓度 3 个复孔。

(4)蛋白样品稀释:向 96 孔板中每孔加 19 μL 的 PBS,然后再加入 1 μL 的蛋白样品,每个样品 3 个复孔。

(5)向上述 96 孔板中每孔加入 200 μL 的 BCA 工作液,37 ℃孵育 20 min。

(6)酶标仪 562 nm 处测定吸光度,作出标准曲线,并计算各个样品的浓度。

(7)根据各样品的浓度加入适量的裂解液将所有样品浓度调节一致,加入 5×SDS 上样缓冲液使其终浓度为 1×,混匀后,100 ℃水浴 5 min,冰上冷却,-20 ℃保存。

3. Western blot 检测

(1)配胶

1)将玻璃板,梳子,制胶架等仪器清洗干净,然后将玻璃板固定在灌胶架上。检漏,若不漏,则将水倒掉,用滤纸将槽内水吸干备用。

2)配制分离胶:按表 7-1 所示,依次加入各试剂到锥形瓶中,迅速混匀,尽量避免气泡产生,缓缓灌入玻璃槽内,缓慢加蒸馏水液封,使液面水平,约 30 min 后,胶与水之间可见清晰折射分界,表示胶已凝固,分离胶配制完成。

3)配制积层胶:将分离胶上液封的水倒掉,用滤纸吸干,按表 7-2 所示依次加入各试剂到锥形瓶中,混匀后灌入玻璃槽,迅速将梳子插进去,避免梳子与液面之间产生气泡,约 30 min 后即可凝固。

4)待积层胶凝固后,将灌胶架从底座上取出,灌入阴极缓冲液(液面超过内侧玻璃板),小心拔出梳子。

表 7-1 10% 的 SDS-PAGE 分离胶组分

试剂	体积/mL			
	4	6	8	12
水	1.6	2.4	3.2	4.8
30% 丙烯混	1.3	2	2.6	4
1.5 mol/L Tris	1	1.5	2	3
10% SDS	0.04	0.06	0.08	0.12
10% AP	0.04	0.06	0.08	0.12
TEMED	0.003	0.003	0.003	0.005

表 7-2 5% 的 SDS-PAGE 积层胶组分

试剂	体积/mL			
	3	4	5	6
水	2.1	2.7	3.4	4.1
30% 丙烯混	0.5	0.67	0.83	1
1.0 mol/L Tris	0.38	0.5	0.63	0.75
10% SDS	0.03	0.04	0.05	0.06
10% AP	0.03	0.04	0.05	0.06
TEMED	0.003	0.004	0.005	0.006

(2)上样:将蛋白样品置于冰上,待完全融化后,混匀,离心,每个样品 10~20 μL 缓慢加入上样孔中,对照孔加入 2 μL 预热的蛋白 Marker。

(3)电泳:将灌胶支架放入电泳槽中,加入阳极缓冲液,置于冰浴,接通电源,调节电压至 80 V,约 30 min 后样品进入分离胶,调节电压至 120 V,1~2 h,待样品电泳至电泳槽底端时,停止。

(4)转膜:取出灌胶架,小心撬开玻璃板,根据 Marker 切胶,留下所需目的蛋白所在部分,根据所需胶的大小裁取与之对应大小的硝酸纤维素膜,分别浸入蒸馏水和电转缓冲液中进行活化和平衡。在电转夹黑色夹子面依次放置海绵,滤纸,凝胶,膜,滤纸,海绵,避免凝胶与膜之间产生气泡,夹紧放入电转架内,黑色面与黑色面放在同一侧,加入电转缓冲液,接通电源,60 V,2～3 h,冰浴。

（5）染色:转膜结束后,将 NC 膜放于丽春红染液染色 1～2 min,判断电泳及转膜效果,然后用 PBS 漂洗至无色。

（6）封闭:NC 膜置于5%的脱脂牛奶封闭液中室温封闭 2 h。

（7）一抗孵育:将一抗按 1∶500 稀释于 PBST 中,封闭后将膜取出放入一抗稀释液中,4 ℃孵育过夜。结束后用 PBST 漂洗 2 次,PBS 漂洗 1 次,每次 10 min。

（8）二抗孵育:辣根过氧化物酶标记的二抗按 1∶10 000 稀释于 PBST 中,将一抗孵育结束洗涤后的膜置于二抗稀释液中室温孵育 2 h。结束后用 PBST 漂洗 2 次,PBS 漂洗 1 次,每次 10 min。

（9）曝光:取适量 ECL 发光液 A 液和 B 液按体积比 1∶1 混合,将洗好的 NC 膜用滤纸吸干多余的水分正面朝上放在铺平的保鲜膜上,将混匀的发光液滴加在膜上,孵育 3 min,用滤纸吸除多余的液体,保鲜膜包好置于暗匣中。在暗房剪切适当大小的胶片压在膜上,曝光适当时间后,放入显影液中,待出现清晰条带时,用自来水洗去显影液,放入定影液中,定影完全后取出用自来水冲洗干净,晾干。

（10）胶片处理和保存:晾干的胶片标记样品名称、上样量、目的蛋白、日期等信息后,用扫描仪扫描,Image J 分析蛋白条带。

【实验结果与分析】

为了研究 JD 诱导细胞凋亡的作用机制,我们检测了相关抗凋亡蛋白和促凋亡蛋白的表达情况。如图 7-1 所示,JD 使用后抗凋亡蛋白 Bcl-2 表达减少,促凋亡蛋白 bax 表达增加,因此,JD 诱导的 EC109 细胞凋亡与死亡受体凋亡通路有关。

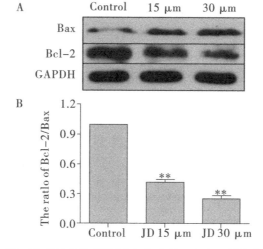

图 7-1　JD 对体外培养的 EC109 细胞内 Bax,Bcl-2 蛋白表达的影响

A. JD 作用于 EC109 细胞 24 h 后,Western blot 检测 Bax,Bcl-2 蛋白表达的变化;B. 统计学分析 JD 作用于 EC109 细胞后细胞内 Bcl-2/bax 表达的变化,$*P<0.05$,$**P<0.01$。

【实验结果与分析】

1. 转移缓冲液最好是新鲜配制,或者只使用 1~2 次的,多次使用的缓冲液效果很差。

2. PVDF 膜转移前,剪与胶大小一致的膜必须泡入甲醇中,约 30 s。按照目的蛋白分子大小、胶浓度选择合适的转移时间,具体可根据实际适当调整,不必过多地延长转移时间,这样不但对转移效果没有增加,反而会降低。

3. 细胞总蛋白的提取整个操作尽量在冰上进行。

4. 有些贴壁细胞由于受药物的影响,会有部分细胞脱落下来,如遇到这种情况,最好将培养液中游离的细胞液离心收集一下。

【资料延伸】

(1)膜的选择:印迹中常用的固相材料有 PVDF、NC 膜、尼龙等。我们通常选用 PVDF(聚偏二氟乙烯),因为它具有更好的蛋白吸附、物理强度以及具有更好的化学兼容性。

(2)PVDF 膜及滤纸的预处理:转移前,剪裁与胶大小一致的膜泡入甲醇中,约 30 s。小心将膜放入双蒸水水中浸泡 2 min。小心将膜放入转移缓冲液中平衡至少 5 min。滤纸只要转移前用转移液浸湿即可。

(3)NC 膜及滤纸的预处理:剪裁与胶大小一致的 NC 膜,将其浸入 1×转移缓冲液平衡 5 min 以上。滤纸只要转移前用转移液浸湿即可。

膜的预处理是为了使膜上的部分基团充分活化,更有利蛋白吸附,是必不可少的步骤,几乎所有的商业膜都是要预处理的。

【附录】

完全培养基的配制:向 500 mL RPMI-1640 培养基中加入胎牛血清、双抗,使得完全培养基中最终含胎牛血清 10%(v/v),双抗浓度为 100 U/mL,混匀,4 ℃保存备用。

(1)PBS 溶液的配制:称取 NaCl 8.0 g,KCl 0.2 g,KH_2PO_4 0.2 g,Na_2HPO_4 1.56 g 溶于适量的超纯水中,调节溶液的 pH 值至 7.2 左右,定容至 1 000 mL,高压蒸汽灭菌后密封置于 4 ℃备用。

(2)1.5 mol/L Tris-HCl(pH 值 8.8):Tris 18.165 g 溶解于适量的超纯水中,盐酸调节 pH 值至 8.8,然后定容至 100 mL。

(3)1.0 mol/L Tris-HCl(pH 值 6.8):Tris 12.11 g 溶解于适量的超纯水中,盐酸调节 pH 值至 6.8,然后定容至 100 mL。

(4)10% SDS:SDS 10 g 溶解于适量超纯水中,定容至 100 mL。10% 过硫酸胺:过硫酸胺 0.1 g 溶解于 1 mL 超纯水中。

(5)5×SDS 上样缓冲液:称取 SDS 0.5 g,DTT 0.385 5 g,溴酚蓝 0.025 g,加入 1.0 mol/L Tris-HCl 0.6 mL,甘油 2.5 mL,加适量的超纯水溶解,定容至 5 mL,分装,−20 ℃保存备用。

(6)阳极缓冲液:Tris 12.11 g 溶解于适量的超纯水中,盐酸调节 pH 值至 8.9,定容至 500 mL。

　　(7)阴极缓冲液:称取 Tris 6.05 g,Tricine 8.96 g,SDS 0.5 g 溶解于适量超纯水中,定容至 500 mL。

　　(8)湿转缓冲液:称取 Tris 6.05 g,Tricine 8.96 g,SDS 0.5 g 溶解于适量超纯水中,加入甲醇 100 mL,然后定容至 500 mL。

　　(9)25% Tween-20:Tween-20 和 PBS 按体积比 1:4 混合,混匀备用。

　　(10)PBST 缓冲液:取 1 mL 25% Tween-20 加入 500 mL 的 PBS 中,混匀备用。

　　(11)5% 封闭液:脱脂奶粉 0.5 g 溶于 10 mL PBST 溶液,混匀,现用现配。

　　(12)丽春红染液:丽春红 2.0 g,磺基水杨酸 30.0 g,三氯乙酸 30.0 g 溶于适量超纯水中,定容至 100 mL,4 ℃ 保存备用。

【关键词】

JD;Western blot;电泳;细胞凋亡;Bcl-2;Bax

【参考文献】

[1]姜利平. JD 单用及与紫杉醇联用对人食管癌细胞株的影响及其作用机制[D]. 郑州:郑州大学,2015.

[2]王文倩,魏颖,王宇,等. 蛋白免疫印迹法检测小分子蛋白的实验条件优化研究[J]. 现代生物医学进展,2015,15(7):1230-1232.

实验 7.2　Northern 印迹技术考察不同浓度 17β-雌二醇对成骨细胞中 BMPR-IA mRNA 表达的影响

【实验原理】

　　Northern 印迹技术(Northern blotting RNA 印迹技术)经过不断发展,迄今为止已经发展出了很多种变化形式,其核心是以同位素或其他标记物标记的 DNA 或 RNA 为探针,检测 RNA 链,用于外源基因转录产物特异 mRNA 的检测。基本方法是将提取的总 RNA 或 mRNA 用变性凝胶电泳分离,不同的 RNA 分子将按分子量大小依次排布在凝胶上,将它们原位转移到固相膜上,在适宜的离子强度及温度下,探针与膜上同源序列杂交,形成杂交双链。通过探针的标记性质以检出杂交体。根据杂交体在膜上的位置可分析出杂交 RNA 的大小。

　　Northern 印迹技术是核酸分子杂交中印迹杂交中的一种,基本原理是指非同一分子来源但具有互补序列(或某一区段互补)的两条多核苷酸链,通过 Watson-Crick 碱基配对形成稳定的双链分子的过程。若其中的一条链被人为标记上,该标记可以通过某种特定方法检出,即成为所谓的探针。探针与其互补的核苷酸序列杂交后,杂交体也就带上了同样标记,可被检测出来。这样,以特定的已知核酸序列做探针,就可以在诸多的核苷酸序列中,通过杂交探测出与其互补的序列,因而分子杂交是进行核酸序列分析,重组子鉴定,及检测外源基因整合及表达的强有力的手段。它具有灵敏性高、特异性强的特点,是当前鉴定外源基因整合及表达的权威方法。分子杂交可以在液相及固相中进行,目前实验室中广泛采用的是在固相膜上进行的固-液杂交。Northern 印迹技术是一种将核酸凝胶电泳、印迹技术、分子杂交融为一体的方法。分子杂交的实验涉及三大内容,即制备杂交探针;制备被检的核酸或蛋白质样品(或标本);印迹及杂交。

本实验通过成骨细胞经不同浓度的 17β-雌二醇作用,提取出其各浓度下的总 RNA。总 RNA 经过变性后,进行琼脂糖凝胶电泳,不同的 RNA 分子将按分子量大小依次排布在凝胶上,继而将在凝胶中的位置转移到硝酸纤维素薄膜。杂交液中的互补的 cDNA 探针与印迹到硝酸纤维素薄膜上的 BMPR-IA mRNA 片段发生杂交,通过特异性探针的标记可以检测目的杂交体。根据杂交图谱,可检出 BMPR-IA mRNA 表达量的多少。

【药学应用】

1. 检测样品中是否含有目的基因的转录物(mRNA)及其含量。

2. 检测药物对目的基因的转录物表达情况的影响。

3. 检测不同生长发育阶段或不同组织部位的目的基因表达物的表达情况。

【实验材料】

倒置显微镜(Coic);聚丙烯酰胺凝胶电泳仪;ZF-90 型暗箱式紫外透射仪;UVI photo MW 成像分析系统;电泳槽(DYY-Ⅲ型);稳压稳流电泳仪(DYY-Ⅲ型);电转移仪(BIO-RAD,英国);Cliniscan 2 图像分析系统;RT-PCR 试剂盒;RNA 提取试剂盒(Omega);10× 上样缓冲液(Takara);琼脂糖(Promega);TEMED(Sigma);丙烯酰胺(TBD 生物技术发展中心);甲叉双丙烯酰胺(TBD 生物技术发展中心);MOPS(AMRESCO);硝酸纤维素薄膜;Sephadex G-50;Northern blotting 增强化学发光试剂盒(PIERCE);5×甲醛胶电泳缓冲液;载样缓冲液;20×SSC。

【实验步骤】

1. 引物的设计与合成　引物序列从 Gene Bank 中获得,用 Jellyfish 软件设计,由大连宝生物公司合成。

BMPR-I A(599 bp):上游引物 5′-TCGTTACAACCGTGACTTGG-3′

下游引物 5′-ATTTAACAGCTAGGCCCAGG-3′

2. 细胞总 RNA 的提取

(1)收集细胞,弃培养基,用 PBS 液洗涤 2 次。

(2)每瓶加 TRK 细胞裂解液 400 μL(用时每毫升加 2-巯基乙醇 10 μL),充分裂解细胞。

(3)加入 400 μL 70% 乙醇于细胞裂解液中,充分混匀。

(4)将细胞裂解液移入 HiBind RNA 分离柱,放入 2 mL 收集管中,13 000 r/min 离心 15 s,弃离心液。

(5)将分离柱放入另一干净收集管中,加 300 μL RNA 洗涤缓冲液Ⅰ,离心,弃液。

(6)将分离柱放入同一收集管中,加 600 μL RNA 洗涤缓冲液Ⅰ,离心,弃液。

（7）加 400 μL RNA 洗涤缓冲液Ⅱ（用前用无水乙醇作 5 倍稀释），离心，弃液。

（8）加 600 μL RNA 洗涤缓冲液Ⅱ，离心，弃液，再离心 30 s。

（9）将分离柱放入 1.5 mL 离心管中，加 DEPC 处理水 50 μL，室温放置 5 min，全速离心 1 min。

（10）总 RNA 的测定：取 5 μL RNA 溶液，加 45 μL DEPC 处理水，于 260 nm 和 280 nm 测定光密度。

3. RT-PCR

（1）依次加入表 7-3 中各试剂。

表 7-3　RT-PCR 反应体系组成

试剂	量/μL
10×one step RNA PCR buffer	5
25 mmol/L MgCl$_2$	10
10 mmol/L dNTP	5
RNA 酶抑制剂	1
AMV- optimized Taq	1
AMV RTase XL	1
上游引物（50 μmol/L）	1
下游引物（50 μmol/L）	1
RNA（1 μg/μL）	1
无 RNA 酶的蒸馏水	24
总体积	50

（2）逆转录反应 50 ℃，30 min。

（3）94 ℃，2 min 灭活逆转录酶。

（4）按下列参数进行 PCR。

（5）BMPR-ⅠA：94 ℃ 45 s，60 ℃ 1 min，72 ℃ 90 s，35 循环，72 ℃ 7 min，结束。

（6）制胶：取电泳缓冲液 40 mL，溶解琼脂糖 0.4 g，在微波炉中熔化，冷却至 50 ℃，加 EB 4 μL，制胶。

（7）上样：取扩增产物 10 μL，与 2 μL 上样缓冲液混合，上样。

（8）电泳：电压 75 V，电流 100 mA，电泳 2 h。

（9）凝胶成像并分析。

4. RT-PCR 产物（cDNA）的纯化

（1）按 RT-PCR 的方法获得电泳分离图谱。

（2）切下含 cDNA 的琼脂糖块，放入 1.5 mL 收集管中。

（3）按 100 mg 琼脂糖加入 300 μL S1 液的比例加入 S1 液，置 50 ℃ 水浴 10 min，使琼

脂糖块完全溶化,每 2 min 颠倒混合一次。

(4)将溶化的琼脂糖移入吸附分离柱,13 200 r/min 离心 1 min,倒掉收集管中液体,将吸收柱放入同一收集管中。

(5)在吸附柱中加入 500 μL W1 液,离心 15 s,弃液。

(6)在吸附柱中加入 500 μL W1 液,静置 1 min,离心 15 s,弃液,再离心 1 min。

(7)将吸附柱放入一干净 1.5 mL 离心管中,在吸附膜中央加入 30 μL T1 液,静置 1 min,离心 1 min,取出少量进行 cDNA 测量外,将纯化产物储存于-20 ℃待用。

5. 探针的制备

(1)于 10 μL 水中加入 100 μg cDNA,95 ℃变性 5 min,迅速置于冰水浴中。

(2)加 10 μL North2South HRP 标记物。

(3)加 10 μL North2South 反应缓冲液。

(4)于 45 ~ 50 ℃孵育 15 min。

(5)加 10 μL 酶稳定剂,混匀,于-20 ℃保存。

6. 电泳

(1)电泳槽用去污剂洗干净,蒸馏水冲洗,乙醇干燥,然后用 3% 过氧化氢处 10 min,最后用 DEPC 处理过的蒸馏水彻底冲洗。

(2)将 0.5 g 琼脂糖溶解于 38 mL 于 DEPC 预处理的水中并加热溶化,冷却至 60 ℃后加入 5×甲醛胶电泳缓冲液和 10 mL 甲醛,使其终浓度分别为 1×和 2.2 mol/L(37% 甲醛为 12.3 mol/L)。然后灌注电泳胶。

(3)在一微量离心管中加入下列试剂并混匀:

RAN	4.5 μL
5×甲醛胶电泳缓冲液	2.0 μL
37% 甲醛	3.5 μL
甲酰胺	10.0 μL

置 65 ℃保温 15 min,然后迅速置冰浴中,稍稍离心。

加入 2 μL 载样缓冲液。

(4)上样前凝胶预电泳 5 min,然后将 RNA 样品立即上样于加样孔,同时在另一样品孔中加入分子量标准参照物。

(5)在 1×甲醛胶电泳缓冲液中电泳,电压 75 V,电流 100 mA,电泳 1.5 h。

(6)电泳结束后,切下分子量标准参照物条带,溴乙锭染色,紫外线下照相。

7. Northern 印迹

(1)切除无用凝胶部分,将凝胶的右下角切去,以便于定位。

(2)剪与凝胶同大的 Whatman 3 mm 滤纸 6 张和硝酸纤维素膜 1 张,将 Whatman 3 mm 滤纸在 20×SSC 液中从底部完全浸润。

(3)将硝酸纤维素膜漂浮在去离子水中,使其从底部完全浸润,然后置于 20×SSC 液中 5 min。

(4)在电转移仪的托盘上加少量 20×SSC 液,放上 3 层 Whatman 3 mm 滤纸,放上胶,盖上硝酸纤维素膜,再放上 3 层 Whatman 3 mm 滤纸,每放一层均要赶尽气泡,盖上盖子。

（5）于 40 V,0.2 A,电转移 40 min。

（6）电转移结束后,弃去滤纸,将凝胶置于一张干燥滤纸上,用软铅笔标明加样孔的位置,用溴乙锭染色后紫外线下检查转移效果。

（7）将硝酸纤维素膜浸泡在 6×SSC 中 5 min 去除琼脂糖块,然后用滤纸吸干,置于 2 层滤纸中,真空下 80 ℃烘烤 2 h,用铝箔包好备用。

8. 预杂交与杂交

（1）按每平方厘米膜 0.1 mL 的量,将等量直接杂交缓冲液 I 和 II（North 2 South direct hybridization buffer component I and component II）混合,孵育至 55 ℃。

（2）将预热的直接杂交缓冲液倒入放有膜的塑料袋中,排除气泡,于 55 ℃预杂交 15 min。

（3）预杂交后,按每平方厘米膜 0.1 mL 杂交液的量及每毫升杂交液 8 ng HRP 标记的 cDNA 探针配制杂交液,并将其倒入塑料袋中,排除气泡。

（4）55 ℃杂交 1 h,随时轻轻振荡。

9. 洗涤与显影

（1）杂交后,将膜转入洗涤缓冲液(2×SSC/0.1% SDS)中,于 55 ℃洗膜 3×5 min。

（2）在室温下于 2×SSC 中洗膜 3×5 min。

（3）按每平方厘米膜 0.1 mL 的量将增强化学发光试剂与过氧化物底物溶液混合。

（4）将膜放入一培养皿中,滴加上述混合液,室温孵育 5 min。

（5）倾去反应液,将膜放于保鲜膜上,排除气泡,包好。

（6）将包好的硝酸纤维素膜放入暗盒中,放上 X 射线片,曝光 1 min。

（7）显影、定影。

（8）用 Cliniscan2 图像分析系统测定各条带的相对光密度值。

【实验结果与分析】

通过表 7-4 与图 7-2 结果显示:E2 能明显抑制骨髓基质细胞分化过程中 BMPR- I A m RNA 的表达,抑制作用具有剂量依赖性。

表 7-4 E2 对骨髓基质细胞分化过程中 BMPR- I A mRNA 表达的影响($\bar{x}±s$)

E2	样本数	BMPR- I A
0	4	0.42±0.031
10^{-10}	4	0.27±0.021＊＊
10^{-8}	4	0.21±0.016＊＊
10^{-6}	4	0.12±0.010＊＊
F		739
P		<0.01

注:不同浓度 E2(mol/L)的同一变量各条带光密度之和为 1,以消除重复实验不均一因素的影响。各组与 0 浓度比较＊＊ $P<0.01$。

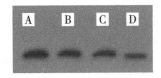

图 7-2　BMPR-IA mRNA Northern blot(2.49 kb)

注:A,B,C,D 分别代表 E2 浓度为 $0,10^{-10},10^{-8},10^{-6}$ mol/L 时
BMPR- I A mRNA 的表达量。

【注意事项】

1. 准确地调节总 RNA 的浓度,保证上样的质量。

2. 低电压长时间电泳,以保证杂交质量。

3. 转膜时应该使所有的 RNA 分子都转移到尼龙膜上,才能够保证杂交结果的准确性。

4. 掌握紫外线固定的时间,时间过长会造成核酸的断裂。

5. 保证杂交时间和探针的加入量。

6. 保证洗膜的质量,保证杂质的洗脱。

7. 严格控制曝光时间以得到清晰的杂交结果。

8. 用于 RNA 电泳、转膜的所有器械、用具均须处理以除去 RNase 酶,以免样品的降解。转膜时,注意膜和多孔渗水屏之间不要有气泡。

【资料延伸】

Southern 于 1975 年建立了检测特异 DNA 片段的 DNA-RNA 杂交法,称作 Southern 印迹法。1977 年 Alwine 等把此方法应用到 RNA 的研究方面,称作 Nouthern 印迹法。1979 年 Towbin 等则把该方法扩展应用到蛋白质分析方面,称作 Western 印迹法。1982 年 Reinhart 报道的双向蛋白质印迹法,称作 Eastern 印迹法。目前,有人把 Southern,Nouthern,Western 印迹法分别称作 DNA 印迹法,RNA 印迹法和蛋白质印迹法。而每一种印迹法又可以分为斑点印迹法和电泳转移印迹法。前者是将样品直接吸附于固相载体上,而后者则是将样品先经过电泳后再转移到固相载体表面上,其余操作基本相同。由于核酸和蛋白质等大分子物质印迹到固相载体,容易和各种探针发生化学或免疫反应,因而对检测样品(尤其是粗样品)中某些组分的理化性质是有益的。其操作过程所需的试剂量少,灵敏度高,所以应用较为普遍。

分析基因的表达可以有很多种不同的方法,除 Northern blot 外还有 RT-PCR、基因芯片、RNA 酶保护实验等。基因芯片常和 Northern blot 一起使用,但通常情况下,Northern blot 的灵敏度要好于基因芯片实验,而基因芯片优势在于它可在一次实验中同时反映出几千个基因表达量的变化。与定量 PCR 的高灵敏度相比,Northern blot 显然要逊色不少,但 Northern blot 较高的特异性可以有效地减少实验结果的假阳性。Northern blot 实验中一个主要的问题是存在 RNA 的降解,所以 Northern blot 中所有的实验用品都需要经过除去 RNA 酶的过程,如高温烘烤、DEPC 处理等。同时,Northeru blot 中很多实验用品如甲醛、EB、DEPC、紫外灯等对人体都有一定的伤害。Northern blot 的优势在于它可检测目的片段的大小、是否具有可变剪切出现、可允许探针的部分不配对性,杂交过后的膜经过一定的处理除去探针后还可保存很长时间再次杂交使用。

【附录】

(1)5×甲醛胶电泳缓冲液:0.1 mol/L MOPS(pH 值 7.0),40 mmol/L 乙酸钠,5 mmol/L EDTA。

(2)载样缓冲液(用 DEPC 预处理):50% 蔗糖,1 mmol/L EDTA,0.25% 溴酚蓝,0.25% 甲苯青。

(3)20×SSC:在 800 mL 水中溶解 175.3 g 氯化钠,88.2 g 柠檬酸钠,用 HCl 调节 pH 值至 7.0,加水定容至 1 L,高压灭菌。

【关键词】

Northern blot;电泳;mRNA

【参考文献】

[1]杨安钢,毛积芳,药立波.生物化学与分子生物学实验技术[M].北京:高等教育出版社,2001.

[2]袁成良.17β-雌二醇对成骨细胞生成影响的实验研究[D].重庆:陆军军医大学,2003.

[3]萨姆布鲁克,D.W.拉塞尔.分子克隆实验指南[M].3 版.北京:科学出版社,2002.

[4]康磊,王荣福.人端粒酶反转录酶在肿瘤靶向分子显像中的研究进展[J].中华核医学杂志,2010,(30):64-67.

[5]廖二元,周后德,邓小戈,等.雌二醇对成骨细胞护骨素基因表达的影响[J].中华内分泌代谢杂志,2001,17(4):242-245.

[6]温立斌,王凤芝,何孔旺,等.类猪圆环病毒 P1 转录的 Northern Blot 分析[J].华北农学报,2014,29(4):160-163.

[7]PALL G S,HAMILTON A J. Improved northern blot method forenhanced detection of small RNA[J]. Nature Protocols,2008,3(6):1077-1084.

[8]邓仲良,苏山春,孟祥荣.地高辛标记的 Northern blot 检测鼠疫菌 sRNA[J].微生物学报,2013,53(3):293-298.

实验 7.3   基于 Southern blot 技术考察拉米夫定对细胞内 HBV DNA 的抑制分析

【实验原理】

Southern blot 又名 DNA 印迹法,其原理为将待检测的 DNA 分子用或者不用限制性内切酶消化后,通过琼脂糖凝胶电泳进行分离,继而将其变性并按其在凝胶中的位置转移到硝酸纤维素薄膜或尼龙膜上,固定后再与同位素或其他标记物标记的 DNA 或 RNA 探针进行反应。如果待检物中含有与探针互补的序列,则二者通过碱基互补的原理进行结合,游离探针洗涤后用自显影或其他合适的技术进行检测,从而显示出待检的片段及其相对大小。Southern 印迹法是一种把 DNA 的电泳分离区带转移到支持膜上的技术。因为这一技术是英国科学家 E. M. Souhtern 首先创建的,而且这一转移过程与墨迹被吸印到吸墨纸上的过程相似,所以用他的姓氏命名为 Southern 印迹法。方法中 DNA 转移的方式和复印的过程一样,比较准确地保持了特异 DNA 顺序在电泳图谱中的位置,也可将变性的凝胶负压干燥后与特定的 DNA 探针进行原位杂交。它把电泳分离和杂交结合起来,不但能检测出特异的 DNA 序列片段,而且能进行定位和测定分子量。

本实验使用经过不同浓度拉夫米定处理的 HBV DNA 转染的 HepG2.2.15 细胞,提取细胞质 DNA,利用 Southern blot 印迹法,将检测的 DNA 分子用限制性内切酶消化后,通过琼脂糖凝胶电泳进行分离,继而转移到硝酸纤维素薄膜,以地高辛标记的 HBV 为探针与其进行杂交,通过印迹扫描后用 UVIBAND 软件进行灰度值分析。

【药学应用】

1. 检测样品中的 DNA 及其含量。
2. 了解相关基因的状态,如是否有点突变、扩增重排。
3. 检测药物对机体或微生物中基因表达的影响。

【实验材料】

凝胶电泳仪、ZF-90 型暗箱式紫外透射仪、电泳槽(DYY-Ⅲ型)、稳压稳流电泳仪(DYY-Ⅲ型)、电转移仪(BIO-RAD,英国)、凝胶成像仪、地高辛标记及检测试剂盒(DIG High Prime DNA Labeling and Detection Starter Kit Ⅱ,Roche 公司)、地高辛标记的 HBV 探针、T 载体(Promega 公司)、NP-40(Biosharp 公司)、硝酸纤维素滤膜、Whatman 3 mm 滤纸、1% 琼脂糖凝胶、20×SSD 乙酸铵、10 mol/L 乙酸铵、50×TAE、变形液、6×Loading buffer、CSPD、500 g 重物、HBV DNA 转染的 HepG 2.2.15 细胞。

【实验步骤】

1. HBV 引物与探针制备
(1)HBV 特异性引物 5c-ACGCAGGATAACCACATT-3c,5c-ACAACCTTCCACCAAACT-3c

由上海生工合成。

（2）HBV 探针的标记：以 HBV DNA 为模板，利用 HBV 特异性引物扩增位于乙肝表面抗原中长度为 1 047 bp 的片段，经与 T 载体连接成 pTHBV 1047，转化 DH5A 后扩增回收 1 047 bp 片段，按试剂盒说明进行地高辛标记。

2. 电泳与转膜

（1）DNA 样品：HBV DNA 转染的 HepG2.2.15 细胞，在经不同浓度（20、2、0.2 umol /L）的拉夫米定处理后提取 DNA，将 DNA 溶于 30 μL H_2O 后加 1.5 μL RNase A 37 ℃ 1 h。

（2）制备 1% 琼脂糖凝胶：称取 1 g 琼脂糖溶于 1×TAE 电泳缓冲液，加热至溶解，不加 EB。

（3）电泳：电泳样品加入 6×Loading buffer，混匀上样，加电压 30 V，电泳 2 h。

（4）凝胶成像仪观察结果，切除多余胶边和点样孔上不平整的无用部分。凝胶左下角切去一小三角，作为凝胶方位的标记，然后将其移至一干净培养皿中。

（5）加入 100 mL 0.25 mol/L HCl 浸泡 15 min，并温和地不断振荡，直至溴酚蓝变黄，迅速将 HCl 倒入废液缸，去离子水洗涤数次。

（6）加入变性液，以淹没胶块为准，室温下于摇床上轻摇 30 min，然后用去离子水洗胶数次。

（7）加入适量中和液，室温下于摇床上轻摇 30 min，将凝胶中和至中性。

（8）将一干净的玻璃皿加满 20×SSC，上放一块长玻璃（SSC 转移滤液低于玻璃表面），在玻璃表面盖 2 张 Whatman 3 mm 滤纸，滤纸的宽与玻璃板同宽，滤纸两边浸于 20× SSC 溶于中，用玻璃棒将滤纸间的气泡赶掉。

（9）滤纸上放置凝胶，用玻璃棒去掉两者间气泡，注意凝胶点样孔要朝下。

（10）在 NC 膜角上做标记，以确定滤膜方位。然后在去离子水中浸湿，再转入 20× SSC 溶液中浸泡 5 min。

（11）用镊子将 NC 膜正确铺于胶上，用玻璃棒赶净其间气泡。在 NC 膜上铺 2 张与膜一样大小的在 20×SSC 溶液中浸湿的滤纸，同样把其间气泡赶走，胶块四周加隔水条防止转膜短路。

（12）把一叠同样大小的吸水纸，放置在滤纸上，8 ~ 10 cm 厚。在吸水纸上再放一块玻璃板和重约 500 g 的重物，转移 12 ~ 20 h，期间需更换浸湿的吸水纸 4 ~ 5 次。

（13）去掉吸水纸，将 NC 膜与凝胶剥离，浸在 2×SSC 溶液中，洗去凝胶，用滤纸吸去多余水分，晾干。

（14）将膜放在 4 层普通滤纸中，置中烘箱 80 ℃ 烘烤 2 h。

3. 杂交与显影

（1）将 NC 膜用 6×SSC 或 2×SSC 缓冲液浸湿 2 min，预热一定体积的 DIG Easy Hyb（10 mL/100 cm^2）至杂交温度 37 ~ 42 ℃。

（2）把膜充分浸湿于不加探针的杂交液中，然后用镊子将膜放入杂交管中，42 ℃下分子杂交仪中预杂交 2 ~ 4 h，倒掉溶液。

（3）变性：DIG 标记的探针（约 25 ng/mL）加 50 μL 高压灭菌双蒸水，沸水浴或 98 ℃干浴锅中 5 min，冰上迅速冷却。

(4)42 ℃预热的杂交液与变性探针均匀混合,加入杂交管中,42 ℃下温浴 16 ~ 20 h。

(5)杂交结束后,用足够的 2×SSC,0.1% SDS 缓冲液室温下振荡洗涤 5 min,洗 2 次。

(6)用 0.5×SSC,0.1% SDS 的缓冲液 65 ℃条件下洗膜 15 min,分 2 次。

(7)洗涤液室温浸泡膜 5 min,封闭 40 min。

(8)室温加抗体 30 min,洗涤液洗膜 2 次,各 20 min 。

(9)检测液室温浸泡 5 min,加 CSPD 室温作用 5 min ,挤出多余液体,37 ℃ 10 min,曝光 30 min ,显影 5 min,定影 10 min。

【实验结果与分析】

通过图 7-3 得出:拉米夫定对细胞内 HBV DNA 的抑制具有浓度依赖性,随着拉米夫定的浓度增加,抑制增加。用 UVIBAND 软件进行灰度值分析得出拉夫米定高、中、低剂量(20、2、0.2 μmol /L)抑制率分别为 83.2% ,53.1% ,26.2% 。

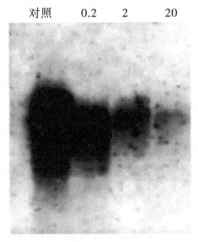

对照　0.2　2　20

图 7-3　Southern blot 检测不同浓度(umol/L)拉米夫定作用后细胞 HBV 复制体 DNA 的变化

【注意事项】

1.操作时戴手套,严禁用手接触凝胶和硝酸纤维素膜。

2.转移时,滤纸与膜、膜与凝胶、凝胶与滤纸之间均不能有气泡,否则影响 DNA 转移。

3.凝胶易碎,操作时应格外小心。

4.硝酸纤维素膜上的 DNA 固定非常重要,固定不好时 DNA 在杂交过程中会脱落下来,烤膜温度过高,膜脆性增加,易碎。

【资料延伸】

利用分子杂交的原理对待测核酸进行检测,必须将与待测核酸进行杂交反应的探针用某种可以检测的分子进行标记。探针的标记是指将一些可以用一定的方法显示或检测的物质,即标记物结合在探针上的过程。理想的探针标记物应具备以下特性:①高度灵敏性。②与探针的结合不影响探针的主要理化特性、杂交特异性和杂交稳定性。③显示或检测要简便、节时、准确可靠、重复性好。④对环境无污染,对人体无损伤。

目前用于标记原位杂交探针的标记物有 20 多种,可分为放射性标记物(放射性核素)和非放射性标记物两大类。

1. 放射性标记物　原位杂交技术最初建立时就是以放射性核素作为标记物。目前,放射性核素仍用于探针的标记。常用的放射性核素有^{32}P、^{3}H、^{35}S 等。用放射性核素标记探针有以下优点:放射性核素标记的核苷酸易掺入 DNA 和 RNA 分子中;标记反应的情况可通过特殊的仪器(闪烁计数器)进行监测;用放射性核素标记的探针进行的原位杂交反应,可用敏感性高的放射自显影技术检测。但放射性核素存在辐射危害。有半衰期限制,且放射自显影检测时间长。由于这些缺点,放射性核素标记探针的应用受到了限制。

2. 非放射性标记物　目前,非放射性标记物主要有以下几类:①酶类,如辣根过氧化物酶(HRP)和碱性磷酸酶(AKP)等;半抗原,如地高辛及生物素等。②荧光素,如异硫氰酸荧光素(FITC)等。非放射性标记物标记的探针虽然在敏感性方面不如放射性核素标记探针,但其稳定性和分辨率高,检测所需的时间短,一般在 24 h 即可得到结果,且操作简便,不存在放射性污染的安全问题。无须特殊的防护设备,因此非放射性标记物的应用日趋广泛。

【附录】

(1)1% 琼脂糖凝胶:称取 1 g 琼脂糖置于锥形瓶中,加入 100 mL 1×TAE,瓶口倒扣小烧杯,微波炉加热煮沸 3 次至琼脂糖全部融化,摇匀,即成 1.0% 琼脂糖凝胶液。

(2)20×SSC:在 800 mL 水中溶解 175.3 g 氯化钠,88.2 g 柠檬酸钠,用 HCl 调节 pH 值至 7.0,加水定容至 1 L,高压灭菌。

(3)50×TAE:1 L 烧杯 Tris 242 g,Na$_2$EDTA · 2H$_2$O 37.2 g 然后加入 800 mL 的去离子水,充分搅拌溶解。加入 57.1 mL 的醋酸,充分混匀。加去离子水定容至 1 L,室温保存。

(4)10 mol/L 乙酸铵:称取 0.77 g 乙酸铵于烧杯中,加水溶解,转移至 1 000 mL 容量瓶中,定容至刻度,摇匀。

(5)变性液:1.5 mol/L NaCl,0.5 mol/L NaOH。

(6)中和液:3.0 mol/L NaCl,0.5 mol/L Tris-HCl,pH 值 7.5。

(7)6×Loading buffer:0.25% 溴酚蓝,0.25% 二甲苯青,40% 蔗糖水,溶于 100 mL 水,摇匀。

(8)洗涤液:0.1 mol/L Maleic acid,0.15 mol/l NaCl,pH 值 7.5,0.3% Tween -20。

(9)检测液:0.1 mol/L Tris-HCl,0.1 mol/L NaCl,pH 值 9.5。

【关键词】

Southern blot;硝酸纤维膜;琼脂糖凝胶;DNA

【参考文献】

[1]何光源.植物基因工程实验手册[M].北京:清华大学出版社,2007.

[2]易学瑞,袁有成,陈文吟,等.化学发光 Southern blot 法检测 HBV 体外复制及其应用于药物对 HBV 的抑制分析[J].中国生物工程杂志,2009,29(4):78-82.

[3]陈宏.基因工程原理与应用[M].北京:中国农业大学出版社,2004.

[4]杨安钢,毛积芳,药立波.生物化学与分子生物学实验技术[M].北京:高等教育出版社,2001.

[5]张晓,张锐,于源华,等.基于 DIG -化学发光法的 Southern blot 方法优化[J].生物技术通报[J].2011,(9):205-210.

第8章 免疫技术

免疫学是一门既古老又崭新的学科,是研究生物体对抗原物质免疫应答性及其方法的生物-医学科学。免疫应答是机体对抗原刺激的反应,也是对抗原物质进行识别和排除的一种生物学过程。免疫技术正是利用这一基本原理建立的一系列实验方法,往往涉及医药科学各个领域,并与理工农各学科相互渗透,是生命科学的前沿学科,特别是现代它与分子生物学相结合,是生命科学、医药科学研究工作中不可或缺的工具。

实验8.1 基于免疫组化技术考察5-Fu诱导EC109 裸鼠移植瘤肿瘤细胞凋亡变化

【实验原理】

免疫组化(IHC)称为免疫组织化学技术或免疫细胞化学技术,是应用免疫学基本原理——抗原抗体反应,即抗原与抗体特异性结合的原理,通过化学反应使标记抗体的显色剂(荧光素、酶、金属离子、同位素)显色来确定组织细胞内抗原(多肽和蛋白质),对其进行定位、定性及定量的研究。免疫组化利用抗体与抗原之间的结合具有高度的特异性这一特性,即先将组织或细胞中的某些化学物质提取出来,以其作为抗原或半抗原去免疫实验动物,制备特异性抗体,再用这种抗体(第一抗体)作为抗原去免疫动物制备第二抗体,并用某种酶(常用辣根过氧化物酶)或生物素等处理后再与前述抗原成分结合,形成抗原-抗体-二抗复合物,将抗原放大,由于抗体与抗原结合后形成的免疫复合物是无色的,因此,还必须借助于组织化学方法将抗原抗体反应部位显示出来(常用显色剂 DAB 显示为棕黄色颗粒)。通过抗原抗体反应及呈色反应,显示细胞或组织中的化学成分,在显微镜下可清晰看见细胞内发生的抗原抗体反应产物,从而能够在细胞或组织原位确定某些化学成分的分布、含量。组织或细胞中凡是能作抗原或半抗原的物质,如蛋白质、多肽、氨基酸、多糖、磷脂、受体、酶、激素、核酸及病原体等都可用相应的特异性抗体进行检测。

TUNEL(TdT-mediated dUTP nick end labeling)细胞凋亡检测试剂盒可以用来检测组织细胞在凋亡早期细胞核 DNA 的断裂情况。其原理是荧光素(fluorescein)标记的 dUTP 在脱氧核糖核苷酸末端转移酶(TdT enzyme)的作用下,可以连接到凋亡细胞中断裂 DNA 的 3'-OH 末端,并与辣根过氧化酶(HRP,horse-radish peroxidase)标记的荧光素抗体特异性结合,后者又与 HRP 底物二氨基联苯胺(DAB)反应产生很强的颜色反应(呈深棕色),特异准确地定位正在凋亡的细胞,在光学显微镜下即可观察凋亡细胞;由于正常的或正在增殖的细胞几乎没有 DNA 断裂,因而没有 3'-OH 形成,很少能够被染色。

【药学中应用】

1. 判断肿瘤的组织起源及确定转移性恶性肿瘤的原发部位。

2. 判断药物对组织中细胞凋亡及转移的情况。

3. 判断药物对组织中相应标示物的影响。

【实验材料】

DNase Ⅰ buffer;Proteinase K buffer;DNase Ⅰ;DAB 工作液;20 μg/mL Proteinase K 工作液;二甲苯;梯度乙醇;苏木素;光学显微镜及其成像系统;组化笔;小型染色缸;试剂盒含 TdT 2×、Biotinylated 标记的 dUTP、标记 streptavidin 的 HRP、SSC 20×、Proteinase k、DAB 20×、DAB 底物 Buffer 20×、H_2O_2 20×。

【实验步骤】

1. 固定:取组织,用 PBS 冲洗,放入 4% 多聚甲醛磷酸盐缓冲液内固定 12 h。

2. 脱水:倒去固定液,用蒸馏水冲洗 3 次,再用 50% 乙醇冲洗 2 次,用乙醇逐级脱水,70% 乙醇 1 d,80% 乙醇过夜,95% 乙醇 3 h,无水乙醇(Ⅰ)、(Ⅱ)各 2 h。

3. 透明:组织块置于无水乙醇Ⅰ中 45 min,无水乙醇Ⅱ中 20 min。二甲苯Ⅰ、Ⅱ各 30 min。

4. 包埋:(恒温箱内进行)浸入石蜡 1∶1 二甲苯石蜡(58 ℃)45 min,石蜡(Ⅰ)、(Ⅱ)、(Ⅲ)共 2.5 h,用石蜡(Ⅲ)包埋组织 。

5. 切片,烤片 60 ℃,1 h。

6. 脱蜡:用二甲苯浸洗 5 min×2 次。

7. 水化:用梯度乙醇(100% ×3 min、95% ×3 min、85% ×3 min、70% ×3 min、50% ×3 min)。

8. 浸洗:0.85% NaCl×5 min 转入 PBS 洗 5 min。

9. 固定:浸入 4% 多聚甲醛 15 min。

10. 浸洗:PBS 5 min×2 次。

11. 细胞通透:用每片 100 μL 20 μg/mL Proteinase K 处理组织 15(10~30)min,室温。

12. 浸洗:PBS 洗 5 min。

13. 固定:浸入 4% 多聚甲醛 5 min;浸洗:PBS 5 min×2 次。

14. 平衡:加 100 μL 平衡液,湿盒平衡 10(5~10)min。

15. 制备 TUNEL 反应混合液:处理组用 1 μL rTdT + 1 μL 生物素标记的 dUTP+98 μL 平衡液混匀;而阴性对照组不加 rTdT,改为三蒸水;阳性对照组先加入 100 μL DNase Ⅰ缓冲液孵育 5 min,甩掉液体后再加 100 μL DNase Ⅰ(10 U/mL)酶切 10 min,用去离子水冲洗 4 次,PBS 浸洗 5 min,后面步骤从第 10 步开始。

16. 标记反应:加 100 μL TUNEL 反应混合液于标本上,加盖玻片或封口膜在暗湿盒中反应 37 ℃×1 h。

17. 终止反应:浸入 2×SSC 15 min。

18. 浸洗:PBS 5 min×3 次。

19. 封闭POD:浸入0.3% H_2O_2 15 min。

20. 浸洗:PBS 5 min×3 次。

21. 酶标反应:加100 μL streptavidin 标记HRP(按1∶500 PBS 稀释)30 min。

22. 浸洗:PBS 5 min×3 次。

23. DAB 显色(避光):加100 μL DAB 混合液(50 μL DAB + 50 μLDAB 底物缓冲液+ 50 μL H_2O_2 20× + 950 μL 三蒸水)10 min 左右,镜下出现浅棕色背景时。

24. 用去离子水冲洗几次。

25. 用苏木精复染,3 s 左右后立即用自来水冲洗。梯度酒精脱水(50、70、85、95、100、100%各1 min)、二甲苯透明1 min×2 次、中性树胶封片。

26. 加一滴PBS 或甘油在视野下,用光学显微镜观察凋亡细胞(共计200 ~ 500 个细胞)并拍照(图8-1)。可结合凋亡细胞形态特征来综合判断(未染色细胞变小,胞膜完整但出现发泡现象,晚期出现凋亡小体,贴壁细胞出现皱缩、变圆、脱落;而染色细胞呈现染色质浓缩、边缘化,核膜裂解,染色质分割成块状/凋亡小体)。

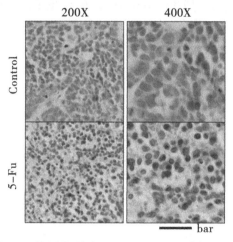

图8-1 TUNEL 染色(200×),TUNEL 染色(400×)

【实验结果与分析】

TUNEL 结果显示5-FU 作用后肿瘤组织中出现明显凋亡特征的细胞。结果提示5-FU 诱导EC109 裸鼠移植瘤肿瘤细胞凋亡。

阳性标记免疫特征:免疫酶标记(HRP- DAB/H_2O_2)表现为淡黄色细颗粒、棕黄色颗粒和褐黄色粗颗粒,后者耀眼易见。

阳性标记强度特征,依照细胞阳性着色程度(抗原含量),可分为:

弱阳性(+)⋯1 分。

中等阳性(++)⋯2 分。

强阳性(+++)⋯3 分。

依照阳性细胞数量,可分为:

弱阳性(+,指阳性细胞总数在25%以下)。

中等阳性(++,指阳性细胞总数在25%~49%)。

强阳性(+++,指阳性细胞总数在50%以上)。

采用积分综合计量。计算公式为:(+)%×1+(++)%×2+(+++)%×3;总数值<1.0者为(+),1.0~1.5者为(++),>1.5者为(+++)。至少随机观察5~10个HPF。

【注意事项】

1. 结果分析时注意:在坏死的晚期阶段或在高度增殖/代谢的组织细胞中可产生大量DNA片断,从而引起假阳性结果;而有些类型的凋亡性细胞死亡缺乏DNA断裂或DNA裂解不完全,以及细胞外的矩阵成分阻止TdT进入胞内反应,进而产生假阴性结果。

2. 初次检测细胞凋亡,最好设置阳性对照片。

3. 血细胞含量高的组织,尽可能延长过氧化氢的灭活时间。

4. 苏木精的复染时间需要摸索。

5. 每片所加试剂可调整,一般30~100 μL不等,但也要防止液体挥发而干片,且反应均在放置湿盒内。

6. 石蜡切片在染色过程中出现脱片现象。

7. 烤片时间不够,或温度不够,可以延长烤片时间和提高烤片温度。

【资料延伸】

免疫组化技术的分类,包括以下几种。

1. **免疫荧光方法** 最早建立的免疫组织化学技术。它利用抗原抗体特异性结合的原理,先将已知抗体标上荧光素,以此作为探针检查细胞或组织内的相应抗原,在荧光显微镜下观察。当抗原抗体复合物中的荧光素受激发光的照射后即会发出一定波长的荧光,从而可确定组织中某种抗原的定位,进而还可进行定量分析。由于免疫荧光技术特异性强、灵敏度高、快速简便,所以在临床病理诊断、检验中应用比较广。

2. **免疫酶标方法** 免疫酶标方法是继免疫荧光后,于20世纪60年代发展起来的技术。基本原理是先以酶标记的抗体与组织或细胞作用,然后加入酶的底物,生成有色的不溶性产物或具有一定电子密度的颗粒,通过光镜或电镜,对细胞表面和细胞内的各种抗原成分进行定位研究。免疫酶标技术定位准确、对比度好、染色标本可长期保存,适合于光、电镜研究等。免疫酶标方法的发展非常迅速,已经衍生出了多种标记方法,目前在病理诊断中广为使用的当属PAP法(过氧化物酶-抗过氧化物酶)、ABC法(卵白素-生物素-过氧化物酶复合物)、SP法(链霉菌抗生物素蛋白-过氧化物酶)、即用型二步法(聚合物链接)等。

3. **免疫胶体金技术** 免疫胶体金技术是以胶体金这样一种特殊的金属颗粒作为标记物。胶体金是指金的水溶胶,它能迅速而稳定地吸附蛋白,对蛋白的生物学活性则没有明显的影响。因此,用胶体金标记一抗、二抗或其他能特异性结合免疫球蛋白的分子(如葡萄球菌A蛋白)等作为探针,就能对组织或细胞内的抗原进行定性、定位,甚至定量研究。

由于胶体金有不同大小的颗粒,且胶体金的电子密度高,所以免疫胶体金技术特别适合于免疫电镜的单标记或多标记定位研究。由于胶体金本身呈淡至深红色,因此也适合进行光镜观察。如应用银加强的免疫金银法则更便于光镜观察。

【附录】

1×PBS 缓冲液(pH 值 7.4)2.5 L：20.016 g NaCl,0.5 g KCl,0.5 g KH_2PO_4,7.253 g Na_2HPO_4,115 ℃灭菌 15 min。

0.85% NaCl 500 mL：4.25 g NaCl,500 mL 三蒸水,115 ℃灭菌 15 min。

4%多聚甲醛 500 mL：20 g 多聚甲醛,500 mL PBS 在 65 ℃水箱中 3 h,再放入 4 ℃保存。

DNase Ⅰ buffer：40 mmol/L Tris-HCl(pH 值 7.9),10 mmol/L NaCl,6 mmol/L $MgCl_2$,10 mmol/L $CaCl_2$。

Proteinase K buffer：100 mmol/L Tris-HCl(pH 值 8.0),50 mmol/L EDTA。

DNase Ⅰ：原液 1 000 U/mL 按 1：99 DNase 1 缓冲液稀释至 10 U/mL。

DAB 工作液：临用前配制,5 μL 20×DAB,1 μL 30% H_2O_2,94 μL PBS。

20 μg/mL Proteinase K 工作液：按 1：500 稀释储存液 1 mg/mL。

梯度乙醇：100%、95%、85%、70%、50%。

【关键词】

免疫组化;免疫荧光;细胞凋亡;TUNEL

【参考文献】

[1]吴秉铨,刘彦仿.免疫组化在病理诊断中的应用[M].北京:北京科学技术出版社,2009.

[2]马恒辉,周晓军.如何提高组织处理的技术水平[J].临床与实验病理学杂志,2011,27(4):415-418.

[3]DEMIDOVA I,BARINOV A,SAVELOV N. Immunohistochemistry,fluo-rescence in situ hybridization, and reverse transcriptionpolymerase chain reaction for the detection of anaplastic lymphoma kinase gene rearrangements in patients with nonsmall cell lung cancer: potential advantages and methodologic pitfalls[J]. Arch Pathol Lab Med,2014,138(6):794-802.

[4]赵再秋,翟梅娟,赵贺秋.免疫组化在前列腺癌诊断中的作用[J].实用肿瘤学杂志,2006,(3):199-200.

[5]张燕敏,王忠荣.免疫组化方法在诊断肠神经异常性疾病中的应用进展[J].临床小儿外科杂志,2007,6(1):54-56.

[6]朱晓萍,王晓,王彩霞,等.关于免疫组化染色方法的鉴别及病理应用[J].黑龙江医药科学,2010,(4):44.

[7]李丽华.病理免疫组化染色方法质量控制应注意的问题[J],局解手术学杂志,

2008,17(6):434-435.

　　[8]ZANG L,HE H,XU Q,et al. Reactive oxygen species H_2O_2 and OH,but not O_2- promote oridonin-induced phagocytosis of apoptotic cells by human histocytic lymphoma U937 cells[J]. International Immunopharmacology,2013,15(2):414-423.

　　[9]盛云华,周绮,姚广涛. 酶生物标志物在肝毒性评价中的应用[J]. 医学综述, 2011,17(8):1121-1123.

实验8.2　ELISA 法测定地塞米松对人外周血中 TNF-α 的影响

【实验原理】

　　Ficoll-hypaque(聚蔗糖-泛影葡胺)密度梯度离心法分离外周血单个核细胞的原理:血液中各有形成分的比重存在差异,因此得以分离。红细胞和粒细胞密度大于分层液,同时因红细胞遇到 Ficoll 而凝集成串钱状而沉积于管底。血小板则因密度小而悬浮于血浆中,唯有与分层液密度相当的单个核细胞密集在血浆层和分层液的界面中,呈白膜状,吸取该层细胞,经洗涤离心重悬。本法分离单个核细胞纯度可达95%,淋巴细胞占90%~95%。

　　脂多糖是内毒素和群特异性抗原,作用于淋巴细胞可以产生细胞炎症,由此构建为细胞的炎症模型,具有抗炎效果的药物作用于此模型后,可以减轻细胞的炎性。细胞炎性的高低可以由炎症因子——肿瘤坏死因子(TNF-α)的含量来指示,TNF-α 的含量越高,表明细胞的炎性越大;TNF-α 的含量越低,表明细胞的炎性越小。TNF-α 的含量可以由 ELISA 试剂盒测出。

　　酶联免疫吸附法(ELISA)的基本原理:①使抗原或抗体结合到某种固相载体表面,并保持其免疫活性。②使抗原或抗体与某种酶连接成酶标抗原或抗体,这种酶标抗原或抗体既保留其免疫活性,又保留酶的活性。在测定时,把受检标本(测定其中的抗体或抗原)和酶标抗原或抗体按不同的步骤与固相载体表面的抗原或抗体起反应。用洗涤的方法使固相载体上形成的抗原抗体复合物与其他物质分开,最后结合在固相载体上酶的量与标本中受检物质的量成一定的比例。加入酶反应的底物后,底物被酶催化变为有色产物,产物的量与标本中受检物质的量直接相关,故可根据颜色反应的深浅定性或定量分析。由于酶的催化频率很高,故可极大地放大反应效果,从而使测定方法达到很高的敏感度。

【药学应用】

　　1. 测定药物是否具有抗炎作用,以及抗炎作用的强弱。

　　2. 测定药物是否具有促炎作用,以及促炎作用的强弱。

【实验材料】

Ficoll-Paque Plus(单核细胞分离液),LPS 脂多糖(Sigma),DMSO(Sigma),肿瘤坏死因子(TNF-α)试剂盒(Biolegend)。

【实验步骤】

1. 提前配置 110 μmol/L 地塞米松储备液和 1.2 mg/mL LPS 储备液。

2. 按照单核细胞分离液的说明书从新鲜血液中密度梯度离心法分离出 PBMC,将细胞重悬于含 10% 胎牛血清的 1640 培养基中,计数,调整细胞浓度为 10^6 cells/mL,接种于 96 孔板,每孔 100 mL,即每孔细胞总数为 10^5 个,3 个平行对照。

3. 加药,阴性对照组每孔加 10 mL 溶剂;药物组每孔加 10 mL 地塞米松,地塞米松的终浓度为 10 μmol/L。放入培养箱温育 15 min 后,每孔加入 10 mL LPS,终浓度为 100 ng/mL(阴性对照孔除外),放入培养箱培养 16~18 h(表8-1)。

表8-1 实验分组

组别	加入药物的终浓度	LPS(1.2 μg/mL)
空白	–	–
阴性	–	–
LPS	–	+
地塞米松	10 μmol/L	+

4. 以 1 000 r/min 的速度振摇 96 孔板 15 min,将每孔的上清液依次转移到 ELISA 板上,用试剂盒测出各孔 TNF-α 的 OD 值。

5. 根据试剂盒说明书测出 OD 值与 TNF-α 含量的标准曲线,根据标准曲线计算阴性对照组、溶剂对照组、药物组 TNF-α 含量,按照下列公式计算出药物的抑制率。说明:为消除溶剂影响,酶标仪所测定的 OD 值均减去空白组 OD 值后方可进行标准曲线或含量的计算。

$$抑制率(\%) = \left(1 - \frac{药物组-对照组}{LPS\ 组-对照组}\right) \times 100\%$$

【实验结果与分析】

1. 阴性对照组未经 LPS 诱导炎性,TNF-α 浓度为 22.616 4 pg/mL,而 LPS 组 TNF-α 浓度为 165.531,说明经 LPS 作用后,炎症因子的浓度明显升高,模型构建成功。

2. 与 LPS 组相比,地塞米松作用后,TNF-α 浓度由为 165.531 pg/mL 下降为 39.965 2 pg/mL,炎症因子的浓度明显降低,接近阴性对照组中炎症因子的浓度,说明地塞米松抑制了由 LPS 引起的细胞炎性,抑制率达到 87.86%,即地塞米松有很好的抗炎作用(表8-2)。

表8-2　各组 TNF-α 浓度和抑制率

组别	TNF-α 浓度/(pg/mL)	抑制率
空白	–	–
阴性	22.616 4	–
LPS	165.531	–
地塞米松	39.965 2	87.86%

【资料延伸】

1. 人外周血单个核细胞分离方法:取人抗凝静脉血 30 mL,用 pH 值 7.2 Hank's 液将抗凝血稀释 1 倍,充分混匀后,分别取 5 mL 缓慢加至猪淋巴细胞分离液(人血∶淋巴细胞分离液为 1∶1)层面上。水平离心以 1 500 r/ min 离心 30 min。然后用移液管插到 PBMC(云雾层混浊带)层,沿管壁轻轻吸出此层细胞,加入 5 倍体积以上的 Hank's 液洗涤细胞 2 次。每次洗涤以 1 500 r/ min,10 min 离心,以去掉混杂的血小板、细胞碎片等。末次洗涤后用 2 mL RPMI-1640 重悬细胞,最后按一定比例稀释后于血细胞计数板上细胞计数。

2. 用台盼蓝染液检测所分离的细胞活性。取 2 滴细胞悬液加 1 滴 2% 台盼蓝染液,5~10 min 后取样作湿片,高倍镜检。细胞活力检测:死细胞被染成蓝色,活细胞不着色。计数 200 个淋巴细胞。计算活细胞百分率。活细胞百分率=活细胞数/总细胞数×100%。

3. ELISA 操作步骤:上清液转移到 ELISA 板后,①加一抗:100 μL/well 加入 Capture antibody。盖上封板膜,室温(18~25 ℃)孵育 1 h。②洗板:扣去孔内液体,300 μL/well 加入 1×washing buffer;停留 1 min 后弃去孔内液体。重复 3 次,最后一次在 滤纸上扣干。③加二抗:100 μL/well 加入 Streptavidin-HRP。盖上封板膜,室温孵育 20 min。④洗板:扣去孔内液体,300 μL/well 加入 1×washing buffer;停留 1 min 后弃去孔内液体。重复 4 次,最后一次在 滤纸上扣干。⑤显色:100 μL/well 加入 TMB,室温避光孵育 10~15 min。⑥终止反应:迅速 100 μL/well 加入 Stop solution 终止反应。⑦读板:终止后 10 min 内,按照说明书用检测波长(一般为 450 nm)读取 OD 值。

【关键词】

外周血单个核细胞;地塞米松;TNF-α;抗炎

【参考文献】

张素华.Ficoll 密度梯度离心法分离猪外周血单个核细胞条件的探讨[J]. 中国血吸虫病防治杂志,2007,19(3):192-195.

实验 8.3　基于免疫共沉淀技术考察姜黄素衍生物 C213 对 K562 细胞中 Hsp90 和 Akt、p^{210} Bcr-abl 结合的影响

【实验原理】

免疫共沉淀(Co-Immunoprecipitation,Co-IP)是以抗体和抗原之间的专一性作用为基础的用于研究蛋白质相互作用的经典方法。是确定两种蛋白质在完整细胞内生理性相互作用的有效方法。

免疫共沉淀技术是一个比较经典的探讨蛋白质间相互关系的技术,现代基础医学研究中应用广泛且可信度比较高。蛋白质间相互作用存在于机体每个细胞的生命活动过程中,生物学中的许多现象如复制、转录、翻译、剪切、分泌、细胞周期调控、信号转导和中间代谢等均受蛋白质间相互作用的调控。有些蛋白质由多个亚单位组成,它们之间的相互作用就显得更为普遍。有些蛋白质结合紧密,有些蛋白质只有短暂的相互作用。通过蛋白质间相互作用,可改变细胞内蛋白质的动力学特征。如底物结合特性、催化活性也可产生新的结合位点,改变蛋白质对底物的特异性,还可失活其他蛋白质,调控其他基因表达。

当细胞在非变性条件下被裂解时,完整细胞内存在的许多蛋白质-蛋白质间的相互作用被保留了下来。如果用蛋白质 Hsp90 的抗体免疫沉淀 Hsp90,那么与 Hsp90 在体内结合的蛋白质 Akt、p^{210}Bcr-abl 也能沉淀下来。这种方法常用于测定两种目标蛋白质是否在体内结合,也可用于确定一种特定蛋白质的新的作用搭档。

【药学应用】

1. 测定两种蛋白质在完整细胞内的生理性相互作用。
2. 测定药物对蛋白结合的影响。

【实验材料】

1. 主要实验仪器　倒置显微镜(OLYMPUS 公司)、酶标仪 Microplate Reader 450(美国 BLO-RAD 公司)、恒压恒流电泳仪(日本 BLO-RAD 公司)、流式细胞仪(美国 BD 公司 FACSCantoⅡ)。

2. 主要实验试剂　人慢性粒细胞白血病细胞 K562 细胞(中科院上海细胞研究所)、姜黄素衍生物 C213(自己合成)、17AAG(Selleckchem)。

【实验步骤】

1. 收集 $2×10^7$ 个细胞,用冷 PBS(pH 值7.4)洗涤细胞 2 次,每次 3 000 r/min 离心 5 min。

2. 加入适量 K562 肿瘤细胞裂解缓冲液(含蛋白酶抑制剂和磷酸酶抑制剂),冰上裂解 30 min,细胞裂解液于 4 ℃,12 000 转速离心 15 min 后取上清液。

3. 500 μg 蛋白与 2 μg 一抗于 4 ℃ 孵育过夜。

4. 加 20 μL 的蛋白 A 琼脂糖磁珠(GE Healthcare,UK)混匀在 4 ℃ 再孵育 2 h。

5. 免疫共沉淀的磁珠用预冷的 PBS 清洗后,弃去上清液,加入 30 μL 上样缓冲液后煮沸 5 min。

6. 免疫共沉淀的蛋白用 10% SDS 凝胶电泳分离和 Western blot 分析(可参考基于 Western blot 技术考察 JD 诱导 EC109 细胞凋亡蛋白 Bax,Bcl-2 的表达变化)。

【实验结果与分析】

用 K562 肿瘤细胞裂解液,对 Hsp90 进行免疫共沉淀,并分析相互结合的 Hsp90 和其结合蛋白表达量的变化,如图 8-2 所示。

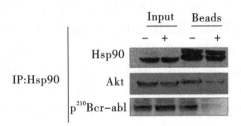

图 8-2　免疫共沉淀检测 C213 对 K562
细胞中 Hsp90 结合蛋白含量的影响

当加入 C213 后,免疫共沉淀 Hsp90,与对照组相比,可引起与 Hsp90 结合的结合蛋白 Akt 和 P^{210}Bcr-abl 的含量下降;说明 C213 能够干扰 Hsp90 与其结合蛋白的结合,从而下调与 Hsp90 结合的结合蛋白含量。

【注意事项】

1. 细胞裂解采用温和的裂解条件,不能破坏细胞内存在的所有蛋白质-蛋白质相互作用,细胞裂解液中要加各种酶抑制剂。

2. 使用明确的抗体,可以将几种抗体共同使用。

3. 确保共沉淀的蛋白是由所加入的抗体沉淀得到的,而并非外源非特异蛋白,单克隆抗体的使用有助于避免污染的发生。

4. 要确保抗体的特异性,即在不表达抗原的细胞溶解物中添加抗体不会引起共沉淀。

5. 确定蛋白间的相互作用是发生在细胞中,而不是由于细胞的溶解才发生的,这需要进行蛋白质的定位来确定。

6. 尽量保证在低温下进行实验操作。

7. 考虑抗体/缓冲液的比例。(抗体过少就不能检出抗原,过多则就不能沉降在 beads 上,残存在上清。缓冲剂太少则不能溶解抗原,过多则抗原被稀释)。

【资料延伸】

免疫沉淀实验成功与否,样品的处理非常关键。免疫沉淀实验本质上是处于天然构象状态的抗原和抗体之间的反应,而样品处理的质量决定了抗原抗体反应中的抗原的质量,浓度以及抗原是否处于天然构象状态。所以制备高质量的样品以用于后续的抗体-beads 孵育对免疫沉淀实验是否成功非常关键。在这个环节中,除了要控制所有操作尽量在冰上或 4 ℃ 完成外,最为关键的是裂解液的成分。用于免疫沉淀实验的样品一般是培养的细胞裂解液。

有实验结果显示,NaCl 浓度采用 100 mmol/L,才不会破坏二者的弱相互作用。然而细胞内部的 NaCl 浓度并不是均一的,局部 NaCl 的浓度可以低到 50 mmol/L,150 mmol/L 的 NaCl 有可能会破坏这个区域的蛋白质相互作用。因此,裂解液配方最佳的 NaCl 浓度要视所分析的蛋白的亚细胞定位而定。裂解液中的去垢剂可以裂解细胞质膜,同时也破坏许多细胞器的膜,从而释放其中储存的许多蛋白酶。若采用的去垢剂作用比较温和,那么蛋白酶的活性大部分得以保存,研究结果显示,0.5% 浓度的 NP40 除有利于保存二者的相互作用外,添加蛋白酶抑制剂对于防止目的蛋白的降解从而完成免疫沉淀实验非常关键。一般主要通过添加多种蛋白酶抑制剂混合物以抑制蛋白酶。

免疫共沉淀其优点:①相互作用的蛋白质都是经翻译后修饰的,处于天然状态;②蛋白的相互作用是在自然状态下进行的,可以避免人为的影响;③可以分离得到天然状态的相互作用蛋白复合物。

缺点:①可能检测不到低亲和力和瞬间的蛋白质-蛋白质相互作用;②两种蛋白质的结合可能不是直接结合,而可能有第三者在中间起桥梁作用;③必须在实验前预测目的蛋白是什么,以选择最后检测的抗体,所以,若预测不正确,实验就得不到结果,方法本身具有冒险性。

【附录】

C213 和 17AAG:溶解于二甲基亚砜(DMSO)中,配成 10 mg/mL 储存液,于-20 ℃ 保存备用。用前解冻,用培养基稀释。DMSO 在培养体系中的终浓度小于 0.2% 。

RPMI 1640 培养液:按说明书进行,每袋 RPMI 1640 粉剂先溶于 800 mL 双蒸水,用 20 mL 双蒸水冲洗包装袋并加入;加入 3.7 g $NaHCO_3$,充分溶解,用双蒸水补充至 1 000 mL。加入 100 IU/mL 青霉素和 100 mg/L 链霉素。0.22 μm 微孔滤膜除菌,等量分装,4 ℃ 保存备用。使用前加入胎牛血清。

PBS 缓冲液(pH 值 7.4):称取 NaCl 8.0 g,KCl 0.2 g,$Na_2HPO_4 \cdot 12 H_2O$ 1.44 g,$KH_2PO_4 \cdot 2H_2O$ 0.24 g,溶于 900 mL 双蒸水中,HCl 调节 pH 值至 7.4,用双蒸水定容至 1 000 mL,高压灭菌,室温储存。

【关键词】

免疫共沉淀;蛋白相互作用;Hsp90;Akt;p^{210}Bcr-abl

【参考文献】

[1]陈彧婷.姜黄素衍生物 C213 抑制线粒体 Hsp90 功能及抗白血病的作用[D].福州:福建医科大学,2014.

[2]郭纯.免疫共沉淀技术的研究进展[J].中医药导报,2007,13(12):86-89.

[3]冯晓琴,徐峰,王岿,等.通过对免疫共沉淀技术的优化验证蛋白质弱相互作用[J].中国科学院研究生院学报,2013,30(1):18-23.

实验8.4　火箭免疫电泳法测定静脉注射用丙种球蛋白的 IgG 含量

【实验原理】

免疫电泳法是指利用凝胶电泳与双向免疫扩散两种技术结合的实验方法。在电场作用下标本中各组分因电泳迁移率不同而分成区带,然后沿电泳平行方向将凝胶挖一沟槽,将抗体加入沟槽内,使抗原与抗体相互扩散而形成沉淀线。根据沉淀线的数量、位置及形状,以分析标本中所含组分的性质,本实验常用于抗原分析及免疫性疾病的诊断。此法在微量的基础上具有分辨率高,灵敏度高,时间短的优点,是很理想的分离和鉴定蛋白质混合物的方法,还可以用于抗原、抗体定性及纯度的测定。由 Grabor 和 Wiliams 建立的经典IE 已广泛用于蛋白质化学,并已积累了很多使用 IE 的有关知识。现在,经典 IE 已发展到在覆盖着一层 1% 琼脂糖凝胶的显微镜载玻片上操作的微量技术,用于蛋白质混合物,如人血清或血浆蛋白制品的同时分析。这种技术与较高级的电泳免疫沉淀法、交叉免疫电泳相比,操作更简便,多在临床生化检验中应用。但经典 IE 所得的结果仅是定性的,要进行定量分析必须借助于放射免疫扩散或火箭免疫电泳。

火箭免疫电泳是 20 世纪 60 年代发展起来的一种操作简单、能定量、重复性较好的免疫学技术。由 Laurel 将单向免疫扩散和电泳结合起来,发展成为单向火箭免疫电泳,可用于测定多种抗原。火箭免疫,该方法是在琼脂板内掺入适量的抗体,在电场的作用下定量的在含适量抗体的离子琼脂中泳动,当走在前面的抗原遭到琼脂板内的抗体时,形成抗原抗体复合物而沉淀出来,走在后面的抗原继续在电场的作用下向正极泳动,在向前泳动过程中,遇到了前面抗原所沉淀的抗原抗体复合物,由于抗原的增加造成抗原过量时复合物沉淀溶解,并一同向正极移动而进入新的琼脂板内与未结合的抗体结合,有形成新的抗原抗体复合物沉淀出来,这样不断地沉淀-溶解-再沉淀,直到全部抗原与抗体结合,当比例合适时,可在短时间内出现锥形沉淀线,此沉淀线形似火箭,故称火箭电泳,抗原含量愈高所形成的火箭峰愈长,因此依据火箭峰的长度,与标准抗原比较精确地计算抗原的浓度。

火箭免疫电泳是将单向免疫扩散和电泳相结合的一种定量检测技术。电泳时,含于琼脂凝胶中的抗体不发生移动,而在电场的作用下促使样品中的抗原向正极泳动。当抗原与抗体分子达到适当比例时,形成一个形状如火箭的不溶性免疫复合物沉淀峰,峰的高度与检样中的抗原浓度呈正相关。因此,当琼脂中抗体浓度固定时,以不同稀释度标准抗原泳动后形成的沉淀峰为纵坐标,抗原浓度为横坐标,绘制标准曲线。根据样品的沉淀峰长度即可计算出待测抗原的含量;反之,当琼脂中抗原浓度固定时,便可测定待测抗体的含量(即反向火箭免疫电泳)。

【药学应用】

1. 检出和表征骨髓瘤、巨球蛋白血症和其他淋巴增殖性疾病患者血清中的单克隆免疫球蛋白。

2. 可用于血液制品的常规检测。

3. 用于检测糖尿病、肾病中的尿白蛋白。

【实验材料】

IgG 国家标准品（中国药品生物制品检定所提供）；琼脂糖（SIGM 公司）、特异性羊抗人 IgG（上海生物制品研究所产品）玻板、打孔器（2 mm）、微量进样器、游标千分卡尺。

【实验步骤】

1. 标准品和样品的稀释　分别用生理盐水和不同浓度的甲醛溶液将 IgG 国家标准品稀释成不同 IgG 含量的标准品系列，将样品用能将 IgG 完全甲酰化的甲醛溶液做相应的稀释。

2. 制板和电泳　用对比稀释的电泳缓冲液（巴比妥-巴比妥钠，pH 值 8.2，离子强度 0.02）配制 1.0% 琼脂糖，加热溶解，取 18 mL 冷至 56 ℃ 保温，加入特异性羊抗人 Ig G 0.2 mL，混匀，铺板，打孔。并将玻板放置于电泳槽上，再将稀释好的 IgG 标准品或样品加入各孔中，每孔 5 μL，电泳。

3. 染色测定　将电泳后的玻板分别用生理盐水和蒸馏水浸泡后，烘干，用 0.5% 的考马斯亮蓝 R250 染色。观察峰形并进行回归计算结果。

【实验结果与分析】

1. 火箭免疫电泳方法改良前后的图谱峰形　IgG 不经甲酰化处理所得火箭电泳峰呈纺锤状，效果差，见图 8-3。将 IgG 甲酰化处理后获得理想的火箭峰，见图 8-4。甲酰化不完全时获得的火箭电泳峰较短较粗，见图 8-5。

2. 用改良火箭免疫电泳法制备标准曲线　IgG 国家标准品稀释成 IgG 量分别为 599 μg/mL、299.5 μg/mL、149.8 μg/mL、74.9 μg/mL 和 37.5 μg/mL 的标准品系列，按改良火箭免疫电泳测定法获得标准曲线图谱峰（图 8-4），以峰高（cm）为横坐标，IgG 含量（μg）的对数为纵坐标作图制备标准曲线（图 8-6）。

3. 静脉注射用丙种球蛋白中 Ig G 含量测定的重复性实验　取静脉注射用丙种球蛋白样品 9901，9902 和 9903 三批，按改良的火箭免疫电泳测定法分别重复测定 6 次，其含量分别为 5.37%±0.21%（n=6）、5.28%±0.39%（n=6）、5.80%±0.30%（n=6）；其变异系数分别为 3.91%、7.39% 和 5.17%。

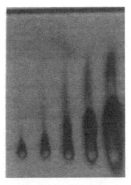

图8-3　未作甲酰化的火箭免疫电泳图谱峰

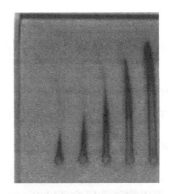

图8-4　经甲酰化的火箭免疫电泳图谱峰

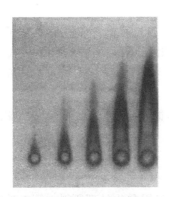

图8-5　甲酰化不完全的火箭免疫电
泳图谱峰

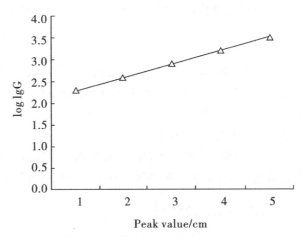

图8-6　火箭免疫电泳制备标准曲线

【注意事项】

1. 电泳时,搭桥应完全紧密接触,以免因电流不均而发生沉淀线弯曲。

2. 电泳扩散后可直接在黑色背景下,用斜射光观察。

3. 电泳过程中注意防止发热,以免影响电泳结果。

【资料延伸】

火箭免疫电泳是单向免疫扩散发展起来的一种简便的、能定量的、重复性好的免疫学测定技术。如将该技术直接用于IgG的定量测定,由于抗原、抗体的性质相同,火箭峰因IgG分子既带正电荷也带负电荷,在电场中泳动时有电渗现象,所得火箭电泳峰呈纺锤状,效果差。我们将IgG甲酰化处理后,IgG分子带负电荷,在电场中向正极泳动形成理想的火箭峰。当甲酰化不完全时IgG分子上的正电荷没被彻底醛化,泳动速度不够,峰较短较粗。用改良的火箭免疫电泳测定方法制备标准曲线,火箭峰的高度与抗体的浓度对数成正比,有良好的相关性,且重复性好,可见该法用于静脉注射丙种球蛋白中的 IgG 含量测定,是比较理想的方法。

【附录】

Ig G 国家标准品,中国药品生物制品检定所提供,批号 950316,含量 11.98 mg /mL。

pH 值 8.2 巴比妥缓冲液:巴比妥钠(Barbital sodium)10.3 g,巴比妥酸(Barbituri acid)1.84 g,蒸馏水 1 000 mL。称量巴比妥酸置一三角烧瓶中加蒸馏水 200 mL 于煮锅内加热溶解。称量巴比妥钠置另一容器中加蒸馏水 700 mL,摇动溶解。将已融化的巴比妥酸溶液与巴比妥钠溶液混合,用蒸馏水补足 1 000 mL。混匀后,用精密 pH 试纸测定 pH 值,备用。

【关键词】

改良火箭免疫电泳;静脉注射丙球;Ig G 含量测定

【参考文献】

黄凤琼,陈晓东,栗克喜,等.改良火箭免疫电泳法测定静脉注射用丙种球蛋白的 IgG 含量[J].华西医科大学学报,2002,1:132–133.

实验 8.5　　Tenascin-R 多克隆抗体制备

【实验原理】

抗原刺激机体,产生免疫学反应,由机体的浆细胞合成并分泌的与抗原有特异性结合能力的一组球蛋白,这就是免疫球蛋白,这种与抗原有特异性结合能力的免疫球蛋白就是抗体。抗原通常是由多个抗原决定簇组成的,由一种抗原决定簇刺激机体,由一个 B 淋巴细胞接受该抗原所产生的抗体称之为单克隆抗体(Monclone antibody)。由多种抗原决定簇刺激机体,相应地就产生各种各样的单克隆抗体,这些单克隆抗体混杂在一起就是多克隆抗体,机体内所产生的抗体就是多克隆抗体。

单克隆抗体和多克隆抗体各有其优缺点。总体来讲,单克隆抗体特异性高,制备成功后就可以继续生产完全一致的抗体,但单克隆抗体不能进行沉淀和凝集反应,所以很多检测方法不能使用单克隆抗体完成,而且反应强度不如多克隆抗体,且制备技术复杂,费时费工,实验周期长,价格也高。因此,在科研领域中使用较多的是多克隆抗体 。

根据人 TN-R 蛋白 EGF-L 结构域的氨基酸序列信息设计多肽抗原,序列长度在 10 ~ 20 个氨基酸残基之间,合成后与载体蛋白 H 相偶联,充分乳化后免疫新西兰大白兔,放血并分离血清,获得的抗血清采用抗原亲和纯化。

【药学应用】

1. 制备抗体药物，为临床治疗提供新的选择和手段。
2. 制备抗体，用于检测特定靶点蛋白。
3. 制备疫苗，预防流感等传染疾病的感染。

【实验材料】

健康成年雄性新西兰大白兔(SPF 级)(南方医科大学实验动物中心)、弗氏不完全佐剂(Sigma)、弗氏完全佐剂(Sigma)、人重组 Tenascin-R 蛋白(~180 kDa)(R&D Systems)。

【实验步骤】

1. 多肽抗原的设计、合成与偶联　根据人 TN-R 蛋白 EGF-L 结构域的氨基酸序列，采用 Mac Vecfor TM 预测软件选择一段多肽，序列长度在 10~20 个氨基酸残基之间，通过 NCBl(BlastP)数据库将多肽与宿主蛋白进行同源性比对，当同源性<25% 时，可将此多肽片段确定作为抗原。使用全自动多肽合成仪(固相合成法)合成多肽 10 mg，高效液相色谱法(high performance liquid chromatography，HPLC)纯化多肽后分析多肽纯度。采用碳二亚胺(EDC)法将 3 mg 多肽与匙孔血蓝蛋白(KLH)相偶联，用于动物免疫制备抗体。将 2 mg 多肽与卵清蛋白(ovalbumin，OVA)相偶联，用于抗体酶联免疫吸附实验(enzyme-linked immunosorbent assay，ELISA)的检测。未偶联的裸肽 5 mg 用于抗体的抗原亲和纯化。

2. 抗原的再纯化与乳化　偶联 KLH 的多肽抗原经 SDS-PAGE 电泳鉴定为可见的单一带时，截取该凝胶条带置-80 ℃冰箱冷冻保存。取 0.5 g 冻存胶块置于研钵中快速研磨成粉状，加 0.5 mL 弗氏佐剂，研磨 10 min，吸入 2 mL 注射器内，再用 0.5 mL 弗氏佐剂冲洗研钵，吸入 2 mL 注射器内，用乳胶管连接另一注射器，把抗原和佐剂来回在两个注射器内推动 5 min。估计乳化充分后，取一滴液体滴在水面上(冷水中)，如能长时间保持圆珠形而不散开，即表示乳化达到要求。

3. 免疫方案　新西兰大白兔购回后于动物房饲养 1 周，待兔子适应新环境后开始实验。免疫前先收集正常血清，以备检测抗体时作为阴性对照。剪去家兔耳部的部分兔毛，以碘酒及乙醇消毒皮肤后抽取 5 mL 耳缘静脉血，分离血清，-20 ℃保存。1 周后重复以上操作。免疫时用剪刀剪去实验兔背部脊柱旁部分兔毛，消毒皮肤后于脊柱两旁选 8 个点皮下注射(该部位神经末梢分布较少，有利于减少实验动物痛苦)，每点注射 0.1 mL 作为基础免疫，间隔 2 周再按以上步骤选不同点注射，剂量为基础免疫的 1/2，再隔 2 周后重复上步操作以作为第 2 次加强免疫，重复至第 2 次加强免疫 10 d 后采血测定抗体效价，效价大于 1∶10^5 为达标，不达标可再次加强免疫，达标即切开耳缘静脉滴血以采集免疫后的血液(无菌条件下)。

4. 血清的分离　取收集的血液在 37 ℃恒温箱中放置 30 min 以防止激活补体系统，再将试管在 4 ℃冰箱内放置过夜，使血液凝固血块收缩血清充分析出。用无菌滴管将血凝块从管壁上拨落,将血液转移至塑料离心管中,4 ℃下 10 000 g 离心 10 min,收集上清液在 4 ℃保存。

5.抗原亲和纯化　使用 NH₂ 链接将 5 mg 裸肽偶联到亲和性树脂柱上。在 4 ℃将抗血清离心(2 000×g),以去除任何颗粒或红细胞;利用 PBS 或 TBS(pH 值 7.4)将抗血清按 1∶1 稀释,每 1 mL 亲和树脂施用 5 mL 抗血清,流速不能超过 1 mL/min,在 280 nm 下测试吸光度,在 4 ℃时偶联效率最高。将未结合的部分按 2~5 倍的比例重新过柱;收集未结合材料,利用浓缩装置(>10 kDa)进行浓缩,以备测试。利用 0.2 mol/L 氨基乙酸进行洗脱(pH 值 1~2),在 pH 值 2.0 时开始洗脱,在吸光度降到基线以下时收集洗脱液;将洗脱液的 pH 值降低 0.5~1.0,直到已没有可检测到的抗体从柱上洗下来。收集从纯化柱上收集的各个部分,收集后通过加入 1/10 体积 1 mol/L Tris-HCl(pH 值 8.0)或 pH 值 8.0 的洗脱液将其中和;将适当的抗体洗脱液浓缩至 2~5 mg/mL,混合 50% 甘油在 -20 ℃下保存。

6.抗体效价的测定(间接 ELISA 法)

(1)包被抗原:将偶联 OVA 的多肽抗原用包被缓冲液稀释至 10 μg/mL,每孔加入 100 μL 于 37 ℃下孵育 2 h;倒掉包被液,用 PBST 液洗孔 3 次,拍干;每孔加入 5% 正常山羊血清/PBS 200 μL,于 4 ℃封闭过夜;倒掉包被液,用 PBST 液洗孔 3 次,拍干。

(2)检测待测样品:每孔加 100 μL 抗体稀释液,左边一列的第一个孔加阴性对照(兔免疫前血清)11.1 μL,右边一列的第一个孔加入待测样品 11.1 μL;做倍比稀释,A 行混匀后用排枪吸 11.1 μL 到 B 行,其他各行混匀后吸 25 uL 到对应的下一行,37 ℃环境孵育 1 h;在洗板机上,用 PBST 洗液洗孔 6 次;拍干洗液,每孔加入稀释的酶标二抗 100 μL,37 ℃环境孵 1 h;在洗板机上,用 PBST 洗液洗孔 6 次。

(3)显色:拍干洗液,每孔加入 100 μL 显色液,避光置 37 ℃显色 15~30 min;当阳性对照出现明显颜色变化后而阴性孔没有颜色反应时,每孔加入终止液 50 μL,20 min 内测定结果,酶标仪测定 OD_{405}。

(4)结果判断:以阴性孔 OD 值为标准,若样品孔的 OD 值与阴性孔相应稀释度 OD 值的比值大于 3 时,定为阳性反应。

7.Western blot 测定抗体的特异性　可参考基于 Western blot 技术考察 JD 诱导 EC109 细胞凋亡蛋白 Bax,Bcl-2 的表达变化。

【实验结果与分析】

1.多肽抗原的设计与合成　查询 GenBank 数据库 7,获取人 TN-R 蛋白 EGF-L 结构域的氨基酸序列信息(aal99-323,ID:NP 003276.3),通过 MacVector TM 软件计算氨基酸的亲水性、弹性及表面可接触性,选择亲水性强、结构上易变形、位于蛋白表面的 N 端或 C 端的抗原决定簇域,经过 BlastP 同源性比对后,将肽段 CDSEYSGDDCSELRCP 确定为多肽抗原。经合成获得多肽 10 mg,HPLC 鉴定纯度 >85%。

2.TN-R 多克隆抗体的制备　在对大白兔进行免疫前使用耳缘静脉取血法分两次采血,共获得 10 mL 全血,离心后得到 4 mL 阴性对照血清。进行一次基础免疫和 3 次加强免疫,第 2 次加强免疫后第 10 d 少量取血,ELISA 法测定抗血清中多抗效价大于 1∶10⁵,

达到预期效价,即经耳缘静脉切开放血收获血液26 mL,制备抗血清10 mL,经抗原亲和纯化后获得多克隆抗体8 mL,BCA法测得浓度0.36 mg/mL。收获的对照血清及抗体均经过0.22 μm滤膜滤过除菌,等量分成两份再分装后于-80 ℃及-20 ℃分别冻存。

3.TN-R多克隆抗体的鉴定　经间接ELISA法检测,经抗原亲和纯化后的TN-R多克隆抗体效价高于1:512 000,见图8-7A、图8-7B,表8-3。Western blot检测结果显示,在TN-R多抗侧相对分子量约180 kDa处出现阳性条带,而对照血清侧为阴性,表明TN-R多抗能与人重组TN-R蛋白结合,与预期结果吻合,见图8-7(C)。结果证实所制备的TN-R多克隆抗体效价高,对TN-R蛋白有良好的特异性。

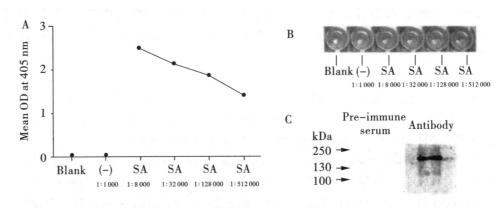

图8-7　TN-R多克隆抗体的ELISA(A,B)及Western blot(C)检测结果(-):免疫前对照血清

SA:抗原亲和纯化后的抗体。

表8-3　TN-R多克隆抗体的ELISA结果(OD值)

编号	Blank	(−) 1:1000	SA 1:8000	SA 1:32 000	SA 1:128 000	SA 1:512 000
1	0.057	0.055	2.665	2.227	1.901	1.562
2	0.055	0.059	2.741	2.396	2.017	1.527
3	0.049	0.053	2.248	2.121	1.85	1.397
4	0.058	0.062	2.519	2.127	1.792	1.414
5	0.055	0.061	2.47	2.119	1.774	1.405
6	0.053	0.055	2.663	2.327	1.903	1.573

【注意事项】

1.基础免疫用弗氏完全佐剂,加强免疫用弗氏不完全佐剂。

2. 根据抗体产生的时间规律,在设计免疫方案时,应合理安排免疫的次数和间隔时间。

3. 本实验所用的弗氏佐剂是由液体石蜡和无水羊毛脂加热混合而成,使用时与等量液体抗原充分混匀,超声乳化使形成稳定的油包水乳剂,即不完全弗氏佐剂,加入卡介苗以增强炎性反应称完全弗氏佐剂。

【资料延伸】

多克隆抗体制备失败可能原因:①免疫动物的种属及品系是否合格,可考虑改变动物的种属或品系,或扩大免疫动物的数量。②抗原质量是否良好,可改用其他厂家的产品或改用同一厂家的其他批号,也可考虑改变抗原分子的部分结构,或改进提取方法。③制备的免疫原是否符合要求,可从偶联剂、载体、抗原或载体的比例、反应时间等多方面去考虑,并加以改进。④免疫的方法、剂量,加强免疫的间隔时间和次数,免疫的途径是否合适。⑤动物的饲养是否得当,如营养、环境卫生是否符合要求,动物的健康情况是否良好等。

多克隆抗体的优点是,可以识别同一抗原的多个表位,因此在免疫检测中,可以识别更多的抗原,也比较少受到抗原构象变化的影响。因此在相同条件下,利用多克隆抗体可以提高检测的灵敏度,对一些丰度偏低的蛋白更容易检出。缺点则是因为可以识别多个抗原表位,相对来说是一组抗体的混合物,可能同时存在多种抗体的亚型。所以在特异性方面不如单克隆抗体。用多克隆抗体做免疫检测时,容易造成背景,例如在 WB 中有杂带,在 IHC 中背景染色较深等。由于多克隆抗体的识别表位是未知的,在查询文献的时候,也不太容易确认哪些抗体是可用的,因为除非提供货号否则很难像单克隆抗体一样买到检测相同表位的抗体,还需要实验优化的工作。

【附录】

(1)人重组 TN-R 蛋白溶液:超净工作台内,在所购蛋白 50 μg 中加入 ddH$_2$O 1 mL,室温下充分溶解,溶液浓度为 50 μg/mL,再用 20 μL EP 管分装,-20 ℃冰箱保存备用。

(2)0.02 mol/L TBS:1 000 mL ddH$_2$O 中加入 Tris 碱 2.4 g 和 NaCl 8.5 g;纯乙酸 850~900 μL 左右调节 pH 值至 7.2~7.6。

(3)0.02 mol/L TBST(TBS with Tween-20):1 000 mL 0.02 mol/L TBS,加入 500 μL 的 Tween-20,现用现配。

(4)洗脱缓冲溶液(pH 值 2.7):将 3.75 g 甘氨酸(50 mmol/L)溶解于 1 000 mL ddH$_2$O 中,用 HCl 调节 pH 值至 2.7,室温下保存。

(5)洗脱缓冲溶液(pH 值 1.9):将 3.75 g 甘氨酸(50 mmol/L)溶解于 1 000 mL ddH$_2$O 中,用 HCl 调节 pH 值至 1.9,室温下保存。

(6)包被缓冲液(pH 值 9.6 0.05 mol/L 碳酸盐缓冲液):称取 Na$_2$CO$_3$ 1.59 g、NaHCO$_3$ 2.93 g 加 ddH$_2$O 定容至 1 000 mL,常温下保存。

(7)洗涤液(含 0.05% Tween-20 的 PBS):1 000 mL PBS 中加入 Tween-20 500 mL 混匀后置 4 ℃冰箱保存。

（8）中和缓冲液：121.2 g Tris（1 mol/L）、87.8 g NaCl（1.5 mol/L）、0.37 g EDTA（1 mmol/L）及5 g叠氮钠（0.5%）溶于1 000 mL ddH$_2$O中，再用HCl调节pH值至8.0，室温下备用。

【关键词】

单克隆抗体；多克隆抗体；免疫学反应；Tenascin-R；抗体效价

【参考文献】

[1]酉建.Tenascin-R多克隆抗体的制备及其被动免疫治疗大鼠脊髓损伤的实验研究[D].广州：南方医科大学,2013.

[2]奥斯伯FM,金斯顿RE,塞德曼JG,等.精编分子生物学实验措南[M].4版.北京：科学出版社,2005.

[3]林筱洁,罗建江.人细胞色素P4501A1与谷胱甘肽S-转移梅的融六蛋白及其抗体的制备[J].中国药理学与毒理学杂志,2000,14(6):434-439.

实验8.6　抗EGFRvⅢ单克隆抗体制备

【实验原理】

单克隆抗体原理：B淋巴细胞能够产生抗体，但在体外不能进行无限分裂；而瘤细胞虽然可以在体外进行无限传代，但不能产生抗体。将这两种细胞融合后得到的杂交瘤细胞具有两种亲本细胞的特性。抗体主要由B淋巴细胞合成，每个B淋巴细胞有合成一种抗体的遗传基因。动物脾脏有上百万种不同的B淋巴细胞系，含遗传基因不同的B淋巴细胞合成不同的抗体。当机体受抗原刺激时，抗原分子上的许多决定簇分别激活各个具有不同基因的B细胞。被激活的B细胞分裂增殖形成该细胞的子孙，即克隆由许多个被激活B细胞的分裂增殖形成多克隆，并合成多种抗体。如果能选出一个制造一种专一抗体的细胞进行培养，就可得到由单细胞经分裂增殖而形成细胞群，即单克隆。单克隆细胞将合成一种决定簇的抗体，称为单克隆抗体。

以EGFRvⅢ重组蛋白和NIH-3T3-EGFRvⅢex稳定转染细胞系为抗原免疫BLAB/c小鼠，利用杂交瘤技术进行脾细胞和SP2/0骨髓瘤细胞系融合筛选得到特异性单克隆抗体细株。

【药学应用】

1.抗肿瘤单抗，可用于肿瘤的导向治疗。
2.制备抗细胞表面分子单抗。
3.制造模型，用于药物的筛选。

【实验材料】

CO_2 恒温培养箱、倒置显微镜、流式细胞仪、真空泵、细胞培养瓶、青霉素小瓶、融合管（50 mL 圆底带盖玻璃或塑料离心管）、血细胞计数板、小鼠固定装置、6～8 周龄 BLAB/c 小鼠、NIH-3T3 细胞系、SP2/0 细胞系、胰酶、完全弗氏佐剂、ELISA 试剂盒、T-PER 组织蛋白裂解液、DMEM、胎牛血清,青、链霉素,BCA 蛋白定量试剂盒、液体石蜡。

【实验步骤】

1. 抗原免疫

（1）重组蛋白免疫:EGFRvⅢ 胞外区重组蛋白与等量完全弗氏佐剂充分乳化混合皮下多点免疫 6～8 周龄 BLAB/c 小鼠,100 μg 每只小鼠。4 周后重组抗原与不完全弗氏佐剂乳化混合,腹腔注射免疫小鼠,每只小鼠 50 μg,其后间隔 2 周,继续腹腔加强免疫。在第 4 次加强免疫 1 周后,取小鼠血清,以重组抗原包被,ELISA 法检测小鼠抗血清效价。

（2）NIH-3T3-EGFRvⅢex 细胞免疫:生长状态良好 NIH-3T3-EGFRvⅢex 细胞胰酶消化后,3 000 r/min 离心 3 min 用 PBS 重悬,皮下多点注射免疫 6～8 周龄 BLAB/c 小鼠,10^6 细胞每只小鼠,同时在邻近位置注射完全弗氏佐剂（50 μg 每只小鼠）。4 周后,皮下多点注射免疫小鼠,10^6 细胞每只小鼠,同时在邻近位置注射不完全弗氏佐剂（每只小鼠 50 μg）,其后间隔 2 周,继续用 NIH-3T3-EGFRvⅢex 细胞皮下加强免疫。在第 4 次加强免疫周后,取小鼠血清,ELISA 法检测小鼠抗血清效价。

（3）重组蛋白和 NIH-3T3-EGFRvⅢex 细胞混合免疫:初次免疫以 10^6 NIH-3T3-EGFRvⅢex 细胞皮下多点注射 6～8 周龄 BALB/c 小鼠,同时在邻近位置注射完全弗氏佐剂（每只小鼠 50 μL）。4 周后,皮下注射与不完全弗氏佐剂充分乳化的重组 EGFRvⅢ 胞外区抗原加强免疫。间隔 2 周后皮下多点注射 NIH-3T3-EGFRvⅢex 细胞加强免疫,其后每间隔 2 周,继续皮下加强免疫重组抗原或 NIH-3T3-EGFRvⅢex 细胞。在第 4 次加强免疫 1 周后,取小鼠血清,ELISA 法检测小鼠抗血清效价。

（4）脾内注射加强免疫:最后一次加强 3 周后,麻醉小鼠,用手术剪开小鼠腹腔,使脾脏暴露,进行脾内注射免疫,每只小鼠免疫 20 μg 重组抗原或 3×10^6 细胞,免疫的溶液体积在 20 μL 左右。

2. 杂交瘤细胞融合筛选及克隆化

（1）准备杂交瘤细胞及饲养细胞:杂交瘤细胞准备,融合前一个星期,用普通的完全培养基分瓶培养杂交瘤细胞,以使细胞能生长良好。每一个融合准备 250 mL 生长密度为 2×10^6 cell/mL 处于对数生长中期的健康细胞。

饲养细胞准备:引颈处死小鼠,用乙醇浸润,放超净工作台上,于腹腔注射 5～10 mL PBS。轻轻地挤压腹部 2～3 次,尽可能多地回收腹腔细胞。把这些细胞转移到 50 mL 尖底离心管。从胸骨后轻轻地摘取胸腺,把胸腺放在装有 10 mL 无菌培养基的平皿中。挤压研磨胸腺,使这些细胞通过滤器进入装有饲养细胞的 50 mL 离心管。用 10 mL 无血清培养基冲洗并把洗下的液体加入 50 mL 离心管中,室温 1 500 r/min 离心 5 min。细胞重悬于 10 mL 杂交瘤生长培养基。

（2）融合：准备 20 mL 无血清的培养基和 1 mL PEG 1500 放于 37 ℃ 保温。收集骨髓瘤细胞，用无血清培养基洗两次，悬浮于 10 mL 无血清培养基中。处死免疫的小鼠，用酒精浸润后取出脾脏。把脾脏放入装有 10 mL 无菌培养基的平皿中。把脾脏置于细胞滤器上，并用无菌手术剪将脾脏剪成碎片。用注射器内芯挤压研磨脾脏，用 5 mL 无血清培养基冲洗，使细胞通过过滤器进入 50 mL 离心管中。再用 10 mL 无血清培养基冲洗。常温下 1 500 r/min 离心 5 min，用无血清培养基洗两次。10^8 脾细胞和 $5×10^7$ 骨髓瘤细胞混合，1 500 r/min 离心 5 min，弃上清液。轻轻敲击管子底部使细胞松散。取出在 37 ℃ 预热的培养基和 PEG，把细胞置于水浴中，加入 1 mL PEG，加完后及时用无血清的培养基终止，离心弃上清并用培养基重悬细胞，加入饲养细胞混合，每孔 100 μL 铺到 96 孔板上，置 37 ℃，5% CO_2 培养箱中培养。6 h 后每孔加 100 μL 2×HAT 选择培养基。3 ~ 4 d 后每孔加 100 μL 2×HT 培养基。继续培养 1 周至克隆长出。

（3）阳性克隆鉴定及进一步亚克隆：分别用重组抗原包被或固定的 NIH-3T3-EGFRvⅢex 或 NIH-3T3-Mock 细胞对杂交瘤融合细胞克隆的上清液进行 ELISA 检测。挑选重组蛋白阳性 NIH-3T3-EGFRvⅢex 阳性而 NIH-3T3-Mock 细胞阴性的克隆，进行进一步亚克隆 2 ~ 3 次，并连续培养约 2 个月，确定为稳定的杂交瘤细胞株。

3. 特异性抗体的生产和纯化

（1）腹水收集：杂交瘤细胞复苏，置 37 ℃ 培养箱扩大培养，同时 BALB/c 小鼠腹腔注射 0.2 mL 耐降脂烷或液体石蜡。7 d 后，收集杂交瘤细胞，离心，去上清，用生理盐水洗涤一次后，调节细胞浓度至 $5×10^5$ cell/ mL，每只小鼠腹腔注射 0.5 mL。7 ~ 10 d 后，小鼠腹部增大，开始收集腹水。收集的腹水 4000 g 离心 10 min，收集上清液，分装于 -20 ℃ 储存备用。

（2）抗体纯化柱层析纯化：将腹水解冻，用 2 倍体积 PBS 稀释，高速离心去沉淀，0.22 μmol/L 过滤备用。取出蛋白 G 亲和柱恢复室温，用 PBS 平衡 5 个柱体积。腹水溶液上柱，PBS 洗 5 个柱体积。以 pH 值 2.7，0.1 mol/L 甘氨酸盐酸溶液洗脱，洗脱液加入 1/10 体积 1 mol/L Tris-HCl pH 值 9.6 中和。将溶液用 0.01 mol/L，pH 值 7.4 的 PBS 透析，其间换液 2 次，两次换液时间大于 5 h。将透析溶液于 10 000 r/min 离心 10 min，上清液 0.22 μm 滤膜过滤保存，BCA 法定量，即为单抗溶液，-20 ℃ 储存备用。

【实验结果与分析】

通过 Western blot 鉴定单克隆抗体特异性和流式细胞仪（FACS）检测鉴定单克隆抗体特异性，得出重组蛋白阳性 NIH-3T3-EGFRvⅢex 阳性克隆的稳定的杂交瘤细胞株。并得到纯度高的 EGFRvⅢ 特异性抗体。

【注意事项】

1. 细胞培养时容易污染，操作过程应格外小心。

2. 融合时，两种细胞的比例要适中。

3. 筛选出的阳性细胞株应及早进行抗体制备，因为融合细胞随培养时间延长，发生污染、染色体丢失和细胞死亡的概率增加。

【资料延伸】

1975 年德国科学家 Kohler 和英国科学家 Mil-stein 利用杂交瘤技术将产生抗体的 B 淋巴细胞同骨髓瘤细胞融合,成功地建立了单克隆抗体制备技术,由于单克隆抗体在生命科学领域的巨大贡献,此技术获得 1984 年的诺贝尔生理学或医学奖。1994 年 Winter 等创建了以噬菌体抗体库技术为代表的基因工程抗体,是单克隆抗体技术的又一重要进步,该技术是按人工设计所重新组装的新型抗体分子,使不经免疫既可获得任何一种动物(包括人)的特异性抗体成为可能。单克隆抗体的特征使它成为未来治疗学上研究的热点。在过去的 30 年里,从鼠源性单抗到全人源性抗体,单抗在制备技术上取得了较大的进展。鼠源性单抗的免疫源性导致机体产生一系列的急性反应,使药物的功效降低。全人单克隆抗体是制备单克隆抗体的一种新技术。它减少了鼠基因序列,减少了抗抗体反应,提高了单克隆抗体的功效和安全性。而且,当前全人源性单克隆抗体技术的灵活性,可以选择发挥单抗最优的药动学和药效学特性。在未来的几年里,全人源性单抗将作为一种新的产物更多地用于疾病的诊断、治疗及研究中。

【附录】

NIH-3T3 细胞系:小鼠成纤维细胞。

SP2/0 细胞系:骨髓瘤细胞。

PBS 缓冲液:NaCl 8.5 g,KCl 0.2 g,NaHPO$_4$ · 12H$_2$O 2.85 g ,KH$_2$PO$_4$ 0.27g 溶于 1 000 mL超纯水。

【关键词】

单克隆;抗体;B 淋巴细胞;抗原

【参考文献】

[1]王华茂.抗 EGFRvⅢ单克隆抗体制备及其在肝癌治疗中的应用[D].上海:复旦大学,2009.

[2]朱学泰.单克隆抗体制备技术研究进展[J].甘肃科技,2005,21(3):108-109.

[3]胡春艳,刘全忠.单克隆抗体制备技术及应用的研究进展[J].安徽预防医学杂志,2008,(2):116-118.

[4]孔君,刘箐,韩跃武,等.单克隆抗体制备技术的最新进展及应用前景[J].免疫学杂志,2011,27(2):170-173.

实验 8.7　染色质免疫共沉淀检测 p300 对 TGF β1 启动子的结合

【实验原理】

染色体免疫沉淀(chromatin immunoprecipitation assay,ChIP),是研究体内 DNA 与蛋白质相互作用的方法。不仅可以检测体内反式因子与 DNA 的动态作用,还可以用来研究组蛋白的各种共价修饰与基因表达关系。ChIP 也可以定位染色体上的蛋白质,调整组蛋白以及转录因子的特殊 DNA 片段,是学习染色体的生物学特性和转录规则时非常有用的方法。人类的基因主要是以染色体的形式存在,所以在分析 DNA 与蛋白质关系时,首先在活细胞状态下使用甲醛固定蛋白质与 DNA 的复合物,然后通过声波降解或者酶解法将复合物切断为一定长度范围内的染色质小片段,然后用所研究的目的蛋白质的特异性抗体免疫沉淀蛋白质-DNA 复合体,从而特异性地富集目的蛋白结合的 DNA 片段。不同的 DNA 与蛋白质复合物小片段可以与特异性抗体结合,发生免疫学沉淀后,DNA 与蛋白质的交联破坏,蛋白质移除,DNA 重新恢复。这时即可根据 DNA 与蛋白质的结合情况分析它们相互作用的信息。ChIP 的结果可以反映出染色体拓扑学与细胞内调控蛋白的关系。ChIP 一般包括细胞固定,染色质断裂,染色质免疫沉淀,交联反应的逆转,DNA 的纯化,以及 DNA 的鉴定分析。

染色质免疫沉淀的 DNA 适用于多种分析方法。如果目的蛋白的靶序列是已知的或需要验证的,可采用狭缝杂交(Slot blot)的方法,把靶序列特异性探针与染色质免疫沉淀的 DNA 杂交,来验证目的蛋白与 DNA 靶序列的特异性结合。还可以根据靶序列设计引物,用半定量 PCR 的方法进行测定,或采用 Real-time PCR 方法进行定量分析。如果目的蛋白的靶序列是未知的或高通量的(high-throughput),可采用 Southern 杂交。但因为免疫沉淀的 DNA 量较少,所以在研究时通常要用 PCR 方法扩增 DNA 探针,再进行整个基因组扫描。还可以把沉淀的 DNA 克隆到载体中,进行测序,寻找该序列附近的开放阅读框,发现新的基因调节序列。

实时荧光定量 PCR 技术(real-time fluorescent quantitative PCR,RT-PCR/q-PCR),是20 世纪末推出的一种新型的核酸定量技术。实现了 PCR 从定性到定量的飞跃,并且具有灵敏度高、特异性强、重复性好、有效解决 PCR 污染问题、自动化程度高等特点。RT-PCR 实验,包括探针类和染料类两种,探针类即是,使用标记有荧光素的探针与模板 DNA 中的某序列特异性结合,在进行 PCR 扩增时模板断裂时探针中的荧光素游离,从而根据荧光强度指示产物量变化。染料类如 SYBR Green Ⅰ 染料,是利用 SYBR Green Ⅰ 染料与双链 DNA 小沟结合发光来指示扩增产物的增加。总之,在 PCR 反应的产物中引入一种荧光物质,随着 PCR 反应不断进行,产物不断增加,荧光信号强度也以一定的比例增强,进而通过检测产物荧光强度得到产物量的变化,实现对起始模板的定性定量分析。

【药学应用】

从研究目的蛋白与已知靶序列间的相互作用,发展到研究目的蛋白与整个基因组的未知序列的相互作用;从研究一个目的蛋白与 DNA 的相互作用,发展到研究两个蛋白与 DNA 共同结合的相互作用;从研究启动子区域的组蛋白的修饰,发展到研究结合在 DNA 序列上的蛋白复合物。细分类别如下:①组蛋白修饰研究;②转录调控分析;③药物开发研究;④有丝分裂研究;⑤DNA 损伤与凋亡分析。

【实验材料】

1. 仪器 水浴锅,37 ℃培养箱,4 ℃培养箱,−80 ℃冰箱,4 ℃离心机,水平摇床,移液枪(各种量程)和枪头,1.5 mL EP 管,10 mL EP 管,涡旋器,显微镜,磁铁,细胞刮板,玻璃匀浆器。

2. 试剂 Nucleosome Preparation(Active Motify),Magna ChIP Protein G Magnetic Beads(Millipore),纯细胞培养基,琼脂糖凝胶,Tris−饱和酚溶液(索莱宝),36% ~37%甲醛,甘油,氯化锂,氯化钠,SDS,EDTA(Na 盐),脱氧胆酸钠,NP−40,曲拉通 X−100,NaHCO$_3$,无水乙醇(分子生物级别),蛋白酶 K 终止液。

【实验步骤】

1. ChIP 具体操作

(1)细胞的固定:具体操作步骤如下。

1)在 10 cm 的培养皿中培养细胞浓度在 70% ~80%,对细胞作出相应处理:空白对照组和加入 P300 抑制剂组。

2)在细胞可以收集时,按标准量加入新鲜配制的下述溶液。

· Fixation Solution:在 20 mL 无血清纯细胞培养基中加入 0.54 mL 37%的甲醛溶液,混合均匀,置于室温下。

· 1×PBS 溶液:加 2.33 mL 10×PBS 到 21 mL ddH$_2$O 中,混合后置于冰上。

· Glycine Stop−Fix Solution:1 mL 10×Glycine buffer,1 mL 10×PBS,8 mL ddH$_2$O,混匀并置于室温下。

· Cell Scraping Solution:加 0.6 mL 10×PBS 到 5.4 mL ddH$_2$O 中,混匀后置于冰上。

3)弃去含血清细胞培养基,加入 10 mL Fixation Solution,室温下,置于摇床上 10 min。

4)弃去固定液,加 5 mL 预冷的 1×PBS 溶液到培养皿中,振摇 5 s,弃去。

5)每培养皿加入 10 mL Glycine Stop−Fix Solution,室温下振摇 5 min。

6)弃去培养皿中溶液,加入 10 mL 预冷的 1×PBS 溶液,振摇 5 s,弃去。

7)使用 Cell Scraping Solution 前加入 30 μL 100 mmol/L PMSF。取 5 mL 预冷 Cell Scraping Solution 于培养皿中。一定的角度倾斜培养皿使细胞尽可能聚集在底部一侧,用移液枪将细胞转移到 10 mL EP 管中,置于冰上。

8)上一步收集的细胞于 4 ℃离心机中 2 500 r/min 离心 10 min。弃去上清,收集细胞沉淀可以直接进行下一步实验或冻存后备用。若冻存,加入 1 μL 100 mmol/L PMSF 和

1 μL PIC 于-80 ℃冻存。

（2）酶切

1）细胞沉淀冰上裂解，加入 1 mL 预冷的 Lysis buffer(5 μL PIC 和 5 μL PMSF)重悬细胞，冰上孵育 30 min。孵育过程中，按下表表 8-4 准备工作液。

表 8-4　酶切工作液

试剂	1-2 反应	3-5 反应	6-10 反应
酶切混合物	0.5 μL	1 μL	2 μL
50% 甘油	49.5 μL	99 μL	198 μL

2）将细胞转移到预冷的匀浆器中，匀浆 10～20 次以辅助细胞核释放（可取 10 μL 细胞裂解液于显微镜下观察：完整细胞有暗中区，被低浓度细胞质环绕；破碎细胞呈点状被非对称不完整碎片环绕）。

3）将细胞转移到 1.5 mL 离心管中，4 ℃ 5 000 r/min 离心 10 min。

4）弃去上清，350 μL Digestion buffer 重悬细胞，37 ℃ 孵育 5 min。

5）在预热的上步溶液中加入 17 μL 酶切工作液并涡旋混匀。

6）37 ℃孵育一定时间。根据不同细胞株系确定其最适合的孵育时间，每 2 min 涡旋一次以提高剪切效率。

7）加入 7 μL 预冷的 0.5 mol/L EDTA 终止反应，冰浴 10 min。

8）4 ℃ 14 000 r/min 离心 10 min。小心将上清转移到 1.5 mL 离心管中，可以直接进行下步实验也可以储存于-80 ℃。冻存前取 50 μL 检测酶切效率及 DNA 浓度。

（3）免疫沉淀反应

1）染色质于冰上融解，取 10 μL 转入 1.5 mL 离心管，即是"INPUT DNA"，用于后续实验，并且作为 PCR 分析的空白对照。若 6 h 内使用则储存在 4 ℃ 下，否则就储存在-20 ℃。

2）在 1.5 mL 微型离心管中加入表 8-5 中的各组分进行 ChIP 实验，根据 DNA 浓度确定加入体积，抗体在反应的最后加入。

表 8-5　免疫沉淀反应体系

试剂	反应 1 （染色质体积少于 60 μL）	反应 2 （染色质体积多于 60 μL）
Magna ChIP Protein G Magnetic Beads	25 μL	25 μL
ChIP 1×dilution buffer	10 μL	20 μL
染色质	20～60 μL	60～150 μL
PIC	1 μL	2 μL
超纯水	加到 100 μL 为止	加到 200 μL 为止

续表 8-5

试剂	反应 1 (染色质体积少于 60 μL)	反应 2 (染色质体积多于 60 μL)
P300 抗体(ChIP 级)	1 ~ 3 μg	1 ~ 3 μg
总体积	100 μL	200 μL

3)在 4 ℃培养箱里上下颠倒摇 4 h。一些情况下,孵育过夜可增强抗体结合力。

4)短暂离心收集液体。

5)将磁铁靠近,吸磁珠于管的一侧。

6)小心弃去上清液。

(4)清洗磁珠:①用 1 mL Low Salt Immune complex wash buffer 洗磁珠一次。②用 1 mL High Salt Immune complex wash buffer 洗磁珠一次。③用 1 mL LiCl Immune complex wash buffer 洗磁珠一次。④用 1 mL TE buffer 洗磁珠两次。最后一次洗完,尽可能不碰到磁珠转移上清,可以使用 200 μL 移液枪。

(5)洗脱染色质,解交联,加入蛋白酶 K。

1)用 100 μL Elution buffer 重悬清洗过的磁珠。

2)室温下上下颠倒振摇,孵育 15 min。

3)短暂离心收集液体。

4)65 ℃水浴 4 h 或者过夜以解交联,短暂离心收集液体。

5)利用磁铁尽可能将磁珠汇集于管的一侧。将含有染色质的上清液转移至新的收集管中。

6)"Input DNA"样品:取 10 μL 分装的 Input DNA,如果需要可以在冰上裂解,再加入 88 μL TE buffer 和 2 μL 5 mol/L 氯化钠,使其最终体积为 100 μL。

7)水浴或者在 PCR 仪中 95 ℃ 孵育 ChIP 样品和 Input DNA 样品 15 min。

8)将管重新放置室温,混合均匀后加入 2 μL 蛋白酶 K。

9)盖上盖子混匀,37 ℃ 下孵育 1 h。孵育过程中将蛋白酶 K 终止液置于室温下 30 ~ 60 min。

10)将管置于室温下,加入 2 μL 蛋白酶 K 终止液,短暂离心收集管内液体。得到的 DNA 可直接使用,进行 RT-qPCR 操作或者储存于-20 ℃ 。

2. RT-qPCR 实验

(1)P300 与 TGF-β1 启动子的结合序列可根据数据库查出,依据靶序列设计引物(目的片段大小在 100 ~ 500 bp 之间),采用 Real-time PCR 方法进行定量分析。

(2)在 PCR 专用八连管中加入表 8-6 的体系。

表 8-6 RT-qPCR 体系

DNA 模板	2×SYBR Green Imix	引物(Forward+Reverse)	ddH$_2$O
1 μL	7.5 μL	(0.3+0.3)μL	5.9 μL

(3)将加体系的八连管放入 qPCR 仪中,按表 8-7 设置 qPCR 仪的工作程序。

表 8-7 RT-qPCR 程序

95 ℃	95 ℃	55~65 ℃	72 ℃	循环数
10 min	30 s	30 s	30 s	40 次

(4)运行程序,由 qPCR 仪自行分析数据得出结果。

【实验结果与分析】

实验结果如图 8-8 所示。

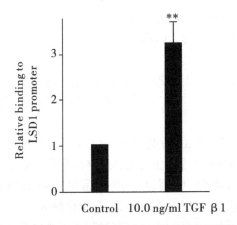

图 8-8 TGF β1 促进 p300 对 LSD1 启动子的结合

【注意事项】

(1)因为 ChIP 实验涉及的步骤多,结果的重复性较低,所以对 ChIP 实验过程的每一步都应设计相应的对照,而且对结果的分析也需要有一定的经验。

(2)甲醛固定时间:交联时间如果过长,细胞染色质难以用超声波或核酶破碎,影响 ChIP 结果,而且实验材料也容易在离心过程中丢失。交联时间如果过短,则交联不完全,产生假阴性。

(3)交联后的染色质可被超声波或 Micrococcal Nuclease 切成 400~600 bp 的片段(用琼脂糖凝胶电泳检测),以便暴露目标蛋白,利于抗体识别。超声波是使用机械力断裂染色质,容易引起升温或产生泡沫,这都会引起蛋白质变性,进而影响 ChIP 的效率。所以在超声波断裂染色质时,要在冰上进行,且要设计时断时续的超声程序,保证低温。另外,超声探头要尽量深入管中,但不接触管底或侧壁,以免产生泡沫。总超声时间也不要太长,以免蛋白降解。Micrococcal Nuclease 可以将染色质切成一到几个核小体,比超声波处理的结果更精致,更均一。另外,酶反应的条件比较温和,对 DNA 和 DNA-蛋白复合物的损伤较小,而且蛋白不易变性。酶切时间一般 10 ~ 15 min,需要有针对性的优化,酶切片段在 140 ~ 2 000 bp 之间。

(4)磁珠清洗时,一定要快,确保清洗过程中磁珠一直处于不干的状态。

【资料延伸】

目前,随着人类基因组测序工作的基本完成,研究目的蛋白和整个基因组的相互作用逐渐成为研究的热点。由于基因组中的信息量非常大,常规方法通常无法满足科研的需要。近年来发展起来的 ChIP-chip 技术将基因组 DNA 芯片(chip)技术与染色质免疫沉淀技术(ChIP)相结合,为研究目的蛋白与整个基因组相互作用提供了可能。ChIP-chip 技术通过标记染色质免疫沉淀富集的 DNA 片段,和另一个被标记不同探针的对照组样品一起,与 DNA 芯片杂交,再利用各种生物信息学方法对收集到的信号进行分析。ChIP-chip 技术已经被广泛应用于研究转录因子在整个基因组中的信号网络,染色质修饰机制在基因组中的调控,DNA 的复制,修复以及修饰,基因的转录与核运输等诸多方面。

染色质免疫沉淀技术还可用于分析两种蛋白共同结合的 DNA 序列,即 ChIP reChIP 方法。ChIP reChIP 是在第一次 ChIP 的基础上不解交联,而继续进行另一个目的蛋白的免疫沉淀,从而得到与两种目的蛋白都结合的 DNA 序列。值得注意的是,因为通过两次免疫沉淀富集的 DNA 量比较少,所以在分析时通常要把多次免疫沉淀的 DNA 浓缩后再进行操作。

随着染色质免疫沉淀技术受到广泛的关注,运用该技术发表的文章也逐渐增多,大家越来越多地开始关注如何改进 ChIP 的方法,各大生物公司都在进行 ChIP 试剂盒的研发和优化。近年来 ChIP 技术也被用于研究 RNA-蛋白的相互作用,其原理与 DNA 类似,也包括甲醛固定,超声波破细胞,免疫沉淀,交联逆转,RNA 纯化和 RNA 鉴定等步骤。所不同的是,交联逆转只用 Proteinase K,要进行 RNA 纯化和不含 RNase 的 DNase 处理,分析时 RT-PCR,芯片杂交要用 cDNA 芯片等。

【附录】

ChIP 溶液配制:1.25 mol/L 甘氨酸溶液:将 9.38 g 甘氨酸溶解于 100 mL ddH$_2$O 中,无菌过滤液,见表 8-8 至表 8-14。

表 8-8　TE buffer

存储液	终浓液	使用量
0.5 mol/L EDTA	1 mmol/L EDTA	200 μL
2 mol/L Tris-HCl,pH 值 8.1	10 mmol/L Tris-HCl,pH 值 8.1	0.5 mL
	Add up to 100 mL with ddH$_2$O	

表 8-9　ChIP 2x dilution buffer

存储液	终浓液	使用量
10% SDS	0.01% SDS	100 μL
10% Triton X-100	1.1% Triton X-100	11 mL
0.5 mol/L EDTA	1.2 mmol/L EDTA	240 μL
2 mol/L Tris-HCl,pH 值 8.1	16.7 mmol/L Tris-HCl,pH 值 8.1	835 μL
5 mol/L NaCl	167 mmol/L NaCl	3.34 mL
	Add up to 100 mL with ddH$_2$O	

表 8-10　SDS lysis buffer

存储液	终浓液	使用量
5 mol/L NaCl	150 mmol/L NaCl	3 mL
10% NP40	1% NP40	10 mL
10% SDS	0.1% SDS	1 mL
0.5 mol/L EDTA	2 mmol/L EDTA	400 μL
10% Deoxycholate	0.5% Deoxycholate	5 mL
2 mol/L Tris-HCl,pH 值 8.1	50 mmol/L Tris-HCl,pH 值 8.1	2.5 mL
	Add up to 100 mL with ddH$_2$O	

表 8-11　Low Salt Immune complex wash buffer

存储液	终浓液	使用量
10% SDS	0.1% SDS	1 mL
10% Triton X-100	1% Triton X-100	10 mL
0.5 mol/L EDTA	2 mmol/L EDTA	400 μL
2 mol/L Tris-HCl,pH 值 8.1	20 mmol/L Tris-HCl,pH 值 8.1	1 mL
5 mol/L NaCl	150 mmol/L NaCl	3 mL
	Add up to 100 mL with ddH$_2$O	

表 8-12　High Salt Immune complex wash buffer

存储液	终浓液	使用量
10% SDS	0.1% SDS	1 mL
10% Triton X-100	1% Triton X-100	10 mL
0.5 mol/L EDTA	2 mmol/L EDTA	400 μL
2 mol/L Tris-HCl,pH 值 8.1	20 mmol/L Tris-HCl,pH 值 8.1	1 mL
5 mol/L NaCl	500 mmol/L NaCl	10 mL
Add up to 100 mL with ddH$_2$O		

表 8-13　LiCl Immune complex wash buffer

存储液	终浓液	使用量
8 mol/L LiCl	0.25 mol/L	3.1 mL
10% NP40	1% NP40	10 mL
10% Deoxycholate	1% Deoxycholate	10 mL
0.5 mol/L EDTA	1 mmol/L EDTA	0.2 mL
2 mol/L Tris-HCl,pH 值 8.1	10 mmol/L Tris-HCl,pH 值 8.1	500 μL
Add up to 100 mL with ddH$_2$O		

表 8-14　Elution buffer

存储液	终浓液	使用量
10% SDS	1% SDS	1 mL
1 mol/L NaHCO$_3$	100 mmol/L NaHCO$_3$	1 mL
Add up to 10 mL with ddH$_2$O		

【关键词】

ChIP;RT-qPCR;P300;TGF-β1 启动子

【参考文献】

[1] JAMES A, BROWN E, ANN H, et al. An Optimized Protocol for Isolating Primary Epithelial Cell Chromatin for ChIP[J]. PLOS ONE,2014,9(6):100099.

[2] LEE T I, JOHNSTONE S E, YOUNG R A. Chromatin immunoprecipitation and

microarray-based analysis of protein location[J]. Nat Protocols,2006,1:729-747.

[3] NITRANJANAKUMARI S, LASDA E, BRAZAS R, et al. Reversible cross-linking combined with immunoprecipitation to study RNA-protein interactions in vivo[J]. Methods, 2002,26(2):182-190.

第9章　小分子与大分子的相互作用

实验9.1　小分子与 DNA 的相互作用

【实验原理】

在荧光显微镜观察下,DAPI 染剂是利用紫外光波长的光线激发。当 DAPI 与双股 DNA 结合时,最大吸收波长为 358 nm,最大发射波长为 461 nm,其发散光的波长范围涵盖了蓝色至青绿色。DAPI 也可以和 RNA 结合,但产生的荧光强度不及与 DNA 结合的结果,其发散光的波长范围约在 500 nm。DAPI 的发散光为蓝色,且 DAPI 和绿色荧光蛋白(green fluorescent protein,GFP)或 Texas Red 染剂(红色荧光染剂)的发散波长仅有少部分重叠,这项特性可在单一的样品上进行多重荧光染色。

【药学应用】

1. 常用于细胞凋亡检测,染色后用荧光显微镜观察或流式细胞仪检测。
2. 常用于普通的细胞核染色以及某些特定情况下的双链 DNA 染色。
3. 利用核酸染料标记 DNA,流式细胞仪可以快速测定细胞核中的 DNA 含量。
4. 精确定量细胞周期中,各个时相的分布状态,从而了解细胞的增殖能力。

【实验材料】

BD FACSAria 流式细胞仪、质量控制(qualitycontrol,QC)微球[包括 UVbeads 和 DNA QC Particles(美国 BectonDickinson 公司)]、OLYMPUS 倒置显微镜、HT29 细胞株、0.25%(体积分数)胰酶(Gibico 公司)、1640 培养基(Gibico 公司)和 FBS 血清(Gibico 公司)。

【实验步骤】

1. 漂洗　在染色前的细胞密度约是 0.8×10^5/孔(293T 细胞/六孔板每孔)。移去完全培养基,用 PBS 清洗一次。用 10% 的甲醛溶液或者 4% 的多聚甲醛 PBS 在室温固定 20 min。用 PBS 在室温漂洗 3 次,每次 10 min。用含 0.5% Triton-X-100 的 PBS 在室温通透化处理 15 min。用 PBS 在室温漂洗 3 次,每次 10 min。

2. 一抗孵育　在室温用含 10% NGS 的 PBS 封闭 1 h,或者在 4 ℃ 封闭过夜。在 37 ℃ 用特异性一抗孵育 30 min,或者在室温下孵育 1 h 以上或者 4 ℃ 孵育过夜。用含 0.1% Tween-20 的 PBS 在室温漂洗 3 次,每次 10 min。

3. 二抗孵育　用铝箔包裹后在37 ℃用二抗孵育半小时以上,或者在室温下孵育1 h以上。去除二抗,加入 DAPI 染色液室温作用15 min 以上。用含0.1% Tween-20 的 PBS 在室温漂洗三次,每次10 min。

4. 照相　在荧光显微镜下观察,用合适波段激发,照相保存实验结果。

5. 样品的制备　生长状态良好的 HT29 细胞经胰酶消化,PBS 洗2次,1 000 r/min 离心5 min,500 μL PBS 重悬,75%(体积分数)乙醇固定,4 ℃过夜,1 000 r/min 离心,弃乙醇,将 HT29 细胞均分为3份,每份细胞106个/mL,一份细胞悬浮于1 mL DAPI 染液中,终浓度为5 mg/L,室温避光染色30 min 以上,400 目筛网过滤后上机检测,细胞经过 RNase 处理后,悬浮于1 mL DAPI 染液中,终浓度为50 mg/L,室温避光染色30 min,400 目筛网过滤后上机检测。

6. DNA 分析质量控制　DNA 分析质量控制是做 DNA 分析中评价仪器性能和条件的必要测定程序,主要为荧光微球的 QC 实验和 DNA QC 实验,后者包括红细胞核(chicken-erythrocytenuclei,CEN)检测实验和胸腺细胞核(calfthymocytenuclei,CTN)的检测实验。

7. 检测待测样本　将准备好的 DAPI 染色后的 HT29 细胞样品上机进行检测。在 Global Work sheet 中画出 FSC/SSC 散点图、UV 2-A/UV-W 散点图和 UV 2-A 直方图。通过调节电压在 FSC/SSC 散点图中找到主群细胞,通过设门(R 1)去除聚集细胞,在 UV 2-A 直方图中显示 R 1 门中细胞群,将二倍体荧光峰 G 0/G 1 峰调至荧光道数为50道处,使用荧光染料发射光谱相对应的接收通道获取细胞20 000个。

8. 导出数据并拟合　将 Diva 软件下获取的数据以 FSC 2.0 的格式输出,打开 ModFitLT 软件输入数据并拟合,对结果进行比较。ModFitLT 是由美国 Verity Software House 公司设计,专门用于流式细胞术中进行细胞周期分析的软件,其通过对 DNA 含量直方图进行曲线拟合,能快速计算出各种倍体细胞的含量、细胞周期各时相及亚二倍体细胞所占的比例、DNA 指数、G_0/G_1 期峰的 CV 值等。

【实验结果与分析】

1. 质量控制结果　使用 QC 紫外荧光微球检测仪器运行的情况,并通过电压、时间延迟和面积因子值的调节,使本次运行过程更稳定,QC 实验后得到 CV 值较小的紫外激光峰(CV= 2.4),如图9-1所示。

2. DNA 标准品检测结果　CEN 试剂是经过特殊处理而成的,包括单个细胞核、双联体、三联体和更大的聚集体,DAPI 染色后的检测结果如图9-2、图9-3所示;CTN 具有完整的细胞周期,大部分核处于 G_0/G_1 期,小部分处于 S 期和 G_2/M 期 DAPI 染色后。

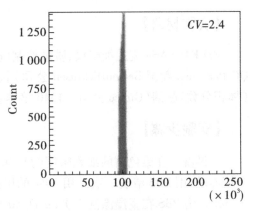

图9-1　利用 UV 荧光微球调节紫外激光接收的 QC 实验峰图及 CV 值

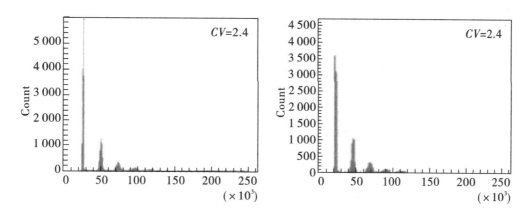

图9-2 CEN 经 DAPI 标记 DNA 后,流式检测,所得 DNA 倍体图及第 1 峰的 CV 值

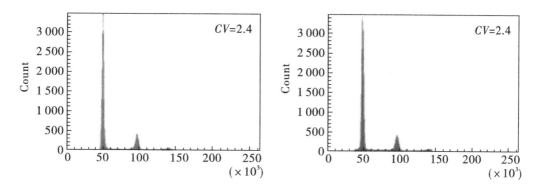

图9-3 CTN 经 DAPI 标记 DNA 后,流式检测,所得 DNA 倍体图及 G_0/G_1 峰 CV 值

【注意事项】

(1)DAPI 强烈致癌,操作时要戴上手套。

(2)储存液用 70% 乙醇配制,浓度 100 μg/mL,可用黑纸包住,长期冻存。使用液按 1∶1 000用 PBS 稀释,最终浓度 100 ng/mL。

(3)DAPI 是非常优秀的 DNA 染料,固定过和没有固定过的活细胞均可用 DAPI 染色。

【资料延伸】

DAPI,即 2-(4-Amidinophenyl)-6-indolecarbamidine dihydrochloride,也称 DAPI dihydrochloride,分子式为 $C_{16}H_{15}N_5 \cdot 2HCl$,分子量为 350.25,CAS number 28718-90-3。DAPI 是一种可以穿透细胞膜的蓝色荧光染料,和双链 DNA 结合后可以产生比 DAPI 自身强 20 多倍的荧光。和 EB(ethidium bromide)相比,对双链 DNA 的染色灵敏度要高很多倍。DAPI 染色常用于细胞凋亡检测,染色后用荧光显微镜观察或流式细胞仪检测。DAPI 也

常用于普通的细胞核染色以及某些特定情况下的双链 DNA 染色。DAPI 的最大激发波长为 340 nm,最大发射波长为 488 nm;DAPI 和双链 DNA 结合后,最大激发波长为 364 nm,最大发射波长为 454 nm。

DAPI 是一种能够与 DNA 强力结合的荧光染料,它结合到双链 DNA 小沟的 AT 碱基对处,一个 DAPI 分子可以占据 3 个碱基对的位置。结合到双链 DNA 上 DAPI 分子的荧光强度提高大约 20 倍,常用于荧光显微镜观测,根据荧光的强度可以确定 DNA 的量。另外,因为 DAPI 可以透过完整的细胞膜,它可以用于活细胞和固定细胞的染色。

在荧光显微镜观察下,DAPI 染剂是利用紫外光波长的光线激发。单独 DAPI 的最大吸收波长为 340 nm,最大发射波长为 488 nm;当 DAPI 与双链 DNA 结合时,最大吸收波长为 364 nm,最大发射波长为 454 nm,其发散光的波长范围涵盖了蓝色至青绿色。DAPI 也可以和 RNA 结合,但产生的荧光强度只有与 DNA 结合的荧光强度的 1/5,其发散光的波长范围约在 500 nm。

【附录】

DAPI 的配制及储存如下。

(1)固体粉末:避光,2～8 ℃保存,3 年没有问题。

(2)储存液:用无菌水配制成浓度为 1 mg/mL 的储存液,配好后用锡纸包起来,避光,可在-20 ℃下长期保存(DAPI 易溶于水,在 PBS 中溶解度不高)。

(3)使用浓度:储存液用 1×PBS 稀释到终浓度 100 ng/mL。

(4)荧光封片液:0.5 mol/L 碳酸盐缓冲液与甘油等体积混合,pH 值 9.5。

(5)染色与观察:制好的玻片上滴加几滴 DAPI 染液,染色 10 min,流水冲去染液,滤纸吸除多余水分,加一滴荧光封片液,置于荧光显微镜下观察,激发波长 360～400 nm。

【关键词】

DAPI;细胞核染色;DNA

【参考文献】

[1] 周玉环,刘树迎,平苏宁,等. Hoechst33342 与 DAPI 标记细胞核对胞内活性氧检测效果的比较[J]. 中国动脉硬化杂志,2014(1):75-78.

[2] 安丽华,尤瑞麟. 一种用于 DAPI 染色的方法——Steedman's wax 包埋切片法[J]. 西北植物学报,2004(8):1367-1372.

[3] 宋巧巧,周慧良,潘兴华. SPIO、DAPI 双重标记猕猴骨髓间充质干细胞:对细胞活性及增殖的影响[J]. 中国组织工程研究,2015(36):5741-5745.

[4] 李长栋,孙建军,荔志云. DAPI 标记脐带间充质干细胞在颅脑创伤模型大鼠脑内的迁徙和分布[J]. 中风与神经疾病杂志,2013(7):615-618.

[5] 麦丽萍,钟诗龙,杨敏,等. 两种不同染色法在流式细胞术中检测细胞周期的探讨[J]. 热带医学杂志,2011(12):1363-1366.

[6] 陈琛,黄珊,吴群河,等. DAPI 荧光染色计数法的感潮河段沉积物细菌数量测量

影响因素研究[J].环境科学,2010(8):1918-1925.

　　[7]刘宇,毕燕会,周志刚.海带染色体的 DAPI 染色及核型初步分析[J].水产学报,2012(1):50-54.

实验 9.2　基于 Alpha、HTRF、BLI 等技术研究小分子与 LSD1 的相互作用

【实验原理】

AlphaLISA 实验:AlphaLISA 实验原理如图 9-4 所示。该方法使用一个生物素标记的 H3 多肽为底物,AlphaLISA Acceptor beads 交联上可检测底物的抗体,链霉素亲和素的 AlphaLISA Donor beads 可以跟生物素标记的底物结合在一起,680 nm 激发光激光辐射 Donor beads,它产生的短暂的单态氧可以到达 Aceeptor beads,使 Aceeptor beads 产生放大的化学发光信号,在 615 nm 检测信号。光强度与生物素标记的底物的含量成比例。

HTRF(1)实验原理:时间分辨荧光(TRF)和荧光共能量转移(FRET)两大技术原理。时间分辨荧光利用稀土元素中镧系元素的独特性质,它们与普通荧光的主要区别是荧光的持续时间不同。普通荧光的半衰期为纳秒级,镧系元素的半衰期是毫秒级,有 6 个数量级的差别。所以,在检测时,TRF 有一个时间延迟——50 μs。经过这个时间延迟,普通荧光的信号几乎为零。所以,TRF 的背景非常低,反映样品的实际情况。

荧光共振能量转移(FRET)技术利用了两种荧光基团的能量转移,这两种荧光基团分别称为能量供体(Donor)和能量受体(Acceptor)。Donor 被外来的光源激发(例如氙灯或激光),如果它与 Acceptor 比较接近,可以将能量共振转移到 Acceptor 上,使其受到激发,发出特定波长的发射光。

将 Donor 和 Acceptor 分别与相互作用的两个生物分子结合,生物分子的结合可以将 Donor 和 Acceptor 拉到足够近的距离,产生能量转移。

如图 9-5 所示,该技术是利用了 Eu 螯合的记物与受体之间发生荧光共振转移(FRET)。这种方法采用组蛋白 H3(1-21)作为底物,底物序列为 ARTK(me1)QTARKST-GGKAPRKQLA-GG-K(Biotin)-NH2,在底物的 C 端生物素标记,在 H3K4 引入了一个甲基化修饰。当 LSD1 在 FAD 的参与下,启动反应,能够去除底物 H3K4 上的甲基化修饰。在 Eu 标记的 H3K4 本底抗体就能够与底物通过抗原抗体反应而结合在一起,同时链霉素亲和素标记的受体通过链霉素亲和素与生物素的特异性相互作用而结合在一起。从而使得 Eu 标记的供体能够与链霉素亲和素标记的受体相互作用。在荧光共振能量转移中,当由于生物分子相互作用导致两个荧光基团接近时,在激发时被穴状化合物捕获的部分能量将被释放,发射波长为 620 nm;另一部分能量转移到受体上,发射波长为 665 nm。665 nm 的发射光仅由供体引起的 FRET 产生。所以,当生物分子相互作用时,有两个激发光 620 nm 和 665 nm;当不存在相互作用时,只有 620 nm 一个激发光。通过检测 665 nm 和 620 nm 两个发射波长的荧光信号比值能反应 LSD1 去甲基化活性。

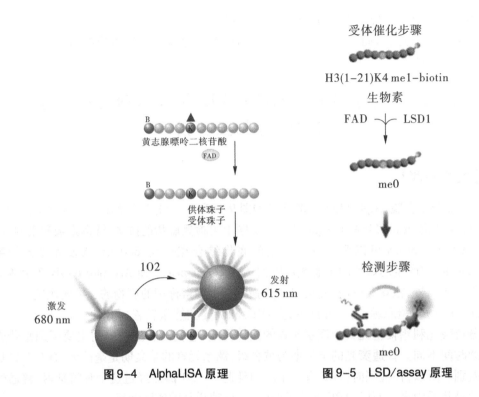

图 9-4　AlphaLISA 原理　　　　图 9-5　LSD/assay 原理

生物膜干涉技术(Bio-layer interferometry, BLI)的实验原理:当一束可见光从光谱仪射出后,在传感器末端的光学膜层的两个界面会形成两束反射光谱,并形成一束干涉光谱。任何由于分子结合而形成的膜层厚度变化,能够通过干涉光谱的位移值而体现(图 9-6)。

干涉光谱位移-时间曲线图可提供动力学参数,根据生物膜技术及动力学,计算出KD 值,从而判断相互作用的强弱。

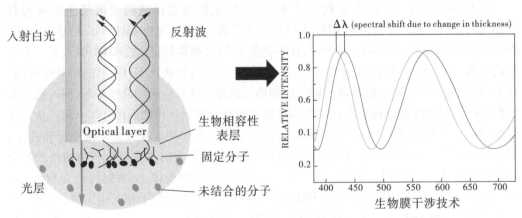

图 9-6　生物膜干涉技术实验原理

【药学应用】

1. 检测小分子与大分子蛋白的相互作用。

2. 分子结合模式研究,信号传导通路,药物靶点,蛋白晶体筛选,DNA aptamer 筛选,蛋白/多肽/分子抑制协同实验,蛋白突变体,膜蛋白受体研究等涉及所有分子相互作用的应用。

3. 检测其他蛋白与蛋白相互作用。

【实验材料】

(1)H3K4 抗体,AlphaLISA Acceptor beads,Alpha Strepatavidin Donor beads,Histone H3(1-21)H3K4(me1)peptide biotinylated,LSD1,Hepes。

(2)H3K4me0-Eu(K)Ab,Streptavidin XL-665,LSD1,Histone H3(1-21)lysine 4 mono-methylated biotinylated peptide。

(3)固化传感器,蛋白缓冲液,LSD1 蛋白。

【实验步骤】

1. AlphaLISA 实验

(1)使用之前,用酶反应的缓冲液稀释 LSD1,生物素标记的底物,苯环丙胺(pcpa)。

(2)在 384 孔板中加入 5 μL 的缓冲液或者抑制剂,加入 2.5 μL 底物,加入 2.5 μL 酶。

(3)室温孵育 2 h。

(4)准备浓度为 100 μg/mL 的 Acceptor beads,每孔加入 5 μL,室温孵育 60 min。

(5)准备浓度为 50 μg/mL 的 Donor beads,每孔加入 10 μL,这过程需要避光,室温孵育 30 min,测板。

2. HTRF 实验

(1)准备酶,抑制剂,底物。

(2)在 384 孔板中加入 4 μL 抑制剂或者缓冲液,2 μL LSD1 室温孵育 5 min。

(3)加入 4 μL 底物,室温孵育 3 h。

(4)准备检测溶液混合物,包括 anti-H3K4 me0-Eu(K),浓度为 10 nmol/L 的 SA-XL665。

(5)每孔加入 10 μL 检测溶液,室温孵育 1 h。

(6)在 665 nm 和 620 nm 激发光下测板。

3. BLI 实验

(1)准备 LSD1 蛋白,蛋白的缓冲液,小分子化合物,配化合物的溶液并加入相应的孔中,见图 9-7。

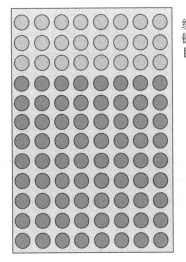

Octet Biosensors

缓冲液
链雷子和素
目标蛋白

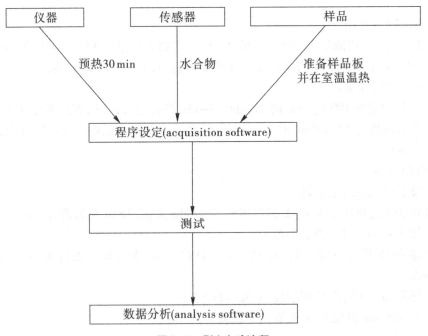

图 9-7　BLI 实验流程

【实验结果与分析】

1. 抑制率（%）$= \dfrac{（100\%\,组荧光强度 - 抑制剂组荧光强度）}{（100\%\,组荧光强度 - 空白组荧光强度）} \times 100\%$

2. HTRF 实验结果数据处理：HTRF Ratio $=$（665 nm/620 nm）$\times 104$

3. BLI 实验结果的处理：①Association/dissoication 步骤的提取。②起始信号的归零。③Reference well 的扣除。④Reference sensor 的扣除。⑤"gap"的调整。⑥Reference well：association 步骤为零浓度(buffer)，但是与其他传感器一样 loading。⑦Reference sensor：well：association 步骤为测试浓度(buffer)，无 loading。

【注意事项】

1. 注意避光　AlphaLISA 实验加 Donor beads 需要避光。

2. 减少误差　在 384 孔板中加样后离心,减少加样误差。

3. BLI 实验中固化的要求

(1)蛋白浓度 10~30 μg/mL。

(2)蛋白固化稳定:在固化后的 baseline 必须稳定(0.05 nm/min)。

(3)蛋白固化信号>1 nm。

(4)固化到最大信号的 80%(结合曲线开始弯曲时)。

(5)如果测试小分子(分析物),最好使用 SSA 传感器,蛋白固化信号越大越好。

(6)固化缓冲液:①氨基偶联,pH 值比 PI 小 0.5~1.0,且不得有其他含有氨基的物质。②APS 疏水偶联,不得含有去污剂。

4. BLI 实验中结合解离的注意要点

(1)Baseline,association,dissociation 的缓冲液(基质)必须一致(非常重要),必要的时候在 association 的缓冲液中添加 BSA 和去污剂,盐等以去除非 NSB。(0.02% tween -20,0.1% BSA,PBS pH 值 7.4),但是固化物质是脂质体时,不得加入去污剂。

(2)一般需要对非特异性进行考察,即观察没有 ligand 的传感器直接与 analyte 直接作用的信号是否可以忽略。

(3)结合步骤一定要加入 reference well(0 浓度,即只有缓冲液)。

【资料延伸】

1. HTRF 与 AlphaLISA 的比较

(1)两种技术具有相似的时间依赖和酶浓度依赖性。

(2)两种技术中 AlphaLISA 具有较大的信号区间,但是可重复性不如 HTRF。

(3)两种技术采用合适的读板程序都能够进行高通量筛选抑制剂。

(4)两种技术都是特异性高,灵敏度高。

2. OCET 系统的优点

(1)更高的通量,更快的实验流程:①8~16 个样品同时检测,是非标记技术中通量最高的。②15~30 min 可以完成 96 个样品的分析。③没有溶液控制系统,不需要清洗和维护流路,直接开始读取数据。

(2)操作简单:①适应多用户的情况,经过半天的培训就可以操作和使用。②不需要特别优化实验条件,传感器是抛弃式的。③更宽的应用范围。④直接检测粗制的样品,甚至是样品中存在不溶解的成分。⑤耐受各种溶液环境,只有结合到传感器表面的分子才会被检测。⑥病毒颗粒等大分子样品也能得到动力学结果。⑦检测共价键结合的样品。

（3）更低使用和维护的成本：①相对其他的非标记检测系统，耗材的成本低。②系统稳定，未来的使用和维护成本也低。

HTRF 的能够供体是铕（Eu）和 Tb 的穴状化合物。在这个穴状化合物里，Eu 和 Tb 被永久地嵌合在一个笼子里，结构非常稳定。这个结构是由 J. M. Lehn 教授发明的，并由此在 1987 年获得了诺贝尔奖。能量受体有 2 种，XL665 和 d2。它们的光学性质相同，分子量不同。前者的分子量为 105 kd，实际上就是别藻蓝蛋白（APC）。将 APC 的亚基偶联在一起，使其不能解离，提高了稳定性。后者分子量为 1 kd，在某些实验中有独特的优势。

【附录】

AlphaLISA 抑制剂筛选中抑制剂是用 10% DMSO 稀释的。

【关键词】

AlphaLISA；HTRF；BLI

【参考文献】

[1]SHI Y, LAN F, MATSON C, et al. Histone demethylation mediated by the nuclear amine oxidase homolog LSD1[J]. Cell,2004,119(7),941-953.

[2]ZHOU M, DIWU Z, PANCHUK - VOLOSHINA N, et al. A stable nonfluorescent derivative of resorufin for the fluorometric determination of trace hydrogen peroxide：applications in detecting the activity of phagocyte NADP oxidase and other oxidases [J]. Analytical biochemistry,1997,253(2),162-168.

实验 9.3　基于副产物过氧化氢定量的小分子与 LSD1 的相互作用研究

【实验原理】

LSD1 由 852 个氨基酸组成，其中 N 端 172 个氨基酸是可变区域，然后是 SWIRM 结构（Swi3p/Rsc8p/Moira），主要负责 LSD1 与染色质结合。C 端是氨基氧化区（amino oxidase like domain，AOL），氨基氧化区又可分为黄素腺嘌呤二核苷酸（flavin adenine dinucleotide，FAD）结合结构域与底物结合结构域，是 LSD1 活性区域。氨基氧化区被两个 α 螺旋组成 Tower 结构分为两部分，该结构对 LSD1 与其他蛋白相互作用起重要作用。

LSD1 可去除 H3K4me1/2，H3K9me1/2 的甲基，使其单甲基或无甲基，从而调节下游基因转录。不仅如此，LSD1 可去除肿瘤抑制蛋白 p53 K370 位点甲基，阻滞 p53 与下游与 DNA 损伤相关蛋白 53BP1 结合，从而抑制 p53 活性，抑制 p53 靶基因表达；LSD1 还可作用于 DNMT1，维持 DNMT1 稳定性，从而维持基因整体甲基化水平；LSD1 还可去除 H3K4 甲基化，使 DNMT3L 与未甲基化 H3K4 位点结合，通过激活或作用于 DNMT3A2，引起 DNA 重新甲基化；LSD1 亦可作用于转录因子 E2F1 K185 位点，使其去甲基，调节 E2F1

活性。

LSD1 是人类历史上确认的第一个组蛋白去甲基化酶,其发现正式确认组蛋白甲基化动态平衡过程,这一革命性发现对组蛋白修饰表观遗传学发展提供全新的研究思路。

如图 9-8 所示,LSD1 去除 H3K4me2 甲基过程中可生成一分子的过氧化氢。因此,我们可通过检测过氧化氢生成量变化判断 LSD1 去甲基化活性。过氧化氢的定量:化合物 Amplex Red(10-Acetyl-3,7-dihydroxyphenoxazine)试剂是高度灵敏和稳定过氧化氢探针。存在 HRP 时,Amplex Red 试剂与过氧化氢以 1:1 的化学定量比反应,形成高荧光的试卤灵(7-Hydroxy-3H-phenoxazin-3-one 10-oxide,resorufin),而试卤灵可在激发光 530 nm 处,发射光 590 nm 处被检测。过氧化氢在 HRP 催化下与 Amplex Red 反应生成一分子的荧光物质,而如果在 LSD1 反应过程中加抑制剂抑制 LSD1 活性,过氧化氢量会减少,从而可通过荧光强度变化判断 LSD1 活性改变,即抑制剂对 LSD1 活性调节作用。

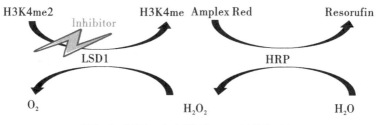

图 9-8 LSD1 去除 H3K4me2 甲基化过程

【药学应用】

1. 本实验可用于高通量筛选酶抑制剂。

2. 本实验可用于检测酶在药物作用下对底物的活性及选择性。

3. 该酶活性检测平台可用于检测内源性蛋白在药物作用下的活性。

【实验材料】

Hepes、LSD1 酶、H3K4Me2 多肽底物、辣根过氧化物酶、Amplex Red、96 孔黑孔板、PE 酶标仪、PCPA。

【实验步骤】

1. 称取 1~2 mg PCPA,用 DMSO 配成 10 mmol/L 母液,稀释成终浓度为 125、62.5、31.25、15.625、7.8125 和 3.9063 μmol/L。

2. 每孔先加入终浓度 0.25 μmol/L 的重组蛋白 LSD1 与 1.25 μL 不同浓度的化合物在缓冲溶液(50 mmol/L HEPES pH 值 7.5)中室温孵育 10 min。

3. 加入 1.25 μL 反应底物 H3K4Me2(终浓度为 25 μmol/L)于 37 ℃ 孵育 30 min。

4. 最后分别加入 0.1 μL 的 Amplex Red(终浓度 4 μmol/L),1 μL 的辣根过氧化酶反应 5 min。每板同时设定空白对照孔与 100% 对照孔。空白孔中的样品与 H3K4Me2 分别用 1.25 μL DMSO 与 1.25 μL 缓冲溶液替代,100% 孔中的样品用 1.25 μL 的 DMSO

替代。

【实验结果与分析】

抑制剂对 LSD1 蛋白的抑制率用以下公式计算：

$$抑制率(\%) = \frac{(100\% \ 组荧光强度 - 抑制剂组荧光强度)}{(100\% \ 组荧光强度 - 空白组荧光强度)} \times 100\%$$

使用 SPSS 软件计算 PCPA 的 IC50

【注意事项】

HRP 需要现配。

【资料延伸】

LSD1 抑制剂筛选使用荧光方法,灵敏度高,但是有两个缺点,一是不能排除化合物的荧光干扰,二是这种方法引入了一些新的可被调控的因素,例如辣根过氧化物酶等,这可能会导致在药物筛选过程中一些假阳性的出现。现在出现了新的 LSD1 抑制剂筛选方法,比如 LANCE Ultra Histone H3-Lysine 4 demethylase assay 原理如图9-9 所示。

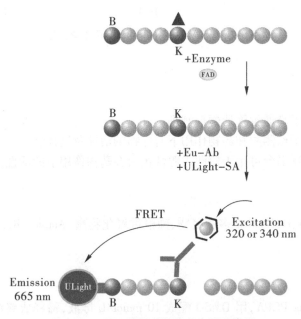

图9-9　LSD1 抑制剂筛选新方法示意图

该方法采用了 HTRF 技术。该技术是利用了 Eu 螯合的记物与受体之间发生荧光共振转移(FRET)。这种方法采用组蛋白 H3(1-24)作为底物,底物序列为 ARTK(me1)QTARKSTGGKAPRKQLA-GG-K(Biotin)-NH2,在底物的 C 端生物素标记,在 H3K4 引入了一个甲基化修饰。当 LSD1 在 FAD 的参与下,启动反应,能够去除底物 H3K4 上的甲基化修饰。在 Eu 标记的 H3K4 本底抗体就能够与底物通过抗原抗体反应而结合在一起,同时链霉素亲和素标记的受体通过链霉素亲和素与生物素的特异性相互作用而结合在一起。从而使得 Eu 标记的供体能够与链霉素亲和素标记的受体相互作用。在荧光共振能量转移中,当由于生物分子相互作用导致两个荧光基团接近时,在激发时被穴状化合物捕获的部分能量将被释放,发射波长为 620 nm;另一部分能量转移到受体上,发射波长为 665 nm。665 nm 的发射光仅由供体引起的 FRET 产生。所以,当生物分子相互作用时,有两个激发光 620 nm 和 665 nm;当不存在相互作用时,只有 620 nm 一个激发光。通过检测 665 nm 和 620 nm 两个发射波长的荧光信号比值能反应 LSD1 去甲基化活性。同时设置空白对照来判定酶活性的强弱,该方法的缺点是成本高。

【附录】

(1)50 mmol/L,pH 值 8.0 HEPES 溶液:精密称取 1.191 5 g HEPES 固体于 100.0 mL 锥形瓶中,加超纯水约 80 mL 并调节 pH 值至 8.0,于 100.0 mL 容量瓶中定容,混匀后置于 4 ℃保存。

(2)20 mmol/L Amplex Red 溶液:于 5 mg Amplex Red 中加 DMSO 0.972 mL,充分溶解混匀后分装于 200 μL PCR 管中,-20 ℃避光保存。

(3)550 U/mL HRP 溶液:精密称取 250 U/mg 的 HRP 2.2 mg 于 1.5 mL EP 管中,加 1.0 mL HEPES 溶液,溶解后避光保存于 4 ℃并于 1 周内使用。

(4)2 mmol/L H3K4me2 溶液:精密称取 22.83 mg 的多肽于 EP 管中,加 5.0 mL HEPES 溶液溶解,溶解后分装于 200 μL PCR 管中,-20 ℃保存。

【关键词】

LSD1;H_2O_2;荧光。

【参考文献】

[1]SHI Y, LAN F, MATSON C, et al. Histone demethylation mediated by the nuclear amine oxidase homolog LSD1[J]. Cell,2004,119(7),941-953.

[2] ZHOU M, DIWU Z, PANCHUK - VOLOSHINA N, et al. A stable nonfluorescent derivative of resorufin for the fluorometric determination of trace hydrogen peroxide:applications in detecting the activity of phagocyte NADP oxidase and other oxidases [J]. Analytical biochemistry,1997,253(2),162-168.

第 10 章　细胞培养相关技术

实验 10.1　工程菌 DH5α 的培养

【实验原理】

大肠杆菌是含有长约 3 000 kb 的环状染色体的棒状细胞,能在仅含碳水化合物、氮、磷及微量元素的无机盐培养基上快速生长。当大肠杆菌在培养基中培养时,其开始裂殖前,先进入一个滞后期,然后进入对数生长期,以 20 ~ 30 min 一代的速度增殖,最后,当培养基中的营养成分和氧耗尽或当培养基中废物含量达到抑制细菌的快速生长的浓度时,菌体密度就达到一个比较恒定的值,这一时期叫做细菌生长的饱和期,此时菌体密度可达到 $(1 ~ 2) \times 10^9$/mL。普通的大肠杆菌细胞内有一种"免疫"机制,即当外源 DNA 侵入时,会产生诸如限制性内切酶类的物质,将外源的 DNA 剪切掉,而其自身 DNA 因被修饰(如甲基化)所以不被限制酶识别,不会被剪切。这样的菌是不能直接用于基因工程的,因为基因导入进去还来不及复制就被剪切掉了。大肠杆菌 DH5α 是一种诱变菌株,相比于正常菌种缺少了一定的免疫机制,故能够摄入外源 DNA,是用于基因工程的菌种,其基本特性是:R^-、M^-、AMP^-。M^- 是指 DH5α 菌株缺乏 DNA 修饰,即其自身 DNA 不会被修饰;R^- 是指其缺乏"免疫"机制,不会对导入的外源 DNA 切割;AMP^- 是指其对氨苄青霉素敏感。如长时间保存需加灭菌甘油,在 -20 ℃ 保存。

【药学应用】

在基因工程实验和分子生物学实验中,细菌是不可缺少的实验材料。质粒的保存、增殖和转化,基因文库的建立等都离不开细菌,特别是常用的大肠杆菌。由于 DH5α 菌株的自身特点,其通常被用作基因工程的受体菌。基因工程技术已被广泛应用于医药、农林、生物等各个领域,尤其是基因工程药物研发、研究药物分子机制等,均需要利用 DH5α 菌株把载有目的基因的载体进行复制、扩增。

【实验材料】

1. 试剂　NaCL、蛋白胨、酵母粉、琼脂粉。
2. 设备　温箱、CO_2 培养箱、灭菌锅、烤箱、显微镜、超净台、冰箱、pH 计、接种环、酒精灯。
3. 其他　离心机、天平、培养皿、温度计、载玻片、吸管、容量瓶等。

【实验步骤】

1. LB 培养基配制

(1)液体培养基配制:①称取胰蛋白胨 10 g,酵母提取物 5 g,NaCl 10 g 倒入烧杯中,加入适量蒸馏水。②用搅拌器搅拌,至完全溶解。③用 NaOH 调 pH 值至 7.0,定容至 1 L。④分装后高压蒸汽灭菌。

(2)固体培养基配制:①在液体培养基的基础上加入琼脂糖,1 L 液体培养基加 15 g 琼脂糖。②加热并搅拌至琼脂糖溶解。③分装后高压灭菌。

2. 细菌的液体培养

(1)在超净台中把液体培养基置于试管中(20 mL 的试管加 3~4 mL 培养基,若需要的菌液量大,可在合适的锥形瓶中培养)。

(2)用加样枪吸取细菌培养液加入试管中,或用接种环从固体培养板上挑取单菌落置于试管中。

(3)把试管倾斜固定到摇床上,37 ℃恒温振荡过夜。可把仅加了培养基的试管过夜培养,以作对照或判断培养基是否有污染。

3. 细菌的固体培养

(1)固体培养制备:培养皿要提前进行灭菌、烘干,然后在超净工作台把灭菌好的固体培养基倒入培养皿中,厚度约 3 mm,盖好盖子在超净台中晾至室温后使用(也可把培养皿放 4 ℃冰箱保存备用)。

(2)接种:用接种环挑取大肠杆菌进行划线接种(每次划线前接种环都要灼烧灭菌,再冷却),划线方式如图 10-1 所示。也可吸取菌液置于固体培养基上,用铺菌器(玻璃三角棒)把菌液涂匀,使菌液被培养基完全吸收。

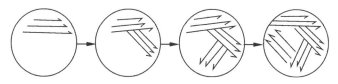

图 10-1　细菌固体划线培养示意

(3)培养:将接种好的培养皿正置 15 min,然后倒置放入 37 ℃恒温培养箱中过夜培养。

4. 菌种保存　将菌液与高压灭菌处理的甘油充分混匀,甘油浓度为 10%~30%,于 -70 ℃或 -20 ℃下冻存。-20 ℃保存时间较短。

【实验结果与分析】

液体培养结果如图 10-2 所示,与第一支试管(仅培养基,未接种细菌)相比,可见试管中液体明显混浊,说明细菌在液体中生长,可用紫外分光光度计测定菌液吸光度,计算细菌浓度。固体划线及涂板培养结果如图 10-3 所示。

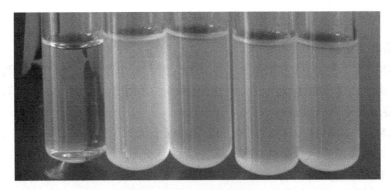

图 10-2　细菌液体培养结果

注:第一支试管仅培养基,不含细菌,其余试管中加入不同浓度的菌液。

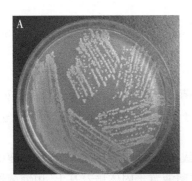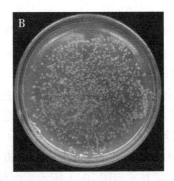

图 10-3　细菌固体培养结果

A.固体划线培养结果;B.固体涂板培养结果。

【注意事项】

1.细菌培养需在无菌条件下操作,培养时须防止污染,所有的一切物品均须灭菌后使用。

2.操作在超净台中进行,并点燃酒精灯,在靠近酒精灯处操作,培养基瓶口及试管口打开前后均须在酒精灯外焰处灼烧,接种环使用前后应在95%乙醇中浸泡后灼烧。

3.废弃的菌液应做灭菌处理后丢弃。

4.菌种专人保管和发放。

5.依菌种不同选择合适培养基。

6.菌种应两套,一套保存;一套供实验用。

7.菌种应有记录卡。包括菌名、来源、日期、鉴定时间、结果及鉴定人、传代情况、保存方法条件等。

【资料延伸】

菌种保存方法如下。

1.石蜡油低温保藏法　原理是石蜡油加入固体斜面培养菌后,可使菌体与空气隔绝,这时细菌处于生长和代谢停止状态,同时石蜡油还防止水分蒸发,在低温下达到长期保藏菌种的目的。具体方法是:把固体培养基倒入试管中,并把试管倾斜放置至培养基凝固,在斜面上培养细菌,在长好的斜面菌上覆盖灭菌的液体石蜡,保藏温度在-4 ~ 4 ℃。液体石蜡法适用于不产孢子的菌种,斜面不宜过长;应选择纯净优质石蜡油,置三角烧瓶中经过 121 ℃ 高压蒸汽灭菌 1 ~ 2 h,将其放烘箱中(160 ℃左右)干热处理,去除灭菌时渗入的水分,待石蜡油变得清澈透明后冷却即可加入斜面,斜面上不能出现气泡,液蜡添加量以高出斜面顶部约 1 cm 为宜。

2.甘油管冷冻保藏法　原理是利用微生物在甘油中生长和代谢受到抑制的原理达到保藏目的。其方法是将 80% 的甘油高压蒸汽灭菌待用。将培养好的斜面菌种用无菌水制成高浓度的菌悬液($10^8 ~ 10^{10}$/mL)。取 1 mL 灭菌甘油放入菌液,充分混匀,使甘油浓度为 10% ~ 30%,于-70 ℃ 或-20 ℃ 下冻存。或采用体积比为 8∶2 的甘油-生理盐水,加入新鲜培养的菌体肉汤,混合均匀后置-20 ℃ 冰箱保存。该法适用于一般细菌的保存,同时也适用于链球菌、弧菌、真菌等需特殊方法保存的菌种,适用范围广、操作简便、效果好、无变异现象发生。甘油-生理盐水保存液保存菌种优于甘油原液,其原因可能是加入生理盐水适当降低了甘油的高渗作用,且有肉汤培养物适量增加保存液的营养成分,从而更好地保护了待保存的菌株。

3.真空冷冻干燥法　真空冷冻干燥保藏法是兼具低温、干燥、除氧三方面菌种保藏的主要因素,除不宜于丝状真菌的菌丝体外,对病毒、细菌、放线菌、酵母及丝状菌孢子等各类微生物都适用,不宜用冻干法保存的微生物不到 2%。冷冻干燥法是在低温下快速将细胞冻结,抽真空减压,使冻结的冰直接升华为水蒸气,从而使样品干燥,干燥后的微生物生长和酶活动停止,此时把样品在真空下封装,与空气隔绝,达到长期保藏的目的。为了防止在冷冻和水分升华过程中对细胞的损害,要采用保护剂来制备细胞悬液,保护剂可通过氢键和离子键对水和细胞产生亲和力,从而稳定细胞成分的构型,在细菌冻结和脱水过程中起保护作用。

【关键词】

细菌;DH5α;培养;保存

实验 10.2　食管鳞癌细胞株 EC109 培养、冻存及复苏

【基本原理】

肿瘤细胞培养是指把从动物或人体内取出的肿瘤组织在模拟体内生理环境等特定条件下,在体外进行培养并使其存活增殖,从而用于各种肿瘤相关研究。用培养的细胞做研

究有许多优点,比如研究对象是活细胞:这是细胞培养最重要的优点。在实验中可根据要求始终保持细胞的活力,并可随时监控、检测细胞情况如形态、结构、增殖情况等。研究条件可人为控制:这是其他实验方法如体内实验等难以达到的。比如培养细胞可以根据需要,精确控制各种条件如 pH 值、温度、O_2 浓度、CO_2 浓度等,并且还可施加化学、物理及生物等因素作为条件进行实验、观察等。

研究样本具有均一性:任何组织样本即使来源于同一组织的细胞,都不可能做到均一性。但是细胞培养一定代数后,得到的细胞系可达到均一性,并且还可采用单克隆法纯化细胞。研究内容便于观察、检测和记录;研究范围广泛以及研究费用低等。基于以上优点,尽管培养细胞也存在一些不足如体内外结果的差异、细胞长期培养可能发生变异及细胞培养对人员、设备等要求高,但是细胞培养确实是一种研究活组织和活细胞的一种较好方法,从而被广泛应用。细胞冻存及复苏的原理:在低于-70 ℃的超低温条件下,有机体细胞内部的生化反应极其缓慢,甚至终止。水在低于 0 ℃的条件下会结冰。如果将细胞悬浮在纯水中,随着温度的降低,细胞内外的水分都会结冰,所形成的冰晶会造成细胞膜和细胞器的破坏而引起细胞死亡。这种因细胞内部结冰而导致的细胞损伤称为细胞内冰晶的损伤。如果将细胞悬浮在溶液中,随着温度的降低,细胞外部的水分会首先结冰,从而使得未结冰的溶液中电解质浓度升高。如果将细胞暴露在这样高溶质的溶液中且时间过长,细胞膜上脂质分子会受到损坏,细胞便发生渗漏,在复温时,大量水分会因此进入细胞内,造成细胞死亡。这种因保存溶液中溶质浓度升高而导致的细胞损伤称为溶质损伤或称溶液损伤。当温度进一步下降,细胞内外都结冰,产生冰晶损伤。但是如果在溶液中加入冷冻保护剂,则可保护细胞免受溶质损伤和冰晶损伤。因为冷冻保护剂容易同溶液中的水分子结合,从而降低冰点,减少冰晶的形成,且能降低未结冰溶液中电解质的浓度,使细胞免受溶质损伤,细胞得以在超低温条件下保存。在复苏时,一般以很快的速度升温,1～2 min 内即恢复到常温,细胞内外不会重新形成较大的冰晶,也不会暴露在高浓度的电解质溶液中过长的时间,从而无冰晶损伤和溶质损伤产生,冻存的细胞经复苏后仍保持其正常的结构和功能。冷冻保护剂对细胞的冷冻保护效果还与冷冻速率、冷冻温度和复温速率有关。而且不同的冷冻保护剂其冷冻保护效果也不一样。

【药学应用】

肿瘤细胞培养是研究肿瘤发生机制及肿瘤细胞生物学的重要手段,应用体外培养技术进行肿瘤研究具有很多优点:可排除机体内部因素影响,从而便于探索物理、化学和生物等各种因素对肿瘤细胞生命活动的影响;便于研究肿瘤细胞的结果和功能;可长期保存以便观察肿瘤细胞遗传学行为的改变;可用于快速筛选抗癌药物;研究周期短,实验成本低。肿瘤细胞培养在药物研发中应用广泛,比如抗肿瘤药物作用效果、药物毒性及药物作用机制等均可用体外培养的肿瘤细胞来研究,但是长期体外培养的细胞可能起生物学特性会有一定变化,故研究结果应结合体内综合判断。本实验以食管鳞癌细胞株 EC109 为例,介绍肿瘤细胞的一般培养方法以及细胞的冻存、复苏等技术。

【实验材料】

1. 试剂　PBS 缓冲液、0.25% 胰蛋白酶消化液、RPMI 1640 培养液、胎牛血清、青霉素、链霉素、DMSO(分析纯)、酸液。

2. 耗材　细胞培养瓶、平皿、离心管(各种规格)、细胞冻存管、血细胞计数板、冻存盒等。

3. 仪器设备　CO_2 培养箱、倒置显微镜、低速离心机、普通冰箱、-70 ℃ 超低温冰箱、液氮冻存罐、高速低温离心机、程控降温仪等。

【实验步骤】

1. 细胞培养前准备

(1)打开细胞室及室内超净工作台的紫外灯,照射 30 min 以上。

(2)关闭紫外灯,打开通风开关,5 min 后再进入细胞培养室。

(3)用 75% 乙醇擦拭经过紫外线照射的超净工作台和双手。

(4)把配制好的含 10% 血清的 RPMI 1640 培养基、PBS 液和胰蛋白酶的瓶子从 4 ℃ 冰箱取出,放入超净台。

(5)把所用到的器械及将要使用的消毒后的空培养瓶也放入超净台。注意各物品要摆放有序,既要保证足够的操作空间,还要便于操作,以减少污染机会。

(6)点燃酒精灯:注意火焰不能太小。

2. 细胞接种及培养

(1)将含 10% 胎牛血清的 RPMI 1640 培养基加入培养瓶中,加入 EC109 细胞悬液或冻存后复苏的细胞悬液。

(2)将培养瓶放入 CO_2 培养箱中,37 ℃、5% CO_2 及饱和湿度环境下培养。

(3)过夜后可更换新鲜培养基。更换前先弃去旧培养基,用 PBS 缓冲液冲洗细胞 3 遍,以除去漂浮的死细胞,然后加入新鲜培养基继续培养。

3. 细胞传代　细胞在培养瓶长成致密单层后,已基本上饱和,为使细胞能继续生长,同时也将细胞数量扩大,就必须进行传代(再培养)。传代培养也是一种将细胞种保存下去的方法,同时也是利用培养细胞进行各种实验的必经过程。悬浮型细胞直接分瓶就可以,而贴壁细胞需经消化后才能分瓶。EC109 细胞传代方法如下。

(1)从培养箱内取出细胞。注意取出细胞时要旋紧瓶盖,用酒精棉球擦拭显微镜的台面,再在镜下观察细胞。

(2)打开瓶口:将各培养用试剂及需要传代的细胞培养瓶瓶口一一打开,同时要在酒精灯上烧口消毒。

(3)小心吸出并弃去旧培养液,用 PBS 冲洗 3 遍,加入适量消化液(胰蛋白酶液),注意消化液的量以盖住细胞最好。

(4)显微镜下观察细胞:在倒置显微镜下观察消化细胞,若胞质回缩,细胞变圆,细胞之间不再连接成片,此时细胞消化适度,应及时终止消化。

(5)弃去胰蛋白酶液,加入新鲜的培养液。

（6）将消化好的细胞用滴管吹打成细胞悬液。可取细胞悬液在镜下观察，若细胞团过多则需继续吹打。

（7）将细胞悬液分别加入新的培养瓶中（注意传代细胞的密度应该不低于 5×10^5 个/mL，细胞密度过小会影响传代细胞的生长，一般可一瓶传三瓶，若后续需要做平行实验，接种前要细胞计数，保证每瓶细胞的起始浓度一致），再补充新鲜培养液。

（8）将每瓶细胞做好标记，用酒精棉球擦拭培养瓶，适当旋松瓶盖，放入 CO_2 培养箱中继续培养。

4. 细胞冻存

（1）按常规方法消化处于对数生长期的细胞，制备单细胞悬液，并计算细胞总数。

（2）将细胞悬液以 800～1 000 r/min 离心 5 min，弃去上清液。

（3）向细胞沉淀物中加入冷冻保护液（10% 的 DMSO，90% 的含血清培养基，血清浓度可提高至 20%），轻轻吹打混匀，控制细胞密度在 10^6～10^7 的范围内。

（4）按每管 1.0～1.5 mL 的量分装于冻存管内，拧紧管盖。

（5）在冻存管上做好标记，包括细胞代号及冻存日期。

（6）分级冷冻：先将冻存管放入普通冰箱冷藏室（4～8 ℃），约 40 min；接着将冻存管置于普通冰箱冷冻室（－10～－20 ℃），30～60 min；将冻存管转入低温冰箱（－30 ℃），放置 30 min 左右；然后将冻存管转移到超低温冰箱（－80～－70 ℃），过夜；最后将冻存管投入液氮保存。也可直接利用程序降温仪降温或放入简易的冻存盒中，使细胞缓慢降温。

（7）记录。做好冻存记录。记录内容包括冻存日期、细胞代号、冻存管数、冻存过程中降温的情况、冻存位置以及操作人员。

5. 细胞复苏

（1）将恒温水浴箱的温度调节至 37～40 ℃。

（2）从液氮中取出冻存管，立即投入 37～40 ℃ 温水中快速晃动，直至冻存液完全溶解。

（3）用 75% 乙醇棉球擦拭冻存管口后拧开管盖，将细胞冻存悬液转移到离心管内，加入约 5 mL 培养液，轻轻吹打混匀。

（4）将细胞悬液经 800～1 000 r/min 离心 5 min，弃上清液。

（5）向细胞沉淀内加入完全培养液，轻轻吹打混匀，将细胞悬液转移到培养瓶内，补足培养液进行培养。

【实验结果与分析】

EC109 细胞生长速度快，较易培养，一般培养 2～3 d 就可传代，细胞形态如图 10-4 所示。按照上述方法冻存及复苏细胞，效率均可达到 90% 以上。

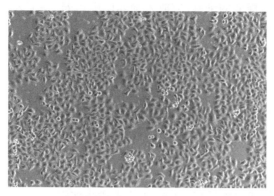

图 10-4　EC109 细胞形态(100×)

【注意事项】

1. 细胞培养过程中的注意事项

(1)操作时应严格无菌,培养细胞所用物品均需清洗、泡酸并消毒后使用。

(2)消化细胞时胰酶的消化时间与胰酶的效率有关,一般新配置的胰酶消化效率高,所需时间短,放置一段时间后胰酶效率会降低,需要延长消化时间。胰酶的最佳消化温度是 37 ℃。消化完成应及时终止消化,防止消化过度引起细胞死亡。

(3)操作过程中,对于不同的培养用液体及不同种细胞要用专一的滴管,并且注意勤换滴管和枪头,避免滴管或枪头混用,杜绝用接触过细胞悬液的滴管吸取培养试剂。

(4)制备细胞悬液时要充分吹打,尽量制成单细胞悬液。

(5)不同的细胞株选用的培养基也不相同,应根据细胞株的种类选用相应的培养基,具体可参看购买细胞时所附的说明书。

2. 原代肿瘤细胞培养注意事项

(1)培养材料应取自肿瘤细胞集中、活力较好的部分,取材后应立即培养并存放于培养液中。

(2)取材和培养过程中要防止细菌和霉菌污染。

(3)培养物中混有的成纤维细胞要尽快清除。

(4)癌组织中若有淋巴细胞浸润,应采用密度梯度离心法将淋巴细胞清除,否则癌细胞会被杀死。

(5)实验过程中要防止与其他细胞株的交叉污染。

(6)当癌细胞没有生长到足够的量时,应耐心等待,坚持换液,不要急于传代。

(7)癌细胞经常重叠生长,如果混有成纤维细胞,应在传代时采用消化消除法及反复贴壁法加以清除,分离出癌细胞进行传代培养。

(8)在传到 10 代前细胞生长繁殖极不稳定,传代要小心,可合并培养,千万不能传代。要确定适合该细胞的培养方法。

(9)在早期传代时要适当提高接种浓度。

（10）对于增殖能力极低的细胞，应放入饲养层中培养，并加入一些促生长物质，如胰岛素、氢化可的松、雌激素、EGF、软铁蛋白等因子。

（11）成纤维细胞始终为阻碍癌细胞培养中的重要因素，一旦发现应尽早尽快按上述方法加以清除。

3. 细胞冻存注意事项

（1）在使用 DMSO 前，无须对其进行高压灭菌，因其本身就有灭菌作用。高压灭菌反而会破坏其分子结构，致使其冷冻保护效果降低。在常温下，DMSO 对人体有毒，故在配制时最好戴手套。

（2）在将细胞冻存管投入液氮时，动作要小心、轻巧，以免液氮从液氮罐内溅出冻伤皮肤。操作过程中最好戴防冻手套、面罩、工作衣或防冻鞋。

（3）应注意控制冻存细胞的质量。冻存的细胞必须是生长旺盛，状态最佳的细胞，且一定排除存在污染情况，这样的细胞才具有冻存价值。另外，在每批细胞冻存一段时间后，要复苏 1~2 管，以观察其活力以及是否受到微生物的污染。

（4）液氮罐中液氮的量要定期检查，若发现液氮挥发超过一半时要及时补充。

（5）冻存管宜采用塑料冻存管，不宜使用玻璃安瓿。因为在复苏时，需要从 −196 ℃ 的液氮中取出冻存管，立即投入 37~40 ℃ 温水中，温差很大，玻璃安瓿瓶容易爆炸而发生危险。

4. 细胞复苏注意事项

（1）在取出冻存管后须立即放入 37 ℃ 水槽中快速解冻，轻摇冷冻管使其在 1 min 内全部融化，在打开冻存管前，需在超净台内用 75% 乙醇擦拭管口。冷冻管由液氮罐中取出解冻时，必须注意安全，预防冷冻管爆裂。

（2）加入的新鲜培养基最好进行预热处理，并提高培养基中血清比例（可提高至20%），使营养更充分。

（3）复苏时是否马上去除 DMSO？除少数特别注明对 DMSO 敏感之细胞外，绝大部分细胞株（包括悬浮性细胞）在解冻之后，可直接放入含有 10~15 mL 新鲜培养基的培养瓶中，待隔天再置换新鲜培养基以去除 DMSO 即可。原因是离心会对细胞造成损伤并导致细胞丢失，此影响远大于 DMSO 对细胞生长的影响，可增大培养瓶中培养基的体积，把DMSO 含量控制在安全范围内，并把培养基预热，然后把冻存液直接加入培养基中培养，等第二天细胞贴壁后再更换新鲜培养基，这样细胞复苏的效率更高。

（4）复苏时应采用与冻存时种类相同的培养基。每一细胞株均有其特定使用的培养基，复苏时若骤然使用不同的培养基，细胞大都无法立即适应，造成细胞无法存活。

（5）复苏时血清种类应采用与冻存时相同的血清。血清是细胞培养上一个极为重要的营养来源，所以血清的种类和品质对于细胞的生长会产生极大的影响。来自不同物种的血清，在一些物质或分子的量或内容物上都有所不同，血清使用错误常会造成细胞无法存活。

【资料延伸】

一、肿瘤细胞的生物学特性

1. 形态和性状　肿瘤细胞形态不规则,细胞界限清晰,伸展较差,核膜、核仁轮廓明显,核仁多、核浆丰富。其折光性强,电镜观察细胞表面微绒毛多而细密,与肿瘤细胞具有不定向运动和锚着不依赖性有关。

2. 生物特性　癌细胞在无血清或低血清(2% ~5%)时仍能生长,营养要求不高,因肿瘤细胞能自分泌促增殖因子,用软琼脂培养时单个细胞能形成集落,生长方向性消失,再加上失去了接触抑制,癌细胞数量增多时可呈多层重叠生长,细胞饱和密度大,有丰富的三极有丝分裂,分裂指数高,细胞倍增周期短。

3. 永生性　永生性又称为不死性,在体外培养可表现为无限制传代而不凋亡,在体外培养的肿瘤细胞系都表现有这种特性。

体外培养的永生性和体内肿瘤的恶性(包括浸润性)是两种形状,受不同的基因调控。因多数恶性肿瘤在体外培养时并不那么容易获得成功,生长增殖能力并不旺盛,有时只能传若干代,说明永生性可在体外培养获得。另外,体外培养的许多细胞系,如NIH3T3、Rat-1、10T1/2 等均具有永生性而无恶性。但两者有相关性,永生性可能是细胞恶性变化的某一阶段。

4. 浸润性　浸润性是肿瘤细胞扩张性增殖行为,体外培养的肿瘤细胞仍保持有这种特性,当与正常组织混合培养时,能浸润入其他正常组织中,甚至能穿透人工隔膜。

5. 异质性　所有肿瘤细胞都是由增殖能力、遗传性、起源、周期状态等性状不同的细胞组成,此特点属于异质性,其中有的衰老、退化,有的处于周期阻滞状态,只有那些处于活跃增殖状态的肿瘤干细胞才是支持肿瘤生长的成分,肿瘤干细胞易于生长增殖,分离培养干细胞的方法称干细胞培养(有干细胞系和数个亚系组成)。

6. 细胞遗传性　体外培养的肿瘤细胞失去了二倍体核型,呈异倍体或多倍体,常有标记染色体出现。正常细胞与恶性肿瘤细胞的区别,见表 10-1。

表 10-1　区别正常成纤维细胞与恶性肿瘤细胞的常用指标

指标	正常成纤维细胞	恶性肿瘤细胞
黏附性	细胞间黏附性强,紧贴壁生长	细胞间黏附性弱,易脱落
血清的要求	必须有血清	无须血清能生长
在半固体琼脂中生长能力	不能生长	能生长,形成集落
电子显微镜观察	核蛋白体较少,微丝微管有规则排列	核蛋白体丰富,微丝微管消失
膜对低分子物质通透性	低	高
黏多糖的合成和分泌腺苷酸	多	少
环化酶活性	高	低

续表 10-1

指标	正常成纤维细胞	恶性肿瘤细胞
细胞 cAMP 浓度	高	低
对松孢菌素的反应	不刺激核分裂,或至多形成双核细胞	核持续分裂,形成多核巨细胞
致瘤实验	不能形成肿瘤	能形成肿瘤

二、防止细胞污染要点

近年来,细胞培养过程中最主要的问题就是污染,污染可导致细胞的死亡而无法再用,这不但造成人力、财力、时间的损失,还会严重影响实验进度,所以一定要避免污染的发生。在实际工作中总结出来的控制污染的方法主要有以下 3 个方面。

1. 细胞培养的室内环境

(1)细胞培养室要相对封闭,洁净无尘,设有缓冲间。

(2)细胞培养间配备枪式移液器、手术器械、离心机、冰箱等专用仪器设备以及专用的实验服和拖鞋,定期消毒。专用物品只在培养间使用,不可带出培养间。

(3)培养间和缓冲间每周彻底清洁消毒一次,用稀释的新洁尔灭擦拭台面和地板,用屋顶装置的紫外线灯照射整个细胞培养间 30～60 min 对环境进行消毒。

(4)无菌操作工作区域应保持清洁和宽敞,必要物品如试管架,吸管盒等可临时放置,其他实验用品用完就要立刻移出,以利于空气的流通。

(5)还要定期检测 CO_2 钢瓶的压力,培养箱的 CO_2 的浓度、温度、水盘是否有污染(水盘的水是无菌水,一星期换一次)。

2. 细胞培养的试剂和用品

(1)工作中要特别注意防止培养液和血清的污染。培养液和胰酶的配制用水是三蒸水或符合细胞培养标准的水。试剂的除菌法应采用过滤除菌法,过滤使用的滤器滤膜最好是一次性的,如果是反复使用的滤器应在过滤前先将滤器和滤膜高压灭菌,后在无菌操作台内进行过滤分装,接收滤液的容器也要高压灭菌。配制好的培养液和胰酶须做生长实验和污染测试,即将滤好的试剂在无菌条件下取少量移入无菌的培养瓶中,放入培养箱中培养。如果有污染肉眼可见液体混浊或镜下可见菌体和菌丝。经污染测试确认没有污染的试剂才可用于培养细胞。配好的试剂应 4 ℃保存。培养细胞所有的血清必须储存于 −70～−20 ℃。但不能超过 1 个月,解冻时尽量在冰箱中 4 ℃解冻,然后再分装保存于 −70～−20 ℃,在溶解过程中要规则摇晃,使温度与成分均一,这样才可减少沉淀。最好不要在 37 ℃解冻,因温度改变太大,容易造成蛋白质凝结而发生沉淀。

(2)培养细胞过程中使用的实验用品,如移液管、一次性枪头、一次性塑料离心管、冻存管等要高压灭菌后烘干备用;其他玻璃器皿如细胞培养瓶、试剂瓶、移液管等要先泡酸、洗净、晾干后再高压灭菌。高压灭菌后的用品如在一星期内未用完,必须重新高压灭菌,以防止污染。镊子、剪刀等手术器械实验前必须在无菌操作台内用紫外线照射 30～60 min。

3. 无菌操作和对实验人员的要求　很多污染的发生都和操作不当有关,而细胞培养实验的操作应是严格的无菌操作。

（1）实验进行前,无菌操作台面、手术器械、废液缸和实验用品都要经紫外线照射 30～60 min 灭菌;以 70% 乙醇擦拭无菌操作台面,并开启无菌操作台风扇运转 10 min 后,才可开始实验操作。在无菌操作台进行实验前必须戴一次性乳胶手套,并用 70% 乙醇擦拭。

（2）实验用品和试剂瓶要用 70% 乙醇擦拭后才能带入无菌操作台内。实验操作应在台面的中央无菌区域;不能在打开容器的正上方操作实验;移液时吸量管口不要接触细胞培养瓶;试剂瓶和培养瓶关盖时先在酒精灯上转圈烧瓶口片刻,防止试剂的污染;手术器械使用前也要在酒精灯上烧。在培养超过一种细胞时,还要防止不同细胞间的交叉污染。

（3）对实验人员的要求:实验人员进培养间前必须先洗手,在缓冲间换穿专用实验服和拖鞋,准备好与细胞培养操作实验有关的所有试剂和用品,严禁在实验进行时频繁出入培养间。要求实验人员规范操作,严格遵守无菌工作流程。做完实验后应将实验产生的废物和废液及时清理出培养间,并清洁无菌工作台。

三、细胞培养中常见问题

1. FBS,FCS,CS,HS　FBS(fetal bovine serum)和 FCS(fetal calf serum)是相同的意思,两者都是指胎牛血清,FCS 乃错误的使用字眼,请不要再使用。CS(calf serum)则是指小牛血清。HS(horseserum)则是指马血清。

2. 培养细胞时应使用 5% 或 10% CO_2　一般培养基中大都使用 $HCO_3^-/CO_3^{2-}/H^+$ 作为 pH 的缓冲系统,而培养基中 $NaHCO_3$ 的含量将决定细胞培养时应使用的 CO_2 浓度。当培养基中 $NaHCO_3$ 含量为 3.7 g/L 时,细胞培养时应使用 10% CO_2;当培养基中 $NaHCO_3$ 为 1.5 g/L 时,则应使用 5% CO_2 培养细胞。

3. 更换培养基　视细胞生长密度而定,或遵照细胞株基本数据上的参考更换时间,按时更换培养基即可。

4. 培养基中是否须添加抗生素　通常在细胞培养过程中培养基中会添加青、链霉素,二者仅可防止细菌污染但不能杜绝,培养基中可不添加任何抗生素,但一定严格无菌操作。特殊筛选的细胞系维持培养时必须加入特定抗生素。

5. 悬浮性细胞继代处理　一般仅需持续加入新鲜培养基于原培养角瓶中,稀释细胞浓度即可,若培养液太多时,可将培养角瓶口端稍微抬高,直到无法容纳为止。分瓶时取出一部分含细胞的培养液至另一新的培养角瓶,加入新鲜培养基稀释至适当浓度,重复前述步骤即可。

6. 离心速率　欲回收动物细胞,其离心速率一般为 1 000 r/min,5～10 min,转速过高将造成细胞死亡。

7. 细胞接种密度　可依照细胞株基本数据上推荐的接种密度或稀释比例接种即可。细胞数太少或稀释得太多亦是造成细胞无法生长或生长缓慢的重要原因。

8. 细胞冷冻培养基的成分　动物细胞冷冻保存时最常使用的冷冻培养基是含 5%～10% DMSO(dimethyl sulfoxide)和 90%～95% 原来细胞生长所用的新鲜培养基均匀混合。注意:由于 DMSO 稀释时会放出大量热能,故不可将 DMSO 直接加入细胞液中,必须使用前先行配制完成。

9. 所选用的 DMSO 等级和除菌方式　冷冻保存使用的 DMSO 必须为组织培养级的 DMSO(如 Sigma D2650),其本身即为无菌状态,第一次开瓶后应立即少量分装于无菌试管中,保存于4 ℃,避免反复冻融造成 DMSO 裂解而释出有害物质,并可减少污染机会。若要过滤 DMSO,则须使用耐 DMSO 的尼龙材质滤膜。

10. 细胞发生微生物污染的处理　加入相应抗生素杀菌或直接灭菌后丢弃。建议选用后者,因为已污染的细胞很难做到完全杀菌,若是特殊筛选或珍贵的细胞可试着用抗生素杀菌处理。

11. 支原体污染的细胞,是否能以肉眼观察出异状　不能。因为支原体污染的细胞培养液仍然澄清,除极有经验的专家外,大多数遭受支原体污染的细胞株,无法以其外观分辨。

12. 支原体污染对细胞培养的影响　支原体污染几乎可影响所有细胞生长代谢参数及研究中的任一数据。若细胞生长速度明显变缓慢,则可考虑支原体污染。

13. CO_2 培养箱中的水盘如何保持清洁　定期(至少每 2 周 1 次)以无菌蒸馏水或无菌去离子水更换。

四、培养用品的清洗消毒灭菌

步骤如下:

1. 清洗

(1)玻璃器皿:一般用毛刷和洗涤剂进行清洗,以去除器皿的杂质。要注意两点:一是洗刷时不宜用力过猛,二是不能留有死角,特别要注意瓶角度等部位的洗涤。洗刷后用蒸馏水冲洗 3 次,去离子水冲洗 1 次。晾干。

(2)胶塞、盖子等杂物:细胞培养中所用的橡胶制品主要是瓶塞。新购置的瓶塞带有大量滑石粉及杂质,应先用自来水冲洗,再做常规处理,常规清洗方法是:每次用后立即置入水中浸泡,然后用2% NaOH 或洗衣粉煮沸 10 ~ 20 min,以除掉培养过程中产生的蛋白质。自来水冲洗后,再用1% 稀盐酸浸泡 30 min 或蒸馏水冲洗后再煮沸 10 ~ 20 min,晾干备用。

(3)塑料制品的清洗:塑料制品现多是采用无毒并已经特殊处理的包装,打开包装即可用,多为一次性物品。必要时用2% NaOH 浸泡过夜,用自来水充分冲洗,再用5% 盐酸溶液浸泡 30 min,最后用自来水和蒸馏水冲洗干净,晾干备用。

2. 烤干　将清洗干净的物品放入烤箱中烤干。

3. 泡酸或泡碱

(1)玻璃器皿:玻璃器皿一般用由浓硫酸,重铬酸钾及蒸馏水配制而成的清洁液浸泡。清洁液配制时应注意安全,须穿戴耐酸手套和围裙,并要保护好面部及身体裸露部分。配制过程中可使重铬酸钾溶于水中,然后慢慢加浓硫酸。并不停地用玻璃棒搅拌,使产生的热量挥发,配制溶液的器皿应选择塑料制品或专门的惰性材料制成的酸缸。配成后清洁液一般为棕红色。泡酸时应将器皿轻轻放入,避免灼伤,并使器皿内全部充满清洁液不留气泡;一般浸泡过夜。

(2)胶塞、盖子等:清洗后将用品放入 1 mol/L NaOH 中浸泡 6 ~ 7 h。

4. 灭菌　取出上述处理过的物品,清洗,然后进行灭菌,一般采用高压蒸汽灭菌法。高压灭菌应注意物品不宜放得太满,物品之间要留有空隙以免影响高压蒸汽流通。灭菌过程中,操作者不能离开工作岗位,要定时检查压力及安全,防止意外事件发生。消毒完毕不要急于取出物品,用余热去除其中部分湿气。

5. 备用 取出后放入烤箱烤干,放好备用。

【附录】

(1)PBS 缓冲液:NaCl 8.0 g,KCl 0.2 g,Na$_2$HPO$_4$·H$_2$O 1.56 g,KH$_2$PO$_4$ 0.20 g,加水至1 000 mL。

(2)酸液(细胞培养一般用次强酸):见表 10-2。

表 10-2 常用酸液组成

酸液	重铬酸钾/g	浓硫酸/mL	蒸馏水/mL
弱酸	100	100	1 000
次强酸	120	200	1 000
强酸	63	1 000	200

【关键词】

食管鳞癌细胞;培养;冻存;复苏

【参考文献】

司徒镇强,吴军正.细胞培养[M].西安:世界图书出版社,1996.

实验 10.3 食管鳞癌 EC109 耐药细胞的培养

【实验原理】

肿瘤是人体发育中或成熟的正常细胞在一些不良因素的刺激下,局部细胞群过度增生或异常分化而形成的新生物,常表现为局部肿块。肿瘤细胞形态和功能异常,恶性增殖,不受约束,严重破坏和影响正常组织器官的结构和功能。恶性肿瘤还会向周围组织浸润蔓延,甚至会扩散转移到其他组织继续增长,对生命健康造成极大的危害。

肿瘤化疗易造成肿瘤耐药,肿瘤耐药严重影响化疗效果,甚至导致化疗失败。

肿瘤耐药模型的建立是开展深入研究耐药机制及克服策略的前提,是进行肿瘤多药耐药研究的一个很好的思路。自 Biedler 等在 1970 年首次利用化疗药物放线菌素 D 体外诱导而成功建立了多药耐药细胞株后,人们不断利用化疗药物体外诱导及其他的生物学方法建立了多株不同肿瘤的耐药细胞模型,并在这些耐药模型的基础上,发现了众多与肿瘤多药耐药相关的基因、蛋白及酶,更加深入地研究了肿瘤多药耐药机制。当前,肿瘤耐药细胞株建立的方法主要有基因转染法和体外抗癌药物诱导法。前者是将外源性耐药基因导入靶细胞内,使其高表达,从而人为地赋予靶细胞耐药性;这种方法省时,但是建立的耐药细胞耐药机制单一,转染效率不高,而且转染过程中容易因插入新基因而引起细胞性状的改变,同时耐药基因的表达可能会随着传代次数的增多而减弱,造成耐药稳定性较差,这都限制了这种方法在肿瘤耐药研究中的应用。体外抗肿瘤药物诱导法分为两种:其一,低浓度持续诱导法:肿瘤细胞在低于其致死浓度的化疗药物中持续培养,逐渐增加药物浓度,直到肿瘤细胞获得稳定的耐药性为止;其二,高浓度间歇诱导法:将肿瘤细胞短时间暴露在远超过其致死浓度的抗肿瘤药物中,之后更换无药培养基继续培养至对数生长期,多次反复诱导,最终获得稳定耐药性的细胞株。低浓度持续诱导法是最常见的方法,此法循序渐进,筛选成功的把握较大,缺点是诱导周期长、操作较为烦琐,易造成污染。高浓度间歇诱导法简便省时,且间歇诱导又与临床上给药方案相似,反映了临床肿瘤的获得性耐药的形成过程及特点,其对探讨临床肿瘤化疗耐药机制具有重大意义。

本研究以紫杉醇为诱导药,采用高剂量间歇诱导结合时间递增的方法,引起细胞本身药物化学过程的改变,使细胞逐渐对药物耐受,随着药物浓度的递增,其耐受程度逐渐增加,历时 6 个月的时间,建立了人食管鳞癌紫杉醇耐药细胞株 EC109/Taxol。

【药学应用】

1. 体外建立的耐药模型可用于筛选耐药逆转剂。

2. 通过研究耐药细胞的生物学特性,寻找耐药靶点,从而改变肿瘤细胞耐药性。

【实验材料】

CO_2 细胞培养箱(美国 Thermo Forma 公司)、XD-101 型倒置显微镜(南京江南永新光学有限公司)、微量移液器(德国 Eppendorf 公司)、Mili-Q 超纯水过滤装备(法国 Milli Pore 公司)、一次性培养瓶(美国 Corning)、人食管鳞癌细胞株 EC109(购自中科院上海细胞库)、紫杉醇(海南通用康力制药有限公司)、Hy Clone RPMI-1640 培养基和胎牛血清(FBS)(赛默飞世尔生物化学制品有限公司)、青霉素和链霉素(中国华北制药股份有限公司)、0.25% 胰蛋白酶(上海碧云天生物技术有限公司)、四甲基偶氮唑蓝(MTT)(Sigma 公司)。

【实验步骤】

1. 以人食管鳞癌细胞系 EC109 为诱导对象,采用高剂量间歇诱导结合时间递增的方法建立耐药细胞株。

2. 0.625 μg/mL 的紫杉醇(此浓度是紫杉醇对 EC109 细胞 IC50 的 12.5 倍)作用于对数生长期的 EC109 2 h,之后弃含药培养基,用 4 ℃ PBS 洗 3 次,0.25% 胰蛋白酶消化处理,800 r/min 离心 4 min 收集细胞,加培养基重悬,重新接种于培养瓶继续培养。

3. 24 h 后可见大量细胞死亡,不断去除凋亡细胞,扩增活细胞,至生长状态良好,达到 70% ~80% 饱和时,传代培养 3 代。重复上述操作 2 次,即 EC109 细胞在此阶段共被药物作用 3 次。

4. 之后提高药物作用时间为 4 h,按照第一阶段筛选程序,药物作用 3 次,得到细胞 EC109/Taxol[1]。

5. 细胞恢复增殖能力后,药物浓度增加到原来的 2 倍,按上述方法继续培养,诱导过程共历时 6 个月,最后得到的耐药细胞系命名为 EC109/Taxol(图 10-5)。

EC109

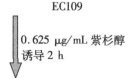

0.625 μg/mL 紫杉醇
诱导 2 h

更换无药培养基,不断去除凋亡细胞,扩增存活细胞,至生长状态良好
重复 3 次

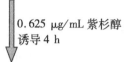

0.625 μg/mL 紫杉醇
诱导 4 h

更换无药培养基,不断去除凋亡细胞,扩增存活细胞,至生长状态良好
重复 3 次

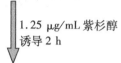

1.25 μg/mL 紫杉醇
诱导 2 h

更换无药培养基,不断去除凋亡细胞,扩增存活细胞,至生长状态良好
重复 3 次

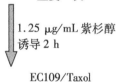

1.25 μg/mL 紫杉醇
诱导 2 h

EC109/Taxol

图 10-5　耐药细胞诱导过程

第一阶段:0.625 μg/mL PTX 诱导 EC109 细胞 2 h 共 3 次,期间不断去除死细胞,扩增活细胞,直至细胞生长状态良好,达到 70% ~80% 饱和,传代 3 次再进入下一周期。每次加药周期 4~5 周。在第一阶段的基础上相同浓度 PTX 诱导 4 h,细胞适应能力明显增强,诱导初期贴壁细胞较第一阶段明显增多,恢复增殖状态明显加快,诱导周期逐渐缩短 1~2 周,最后得到细胞 EC109/Taxol[1]。

第二阶段:药物浓度加倍,继续诱导,最后得到 EC109/Taxol 细胞,整个诱导过程历时 6 个月。

【实验结果与分析】

1.筛选过程耐药性的变化　在整个诱导过程中得到了 EC109/Taxol[1] 和 EC109/Taxol 细胞,采用 MTT 法检测两种细胞对 PTX 的 IC50 及耐药指数。结果见表 10-3,数据显示,两细胞对 PTX 的 IC50 逐渐增大,耐药细胞对 PTX 的耐药性逐渐增强。EC109/Taxol 细胞对 PTX 的耐药指数达到 67.175,属高度耐药。

表 10-3　两阶段耐药细胞株的耐药指数对比

Cell	IC（mean±SD，µg/mL）	RI
EC109	0.051±0.001	——
EC109/Taxol[1]	0.21±0.034＊＊＊	4.242
EC109/Taxol	3.426±0.074＊＊＊	67.175

＊＊＊Compared with parental cells EC109, the difference is significant with $P<0.001$.

2. EC109/Taxol 细胞耐药性的稳定性　MTT 法分别检测在诱导结束 30 d、60 d、90 d、120 d、150 d、180 d、210 d 后，耐药细胞对 PTX 的 IC50，检测耐药细胞株耐药性的稳定性。结果显 EC109/Taxol 细胞对 PTX 的 IC50 一直保持 3.4 µg/mL 左右，耐药指数保持 67 左右（图 10-6）。说明这株耐药细胞株的耐药稳定性良好。

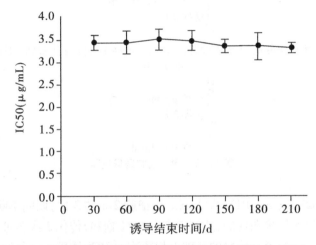

图 10-6　耐药细胞在诱导结束后的 7 个月内对 PTX 的 IC 50

以上结果可以确定本实验培养得到的细胞为耐药细胞。

EC109 与 EC109/Taxol 细胞形态学对比如图 10-7 所示。

Morphology

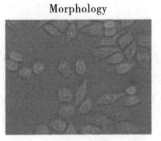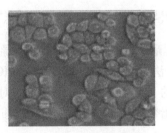

图 10-7　左图为 EC109 亲本细胞，右图为紫杉醇诱导的稳
　　　　定的耐药细胞株

在诱导初期加药后,大多数细胞死亡,漂浮在培养基中,剩余的极少数的贴壁细胞体积增大,大小不等,形态不规则,有巨细胞形成,胞质中有大量黑色颗粒,空泡增多,有的细胞有长的突起。撤药培养后,细胞突起变短,逐渐恢复到原来的形状。但是仍偏小,形态不规则,细胞常趋向群集性生长。耐药细胞株与亲本细胞相比在生物学特征中有一定相似处,也有一定差异性。

EC109 与 EC109/Taxol 细胞生长曲线和倍增时间对比如图 10-8 所示。

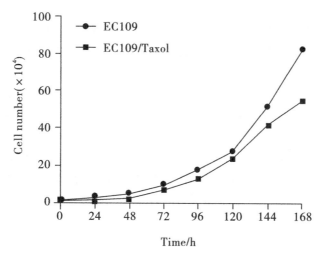

图 10-8　EC109 和 EC109/Taxol 细胞生长曲线

EC109 和 EC109/Taxol 细胞在相同条件下培养 7 d,两细胞的增殖速率存在一定的差异。如图 10-8 所示,EC109/Taxol 细胞的生长速率较亲本细胞略低,生长曲线斜率降低。

【注意事项】

1. 细胞培养过程中注意无菌操作。

2. 加药培养过程中注意每天观察细胞状态,及时更换培养基。

3. 细胞产生耐药性,撤药 2~3 个月后要保证耐药指数不变。

【资料延伸】

肿瘤对化疗药物的耐药性可依其耐药谱分为两种:一种是原药耐药(primary drug resistance,PDR),另一种是多药耐药(multidrug resistance ,MDR)。PDR 是指肿瘤只对诱导药物产生耐药性,而对其他化疗药物不产生交叉耐药的现象。MDR 是指一种化疗药物作用于肿瘤细胞而产生耐药后,对其他许多未曾接触过的、结构不同的、作用机制不同的化疗药物亦产生交叉耐药的现象。MDR 又分为两种情况,内源性耐药(intrinsic drug resistance)和获得性耐药(acquire drug resistance)。内源性耐药是指一开始化疗肿瘤细胞就对化疗药物不敏感,即化疗前就有耐药性。

另一种耐药细胞诱导方法,甲磺酸乙酯(EMS)法诱导细胞耐药。为得到耐药指数更高更稳定的耐药细胞株,采用甲磺酸乙酯诱导细胞产生突变,使某些基因发生改变,从而使细胞产生耐药性。步骤:以 EC109 细胞为例,待细胞长 70%～80%,加入浓度 200 μg/mL 的 EMS 作用 24 h,然后用胰蛋白酶消化细胞,传代,用无药培养基培养 5 d。加入浓度为 10 μmol/L 的紫杉醇作用一定时间使细胞 99% 死亡,继续培养,待存活细胞长成单克隆,用灭过菌的牙签挑到 24 孔板培养,得到的细胞为具有一定耐药性的细胞,测耐药指数并研究其生物学特性。

【附录】

(1)双抗工作液:80 万 U 青霉素,加入 1.6 mL PBS 溶解;100 万 U 链霉素,加入 2 mL PBS 溶解。弃去 0.4 mL 链霉素溶液后,使二者混合均匀,配成 $2.5×10^5$ 单位每毫升的双抗溶液,每管 200 μL 分装到 500 μL 的离心管中,-20 ℃ 保存。

(2)细胞培养完全培养液:500 mL Hy Clone RPMI-1640 培养基中加入 56 mL 胎牛血清、200 μL 双抗工作液,摇匀,使培养液最终含 10% 血清,100 U/mL 青霉素和 100 μg/mL 的链霉素,置于 4 ℃ 冰箱备用。

(3)PBS:称取 KCl 0.2 g,NaCl 8.0 g,Na_2HPO_4 1.56 g,KH_2PO_4 0.2 g,使用超纯水溶解,调节 pH 值至 7.2,定容至 1 000 mL,高压蒸汽灭菌,密封置于 4 ℃ 冰箱备用。

(4)MTT 溶液:MTT 粉末 0.5 g,溶于 100 mL PBS 溶液,终浓度为 5 mg/mL,0.22 μm 滤膜过滤除菌,-20 ℃ 避光保存备用。

【关键词】

食管癌 EC109 细胞;PTX;多药耐药

【参考文献】

[1]郭刘斌.人食管鳞癌耐药模型的建立和 JP 抗耐药肿瘤作用研究[D].郑州:郑州大学,2014.

[2]FUJII R,MUTOH M,SUMIZAWA T,et al. Adenosine triphosphate – dependent transport of leukotriene C4 by membrane vesicles prepared from cisplatin – resistant human epidermoid carcinoma tumor cells[J]. Journal of the National Cancer Institute,1994,86(23):1781-1784.

实验 10.4　利用细胞计数法观察抑癌基因 PTEN 对食管鳞癌细胞株 EC9706 增殖的影响

【实验原理】

显微镜下细胞直接计数法是将少量待测样品的悬浮液置于一种特别的具有确定面积和容积的载玻片上(又称计数板),于显微镜下直接计数,然后推算出细胞浓度的一种方法。细胞计数是细胞培养研究中一项基本技术,它是了解细胞生长状态,测定培养基、血清、药物等物质生物学作用的重要手段。常用的细胞计数方法有血细胞计数板计数法和电子细胞计数仪计数法。血细胞计数板的具体结构如图 10-9 所示。血细胞计数板是一种专门用于计算较大单细胞微生物的一种仪器,其由一块比普通载玻片厚的特制玻片制成,中间有下凹的槽把计数板隔为两半,每半边上面刻有一个方格网,称计数室。将计数室放大,可见中央大方格含 16 个中格,一般取 4 个角中方格计数,计数重复 3 次,取其均值,计数完毕后,依下列公式计算:细胞个数/1mL =(4 大格细胞数之和/4)×10^4×稀释倍数。

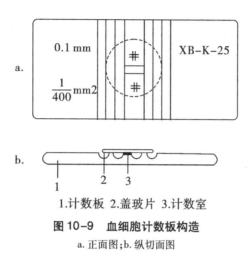

1.计数板 2.盖玻片 3.计数室

图 10-9 血细胞计数板构造

a. 正面图;b. 纵切面图

目前随着电子计数仪的出现,实现了大规模细胞计数工作的自动化。自动计数仪的工作原理是 PBS 稀释细胞悬液放入样品杯中,计数仪能自动吸取 0.5 mL 样品进行计数,当被吸取的细胞穿过微孔时,能改变流经微孔的电流,产生一系列脉冲信号,计数仪借此可把细胞进行分类或计数。不同型号计数仪操作程序不同,具体应参考仪器说明。

【药学应用】

细胞计数是细胞培养研究中的一项基本技术,可以用于了解细胞生长状态,测定培养基、血清、药物等物质的生物学作用,比如可用细胞计数的方法绘制某细胞株的生长曲线,根据生长曲线可判断细胞活力,计算细胞生长的倍增时间,也可观察药物对细胞增殖的影响。本实验以食管鳞癌细胞株 EC9706 为例,用细胞计数法检测抑癌基因 PTEN 对细胞增殖的影响。

【实验材料】

1. 细胞株　EC9706 细胞株、转染空载体 pcDNA3.1 的细胞株 EC9706-pcDNA3.1、转染 PTEN 重组载体的细胞株 EC9706-pcDNA3.1-PTEN。

2. 试剂　培养细胞用培养基、血清、胰酶、PBS 缓冲液等。

3. 仪器及耗材　血细胞计数板或电子计数仪、显微镜、加样枪或吸管。

【实验步骤】

1. 收集细胞　收集对数期生长的 EC970、EC9706-pcDNA3.1 和 EC9706-pcDNA3.1-PTEN 三株细胞,接种 24 孔板,每种细胞接种 21 孔(每天计数 3 孔,历时 7 d),接种起始细胞数为 10^4 个/孔(具体多少要根据细胞种类不同而不同,每孔的细胞数不能过多或过少,原则是对照组在实验结束时细胞的融合度在 90%~100%,接种前可先细胞计数,具体见下面步骤)。

2. 细胞计数　于接种的第 2 天开始对细胞进行计数。每天每种细胞取 3 个孔,用胰酶消化,制备单细胞悬液,然后使用血细胞计数板计数时,步骤如下。

(1)镜检计数室:在加样前,先对计数板的计数室进行镜检。若有污物,可用无水乙醇或 95% 乙醇清洁计数板或盖玻片,然后用滤纸擦拭干净或吹干后才能进行计数。

(2)制备单细胞悬液:用消化液消化贴壁细胞或直接收集悬浮培养细胞,制成单细胞悬液。要求细胞密度不能低于 10^4 个/mL,若细胞数较少,应将细胞悬液 1 000 r/min,离心 5 min,重悬于少量培养基中。若细胞数过多,则需进行稀释。

(3)加样:把盖玻片盖到计数板上,用吸管轻轻吹打细胞悬液,取少量细胞悬液,在计数板上盖玻片的一侧缓慢加微量细胞悬液,避免产生气泡,加样时细胞悬液不能过少,应充满整个盖玻片,也不能过多而溢出盖玻片或两侧玻璃槽内,若出现上述情况,则需对计数板重新冲洗擦干,然后重新加样。

(4)计数:在显微镜下,用 10× 物镜观察计数板四角大方格中的细胞数。对于压线细胞的计数原则是:计上不计下,计左不计右,即只计数上方和左侧细胞而不计下方和右侧细胞。为了计数准确,每孔细胞可至少重复计数 3 次,取平均值。

(5)计算:将计数结果带入下列公式,计算细胞液浓度。

$$细胞数/mL 原液 = (4 大格细胞数之和/4) \times 10^4 \times 稀释倍数$$

3. 统计学分析　细胞计数持续 7 d,完成后把计数值进行统计学处理,并根据计数结果绘制 3 株细胞的生长曲线,比较分析 3 株细胞间生长增殖能力的差异。

【实验结果与分析】

把 3 株细胞历时 7 d 的细胞计数值进行统计,结果见表 10-4。根据表中数据绘制的细胞生长曲线如图 10-10 所示。从结果可以看出,与未转染细胞相比,转染细胞生长速度明显减慢,而转染重组质粒的细胞生长速度最慢,说明 PTEN 基因能够明显抑制细胞生长。另外,还可计算生长抑制率,结果见表 10-5。

表 10-4　三种细胞株计数结果/($\times 10^4$)

组别	N1	N2	N3	N4	N5	N6	N7
1 组	1.00±0.00	1.05±0.02	2.41±0.06	4.83±0.07	9.36±0.08	13.63±0.17	23.73±0.93
2 组	1.00±0.00	1.03±0.02	1.47±0.22	3.35±0.26	7.27±0.26	7.41±0.32	14.51 ±0.34
3 组	1.00±0.00	1.00±0.01	1.08±0.13*	1.61±0.33*	2.94±0.61*	4.59±0.45*	6.54±0.40*

注:1 组代表未转染细胞株;2 组代表转染空载体细胞株;3 组代表转染重组载体的细胞株;从第 3 天开始,细胞计数有明显差异,*$P < 0.001$,N 代表每天的细胞数。

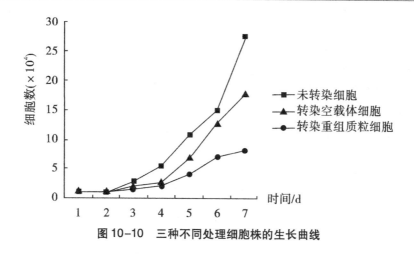

图 10-10　三种不同处理细胞株的生长曲线

表 10-5　3~7 d 转空载体细胞株和转重组载体细胞株的抑制率

组别	第 3 天			第 4 天			第 5 天			第 6 天			第 7 天		
	抑制率/%	t 值	P 值	抑制率/%	t 值	P 值	抑制率/%	t 值	P 值	抑制率/%	t 值	P 值	抑制率/%	t 值	P 值
2 组	38.94±7.57			30.50± 6.27			22.37± 2.15			45.62±1.75			38.79±3.48		
3 组	54.87±6.62	2.744	0.052	70.18±10.02	5.817	0.004	73.48±11.46	7.590	0.002	70.69±7.94	5.342	0.006	74.39±5.90	9.004	0.001

注:2 组代表转空载体细胞株;3 组代表转重组载体细胞株。

【注意事项】

因为实验历时较长(7 d 左右),事前一定要做好周密的计划,定程序,定时间,定人员。计数时还应注意以下方面。

(1)每天尽量在同一时间进行计数,连续观察 7 d。

(2)消化细胞时,尽量使细胞分散良好,制备成单细胞悬液。在连续取样计数时,每次均应吹打均匀后再取样,否则因为细胞易沉淀,计数结果前后差异会很大。

(3)镜下计数时,2 个以上细胞组成的细胞团应按单个细胞计算。若细胞团占 10%以上,说明消化不充分。若每个小格中的细胞数少于 2 个或大于 50 个,说明稀释不当,应重新制备细胞悬液、计数。

(4)血细胞计数板的清洁。血细胞计数板使用后,用自来水冲洗,切勿用硬物洗刷,洗后自行晾干或用吹风机吹干,或用 95%的乙醇、无水乙醇、丙酮等有机溶剂脱水使其干燥。通过镜检观察每小格内是否残留菌体或其他沉淀物。若不干净,则必须重复清洗直到干净为止。

【资料延伸】

细胞活力检测方法总结:任何培养瓶内生长的细胞都由死细胞和活细胞组成,从形态上区别死、活细胞比较困难,因此细胞活力测定是肿瘤体外研究中应用最广的技术手段之一,实验中常用的细胞活力检测方法有如下几种。

1. 细胞计数　具体如上所述。

2. 细胞生长曲线　细胞生长曲线是观察细胞生长基本规律的重要方法,只有具备自身稳定生长特性的细胞才适合在观察细胞生长变化的实验中应用。

细胞生长曲线的绘制可以用计数法,一般采用 24 孔板,要求每孔接种细胞数和加入培养液的量都要一致,细胞数不能过多也不能太少,太少使细胞滞留期太长,数量太多则细胞会因为很快进入平台期而需要传代,曲线不能确切反应细胞生长情况。一般接种数量以 7~10 d 能长满且不发生生长抑制为度。同种细胞的生长曲线先后测定要采用同一接种密度,这样才能纵向比较;不同细胞也需接种的细胞数相同,才能进行比较。

另外也可以用 MTT 法进行生长曲线测定,方法比较简单。

用生长曲线方法测定细胞活力在实验室中较常用,但有时反映数值不够精确。

3. 染料排除法　包括台盼蓝排斥、伊红 Y 排斥实验、苯胺黑排斥实验。

4. 细胞克隆形成率实验　包括平板克隆形成实验和软琼脂克隆形成实验。

5. 实验　MTT 比色实验及 XTT 比色实验。

【关键词】

细胞计数;计数板;生长曲线

【参考文献】

[1] 侯桂琴,鲁照明,薛乐勋,等. PTEN 表达载体的构建及转染食管鳞癌细胞系 EC9706[J]. 肿瘤防治研究, 2007,34(3):178-181.

[2] 司徒镇强,吴军正. 细胞培养[M]. 西安:世界图书出版社,1996.

实验 10.5　基于 MTT 技术的药物对食管鳞癌细胞 EC109 增殖影响的测定

【实验原理】

该方法是一种细胞活力的检测方法,活细胞线粒体中的琥珀酸脱氢酶可使外源的 MTT 还原为难溶性的蓝紫色结晶物甲臜(formazan),并沉淀于细胞中,而死细胞无此功能。二甲基亚砜(DMSO)能溶解沉积在细胞中蓝紫色结晶物,再用酶标仪在 490 nm 波长处测定其吸光度,在一定细胞数范围内,溶液颜色深浅与所含的甲臜量成正比,故吸光度值可间接反映活细胞的数量。细胞存活率=实验组光吸收值(A)/对照组光吸收值(A)×100%,可用细胞存活率对剂量作图求出 IC50 值。MTT 法是一种测定细胞增殖活力的常用方法,具有灵敏度高、重复性好、操作简便、经济快速、无放射性污染等特点。

【药学应用】

MTT 法在药学中常用于一些生物活性因子的活性检测、大规模的抗肿瘤药物筛选、细胞毒性实验以及肿瘤放射敏感性测定等。

【实验材料】

1. 试剂　MTT 溶液、血清、培养基、胰酶、DMSO(分析纯)。

2. 仪器耗材　培养箱、显微镜、酶标仪、振荡混合仪、96 孔板、移液器等。

3. MTT 溶液配制　称取 250 mg MTT 放入小烧杯中,加 50 mL PBS,在磁力搅拌机上搅拌 30 min,用 0.22 μm 的微孔滤膜除菌,分装,4 ℃保存。2 周内有效。

【实验步骤】

1. 接种细胞　用 0.25% 胰酶消化单层培养的食管鳞癌 EC109 细胞,用含 10% 胎牛血清的 RPMI1640 培养液制成单细胞悬液,以每孔 5 000 个细胞(根据细胞种类不同接种的起始数也不相同)接种于 96 孔培养板中,每孔体积 200 μL。

2. 培养细胞　将培养板放入培养箱中培养,过夜培养后更换新鲜培养基并加入不同浓度待测药物,每个浓度至少设 3 个复孔,继续培养 1~3 d(具体培养时间取决于实验目的和要求)。

3. 加液　培养 1~3 d 后,每孔加入 MTT 溶液(5 mg/mL)20 μL,继续孵育 4~6 h,终止培养,小心吸弃孔内培养基,每孔加入 150 μL DMSO,振荡 10 min,使甲䐶充分溶解。

4. 吸光度测定　选择 490 nm 波长,用酶标仪测定各孔吸光度,记录结果。

【实验结果与分析】

处理实验结果时,可以对结果进行统计学处理,比较不同浓度药物处理后细胞增殖能力的变化,并计算各浓度对细胞增殖的抑制率;也可以药物浓度为横坐标,吸光度值为纵坐标作图,绘制细胞生长曲线,并计算药物的 IC50 值。若是培养不同时间的细胞,则可以时间为横坐标,吸光为纵坐标作图,计算细胞的倍增时间(表 10-6,图 10-11)。

表 10-6　药物处理 48 h 食管鳞癌 EC109 细胞增殖活力变化

	1	2	3	4	5	6	7	8
药物浓度(nmol/L)	0	1	5	10	20	50	100	200
OD 值	1.09±0.06	0.95±0.02	0.80±0.03	0.67±0.03	0.57±0.04	0.44±0.04	0.30±0.01	0.14±0.02

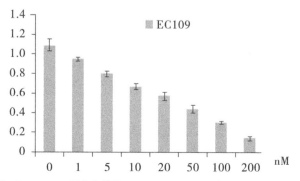

图 10-11　不同浓度药物处理后 EC109 细胞增殖活力柱状图

【注意事项】

1. 细胞铺板时细胞液尽量是单细胞悬液,若细胞消化不充分,细胞团过多,会导致细胞贴壁不均匀或每孔接种细胞数量不一致,从而影响实验结果。

2. 接种时应根据细胞种类不同选择合适的接种浓度。一般情况下,96 孔板的一个孔内贴壁细胞长满时细胞数约为 10^5 个。接种原则是培养结束后每孔细胞不能长得过满,以保证结晶形成的量与细胞数呈较好的线性关系。但是由于不同细胞贴壁后的所占面积、细胞增殖速度等差异,不同细胞需要接种的起始细胞数也不同,因此,在进行 MTT 前,对每一种细胞都应测其贴壁率、倍增时间及接种不同细胞数条件下细胞的生长曲线,据此确定实验中每孔接种细胞数和培养时间。

3. 细胞悬液在接种前要充分混匀,防止细胞沉淀引起每孔接种数目的不一致。

4. 使用 96 孔板进行检测,如果细胞培养时间较长,一定注意蒸发的问题。一方面,由于 96 孔板周围一圈最容易蒸发,可以采取弃周围一圈的办法,改加 PBS,水或者培养液,另一方面,可以把 96 孔板置于靠近培养箱内水源的地方,以缓解蒸发。

5. 检测依赖于脱氢催化的反应,如果待测体系中存在较多的还原剂,例如一些抗氧化剂会干扰检测,需要设法去除。

6. 测定时要避免血清的干扰。高浓度的血清会使实验本底增加,影响吸光度值,从而降低实验敏感度,故在加 DMSO 溶解前,尽量吸净培养孔内残余培养基。可把培养板倒置放于厚滤纸或卫生纸上轻拍以吸净残余培养基,然后再加入 DMSO 溶解。

7. 用酶标仪检测前需确保每个孔内没有气泡,否则会干扰测定。

8. 设定对照。测定时应设定空白对照孔,即与实验孔平行只加培养基不加细胞的对照孔。最后比色时,以空白对照孔调零。

【资料延伸】

CCK-8 和 MTT 的基本原理是基本相似的,都是被活细胞线粒体内的一些脱氢酶还原成有色的甲䐶,而死细胞则无此功能,活细胞越多,颜色越深,酶标仪下测的 OD 值就越高,CCK-8 的优点如下:①MTT 被线粒体内的一些脱氢还原酶还原成的甲䐶不是水溶性的,需要有特定的溶解液来溶解,而 CCK-8 产生的甲䐶都是水溶性的,可以省去后续的溶解步骤。②CCK-8 产生的甲䐶更容易溶解。③CCK-8 检测灵敏度更高,更加稳定。④酚红液和血清对其测定无明显影响。⑤不必去上清液,不必洗涤细胞,更加简便。⑥对细胞无明显毒性,加入显色后,可以在不同时间反复用酶标仪读板,使检测时间更加灵活,便于找到最佳测定时间。

【关键词】

MTT;细胞增殖;酶标仪;吸光度;甲䐶

实验 10.6　白藜芦醇联用紫杉醇对人食管鳞癌 EC109 细胞克隆形成能力的影响

【实验原理】

细胞克隆形成率即细胞接种存活率,是测定单个细胞增殖能力的方法之一,表示接种细胞后贴壁的细胞能够成活并形成克隆的数量。细胞贴壁后不一定每个都具有增殖和形成克隆的能力,而能够形成克隆的细胞必是具有增殖活力的细胞。克隆形成率能够反映细胞群体依赖性和单个细胞增殖能力两个重要性状。由于细胞生物学性状不同,细胞克隆形成率差别也很大,一般初代培养细胞克隆形成率弱,传代细胞系强;二倍体细胞克隆形成率弱,转化细胞系强;正常细胞克隆形成率弱,肿瘤细胞强。

【药学应用】

1. 通过测定细胞的克隆形成能力来判断癌细胞的恶化程度。
2. 测定不同药物对癌细胞增殖能力的影响。

【实验材料】

XD-101 型倒置显微镜(南京江南永新光学有限公司)、人食管鳞癌细胞株 EC109(购于中科院上海细胞库)、紫杉醇(PTX)(海南通用康力制药有限公司)、白藜芦醇(Res)(阿拉丁试剂上海有限公司)、0.25% 胰蛋白酶(上海碧云天生物技术有限公司)、结晶紫染色液(上海碧云天生物技术有限公司)、RPMI1640 培养基(以色列 BI 公司)、胎牛血清(以色列 BI 公司)。

【实验步骤】

1. 将处于对数期生长的食管癌 EC109 细胞,用 0.25% 胰蛋白酶消化处理后沉淀细胞,把细胞悬浮在 10% 胎牛血清的 RPMI-1640 培养基中备用。临用前吹匀后计数。每组细胞分别按 1 000 cells/孔接种于 6 孔培养板,每孔补加至 2 mL 培养基,轻摇(十字方向)使细胞分布均匀。置 37 ℃、5% CO_2,饱和湿度的培养箱中培养。

2. 待细胞贴壁后,分别按 PTX 单用组(30 nmol/L PTX)、Res 单用组(25 μmol/L Res)、合用组(30 nmol/L PTX+25 μmol/L Res)给予含有不同药物的培养基,阴性对照组给予含 10% 胎牛血清的 RPMI-1640 空白培养基,于 37 ℃、5% CO_2,饱和湿度的培养箱中培养,经常观察克隆形成情况。

3. 连续培养 7 d 后,终止培养,弃去上清液,用 PBS 小心清洗 2 次,加入 1 mL 甲醇固定细胞 30 min,然后吸弃固定液,再用 PBS 小心清洗 2 次,洗去固定液,加 2 mL 1% 结晶紫染色液 30 min;用 PBS 缓缓洗去染色液。室温自然晾干。

【实验结果与分析】

待培养板晾干后,将培养板置于一张网格纸上,用肉眼直接计数克隆,或者也可以在显微镜(低倍镜)计数细胞的克隆数。

按以下公式计算克隆形成率:

$$克隆形成率(\%) = (克隆数/接种细胞数) \times 100\%$$

克隆形成实验是测定单个细胞增殖能力的方法之一。单个细胞在体外持续分裂 6 次以上,其后代所组成的细胞群体,称为克隆或者集落。通常情况下,通过计算克隆形成率,可对单个细胞的增殖能力做定量分析。克隆形成结果如图 10-12 以及表 10-7 所示,单用 30 nmol/L PTX 作用于 EC109 细胞几乎无克隆形成,克隆形成率仅为(10.73 ± 1.52)%。当 PTX 和 25 μmol/L Res 联用后,EC109 细胞克隆形成能力明显增强,克隆形成率升高至(29.42±3.57)%。但是,合用组和单独应用 25 μmol/L Res 的克隆形成率(60.89±3.32)%相比,仍有很大差异。

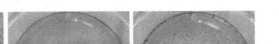

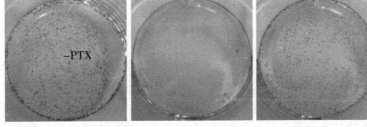

图 10-12　单用 PTX30 nmol/L、Res25 μmol/L 和两药联用作用于 EC109 细胞平板克隆形成结果

表 10-7　单用 PTX、Res 和两药联用作用于 EC109 细胞平板克隆形成率

组别	n	克隆形成率
阴性对照组	3	73.67±3.18%
PTX 单用组	3	10.73±1.52%**
Res 单用组	3	60.89±3.32%
两药合用组	3	29.42±3.57%**#

**与对照组比较 $P < 0.01$,#与单用 PTX 组比较 $P < 0.05$。

【注意事项】

1. 细胞在进行克隆形成实验时要求有 95% 以上的分散度,否则结果的准确度会受很大影响。

2. 由于细胞较少,更换培养基时移液枪不要对着细胞,应对着孔壁加进去。

3. 接种时细胞密度适度,不可过高。

【资料延伸】

软琼脂集落形成率实验(软琼脂克隆):将 1.2% 低熔点琼脂糖与 2×细胞培养基以 1:1 的体积比混合制备 0.6% 的底层琼脂,6 孔板中每个孔 1.4 mL 温室凝固,取对数期细胞,胰酶消化后吹散成单个细胞悬液,计数,并调细胞浓度为 10 000 个/mL,将 0.6% 低熔点琼脂糖与 2×细胞培养基以 1:1 的体积比混合,制备 0.3% 的上层琼脂,每孔加 1 mL 上层琼脂和 100 μL 单细胞悬液(约 1 000 细胞/六孔板每孔),混匀,室温凝固。置于 37 ℃,5% CO_2 的细胞培养箱中培养 2~3 周,计数含 50 个细胞以上的克隆,计算细胞集落形成率,SpotII 采集图像。

软琼脂培养法常用于检测肿瘤细胞和转化细胞系。实验中琼脂与细胞相混时,琼脂温度不宜超过 40 ℃。接种细胞的密度每平方厘米不超过 35 个,一般 6 cm 的平皿接种 1 000 个细胞。正常细胞在悬浮状态下不能增殖,不适用于软琼脂克隆形成实验。

【附录】

(1)PBS 缓冲溶液:分别称取 NaCl 8.0 g,KCl 0.2 g,KH_2PO_4 0.2 g,Na_2HPO_4 1.56 g,使用 1 000 mL Millipore 去离子水充分溶解,调节 pH 值至 7.3,121 ℃,30 min 高压蒸汽灭菌,密封放于 4 ℃ 冰箱中储存备用。

(2)细胞完全培养液:取 56 mL 胎牛血清解冻,解冻后加入 500 mL BI RPMI-1640 培养基中,最终培养液中含胎牛血清的浓度为 10%,然后加入 200 μL 双抗,充分混匀,放置 4 ℃ 冰箱中储存备用。

(3)Res 原液:称取 9.13 mg Res(分子量 228.25),充分溶解于 200 μL DMSO 中,终浓度为 200 mmol/L。

【关键词】

食管癌 EC109 细胞;克隆形成;PTX;Res

【参考文献】

[1]牟霞,李明. siRNA 沉默新趋化因子 VCC-1 抑制 SMMC7721 肝癌细胞体外克隆形成能力和体内成瘤性[J]. 中国免疫学杂志,2013(4):347-349.

[2]李永梅. 白藜芦醇联用紫杉醇对人食管鳞癌 EC109 细胞的影响[D]. 郑州:郑州大学,2015.

实验 10.7 冬凌草甲素诱导 EC109 细胞凋亡的 Hoechst 33258 染色

【实验原理】

荧光显微镜(fluorescence microscope)是以紫外线为光源照射被检物体,使之发出荧光,然后在显微镜下观察物体的形状及其所在位置。荧光显微镜用于研究细胞内物质的吸收、运输、化学物质的分布及定位等。细胞中有些物质,如叶绿素等,受紫外线照射后可发荧光;另有一些物质本身虽不能发荧光,但如果用荧光染料(如 hoechst)或荧光抗体染色后,经紫外线照射亦可发荧光,荧光显微镜就是对这类物质进行定性和定量研究的工具之一。

Hoechst 33258 为非嵌入性荧光染料。它们在活细胞中 DNA 聚 AT 序列富集区域的小沟处与 DNA 结合。活细胞或固定细胞均可从低浓度溶液中摄取该染料,从而使细胞核着色。Hoechst 33258 最大激发波长为 352 nm,最大发射波长为 461 nm。在荧光显微镜紫外线光激发时,Hoechst-DNA 发出亮蓝色荧光。当细胞发生凋亡时,可以观察到细胞核固缩呈现致密浓染或碎块状。

【药学应用】

荧光显微镜技术可以对特异性荧光材料标记的蛋白等生物大分子定性、定位研究。

【实验材料】

BCM-1000A 型生物洁净工作台(苏州安泰空气技术有限公司)、荧光显微镜(Nikon)、CO_2 细胞培养箱(美国 Thermo Forma 公司)、人食管癌细胞 EC109(购自中科院上海细胞库)、改良型 HyClone RPMI-1640(赛默飞世尔生物化学制品有限公司)、冬凌草甲素(由郑州大学药学院药化研究室提供)。

【实验步骤】

1. 取对数生长期的细胞以 3×10^5 细胞/孔接种于 6 孔板中。

2. 待细胞贴壁后,吸除培养基,分别加入含 15 μmol/L、20 μmol/L 药物浓度的冬凌草甲素的培养基。

3. 16 h 后,收集上述各组别的细胞,PBS 洗涤 3 次,用终浓度为 10 μg/mL 的 Hoechest 33258 染液避光染色,37 ℃ 放置 30 min。

4. 染色结束后,将细胞悬液制成涂片,在激发波长 350 nm,发射波长 460 nm 的荧光显微镜下观察细胞核形态。

【实验结果与分析】

冬凌草甲素(15 μmol/L 和 30 μmol/L)作用于 EC109 细胞 24 h 后,倒置显微镜下观察细胞形态的改变。冬凌草甲素剂量为 15 μM 时,只有一小部分细胞变圆和皱缩,漂浮于培养基中,随着浓度的升高,越来越多的细胞变圆和死亡,如图 10-13 所示。为了探讨冬凌草甲素引起的细胞死亡是否与细胞凋亡有关,我们进行 Hoechst 33258 染色,当以 15 μmol/L 冬凌草甲素作用于细胞时,部分细胞出现细胞核皱缩和聚集,当浓度增加至 30 μmol/L 时,我们观察到更多的细胞核皱缩,聚集,并出现细胞核碎片,如图 10-13 所示。

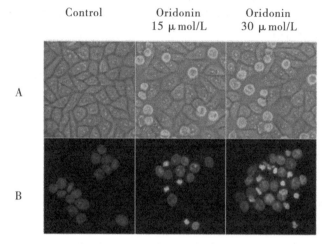

图 10-13　冬凌草甲素对 EC109 细胞以及细胞核形态的影响。

A. 冬凌草甲素作用于 EC109 细胞 24 h 后对细胞形态的影响;B. JD 作用于 EC109 细胞 24 h 后对细胞核形态的影响。

【注意事项】

1. 严格按照荧光显微镜出厂说明书要求进行操作,不要随意改变程序。

2. 应在暗室中进行检查。进入暗室后,接上电源,点燃超高压汞灯 5~15 min,待光源发出强光稳定后,眼睛完全适应暗室,再开始观察标本。

3. 防止紫外线对眼睛的损害,在调整光源时应戴上防护眼镜。

4. 检查时间每次以 1~2 h 为宜,超过 90 min,超高压汞灯发光强度逐渐下降,荧光减弱;标本受紫外线照射 3~5 min 后,荧光也明显减弱;所以,最多不得超过 2~3 h。

5. 荧光显微镜光源寿命有限,标本应集中检查,以节省时间,保护光源。天热时,应加电扇散热降温,新换灯泡应从开始就记录使用时间。灯熄灭后欲再用时,须待灯泡充分冷却后才能点燃。一天中应避免数次点燃光源。

6. 标本染色后立即观察,因时间久了荧光会逐渐减弱。长时间的激发光照射标本,会使得荧光衰减和消失,故应尽可能缩短照射时间。暂时不观察时,可用挡光板遮盖激发光。

7. 标本观察时候应采用无荧光油,避免眼睛直视紫外光源。

8. 电源应安装稳压器,电压不稳会降低荧光灯的寿命。

【资料延伸】

悬浮细胞的操作步骤如下。

1.悬浮细胞需离心,离心收集细胞样品于 1.5 mL 离心管内,加入 0.5 mL 固定液,缓缓悬起细胞,4 ℃固定 10~20 min。

2.离心去固定液,用 PBS 洗 2 遍,每次 3 min。洗涤期间手动晃动。

3.最后一次离心后吸去大部分液体保留约 50 μL 液体,再缓缓悬起细胞,滴加至载玻片上,尽量使细胞分布均匀。

4.稍晾干,使细胞贴在载玻片上不易随液体流动。

5.均匀滴上 0.5 mL Hoechst 33258 染色液,染色 5 min。用吸水纸从边缘吸去液体,微晾干。

6.用 PBS 洗 2 遍,每次 3 min。

7.滴一滴抗荧光淬灭封片液于载玻片上,盖上一洁净的盖玻片,尽量避免气泡。

【附录】

(1)完全培养基的配制:向 500 mL RPMI-1640 培养基中加入胎牛血清、双抗,使得完全培养基中最终含胎牛血清 10%(v/v),双抗浓度为 100 U/mL,混匀,4 ℃保存备用。

(2)PBS 溶液的配制:称取 NaCl 8.0 g,KCl 0.2 g,KH_2PO_4 0.2 g,Na_2HPO_4 1.56 g 溶于适量的超纯水中,调节溶液的 pH 值至 7.2 左右,定容至 1 000 mL,高压蒸汽灭菌后密封置于 4 ℃ 备用。

【关键词】

荧光显微镜;Hoechst 33258 染色;人食管癌细胞 EC109;冬凌草甲素

【参考文献】

[1]杨弘远,李铁晶,吴桐,等.荧光显微镜技术的基本原理与方法[J].武汉:武汉大学学报,2005(6):816-819.

[2]姜利平.JD 单用及与紫杉醇联用对人食管癌细胞株的影响及其作用机制[J].郑州大学学报,2015(5):26-29.

实验 10.8　基于激光共聚焦显微镜技术考察 U2OS 细胞中绿色荧光融合蛋白 GFP-Paxilin,免疫荧光标记蛋白 Vinculin-Alexa-647,DAPI 和 Phalloidin-TRITC 的表达

【实验原理】

激光扫描共聚焦显微镜(confocal laser scanning mi-croscopy,CLSM)是一种新型高精度的激光源加共聚焦显微镜,是利用激光作为光源,在传统光学显微镜基础上采用共轭聚焦原理和装置,并利用计算机对所观察分析对象进行数字图像处理的一套观察和分析系统。其最大特点是对标本进行无损伤性的实时观察分析,得到细胞或组织内部微细结构的荧光图像,以及在亚细胞水平上观察诸如 Ca^{2+}、pH 值、膜电位等生理信号以及细胞形态的变化,对生物标本进行定性、定量、定时和定位研究,具有极大的优越性。在普通宽视野光学显微镜中,整个标本全部都被水银弧光灯或氙灯的光线照明,图像可以用肉眼直接观察。同时,来自焦点以外的其他区域的荧光对结构的干扰较大,尤其是标本的厚度在 2 μm 以上时,其影响更为明显。激光共聚焦显微镜脱离了传统光学显微镜的场光源和局部平面成像模式,采用激光束作光源,激光束经照明针孔,经由分光镜反射至物镜,并聚焦于样品上,对标本焦平面上每一点进行扫描。组织样品中如果有可被激发的荧光物质,受到激发后发出的荧光经原来入射光路直接反向回到分光镜,通过探测针孔时先聚焦,聚焦后的光被光电倍增管(PMT)探测收集,并将信号输送到计算机,处理后在计算机显示器上显示图像。在这个光路中,只有在焦平面的光才能穿过探测针孔,焦平面以外区域射来的光线在探测小孔平面是离焦的,不能通过小孔。因此,非观察点的背景呈黑色,反差增加,成像清晰。由于照明针孔与探测针孔相对于物镜焦平面是共轭的,焦平面上的点同时聚焦于照明针孔与探测针孔,焦平面以外的点不会在探测针孔处成像,即共聚焦。以激光作光源并对样品进行扫描,在此过程中两次聚焦,故称为激光扫描共聚焦显微镜。

【药学应用】

1.激光扫描共聚焦显微镜考察药物对细胞或细胞器等的影响,另外实时观测能力,还可对药物的释药过程中药物损耗变化进行观察。

2.激光扫描共聚焦显微镜则可对单标记或者多标记细胞、组织标本及活细胞进行重复性极佳的荧光定量分析,从而对肿瘤细胞的抗原表达、细胞结构特征,抗肿瘤药物的作用及机制等方面定量化。

3.激光扫描共聚焦显微镜应用照明针与检测孔共轭成像,有效抑制了焦外模糊成像并可对标本各层分别成像,对活细胞行无损伤的"光学切片"这种功能也被形象地称为"显微 CT"。CLSM 还可以对贴壁的单个细胞或细胞群的胞内、胞外荧光做定位、定性、定量及实时分析,并对胞内成分如线粒体、内质网、高尔基体、DNA、RNA、Ca^{2+}、Mg^{2+}、Na^+ 等的分布、含量等进行测定及动态观察,使细胞结构和功能方面的研究达到分子水平。

4.激光扫描共聚焦显微镜可实现三维图像的重建,传统的显微镜只能形成二维图像,

激光扫描共聚焦显微镜通过对同一样品不同层面的实时扫描成像,进行图像叠加可构成样品的三维结构图像。它的优点是可以对样品的立体结构分析,能十分灵活、直观地进行形态学观察,并揭示亚细胞结构的空间关系。

5. 激光扫描共聚焦显微镜可以观察细胞荧光漂白恢复,该方法的原理是一个细胞内的荧光分子被激光漂白或淬灭,失去发光能力,而邻近未被漂白细胞中的荧光分子可通过缝隙连接扩散到已被漂白的细胞中,荧光可逐渐恢复。可通过观察已发生荧光漂白细胞其荧光恢复过程的变化量来分析细胞内蛋白质运输、受体在细胞膜上的流动和大分子组装等细胞生物学过程。

【实验材料】

共聚焦荧光显微镜(日本尼康仪器有限公司)、CO_2 培养箱(美国 Thermo Forma 公司)、U2OS 细胞购自中科院上海细胞库、鼠源 anti-Vinculin 抗体(santacruze)、Alexa-647 标记的鼠抗(上海樊克生物科技有限公司)、DAPI(碧云天)、Phalloidin-TRITC(罗丹明标记的鬼笔环肽 sigma)。

【实验步骤】

1. 绿色荧光融合蛋白表达载体的构建 通过 PCR 扩增目的蛋白的 cDNA,接入荧光蛋白表达载体的多克隆位点。载体的构建方法和过程参考《分子克隆实验指南》(第 3 版)。

2. 荧光表达载体的导入 将构建好的荧光表达载体进行大量扩增,并通过质粒抽提试剂盒大量纯化,得到不含有内毒素的纯化质粒。将表达载体导入培养的 U2OS 细胞中后,经过培养即可进行荧光蛋白的检测。常用的转染方法有:磷酸钙转染法和脂质体介导的转染法。这些方法都是通过 DNA 与化学试剂(磷酸钙或脂质体)形成复合物,促进 DNA 进入细胞。

3. 免疫荧光染色

(1)使用预冷的 2 mL PBS 缓冲溶液洗涤 U2OS 细胞,去除残留的培养液。立即加入 4% 多聚甲醛(PFA)固定液,在室温固定 15 min。

(2)用 3 mL PBS 洗涤残留的固定液后,用 0.5% Triton X-100 处理细胞 5 min,这样可以通透 U2OS 细胞膜,使抗体等大分子能通过细胞膜,进到固定细胞的内部。

(3)用 3 mL PBS 洗去通透溶液,在含有 1% BSA 的 PBS 溶液中孵育细胞,常温封闭 U2OS 细胞 30 min。其目的是封闭细胞和玻璃片,减少抗体的非特异性吸附,从而减弱背景。如果仅使用荧光标记的小分子或化合物,可不进行此步骤。

(4)一抗结合,把 anti-Vinculin 抗体稀释到含有 1% BSA 的 PBS 溶液中,孵育 U2OS 细胞 1 h 或 4 ℃ 过夜。抗体的使用浓度一般为 0.1~10 μg/mL。由于不同的抗体亲和性和识别能力不同,应根据抗体的性质进行调整。

(5)用含有 1% BSA 的 PBS 溶液洗涤 U2OS 细胞 3 次,每次 5 min,以去除多余的抗体。再使用荧光标记的 Alexa-647 鼠抗作为二抗,稀释在含有 1% BSA 的 PBS 溶液中,室温孵育 1 h。整个过程需要避免强光,防止荧光基团的淬灭。再用 PBS 洗涤玻璃片,去除残留的荧光染料或者抗体。

（6）用 DAPI 工作液室温染色 5～20 min，PBS 洗涤细胞，然后用 phalloidin-TRITC 工作液染色 5 min，再用 PBS 洗涤玻璃片，去除残留的荧光染料。最后去掉玻璃片上多余的 PBS，并用封片剂封片。待封片剂凝固后，即可进行激光共聚焦显微镜观察。

【实验结果与分析】

实验结果如图 10-14 所示。

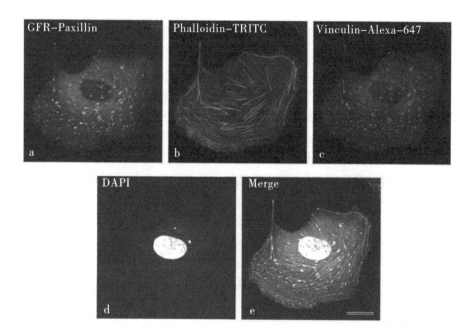

图 10-14　激光共聚焦显微镜样品的扫描结果

a～d：使用激光共聚焦显微镜扫描样品得到的结果，并分别用绿色、红色、蓝色和白色来显示结果；e：扫描图片的叠加。

U2OS 细胞中表达绿色荧光融合的 Paxillin 蛋白（GFP-Paxillin），经过免疫荧光抗体标记制备样品后，利用激光共聚焦显微镜进行扫描。使用鼠源的 Vinculin 抗体标记细胞内的黏着斑（focal adhesion，FA），并用抗鼠源的 Alexa-647 标记的二抗染色，以及 DAPI 和 Phalloidin-TRITC 分别标记细胞核和 F-actin。

【注意事项】

1. 物镜选择　使用荧光显微镜观察的荧光信号通常非常微弱，所以通常选择大数值孔径的物镜以提高采光亮。

2. 针孔大小　针孔光阑是阻挡焦平面之外的光线的主要屏障，其大小是影响成像质量的重要因素。

3. 缩放设置　激光共聚焦显微镜所显示的图像的像素多少受制于显微镜的光学分辨

率,像素的数量应该充分利用物镜的最高分辨率。

4. 光切片间距 不同光切片间距根据研究工作需要,要取得生物标本尽可能多的立体信息,应确定沿 z 轴的最适光切片距离。

5. 激光强度的选择 在获得标本荧光信号时,激发光的强度与发射的荧光强度之间呈基本线性关系,当激发光强度达到一定程度时,荧光发射量达到饱和。一般选用激发光强度略低于使发射荧光达到饱和的量,此时信号背景比达到最佳。

【资料延伸】

激光扫描共聚焦荧光显微镜相对普通荧光显微镜的优点如下。

1. LSCM 的图像是以电信号的形式记录下来的,所以可以采用各种模拟的和数字的电子技术进行图像处理。

2. LSCM 利用共聚焦系统有效地排除了焦点以外的光信号干扰,提高了分辨率,显著改善了视野的广度和深度,使无损伤的光学切片成为可能,达到了三维空间定位。

3. 由于 LSCM 能随时采集和记录检测信号,为生命科学开拓了一条观察活细胞结构及特定分子、离子生物学变化的新途径。

4. LSCM 除具有成像功能外,还有图像处理功能和细胞生物学功能,前者包括光学切片、三维图像重建、细胞物理和生物学测定、荧光定量、定位分析以及离子的实时定量测定;后者包括黏附细胞的分选、激光细胞纤维外科及光陷阱技术、荧光漂白后恢复技术等。

【附录】

(1)PBS 缓冲溶液:取 NaCl 8.5 g,KCl 0.2 g,$Na_2HPO_4 \cdot 12H_2O$ 2.85 g,KH_2PO_4 0.27g,溶于 1 000 mL 超纯水中。

(2)4% 多聚甲醛(PFA):称取多聚甲醛 40 g,加入 800 mL PBS,加热到 55～60 ℃,可以稍加 NaOH 调节 pH 值 7.0～7.2 助溶,完全溶解后调节 pH 值到 7.4,定容到 1 L。

(3)DAPI 工作液:用 PBS 稀释 DAPI,终浓度为 0.1 μg/mL。

(4)phalloidin-TRITC 工作液:用 PBS 稀释,浓度一般为 5 μg/mL。

【关键词】

激光共聚焦显微镜;绿色荧光融合蛋白;U20S 细胞;免疫标记蛋白

【参考文献】

[1]郗昕,姜泗长,方耀云.激光扫描共聚焦显微镜的原理与生物学应用[J].中国体视学与图像分析,1996,1(3,4):74-79.

[2]FERRANDO M,ROZEK A,ZATOR M,et al. An approach to membrane fouling characterization by confocal scanning laser microscopy[J]. Journal of Membrane Science,2005(250):283-293.

[3]奥斯伯 F M,金斯顿 R E,赛德曼 J G.精编分子生物学实验指南[M].5 版.马学军,舒跃龙,译.北京:科学出版社,2005.

［4］单永立,李艳,朱学良. 绿色荧光蛋白——照亮生命科学的一盏明灯［J］. 生命科学,2008,20(6):850-855.

［5］萨姆布鲁克 J. 分子克隆实验指南［M］. 3 版. 黄培堂译. 北京:科学出版社,2002.

［6］师晶玉,李宝馨,孙宏丽,等. 三氧化二砷人肺腺癌 Anip973 细胞内［Ca^{2+}］的影响［J］. 哈尔滨医科大学学报,2004,38(2):146-148.

［7］王雷,戴维德,李家泽,等. 共焦荧光显微定量研究血卟啉单甲醚亚细胞定位［J］. 激光杂志,2004,25(2):77-79.

［8］COPE S J,HIBBERD S,WHETSTONE J,et al. Measurement and mapping of pH in hydrating pharmaceutical pellets using confocal laser scanning microscopy［J］. Pharmaceutical Research,2002,19(10):1554-1563.

第 11 章　细胞流式技术

实验 11.1　流式细胞术测定药物对食管鳞癌 EC109 细胞周期影响

【实验原理】

流式细胞仪(flow cytometer, FCM)又名荧光激活细胞分类仪(flurescence actived cell sortor, FACS),是将流体喷射技术、激光技术、空气技术、γ-射线能谱术及电子计算机等技术与显微荧光光度计密切结合的仪器,可以在单细胞水平上对大量细胞进行快速、准确、多参数的定量分析和分选,其工作原理是将待测样品制备成单细胞悬液,经特异性荧光染色后放入样品管,然后细胞逐个通过仪器检测系统并被检测,再经过计算机系统的收集、储存并分析,可对一个细胞同时进行多个参数检测。用流式细胞仪检测细胞周期主要是利用碘化丙啶(PI)能与细胞内 DNA 和 RNA 结合的原理来测定的。将细胞中 RNA 用 RNA 酶消化后,再用 PI 处理,致使 PI 仅能与 DNA 结合,这时的 PI 的荧光强度可直接反应细胞内 DNA 含量的多少。由于细胞周期各时相的 DNA 含量不同,通常正常细胞的 G_1/G_0 其具有二倍体细胞的 DNA 含量(2N),而 G_2/M 其具有四倍体 DNA 含量(4N),而 S 期 DNA 含量介于二者之间,依此可以把细胞所处的周期时相区分开。并且由于凋亡细胞的总 DNA 量降低,在正常 G_1/G_0 细胞群前会出现一个 DNA 低染的细胞群,即 G_1 峰前出现亚二倍体峰,即凋亡细胞群,因此,此方法同时还可以检测细胞凋亡情况。

【药学应用】

流式细胞仪具有较高的精密性,测定的数据准确可靠,即可分析单个细胞,也能区分群体细胞,检测速度可达 5 000 个细胞/s,分选纯度可达 99% 以上。由于该仪器的多参数性、准确性、快速性及分选的高纯度等特点,所以在细胞生物学、免疫学、肿瘤学、病理学及临床医学、药学等领域中得到越来越广泛的应用。在药学研究中,我们可以利用流式细胞仪检测药物对细胞周期时相及细胞凋亡的影响、检测药物在细胞中的分布、研究药物作用机制以及筛选新药。

【实验材料】

1. 试剂　PI 染液、PBS 溶液、70% 乙醇、细胞培养液、受试药物等。
2. 耗材　细胞培养常规用品、离心管、流式上样管、400 目筛网等。

【实验步骤】

流式细胞仪检测细胞周期的具体步骤如下。

(1)接种食管鳞癌 EC109 细胞于六孔板或 50 mL 培养瓶中培养,加入不同浓度受试药物,作用 24 h 后,收集细胞。

(2)将各组细胞用 0.2% 胰蛋白酶消化,1 000 r/min 离心 5 min,弃去上清。

(3)用 PBS 洗 2 遍,离心后弃去,加入 70% 冰乙醇固定,4 ℃过夜。

(4)上机前,1 000 r/min 离心 5 min,弃去乙醇,PBS 洗 3 遍。

(5)加入 1 mL PBS 制成细胞悬液,加 RNaseA(终浓度 50 μg/mL),室温放置 1 h。

(6)调整细胞浓度为 10^6个/mL,加 1 mL PI(100 μg/mL),避光 30 min。

(7)400 目筛网过滤细胞,上机检测细胞周期。

【实验结果与分析】

在分析结果时,要先排除成双或聚集的细胞以及发微弱荧光的细胞碎片。从图 11-1 中可以看出,各组细胞均出现 G_0/G_1 期、S 期和 G_2/M 期三个峰,分别代表处于各期细胞的比例,与对照组相比较,各实验组中 G_0/G_1 期细胞比例明显增加,说明药物有使细胞阻滞在 G_1 期的能力(实验组 G_0/G_1 期前出现亚二倍体峰代表凋亡的细胞)。

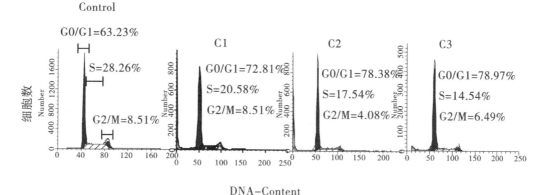

图 11-1　药物对食管鳞癌 EC109 细胞周期的影响

Control 表示未处理组;C1 ~ C3 指不同浓度药物处理组。

【注意事项】

1. 组织标本采集后要及时固定或深低温保存,以免发生组织自溶,DNA 降解,从而影响测定结果。

2. 制备细胞样品时,离心次数不宜过多,转速不宜过大,防止细胞丢失或凝集成团。

3. 测定时尽量用单细胞悬液,为了避免细胞团对结果造成影响,可用 400 目筛网过滤后再检测。

4. 要采用对组织细胞穿透力强的固定剂固定细胞,70% 乙醇效果最好。不能使用冰醋酸-乙醇、苦味酸及含汞固定剂。

5. 样本上机检测时要保证足够的细胞浓度,即 10^6 个/mL,尽量做成单细胞悬液,杂质、碎片或重叠细胞应<2%,一般每个样本检测 10 000 个细胞。

6. 为减轻本底,应将细胞表面未结合的荧光染料洗净。

7. 调试机器时,应选用理想的标准品,以便获得较高的分辨率。

8. 每组实验要进行重复,并进行统计学处理,以保证结果的准确性。

【资料延伸】

一、流式细胞仪用途

流式细胞仪主要用于定量分析及细胞分选,从而广泛被用于细胞生物学相关的基础与临床研究,其用途主要集中在以下几个方面。

1. 细胞群体异质性检测　根据细胞内部和外部的不同特征,可用流式细胞仪对细胞总体的亚群或某一亚群的异质性进行多参数分析。

2. 单细胞水平上的多指标分析　包括细胞大小及内部结构分析;细胞表面、细胞器及细胞质中的抗原分析;总 DNA 和 RNA 成分测定;染色体内 DNA 分析;DNA 合成速率测定;细胞内蛋白质、酶、膜受体、细胞表面抗原、多糖等物质的含量测定;细胞的活性测定;细胞膜电位、细胞内 pH 及细胞内钙离子测定;细胞膜的流动性或微黏度分析等。

3. 细胞分选　根据细胞内部或外部参量,分选出特定的细胞群体或生物微粒。例如分选出转入用荧光标记的外源基因的细胞;遗传学中用双荧光素酶标记分离高纯度 X 或 Y 染色体;应用单克隆抗体技术进行淋巴细胞及其亚群分析;用 DNA 和 RNA 双染色法可以分离处于不同细胞周期时相的细胞等。并且在无菌条件下,分类收集的活细胞能保持良好的活力,可以继续体外培养或用于临床治疗。

4. 临床应用　流式细胞仪在临床检测中也发挥重要作用,比如检测肿瘤细胞增殖周期、肿瘤细胞表面标记、癌基因表达产物分析、多药耐药性分析、细胞凋亡检测等;另外还可用于白血病和淋巴瘤细胞、活化血小板、造血干细胞(CD34$^+$)计数、白血病与淋巴瘤的免疫分型、细胞移植的交叉配型和免疫状态检测等。

二、常规检测样品制备方法

1. 直接免疫荧光标记法　取一定量细胞悬液(约 10^6 个/mL),直接加入标记有荧光素(FITC、PE 等)的抗体进行免疫标记反应(若做双标或多标染色,可同时加入几种标记有不同荧光素的抗体),孵育 20~30 min 后,用 PBS(pH 值 7.2~7.4)冲洗 1~2 次,加入缓冲液重悬,上机检测。此法操作简单,结果准确,易于分析,适用于同一细胞群多参数同时测定。

2. 间接免疫荧光标记法　取一定量细胞悬液(约 10^6 个/mL),封闭后加入特异性一抗,反应完全后洗去未结合抗体,再加入荧光标记的二抗,结合后洗去未结合抗体,上机检测二抗标记的荧光。此法费用低,二抗应用广泛,多用于科研指标的检测。但是由于二抗一般为多克隆抗体,特异性较差,因此在标本制备应设置阳性或阴性对照。且此法步骤较多,使细胞丢失的可能性增加,故不适合细胞数较少的标本测定。

【关键词】

流式细胞仪;细胞周期;免疫荧光;DNA 含量

【参考文献】

[1]卢圣栋.现代分子生物学实验技术[M].北京:中国协和医科大学出版社,1999.

[2]留玉.PCR 最新技术原理、方法及应用[M].北京:化学工业出版社,2011.

[3]张维材,朱力,王玉飞.实时荧光定量 PCR[M].北京:化学工业出版社,2013.

[4]司徒镇强,吴军正.细胞培养[M].北京:世界图书出版公司,2007.

[5]章静波,黄东阳,方瑾.细胞生物学实验技术[M].北京:化学工业出版社,2011.

[6]刁勇,许瑞安.细胞生物技术实验指南[M].北京:化学工业出版社,2009.

[7]马文丽.分子生物学实验手册[M].北京:人民军医出版社,2011.

[8]刘小玲,孙鹏.动物细胞培养技术[M].北京:化学工业出版社,2013.

[9]陈德富,陈喜文.现代分子生物学实验原理与技术[M].北京:科学出版社,2006.

[10]周海鸥,蒋锦琴.药学微生物及技术[M].浙江:浙江大学出版社,2011.

[11]管俊昌,刘勇.医学微生物学实验指导[M].北京:中国科学技术大学出版社,2014.

[12]周长林.微生物学实验与指导[M].北京:中国医药科技出版社,2010.

[13]罗建红.医学分子细胞生物学研究策略与技术原理[M].北京:科学出版社,2012.

[14]药立波.医学分子生物学实验技术[M].北京:人民卫生出版社,2014.

实验 11.2　冬凌草甲素对 EC109 细胞凋亡的影响

【实验原理】

细胞发生凋亡时伴随着一系列形态学、生物化学及分子生物学性质的变化,是正常细胞受基因调控的主动、有序的细胞死亡过程。其形态学变化表现在凋亡早期细胞体积缩小,细胞膜结构完整,细胞核浓缩集于核膜边缘。凋亡晚期的细胞发生皱缩,核染色质凝聚,染色体断裂,核膜和细胞膜均发生内陷,包裹胞内成分(胞质、细胞器、碎裂的染色质和核膜)形成"泡"状结构,称之为"凋亡小体",最后整个细胞均裂解形成"凋亡小体",其很快被邻近的组织细胞吞噬,形成吞噬溶酶体,在溶酶体中被消化降解。细胞发生凋亡时,Caspases 激活,线粒体跨膜电位降低,膜磷酯酰丝氨酸外化,胞质 Ca^{2+} 浓度升高,内源性核酸内切酶被激活,DNA 从核小体连接处被水解,形成 180~200 bp 或其整数倍的核小体。FCM 对细胞发生凋亡时产生的上述一系列形态学、生物化学及分子生物学性质的变化进行定性、定量测试分析,从而实现对细胞凋亡的准确测定。

正常细胞膜磷脂的分布是不对称的,膜内表面含负电的磷脂(如磷脂酰丝酸,PS),而膜外表面含有占绝大多数的中性磷脂。在细胞凋亡的早期,PS 可从细胞膜的内侧翻转到细胞膜的表面,暴露在细胞外环境中。Annexin V 是一种分子量为 35 ~ 36 kD 的 Ca^{2+} 依赖性磷脂结合蛋白,能与 PS 高亲和力特异性结合,将 Annexin V 进行荧光素(FITC、PE)或生物素(biotin)标记作为荧光探针(如 Annexin V- FITC),磷脂酰丝氨酸与荧光素 FITC 标记的 Annexin V 结合,由于凋亡细胞中的磷脂酰丝氨酸转向细胞膜的外侧、坏死细胞膜受到损伤二者都被 FITC – Annexin V 标记,利用流式细胞仪可检测细胞凋亡的发生。将 Annexin V 进行荧光素 FITC 标记即能检测到细胞早期凋亡。

碘化丙啶(propidine iodide,PI)是一种核酸染料,它不能透过完整的细胞膜,而早期凋亡细胞的细胞膜是完好的,对 PI 有拒染性,但在凋亡中晚期的细胞和死细胞,PI 能够透过细胞膜而使细胞核红染。

【药学应用】

1. 测定药物对细胞的凋亡作用。
2. 测定不同药物间相互作用。

【实验材料】

流式细胞仪(美国 BD 公司)、Annexin V-FITC 凋亡试剂盒(美国 Biovision 公司)、EC109 细胞(中科院上海细胞库)、1640 培养基、6 孔培养板、消化胰酶(不含 EDTA)。

【实验步骤】

1. 取对数生长期的 EC109 细胞以 3×10^5 细胞/孔接种于 6 孔板,培养过夜待细胞贴壁后,吸除培养基,加入含不同药物浓度的培养基,继续培养 24 h。

2. 用胰酶消化,收集 EC109 细胞,1 000 r/min 离心 4 min,加 1 mL PBS 洗涤,转移至 1.5 mL 离心管中,1 000 r/min 离心,弃上清液。

3. 每个样品加入 200 μL 工作液(1×binding buffer,Annexin V-FITC 和 PI 的浓度均为 0.5 mg/mL),避光孵育 30 min,上机检测细胞凋亡。

【实验结果与分析】

Annexin V/PI 双染可以检测细胞凋亡并区分不同状态的细胞。Annexin V/PI(-/-) 表示正常细胞,Annexin V/PI(+/-)表示早期凋亡细胞,Annexin V/PI(+/+)表示晚期凋亡细胞,Annexin V/PI(-/+)表示坏死细胞。

JD 作用于 EC109 细胞后,采用 Annexin V–FITC/PI 双染法检测细胞凋亡。JD 15 μmol/L和 30 μmol/L 作用于 EC109 后细胞凋亡率分别为(22.90 ± 2.07)% 和(37.4 ± 2.75)%,而阴性对照组凋亡率仅为(1.80 ± 1.05)%(图 11-2)。JD 能够诱导 EC109 细胞凋亡且随剂量的增高凋亡率明显增加,图 11-2 用 CFlow Plus 软件进行分析,图 11-3 用 GraphPad Prism 软件分析。

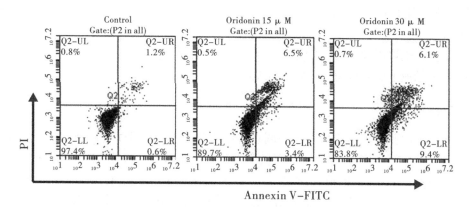

图 11-2　Annexin V-FITC/PI 双染法检测细胞凋亡

JD 作用于 EC109 细胞 24h 后,Annexin V-FITC/PI 双染法检测细胞凋亡。

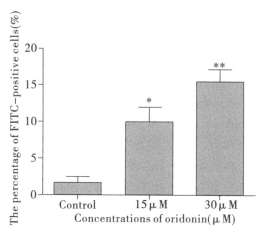

图 11-3　JD 作用于 EC109 细胞 24h 后对细胞凋亡的影响

统计学分析 JD 对 EC109 细胞凋亡的影响,$*P<0.05$,$**P<0.01$。

【注意事项】

1. Annexin V-FITC,碘化丙啶避光保存及使用。

2. 碘化丙啶有毒,操作时要戴手套。

3. 适用于检测活细胞,流式细胞仪检测时,细胞数量不应低于 10^5 个/mL,不推荐用于检测组织样本。

4. 推荐使用悬浮培养细胞。如果是贴壁细胞,需用不含 EDTA 的胰酶消化,如消化不当,可能引起假阳性,而用细胞刮子会造成细胞粘连成团,而影响检测。可将胰酶消化后的细胞保存在含 2% BSA 的 PBS 中,防止进一步的损伤。

5. 细胞固定后可能导致荧光的淬灭,请不要固定样品。

6. 因检测细胞的类型、凋亡诱导剂种类、使用的检测仪器不同,因而流式检测的荧光补偿也不同,因此建议每次检测均需使用未经凋亡诱导处理的细胞作为对照,进行荧光补偿的调节。

7. 微量试剂取用前请离心集液。

8. 细胞悬液上机前应使用 200 目尼龙网过滤。

【资料延伸】

1. 线粒体跨膜电位的测定来检测凋亡　线粒体跨膜电位 DYmt 的下降,被认为是细胞凋亡级联反应过程中最早发生的事件,它发生在细胞核凋亡特征(染色质浓缩、DNA 断裂)出现之前。线粒体膜电位的改变,使一些亲脂性正电荷荧光染料如 Rho2damine123、DiOC6(3)、DiIC1(5)等可结合到线粒体基质,其荧光的增强或减弱表明线粒体内膜电负性的增高或降低。DiOC6(3)是量化凋亡细胞中线粒体变化最好的染料之一,该染料是一种阳离子染料,具有膜通透性和亲脂性,能被活细胞摄取并堆积在线粒体中。细胞发生凋亡,其线粒体跨膜电位的降低,导致其对 DiOC6(3)的摄取减少,可用流式细胞仪对其进行检测。

2. Ca^{2+} 测定　Ca^{2+} 对细胞内的许多生命活动起着重要的调节作用,正常生理状态下,胞质内游离的 Ca^{2+} 浓度比胞外液中的 Ca^{2+} 浓度低 4 个数量级。在细胞凋亡初期,胞质内游离 Ca^{2+} 迅速出现持续性升高,并随之出现核酸内切酶活化、DNA 降解和细胞死亡。胞质内 Ca^{2+} 浓度升高主要来源于细胞外 Ca^{2+} 内流及胞内钙库(如内质网、线粒体等)Ca^{2+} 排空等。荧光染料 Quin-2、Indo-1、Fura-2、Fluo-3 和 Rhod-2 都是钙螯合剂 EGTA 的衍生物,对钙有较强的特异性亲和力,是测定细胞内 Ca^{2+} 浓度的主要染料。这些荧光染料本身不能透过细胞膜进入胞内,将其连接一个乙酰甲酯后,可将染料导入细胞,再经细胞内特异性脂酶水解该酯键,释放出染料分子,释放出来的染料分子和胞质内 Ca^{2+} 结合后发出荧光,借此可以通过流式细胞仪检测胞质内高浓度的游离的 Ca^{2+},以此测出细胞群体的异质性,同时能测定多项生化指标,具有较强的优越性。

3. Caspase 的检测　Caspases 是一类具有天冬氨酸特异性的半胱氨酸蛋白酶,正常细胞内以非活性的酶原形式存在,当细胞被诱发凋亡后,胞内多种 Caspases 会被级联激活,承担蛋白酶解加工和激活的作用,协调安排凋亡的中心事件。根据 Caspases 的激活,尤其是 Caspase-3 的激活,建立了多种检测细胞凋亡的 FCM 方法。荧光物与 Caspase-3 特异的底物序列如 DEVD 等连结后通常不发荧光,透过细胞膜进入细胞后,经凋亡细胞内的活性 Caspase-3 切割后产生荧光物发出荧光,进而由 FCM 可检测出凋亡细胞及其胞内 Caspase-3 的活性。Caspases-3 激活后,因构象改变产生新的抗原决定簇,由该抗原制备的抗体经藻红蛋白(phycoeryt hrin,PE)标记后,仅能识别凋亡细胞内活性形式的 Caspase-3,并能由 FCM 检测出。

用荧光素标记的 Caspases 抑制物,对细胞无毒性,能透过活细胞膜,然后不可逆地共价结合到凋亡细胞内活性 Caspases 的活性中心,使细胞被标记再经 FCM 检测出。该法联合 PI 对凋亡诱导剂处理后不同时间的细胞进行标记,经 FCM 检测可区分出 4 个不同细胞亚群,分别代表细胞凋亡的不同阶段,这有助于了解细胞凋亡的动力学变化过程。

4. 原位末端标记技术　细胞凋亡时,DNA 断裂早于形态学改变及 DNA 含量减少,原位末端标记(ISEL)是将渗入凋亡细胞中的外源性核苷酸在酶和 DNA 的催化下与凋亡细胞因内源性核酸酶的激活而产生的单股或双股断裂相结合,具更高灵敏性。通常有两种方法:①DNA 聚合酶 I 或 klenow 大片段介导的单位缺口平移(INST);②末端脱氧核苷酸转移酶介导的 dUTP 缺口末端标记(TUNEL)。

5. NPn-lectin 染色法　　Petra Heyder 用 FITC 标记的 NPn-lectin 对淋巴细胞进行染色,然后进行酸化处理,经 UV-B 照射后,进行流式细胞检测,结果显示,在照后几个小时就观察到淋巴细胞的质膜发生了改变。研究者应用不同的细胞及不同的凋亡诱导因素均得出了相同的结论,用 NPn-lectin 法检测出的凋亡细胞率与 Annexin-V 染色法相比较高,显示出 NPn-lectin 染色的高敏感性。另外,用 NPn-lectin 染色至少能持续 12 h 而不会影响结果。

【附录】

PBS:NaCl 8.0 g,KCl 0.2 g,KH$_2$PO$_4$ 0.2 g,Na$_2$HPO$_4$ 1.56 g 溶于适量的超纯水中,调节溶液的 pH 值至 7.2 左右,定容至 1 000 mL,高压蒸汽灭菌后密封置于 4 ℃备用。

【关键词】

细胞凋亡;流式细胞仪;Annexin V-FITC/PI;EC109

【参考文献】

[1]曾文军,王柳均,樊翌明,等.细胞凋亡的流式细胞仪检测技术研究进展[J].医学文选,2005(3):425-428.

[2]吴建勇,赵德璋.流式细胞仪检测细胞凋亡的几种方法的比较[J].重庆医科大学学报,2010(9):1386-1389.

[3]孙建平,谭竹钧,韩雅莉.细胞凋亡检测方法的研究进展[J].生物技术通报,2012(1):54-59.

[4]张广智,胡长敏,陈颖钰,等.细胞凋亡的主要检测方法研究进展[J].动物医学进展,2011(8):89-92.

实验 11.3　基于流式细胞仪分选法分选
CD3⁺、CD4⁺ T 淋巴细胞

【实验原理】

　　流式细胞仪分选功能是通过鞘液流形成含有细胞的带电液滴而实现的。在流动室的喷嘴上装有一个高速振荡器,该装置在充电后以每秒几万次的振动频率,使鞘液流成为上万个液滴;此时,细胞的荧光和散射光信号已被测量(即判断液滴是否该被分选),这时给鞘液流一个充电脉冲信号,待分选的液滴就全部带上了电荷。流式细胞分选仪的检测分析系统通过分选设门特性迅速判定其是否为靶细胞。当充以不同电荷的含细胞的鞘液滴流经带有正负几千伏恒定静电电场的偏转板时,就根据自身所带的电荷性质产生偏转而落入各自的收集管中,不带电荷的液滴就进入废液槽中,从而实现了细胞的流式分选(图 11-4)。

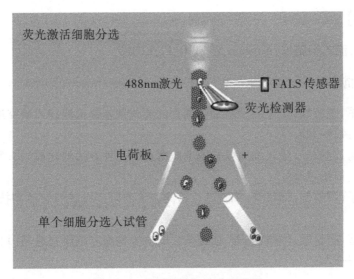

图 11-4　流式细胞仪分选原理图

【药学应用】

　　1. 利用流式细胞分选术分选药物作用后肿瘤干细胞、免疫细胞、神经元等的比例变化。

　　2. 利用流式细胞分选术建立稳定转染药物靶标的细胞株,用于药物机制研究。

【实验材料】

　　流式细胞仪(美国 BD 公司 FACSAria Ⅲ 型)、台式高速冷冻水平离心机(美国 Thermo 公司 Legend RT-Plus 型)、Pecoll 分层液(美国 GE 公司)、鼠抗人 CD3-FITC、CD4-Per CP、

IgG3-FITC、IgG1-Per CP 流式细胞荧光标记抗体(美国 BD 公司)。

【实验步骤】

1. 用 10 mL 注射器针头吸取 60% Pecoll 分层液 5 mL 加入干燥的离心管中,然后沿管壁缓慢加入 5 mL 肝素抗凝的外周血(外周血用 PBS 缓冲液对倍稀释)形成清晰的界面。

2. 用台式高速冷冻水平离心机 2 000 r/min 离心 20 min 后,小心吸取 Pecoll 分层液界面上环状乳白色层(即外周血单个核细胞层),用 2 mL PBS 缓冲液重悬。分离好的单个核细胞适宜在 6 h 内经流式细胞仪上机检测分析分选。

3. 用毛玻璃管吸取 15 μL 混匀好的单个核细胞悬液,缓慢地滴加在盖玻片边缘,使单个核细胞悬液充满在盖片和计数板之间,放置在工作台上静置 3 min,计算出单个核细胞的浓度。

4. 取两管浓度为 10^{10}/ L 的外周血单个核细胞 100 μL,一管加入抗 IgG3-FITC 流式细胞荧光标记抗体和抗 IgG1-Per CP 流式细胞荧光标记抗体各 20 μL,另一管加入抗 CD3-FITC 流式细胞荧光标记抗体和抗 CD4-Per CP 流式细胞荧光标记抗体各 20 μL;充分混匀后,将标记流式细胞荧光标记抗体的试管放置于 25 ℃ 避光处孵育 30 min,后用 4 ℃ 台式高速冷冻水平离心机 2 000 r/min 离心 10 min,轻轻弃除上清液,往沉淀中加入 500 μL PBS 缓冲液轻轻吹洗,洗除多余未结合的抗体,再次用 4 ℃ 台式高速冷冻水平离心机 2 000 r/min 离心 10 min,再次重复该过程清洗 2 次。

5. 用 400 μL 的 PBS 缓冲液悬浮标记好流式细胞荧光标记抗体的单个核细胞上机检测,将流式细胞仪调整至最佳工作状态,先检测 IgG3-FITC 和抗 IgG1-Per CP 流式细胞荧光标记抗体的阴性同型对照组作为补偿组,然后检测 CD3-FITC 和抗 CD4-Per CP 流式细胞荧光标记抗体的实验组。

6. 以 CD3$^+$ 的细胞设门收集细胞,流式细胞仪检测细胞免疫表型为 CD3$^+$ CD4$^+$ T 淋巴细胞百分比并进行分选。

【实验结果与分析】

离心后可见管内分为 3 个清晰的层面:上层为血浆,中间层为 Percoll 分层液,底层为红细胞。在上层黄色液体与中间层白色液体交界处可清楚地见到环状乳白色的层面,即外周血单个核细胞层(图 11-5)。

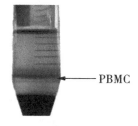
————— PBMC

图 11-5　外周血分层效果

　　PBMC 细胞分别标记 CD3-FITC；CD4-Per CP；IgG3-FITC；IgG1-Per CP 流式细胞荧光标记抗体后,进行流式分选。分选前外周血单个核细胞中 CD3$^+$ CD4$^+$ T 淋巴细胞纯度为(51.9±9.6)%($n=15$);分选后 CD3$^+$ CD4$^+$ T 淋巴细胞纯度为(95.9±0.8)%($n=15$);结果显示:对比分选前后细胞纯度,分选后 CD3$^+$ CD4$^+$ T 淋巴细胞纯度得到很大的提高,有统计学意义($t=-20.93$,$P<0.01$);其中一次分选前后 CD3$^+$ CD4$^+$ T 淋巴细胞纯度对比的检测结果见图 11-6。

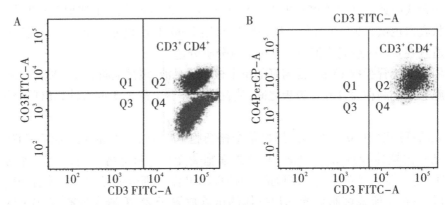

图 11-6　分选前后 CD3$^+$ CD4$^+$ T 淋巴细胞纯度对比

A:分选前;B:分选后。

【注意事项】

　　1. 仪器的状态(包括激光的稳定性、液流的稳定性及激光激发的有效性)是保证分选纯度的前提条件。

　　2. 最好保证是单个悬浮细胞,防止细胞粘连。

　　3. 保证适量的细胞密度,不宜过多,染色完成后,如果阳性表达率在 30% 以上,将细胞密度制备成 $5×10^7 ~ 2×10^8$/mL,如果阳性表达率在 30% 以下,将细胞浓度制备成 $(2 ~ 3)×10^7$/mL 为了达到最好的分选效果、保持细胞的最佳状态,样品总数不超过 $3×10^8$ cells/次。

【资料延伸】

　　常用的细胞分选方法主要有两大类:一类是基于细胞物理性质的密度梯度离心法,另一类是基于免疫识别特性的方法,包括荧光激活细胞分选方法(FACS)和磁性激活细胞分选方法(MACS)。

　　目前用于细胞分选的主要方法有免疫磁珠分离法和流式细胞仪分选法。基于免疫吸附原理的免疫磁珠分离法不需要大型设备,操作也较为简单,可以分离出目的细胞,但不能获得分选细胞的信息。而流式细胞仪分选法分选细胞可以在分析细胞信息的同时实现分选细胞,并能在无菌条件下进行,为下一步实验创造条件;分选的细胞具有纯度极高(可达95%以上)、可定量、准确性和重现性高的特点。

　　磁性细胞分选技术已经成为一项快速发展的生物技术,它是基于抗原抗体特异性反应原理,并结合磁性材料特有的超顺磁性来完成细胞分选的。磁性细胞分选是 20 世纪 80 年代发展起来的,是用结合有抗体的免疫磁珠与样品细胞进行孵育,表达有相应抗原 的细胞就会特异性地结合在包被有抗体的免疫磁性微粒,当体系缓慢地经过磁场时,带有 磁珠的细胞就会滞留在铁柱上,而非目的细胞由于未结合磁珠仍存在于混合细胞悬液中, 从而达到分离纯化细胞的目的。MACS 法是一种相对高效简便的细胞分选方法,具有高 灵敏度、高纯度、易操作等特性,同时此方法分离得到的细胞具有较高的复苏率及细胞活 性(表 11-1)。

表 11-1　流式分选与磁性分选的比较

比较项目	流式分选(FACS)	磁性分选(MACS)
设备要求	分选型流式细胞仪	专用磁性分离装置
试剂	荧光素偶联抗体	磁珠结合抗体
操作员要求	要求高,需经专门培训	操作简单
对细胞刺激	刺激大	刺激小
多标记识别细胞	可以分选	不可以
多路分选	可以分选	不可以
识别细胞大小和颗粒度	能够识别	不可以

【附录】

(1)PBS:NaCl 8.0 g,KCl 0.2 g,KH_2PO_4 0.2 g,Na_2HPO_4 1.56 g 溶于适量的超纯水 中,调节溶液的 pH 值至 7.2 左右,定容至 1 000 mL,高压蒸汽灭菌后密封置于 4 ℃备用。

(2)Pecoll 分层液:将 1 份 10×PBS 与 9 份 Percol 原液混合,制成等渗 Percoll 悬液,此 悬液被认为是 100% Percoll 悬液,其密度为 1.129 4 g/mL。1×PBS 或细胞培养液稀释 100% Percoll 而获得所需密度的 Percoll 分离液用于相应细胞的分离。若分离淋巴细胞应使 用 1.077 7 g/mL,配制时用稀释液稀释成 60% 即可,即比重 1.077 g/mL(原液购自美国 GE 公司)。

【关键词】

细胞分选;流式细胞仪;外周血单个核细胞;$CD3^+$ $CD4^+$ T 淋巴细胞

【参考文献】

[1]康伟芳,蒋就喜,王雪雯,等.流式细胞仪分选外周血 $CD3^+CD4^+$ T 淋巴细胞方法 的建立[J].安徽医科大学学报,2013,48(12):1533-1535.

[2]南婧.基于链霉亲和素磁性微粒的 CD4 细胞分选方法的建立[D].西安:西北大 学,2011.

[3]高敏.基于金磁微粒的免疫磁性细胞分选方法的建立[D].西安:西北大学,2013.

第 12 章　生物信息学

　　生物信息学是对生物信息和生物学系统内在结构的研究,它将大量系统的生物学数据与数学和计算机科学的分析理论及使用工具联系起来。生物信息学的研究对象非常多,可以分为核酸,蛋白质和其他。蛋白质、DNA 和 RNA 序列的计算分析在 20 世纪 80 年代末已发生了根本性变化。高效实验新技术,尤其是测序技术的发展,使实验数据急剧增长。随着基因组测序计划的持续开展,目前的研究重点已逐步从数据的积累转向数据的解释。用于序列分类、相似性搜索、DNA 序列编码区识别、分子结构与功能预测、进化过程的构建等方面的计算工具已成为研究工作的重要组成部分。这些工具有助于我们了解生命本质和进化过程,同时对新药和新疗法的发现具有重要意义。生物信息学已成为介于生物学和计算机科学学科前沿的重要学科,在许多方面影响着医学、生物技术和人类社会。现在作为一名分子生物学者,不具备一些基本的生物信息学技能已几乎难以胜任研究工作,本书将从核酸序列的检索和分析、蛋白质序列的检索分析以及蛋白质结构的检索等方面简单介绍生物信息学领域常用的实验方法,我们鼓励读者探索生物信息学广阔领域中的其他工具和实验方法。

实验 12.1　hTERT 核酸序列的检索

【实验原理】

　　核酸数据库,主要包括美国 NCBI 的 GenBank、欧洲 EMBL 的 ENA 和日本 NIG 的 DDBJ。GenBank,ENA 与 DDBJ 共同构成国际核酸序列数据库合作联盟 INSDC。通过 INSDC,三大核酸数据库的信息每日相互交换,更新汇总,这使得它们几乎在任何时候都享有相同的数据。端粒酶(telomerase)是一种具有逆转录活性的核糖核蛋白聚合酶,端粒酶活性主要取决于具有催化活性的端粒酶逆转录酶(telomerase reverse transcriptase, TERT)的转录调节,端粒酶活性与 TERT 基因的表达呈正相关,TERT 的经典功能是合成端粒 DNA,维持端粒稳定性并赋予细胞无限增殖的潜能。许多学者认为,细胞的无限增殖和永生化是癌细胞的特征之一,端粒酶活性可以作为恶性肿瘤的标志和预测预后的指标。因此,近年来端粒酶的研究热度持续高升,此处我们仅以 NCBI 的 GenBank 数据库为例,学习如何在核酸数据库中检索 TERT 核酸序列。

【药学应用】

1.寻找药物作用的靶点,有助于研究药物的作用机制。

2.研制核酸药物,核酸适配体药物等基因药物。

【实验材料】

电脑。

【实验步骤】

1.首先,我们打开 NCBI 的官网(https://www.ncbi.nlm.nih.gov/)。

2.选择 Gene 数据库,在检索栏输入 TERT,点击 search(图 12-1)。

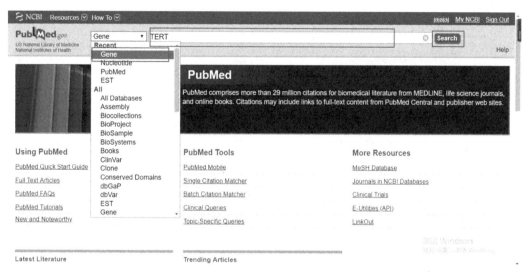

图 12-1　NCBI 网站检索 TERT 核酸序列的示例

(1)找到 TERT,确认它的注释信息、在染色体中的位置、别名以及编号等(图 12-2)。

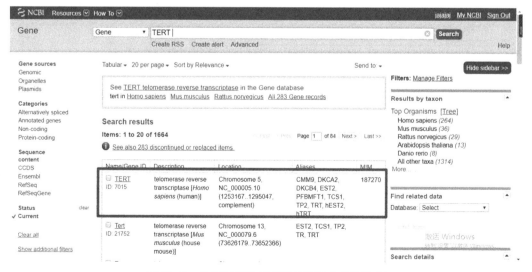

图 12-2　检索得到的 TRET 基因信息界面示例

（2）点击 TERT，出现该基因的详细信息界面，包括摘要、基因组背景、在组织中的表达、变异体、详细的 DNA 序列、mRNA 序列和蛋白质序列等。

3. 若想直接跳转至序列，点击 NCBI Reference Sequences(RefSeq)即可(图 12-3)。

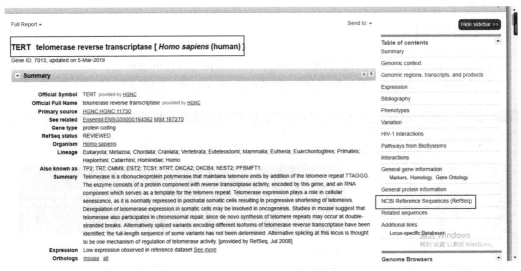

图 12-3　TERT 基因的详细信息界面

4. 这里我们可找到其 DNA 序列，mRNA 序列(图 12-4)。

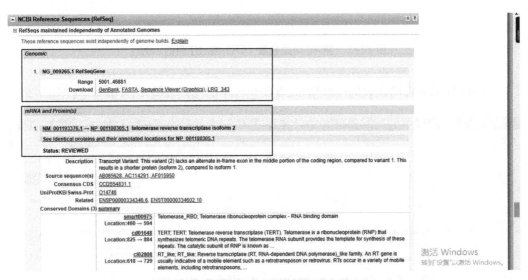

图 12-4　检索 TERT 核酸序列的界面示例

5. 若想保存这条序列，一般选择 FASTA 格式，可以像下载文本一样，选择"send to"，然后选择 File，保存至本地电脑上(图 12-5)。

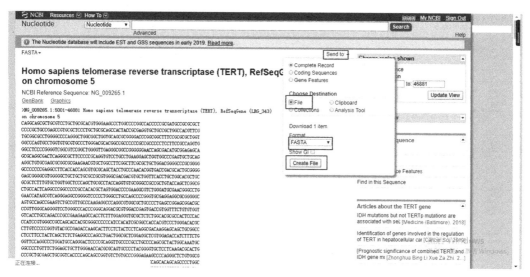

图 12-5　TERT 核酸序列保存至本地电脑示例

【实验结果与分析】

若选择 GenBank 格式,就会出现这个基因的详细注释(图 12-6),我们简单介绍一下:LOCUS 这一行里包括基因座的名字,核酸序列长度,分子的类别,拓扑类型等,真核生物的基因拓扑类型都是非线性的,最后是它最近的更新日期。KEYTORDS 提供能够大致描述该条目的几个关键词,可用于数据库搜索。SOURCE,基因序列所属物种的俗名,它下面还有一个子条目:ORGANISM,它是对所属物种更详细的定义,包括它的科学分类。REFERENCE 是基因序列来源的科学文献,有时一条基因序列的不同片段可能来源于不同的文献,那样的话,就会有很多个 REFERENCE 条目出现,REFERENCE 的子条目包括文献的作者、题目和刊物。刊物下面还包括 PUBMED ID 作为其子条目。COMMENT 一般是自由撰写的内容,比如致谢,或者是无法归入前面几项的内容。FEANURES 是非常重要的注释内容,它描述了核酸序列中各个已确定的片段区域,包含很多子条目,比如来源,启动子,核糖体结合位点等。

【注意事项】

1. FASTA 格式是最常用的核酸序列书写格式,它由两个部分组成,其中第一部分是第一行大于号后的名称或其他注释,第二部分为序列,序列部分只能写序列,不能有空格或其他内容。

2. Graphics 格式,从这个格式中可以看到 FEANURES 里的注释信息以图形的形式更直观地展示出来。

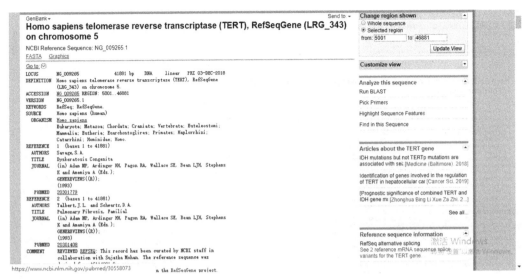

图 12-6　GenBank 格式 TERT 核酸序列的详细信息界面

【资料延伸】

核酸数据库分为一级核酸数据库和二级核酸数据库,一级核酸数据库存储的是通过各种科学手段得到的最直接的基础数据,比如测序获得的核酸序列。二级核酸数据库是通过对一级数据库的资源进行分析、整理、归纳、注释而构建的具有特殊生物学意义和专门用途的数据库,比如从三大核酸数据库和基因组数据库中提取并加工出的果蝇和蠕虫数据库。

尽管目前数据库内的生物数据已经极大丰富,但是并不代表所有的数据库都是完美的,它仍然存在着数据不完整的问题,这就需要我们广大科研工作者积极探索并逐步完善它。

【附录】

(1)欧洲 EMBL 的 ENA 网址 https://www.ebi.ac.uk/ena.

(2)日本 NIG 的 DDBJ 网址 https://www.ddbj.nig.ac.jp/index-e.html.

【关键词】

NCBI;GenBank;FASTA;核酸序列;DNA;mRNA

【参考文献】

[1]蒋彦,王小行,曹毅,等.基础生物信息学及应用[M].北京:清华大学出版社,2003.

[2]J.萨姆布鲁克,M.R.格林.分子克隆实验指南[M].贺福初,译.北京:科学出版社,2017.

[3]张见影,伦志军,李正红,等.NCBI 基因序列数据库使用和检索方法[J].现代情报,2003(12):224-225.

实验 12.2　hEGFR 蛋白质序列的检索

【实验原理】

蛋白质数据库的种类比核酸数据库还要多,但它的注释要比核酸数据库直白得多,蛋白质数据库又分为蛋白质序列数据库和蛋白质结构数据库,其中蛋白质结构数据库(PDB)我们将在实验 12.6 介绍,本节仅详细介绍蛋白质序列数据库的使用及检索方法,目前最常用的蛋白质序列数据库为 UniprotKB 下的 Swiss-Prot 数据库。EGFR(epidermal growth factor receptor,简称为 EGFR、ErbB-1 或 HER1)是表皮生长因子受体(HER)家族成员之一,EGFR 广泛分布于哺乳动物上皮细胞、成纤维细胞、胶质细胞、角质细胞等细胞表面,EGFR 信号通路对细胞的生长、增殖和分化等生理过程发挥重要的作用。本节将以 hEGFR(human EGFR)为例,介绍如何在 UniprotKB 中检索蛋白质序列。

【药学应用】

1. 有利于药物作用靶点的识别与验证;药物耐药机制的探索。
2. 药物毒理学研究;分子药理模型的构建等。

【实验材料】

电脑。

【实验步骤】

1. 打开 Uniprot 数据库网站(http://www.uniprot.org/)。
2. 在 Uniprot 数据库检索 hEGFR 蛋白序列。

(1)在 Uniprot 数据库的首页选择 UniprotKB 数据库,然后输入"human EGFR",点击"search"(图 12-7)。

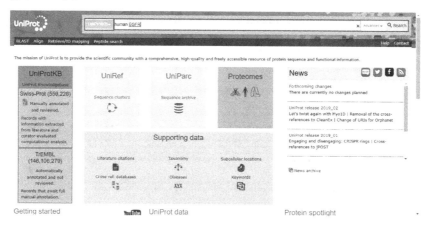

图 12-7　Uniprot 主界面

（2）通过关键词搜索我们找到了很多蛋白质序列，从蛋白质的名字来看，第一条应该是我们想要的，其中 Entry 这一列是蛋白质序列在 UniprotKB 数据库中的检索号，Entry-Name 是检索名，检索号与检索名平行运行，都是一条序列在数据库中的唯一识别，两者作用相同，只是写法不同（图12-8）。后边的几列依次是蛋白质的名字、编码这一蛋白质的基因的名字、所属物种以及序列的长度。

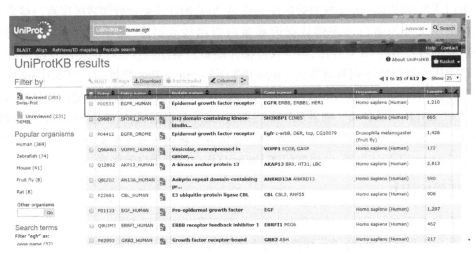

图12-8　UniprotKB 数据库检索 hEGFR 蛋白序列界面示例

（3）点击第一条序列的检索号，打开这条数据库记录。UniprotKB 中的数据库记录分为几个部分，左侧是注释标签，点击其中某一个标签可以直接跳转到该部分注释。上方是工具标签，可以用于与其他序列进行比较，格式转换，存储等。工具标签下方是这条蛋白质序列的基本信息，如蛋白质的名字、基因的名字、所属物种以及状态。注意这里有加星文档图标，说明是检查过的，属于 Swiss-Prot 数据库，注释部分打分五星，说明注释得很全面，并且这些注释在蛋白质水平上有实验依据。再往下就是具体的注释内容了（图12-9）。

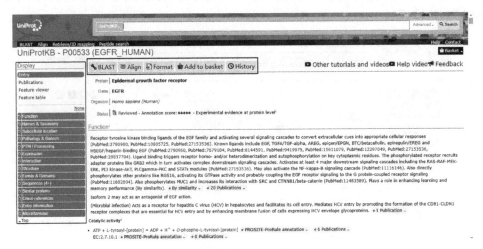

图12-9　UniprotKB 数据库中 hEGFR 蛋白信息的详细内容界面

3. 从 UniprotKB 数据库保存 FASTA 格式蛋白序列至本地电脑　此处我们直接选择左边注释栏中的"Sequence"按钮,这里提供蛋白质氨基酸序列信息,多个 isoform 会显示多条序列,此处显示 4 条,点击"FASTA"即可保存 FASTA 的序列至本地电脑(图 12-10)。

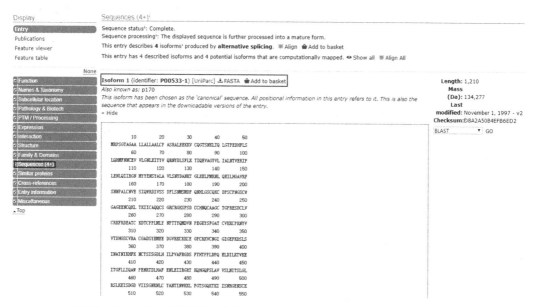

图 12-10　UniprotKB 数据库保存 FASTA 格式 hEGFR 蛋白序列的界面示例

【实验结果与分析】

Function 这部分说明了这个蛋白质的功能、它的催化反应方程式、它的辅助因子、它参与的代谢途径等,并且每条注释都提供来源出处,让我们有据可查。Name&Taxomomy 给出了蛋白质的各种名字,包括全称、缩写以及别名,还列出了所属物种以及该物种的分类学谱系等。Subcellular location 提供蛋白质亚细胞定位的信息,成熟蛋白质必须在特定的细胞部位才能发挥其生物学功能。蛋白质在细胞内不同组分中的定位即为蛋白质的亚细胞定位。亚细胞定位对蛋白质的生理功能有着直接的影响,处于合适的亚细胞定位的蛋白质才能行使其在正常的功能。目前研究亚细胞定位的数据来源基本都是 Swiss-Prot 数据库。Patholog&Biotechnology 提供蛋白质突变或缺失导致的疾病及表型信息。PTM/ Processing 提供蛋白质翻译后修饰或翻译后加工的相关信息。Expression 提供了基因在 mRNA 水平上的表达信息,或者在细胞中蛋白质水平上的表达信息,或在不同器官组织中的表达信息。Interaction 提供了蛋白质之间相互作用的信息,包括 UniProtKB 中直接与这个蛋白质有两两相互作用的蛋白质序列的链接,以及这个蛋白质及在各种蛋白质相互作用数据库或蛋白质网络数据库中涉及的数据库记录的链接。Structure 提供蛋白质二级结构和三级结构信息,这里需要注意,只有那些已经通过实验方法测定三级结构并且已提交到蛋白质结构数据库 PDB 的蛋白质才有结构注释。二级结构以图形拓扑的形式呈现,三级结构列出了该蛋白质结构数据库 PDB 中涉及的数据库记录链接,这些结构通常只对应蛋白质的部分序列。Family&Domains 提供蛋白质家族及结构域信息。Cross-references 列出了所有通往其他含有该蛋白质信息的数据库的链接。Publication 列出了有关这个蛋白质已发表的所有文献的信息。Entry information 提供有关这条数据库记录的录入信息,外加一个免责声明。Miscellanrous 包含任何无法归入前几项的内容。Similar Proteins 在 UniRef 数据库里找到与该蛋白质在序列水平上相似的其他蛋白质,并按照相似度高低分组。

【注意事项】

Uniprot 数据库的首页上有一个关于 UniprotKB 数据库的统计表。可以看到 TrEMBL 数据库里存储的序列数量远远大于 Swiss-prot。其中 TrEMBL 是自动注释的,没有经过检查,而 Swiss-prot 是人工注释的,并且经过检查。这个直接体现在搜索后 Entry-Name 后边是否有黄色星标,若有即为 Swiss-Prot 数据库的数据。

【资料延伸】

蛋白质数据库也分为一级和二级,一级蛋白质数据库又分为蛋白质序列数据库和蛋白质结构数据库,这两种数据库里存放的都是通过实验方法直接获得的基础数据。而二级蛋白质数据库都是在一级数据库的基础上分析加工出来的,其中 Swiss-Prot、TrEMBL 和 PIR 这三大一级蛋白质序列数据库共同构成 Uniprot 数据库。Swiss-Prot 是一个人工注释的蛋白质序列数据库,它拥有注释可信度高,冗余度小的优点,TrEMBL 里的蛋白质序列注释是由计算机完成的,它包含了 EMBL 核酸序列数据库中为蛋白质编码的核酸序列的所有翻译产物,因此具有可信度低而冗余度大的特点。PIR 数据库是蛋白质信息资源数据库,是一个支持基因组学,蛋白质组学和系统生物学研究的综合公共生物信息学资源。

【附录】

Swiss-Prot 和 TrEMBL 的数据都在 Uniprot 数据库内保存,PIR 的数据库网址为:https://proteininformationresource.org/.

【关键词】

UniprotKB;蛋白质序列;hEGFR;Swiss-Prot

【参考文献】

[1]王菊容,郭葆玉.蛋白质组学在药物研究中的应用[J].医学分子生物学杂志,2004,1(4):242-244.

[2]樊龙江.生物信息学札记[M].杭州:浙江大学出版社,2010.

[3]刘树春.利用 SWISS-PROT 网获取生物信息学资源[J].生命的化学,2002(1):81-83.

实验 12.3　利用 BLAST 程序进行序列相似性检索

【实验原理】

BLAST 是 Basic Local Alignment Search Tool 的首字母缩写,直译过来就是基本局部比对搜索工具。BLAST 的基本原理很简单,要点是片段对的概念。所谓片段对是指两个给定序列中的一对子序列,它们的长度相等,且可以形成无空位的完全匹配。BLAST 从头至尾将两条序列扫描一遍并找出所有片段对,并在允许的值的范围内对片段对进行延伸,最终找出高分值片段对。这样的计算复杂度是 n 的一次方(n 是序列的长度)。如果做双序列比对话需要构建一个 n 乘以 n 的表格,计算复杂度是 n 的二次方,所以找高分值片段对比做双序列比对节省了大量的时间。本节简要介绍如何利用 BLAST 程序进行序列相似性检索。

【药学应用】

1. 有利于序列的分析。
2. 评价实验结果,为实验提供新思路,并指导进一步实验设计。
3. 有利于寻找和鉴定新基因,找到药物作用的新靶点。
4. 它是蛋白质结构预测和分子设计的基础,是研究生物进化和种属分类的重要方法。

【实验材料】

电脑。

【实验步骤】

1. 首先我们打开 NCBI 的官网(http://www.ncbi.nlm.nih.gov/),BLAST 链接在 NCBI 主页右侧很显眼的地方(图 12-11)。

2. 我们使用 BLASTp(Protein BLAST),也就是用蛋白质序列搜索蛋白质序列数据库来进行示例。

(1)在 Enter Query Sequence 中输入待搜索的蛋白质序列。

(2)在 Query Subrange 一栏中可指定搜索跟输入序列哪部分相似的序列,如果空着就是全长搜索。

(3)在 Job Title 一栏中可以给此次搜索任务起一个名字,如果输入的是 FASTA 格式的序列,那么在输入框里面点一下,序列的名字就会被自动识别出来。

(4)如果再勾选 Align two or more sequences 前面的空格,可以同时提交多个 BLAST 任务(图 12-12)。

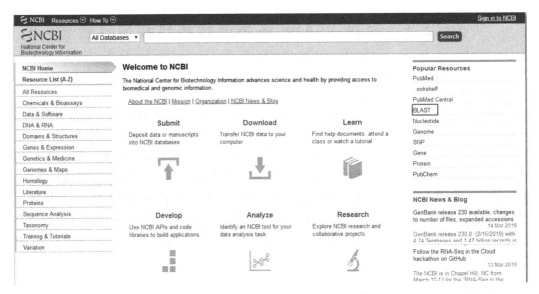

图 12-11　NCBI 官网 BLAST 链接位置界面

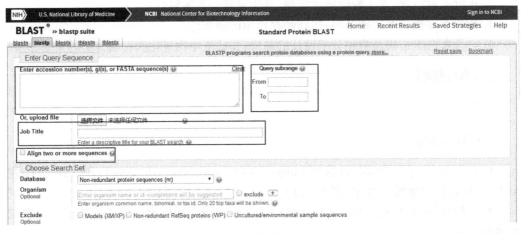

图 12-12　BLAST 相似性检索的输入界面

3.将该界面下滑(图 12-13)我们可以看到。

(1)可选择被搜索的数据库,需要了解的是虽然使用的是 NCBI 的 BLAST 工具,但可以选择的数据库却不只 NCBI 下属的数据库,还包括其他组织的数据库,比如 PDB,Swissprot。事实上,各大数据库网站的 BLAST 工具都可以实现跨平台搜索。我们这次选用 NCBI 的 BIAST 工具搜索 Swiss-Prot 数据库。

(2)Organism 可以把搜索范围限定在某一特定物种内,或者排除某一物种。

(3)在算法选择这一栏里,有三种不同的 BLAST 算法,标准 BLAST,PSI-BLAST 和 PHI-BLAST。这次我们先尝试标准 BLAST。所有参数设置完毕之后,点 BLAST。

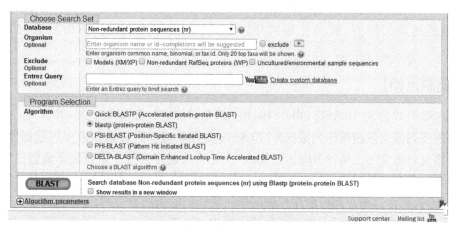

图 12-13　BLAST 参数设置界面

【实验结果与分析】

1. 搜索结果的解析。最上面是第一部分搜索任务描述部分。输入界面里设置的各种参数都会在这里列出。

2. 第二部分(Graphic Summary)是图形化搜索结果部分,在图形化搜索结果里,彩色线条构成的图告诉我们,一共从数据库中找到多少条高分匹配片段。注意这些线代表的是 n 个高分匹配片段而不是 n 条序列。一个高分匹配片段有可能是一条全长的序列,也就是全长匹配,也有可能只是某条序列的一部分,也就是局部匹配。代表这些高分匹配片段的线拥有不同颜色和不同的长短。如果把鼠标放到某一条线上,可以看到这条匹配片段的具体信息,包括它所在序列的数据库编号,序列的名字,匹配得分,期望位 E 值。匹配得分在 200 以上的用红线表示,80~200 之间的用粉线,50~80 的绿线,40~50 的蓝线,40 以下的黑线,所以颜色反映的是匹配的好坏程度。如果某一个高分匹配片段和输入序列是从头到尾匹配,就是全长的线。如果只匹配输入序列的一部分,则是一条短线,短线所在的位置就是与输入序列匹配的位置。

3. 第三部分(Descriptions)是这 n 个高分匹配片段所在序列的详细信息列表。每条序列都有一个匹配得分和覆盖度。这两项决定了第二部分彩图中每条线的颜色和长短。除了匹配得分和覆盖度,表中还列出了其他指标。尤为重要的是 E-value,E-value 也叫做期望值或 E 值。E 值越接近零,说明输入序列与当前这条序列为同一条序列的可能性越大。第三部分的表就是根据 E 值由低到高排序的。随着 E 值增大,匹配得分是成反比逐渐降低的。

【注意事项】

序列的一致度与 E 值并非完全成反比,BLAST 没有做双序列对比,为了提高速度,它牺牲了一定的准确度。我们看到的表格中的一致度,是 BLAST 搜索完成后,针对搜索到的这 n 条序列专门做双序列比对而得到的。BLAST 牺牲掉的准确度对于高度相似的序列,也就是亲缘关系近的序列构不成威胁,不会把它们忽略,但是对于那些只有一点点相似,也就是远源的序列,就会比较麻烦,因为它们很有可能被丢掉而没有被 BLAST 发现。

【资料延伸】

BLAST 可以分为 BLASTp,BLASTn,BLASTx,tBLASTn 和 tBLASTx。BLASTp 也就是用蛋白质序列搜索蛋白质序列数据库,BLASTn 是用核酸序列搜索核酸序列数据库,它们是最直接也是最常用的两种 BLAST。BLASTx 是将核酸序列按 6 条链翻译成蛋白质序列后搜索蛋白质序列数据库,换句话说,如果你不是想找跟你这条核酸序列相似的核酸序列,而是想找跟你这条序列核酸序列编码蛋白质相似的蛋白质序列,这时就要做 BLASTx。反之,当你不是想找跟你手上这条蛋白质序列相似的蛋白质序列,而是想找跟编码这条蛋白质序列的核酸序列相似的核酸序列的时候,就要做 tBLASTn,tBLASTn 是用蛋白质序列搜索核酸序列数据库。

【关键词】

BLAST;相似性检索;蛋白质序列;核酸序列

【参考文献】

[1]刘志国.基因工程原理与技术[M].北京:化学工业出版社.2012.

[2]J.萨姆布鲁克,M.R.格林.分子克隆实验指南[M].贺福初,译.北京:科学出版社,2017.

[3]崔广迪.基于 H1N1 的 RNA 二级结构的相似性比较研究[D].长春:吉林大学,2010.

实验 12.4   hTERT 核酸序列的分析

【实验原理】

在获得一个基因序列后,需要对其进行生物信息学分析,从中尽量发掘信息,从而指导进一步的实验研究。核酸序列分析分为面向测序的核酸的分析和指定核酸序列的分析,后者的内容一般包括核酸分子质量的计算、碱基组成、碱基分布、序列转换、核酸序列基本分析、限制性酶切分析等。该节我们仅以 hTERT 的 transcript variant 2 mRNA 序列进行核酸序列的基础分析。

【药学应用】

1.有利于药物新靶点的筛选。

2.基于药物靶分子的新药设计与开发。

【实验材料】

电脑。

【实验步骤】

1. 通过实验 12.1 中介绍的方法获得 hTERT 的 mRNA 序列,保存为 FASTA 格式。

2. 安装并打开 BioEdit 软件。

3. 点击工具栏中的 File 选择 Open,打开 mRNA 序列,选择这条序列,选择工具栏中的 Sequence 中的 Nucleic Acid 里的 Nucleotide Composition(图 12-14)。

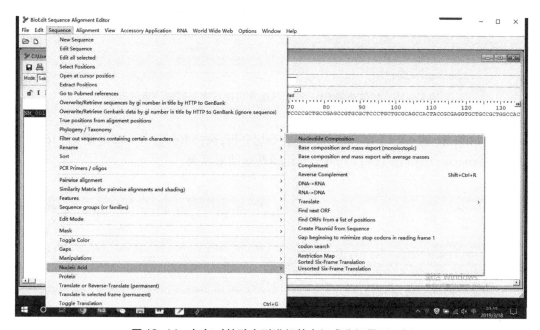

图 12-14　如何对核酸序列进行基本组成分析界面示例

4. 对 hTERT 的 mRNA 序列进行序列转换,选择 Reverse Complement 即可,序列就会自动进行序列颠倒(图 12-15)。

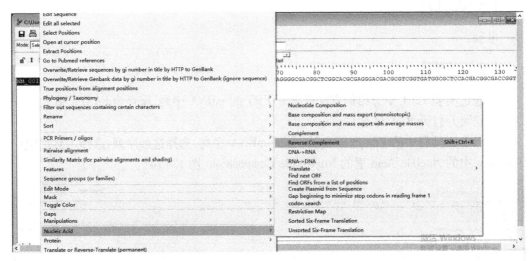

图 12-15　如何使用 BioEdit 对核酸序列进行序列颠倒的示例界面

5. 对 hTERT 的 mRNA 序列进行限制性酶切分析,选择 Restriction Map(图 12-16),然后点击 Generate Map(图 12-17),就会自动跳转至结果界面。

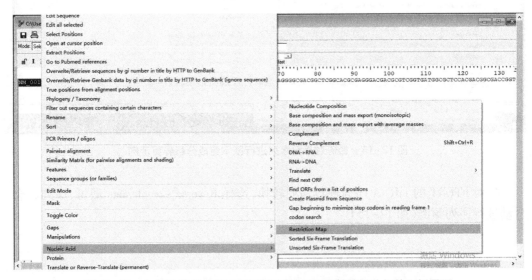

图 12-16　如何使用 BioEdit 对核酸序列进行限制性酶切分析的示例界面

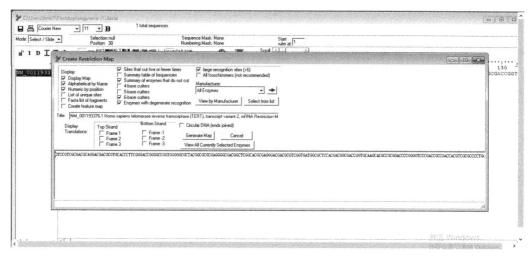

图 12-17　限制性酶切分析的参数设置界面示例

【实验结果与分析】

核酸序列的分子量,碱基组成,碱基分布等信息就直观地出现在界面上(图 12-18)。序列转换的结果就直接对序列进行 5' 和 3' 的转换,限制性酶切分析出现的界面即是分析得到的酶切位点图,可以显示每个酶切位点在序列中的位置,拖动滚条到最下边,可以看到酶不能切割的酶切位点。

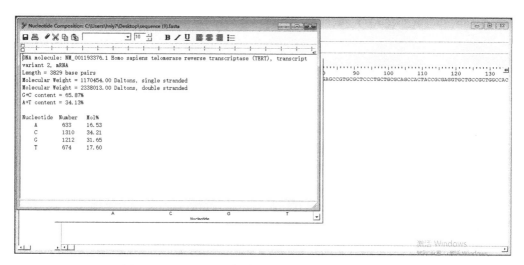

图 12-18　BioEdit 对核酸序列基本组成分析的结果界面

【注意事项】

Bioedit 是一个性能优良的免费的生物序列编辑器,它的基本功能是提供蛋白质、核酸序列的编辑、排列、处理和分析,它的分析内容丰富,而且提供了很多网络程序的分析界面和接口,并且还能够根据指定的核酸序列绘制相应的质粒图谱,其在生物信息学领域具有重要的意义,我们鼓励读者进行进一步的探索。

【资料延伸】

DNAMAN 同 BioEdit 功能类似,但是也有它的特色,建议大家结合两个软件使用进行序列分析。

【关键词】

BIOEDIT;DNAMAN;限制性酶切分析;核酸序列分析

【参考文献】

[1]王小国.生物学软件在核酸序列比对与系统发育分析中的应用[J].现代农业科技,2015(12):347-348.

[2]刘志国.基因工程原理与技术[M].北京:化学工业出版社.2012.

[3]J.萨姆布鲁克,M.R.格林.分子克隆实验指南[M].贺福初,译.北京:科学出版社,2017.

[4]宋锋林,王静,张晓龙,等.蜱类携带粒细胞无形体的核酸检测及核酸序列分析[J].中国国境卫生检疫杂志,2011,34(5):348-350.

实验 12.5　hEGFR 蛋白质序列分析

【实验原理】

蛋白质是所有生物体运行的基本单元,是生物体结构最重要的组成成分,蛋白质是由氨基酸组成的多聚体,一个个氨基酸通过脱水缩合形成肽键,进而连接形成肽链,肽链折叠盘旋形成具有空间结构的物质就是蛋白质。氨基酸的种类、数目、排列方式、多肽链的盘曲、折叠方式及其空间结构的不同导致了蛋白质结构的多样性,其结构的多样性导致了功能的多样性。氨基酸是蛋白质的基本组成单位,大约有 200 种,但在动物的营养中起重要作用而且被人们广泛认识的有 20 多种,称之为标准氨基酸。每一种天然蛋白质都有自己特有的空间结构或称三维结构,这种三维结构通常被称为蛋白质的构象,即蛋白质的结构。蛋白质的分子结构可划分为四级,以描述其不同的方面:一级结构,组成蛋白质多肽链的线性氨基酸序列。二级结构,依靠不同氨基酸之间的 C=O 和 N—H 基团间的氢键形成的稳定结构,主要为 α 螺旋和 β 折叠。三级结构:通过多个二级结构元素在三维空间的排列所形成的一个蛋白质分子的三维结构。四级结构:用于描述由不同多肽链(亚基)间相互作用形成具有功能的蛋白质复合物分子。

【药学应用】

利用数据库和软件技术对大量积累的生物大分子序列数据和实验新测定的序列进行比较和统计学分析,推导出序列同源性,揭示出生物大分子的分子结构、功能和进化的关系。

【实验材料】

电脑、BioEdit 软件。

【实验步骤】

1. 获取 hEGFR 蛋白质序列

(1)调用 Internet 浏览器并在其地址栏输入 Entrez 网址(http://www. ncbi. nlm. nih. gov/Entrez)。

(2)在 Search 后的选择栏中选择 protein。

(3)在输入栏输入 homo sapiens EGFR protein。

(4)点击 go 后显示序列接受号及序列名称。

(5)点击序列接受号 AAI28420. 1[EGFR protein(Homo sapiens)]后显示序列详细信息。

(6)将序列转为 FASTA 格式保存。

2. hEGFR 蛋白质序列的蛋白质同源性分析

(1)进入 NCBI/Blast 网页。

(2)选择 Protein-protein BLAST(blastp)。

(3)将 FASTA 格式序列贴入输入栏。

(4)点击 BLAST。

(5)查看与之同源的蛋白质。

3. hEGFR 蛋白质一级结构分析

(1)理化性质:①打开 BioEdit 软件→将 hEGFR 序列的 FASTA 格式序列输入分析框→点击左侧序列说明框中的序列说明→点击 sequence 栏→选择 protein→点击 Amino Acid Composition→查看该蛋白质分子质量和氨基酸组成。②选择 protein 后,点击 Kyte & Doolittle Mean Hydrophobicity Profile→查看该蛋白质分子疏水性水平。

(2)跨膜区:①进入 TMHMM 页面。②将 hEGFR 蛋白质序列的 FASTA 格式序列贴入输入栏,submission(提交)所要分析的蛋白序列。③查看分析结果。

4. hEGFR 蛋白质结构分析

(1)hEGFR 蛋白质二级结构预测:①可由 expasy-tools(http://cn. expasy. org/tools/)中的链接进入,或直接输入网址(http://www. predictprotein. org/)进入。②进入 predictprotein 页面后,register(注册)。③将 hEGFR 蛋白质序列的 FASTA 格式序列贴入输入栏,submission(提交)所要分析的蛋白序列。④从 email 信箱查看分析结果。

(2)hEGFR 蛋白质三维结构预测:①进入 http//www. expasy. org/swissmod/SWISS-

MODEL. html（Swiss Model First Approach Mode）网页。②选择 Automated mode（自动模式）。③进入 Automated mode 界面后输入 E-Mail 地址和序列名称，将 hEGFR 蛋白质序列的 FASTA 格式序列贴入输入栏，点击"submit modeling request"后，等待结果。④从 email 信箱查看分析结果。

【实验结果与分析】

图 12-19 至图 12-24 分析结果中展示了 hEGFR 蛋白质序列的蛋白质同源性分析、分子质量和氨基酸组成、疏水性水平、跨膜区分析，以及 hEGFR 蛋白质序列的二级、三级结构预测。

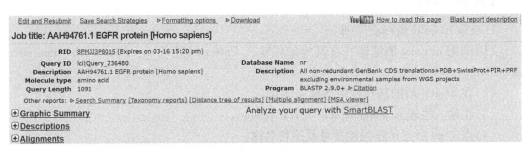

图 12-19　hEGFR 蛋白质序列的蛋白质同源性分析

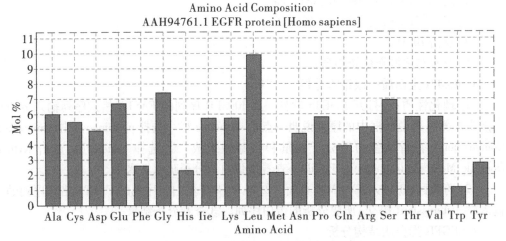

图 12-20　hEGFR 蛋白质分子质量和氨基酸组成

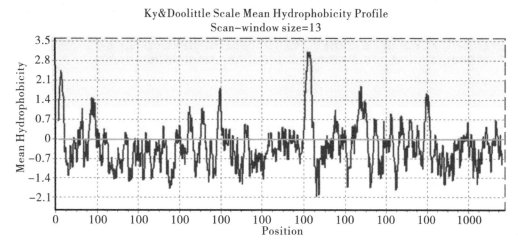

图 12-21　hEGFR 蛋白质分子疏水性水平

AAH94761.1 Length: 1091
AAH94761.1 Number of predicted TMHE: 1
AAH94761.1 Exp number of AAs in TMHs: 39.95873
AAH94761.1 Exp number, first 60 Aas:　　0.89175
AAH94761.1 Total prob of N-in:　　0.04682
AAH94761.1　　TMHMM2.0　　outside　　1　　600
AAH94761.1　　TMHMM2.0　　TMhelix　　601　　623
AAH94761.1　　TMHMM2.0　　inside　　624　　1091

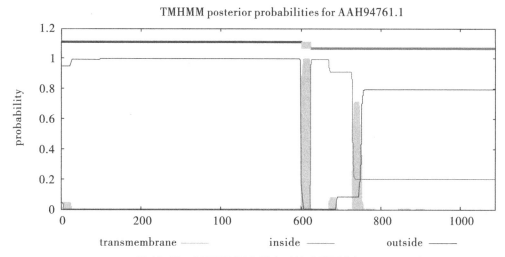

图 12-22　hEGFR 蛋白质序列的跨膜区分析

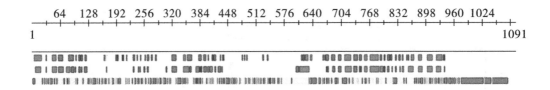

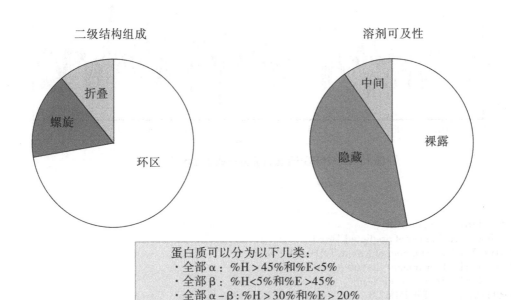

蛋白质可以分为以下几类：
· 全部 α：%H > 45%和%E<5%
· 全部 β：%H<5%和%E >45%
· 全部 α － β：%H > 30%和%E > 20%
· 混合：其余所有

图 12-23　hEGFR 蛋白质序列的二级结构预测

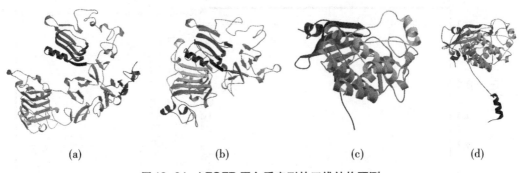

图 12-24　hEGFR 蛋白质序列的三维结构预测

【注意事项】

当我们拿到一个新的核酸或蛋白质序列去检索数据库时，在目前，并不是每一次都能得到具有提示性的结果的。

【资料延伸】

（1）蛋白质数据库主要有 4 家：GenBank、EMBL、国际蛋白质信息资源（ATLAS/PIR－International）和 SWISS－PROT。前两者提供的蛋白质数据是由 DNA 序列衍生的翻译产物，下面主要介绍 PIR － International 和 SWISS － PROT。① PIR － International：PIR － International 的前身为"蛋白质序列与结构集"，1965 年由 Dayhff 创建为蛋白质序列数据库（protein sequence database）。1988 年由 PIR－International 接管，参与组织包括：美国的全国生物医学研究基金会（NBRF）的蛋白质信息资源（PIR）；德国的 Maxplanck 生化研究所，Martinsried 蛋白质序列研究所（MIPS）；日本的东京科学大学的日本国际蛋白质信息数据库（JIPID）。PIR－International 包括了所有已知一级结构的天然蛋白质的序列信息。除了序列数据以外；PIR－International 还包括以下三方面信息：即蛋白质名称、分类及其天然存在的生物体；蛋白质的功能特性，包括表达、翻译后加工及激活；有生物学意义的位点、区域。②Swiss－Prot 和 TrEMBL：Swiss－Prot-注释（annotation）蛋白质序列数据库，建于 1986 年，由瑞士日内瓦大学生化系的 Bairoch 开发。自 1987 年起由 Geneva 大学的医学生物化学系和 EMBL Data Library（现在的 EMBL Outstation-EBI）联合管理。Swiss－Prot 的注释包括以下几个方面：蛋白质的功能；翻译后修饰；结构域和位点；二级结构；四级结构，如同源二聚体、异源三聚体等；与其他蛋白质的相似性；该蛋白质缺陷所伴随的疾病；变异体。

（2）TrEMBL：是 Swiss－Prot 的一个补充，包括了所有尚未编入 Swiss－Prot 的蛋白质序列。TrEMBL 的注释仅限于功能注释。Fleischmann 等创建了一种对于蛋白质进行自动的功能注释的方法。用 Swiss－Prot 语言，对蛋白质的功能、催化活性、协同作用因子、细胞定位、四级结构、与其他蛋白质的相似性及活性位点等加以注释。这进一步完善了 TrEMBL 的功能，使得 Swiss－Prot 加上 TrEMBL 涵盖了所有已知的蛋白质序列并提供一定的功能信息。除以上主要的蛋白质序列数据库以外，还有一些特殊用途的数据库。如 HUGE 主要收集人的高分子量蛋白的序列信息；AARSDB 收集氨基酰-tRNA 合成酶的序列信息；mitoDat 收集线粒体蛋白的序列信息。

【附录】

在我国，生物文献学还是一个非常年轻的学科，没有系统的教材可供我们学习。而目前全世界有关生物信息资源的网站多至数百甚至上千个，要想完全掌握几乎是不可能的，也是没有必要的。我们在肿瘤相关基因的克隆与功能研究的过程中，由于工作的需要，通过大量的网上实践，积累了一些序列分析方面的经验，写出来仅供大家参考。应该指出的是，生物文献学并不神秘，只要我们肯付出时间和精力，还是可以掌握的。另一方面，当我们拿到一个新的核酸或蛋白质序列去检索数据库，在目前，并不是每一次都能得到具有提示性的结果的。比如说 E-PCR 不是总能找到对应的 STSs，检索蛋白质家族也不是总能将待检序列归属于特定的蛋白质家族，同源建模也不是总能找到同源性较高的模板。但是，随着人类基因组计划进程的加快，随着后基因组时代的来临，各类数据库所收集的信息将会越来越多，各种检索工具、软件将会越来越完善，网上信息资源对我们科研的帮助也将越来越大。熟悉生物信息数据库,掌握各种检索工具、软件的应用必将成为新一代的分子生物学家必备的技能。

【关键词】

hEGFR;蛋白质序列分析

【参考文献】

[1]赵虹,柯杨.生物信息资源在生物医学上的应用[J].国外医学呼吸系统分册,2002,22(6):326-332.

[2]殷娟娟.基于数据挖掘的蛋白质序列分析研究[J].信息技术与信息化,2017(6):133-134.

实验 12.6   PDB 蛋白质结构数据库的检索

【实验原理】

蛋白质结构数据库 PDB(http:/www.rcsb.org)是全世界唯一储存生物大分子 3D 结构的数据库。这些生物大分子除了蛋白质以外还包括核酸以及核酸和蛋白质的复合物。只有通过实验方法获得的结构才会被收入其中。PDB 最早是于 1971 年由美国 Brookhaven 国家实验室创建的,当时只存储了 7 个结构。1998 年,结构生物信息学合作研究协会 RCSB 成立。之后 PDB 的维护工作主要由 RCSB 负责。现在,PDB 数据库每周更新一次。至今,PDB 收录的结构已超过十万个,其中 90% 以上是蛋白质结构。这里我们仅以 Su X D dutpase 为例来介绍如何在 PDB 数据库中检索一个蛋白质结构。

【药学应用】

通过检索蛋白质的结构来进行药物设计,了解药物作用位点。

【实验材料】

电脑。

【实验步骤】

1.首先,我们打开 PDB 官网。

2.在 PDB 网站的搜索条中输入"Su X D dutpase",然后点"go"。

3.通过关键词搜索,找到结构。枯草杆菌的 dUTPase 蛋白晶体结构。点击结构图片,打开关于这个结构的数据库记录。

4.PDB 数据库的检索号,俗称 PDBD,是由字母和数字组成的四位编号。当前这个结构的 PDBD 是 2BAZ(图 12-25)。

5.若想看看一个 3D 结构是怎么存储在数据库里的,我们可以从 Download files 里面点击 PDB Format 下载详细的结构信息。

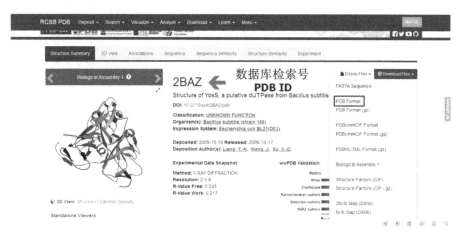

图 12-25　枯草杆菌蛋白质结构的详细信息界面

6. 结构信息存储在 PDB 格式的一个纯文本文件里,这种文件叫做 PDB 文件。PDB 文件都是以 PDB ID 命名,以"PDB"为后缀,可以用记事本打开,如图 12-26 所示。

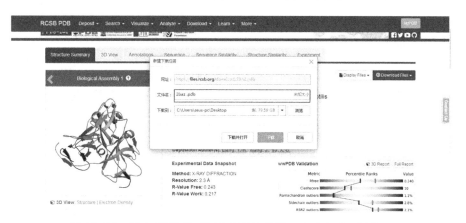

图 12-26　保存 PDB 格式蛋白质结构数据至本地电脑示例界面

【实验结果与分析】

由于 PDB 文件内容比较多,此处仅以字段解释说明其含义。见表 12-1。

表 12-1　PDB 文件主要字段及其释义

HEADER	分子类、公布日期、ID 号	REMARK4	其他注释
OBSLTE	注明该 ID 号已改为新号	DBREF	其他序列库的有关记录
TITLE	说明试验方法类型	SEQADV	PDB 与其他记录的出入

续表 12-1

HEADER	分子类、公布日期、ID 号	REMARK4	其他注释
CAVEAT	可能的错误提示	MODEL	多亚基时显示亚基号
COMPND	化合物分子组成	ATOM	标准基团的原子坐标
SOURCE	化合物来源	SIGATM	标准差
KEYWDS	关键词	ANISOU	温度因子
EXPDTA	测定结构所用的实验方法	SIGUIJ	各种温度因素导致的标准差
AUTHOR	结构测定者	TER	链末端
REVDAT	修订日期及相关内容	HETATM	非标准基团原子坐标
SPRSDE	已撤销或更改的相关记录	ENDMAL	亚基结束
JRNL	发表坐标集的文献	CONECT	原子间的连通性有关记录
REMARK1	有关文献	MASTER	版权拥有者
REMARK2	最大分辨率	END	文件结束
REMARK3	用到的程序和统计方法		

【注意事项】

一个结构对应一个 PDB ID,而不是一个蛋白质对应一个 PDB ID。因为同一个蛋白质在 PDB 数据库中可以有很多个结构。他们可以是不同作者提交的,也可以是一个蛋白的不同结构形态。

【资料延伸】

PDB 数据库中下载的 PDB 格式的文件使用 Pymol、RasMol、Chimera、VMD、Swiss-PdbViewer 等软件可以对三维结构进行查看、编辑,进一步应用于后续的研究。

【附录】

(1)PDB 官网:http://www.rcsb.org.
(2)Pymol 下载链接:http://www.lfd.uci.edu/~gohlke/pythonlibs/#pymol.

【关键词】

PDB;蛋白质结构;蛋白质三维结构。

【参考文献】

[1]钟杨,张亮,赵琼.简明生物信息学[M].北京:高等教育出版社,2001.
[2]刘志国.基因工程原理与技术[M].北京:化学工业出版社,2012.

实验 12.7　利用 Autodock Vina 研究小分子化合物与酶的相互作用

【实验原理】

1. 分子对接理论基础　所谓分子对接就是两个或多个分子之间通过几何匹配和能量而相互识别的过程。分子对接在酶学研究以及药物设计中具有十分重要的意义。在酶激活剂、酶抑制剂与酶相互作用以及药物分子产生药理反应的过程中,小分子(通常意义上的 Ligand)与靶酶(通常意义上的 Receptor)相互结合,首先就需要两个分子充分接近,采取合适的取向,使两者在必要的部位相互契合,发生相互作用,继而通过适当的构象调整,得到一个稳定的复合物构象。通过分子对接确定复合物中两个分子正确的相对位置和取向,研究两个分子的构象,特别是底物构象在形成复合物过程中的变化,是确定酶激活剂、抑制剂作用机制及药物作用机制,设计新药的基础。

分子对接计算是把配体放在受活性位点的位置,然后按照几何互补、能量化学环境互补的原则来实时评价配体与受体相互作用的好坏,并找到两个分子之间最佳的结合模式。分子对接最初思想起源于 Fisher E. 的"锁和钥匙模型"(图 12-27),认为"锁"和"钥匙"的识别首要条件是他们在空间形状上要互相匹配。然而,配体和受体分子之的识别要比"锁和钥匙"模型复杂得多。首先,配体和受分子构象是变化而不刚性的,在对接过程中配体和受体分子互相适应对方,从而达到更完美的匹配。其次,分子对接不但要满足空间形状的匹配,还要满足能量的匹配,从而达到更完美的匹配。配体和受体之间通过底物分子与靶酶分子能否结合以及结合的强度如何最终是由形成此复合物过程的结合自由能变化 ΔGbind 所决定的。

互补性(complementarity)和预组织(pre-organization)是决定分子对接过程的两个重要原则,前者决定识别过程的选择性,而后者决定识别过程的结合能力。互补性包括空间结构的互补性和电学性质的互补性。1958 年 Koshland 提出了分子识别过程中的诱导契合概念,指出配体与受体相互结合时,受体将采取一个能同底物达到最佳结合的构象(图12-27b)。而受体与配体分子在识别之前将受体中容纳配体的环境组织得越好,其溶剂化能力越低,则它们的识别效果越佳,形成的复合物也就越稳定。

2. 分子对接方法　根据不同的简化程度可以大致分为下三类。

(1)刚性对接是指在对接的过程中,研究体系构象不发生变化。

(2)半柔性对接是指在对接的过程中,研究体系尤其是配体的构象允许在一定范围内变化。

(3)柔性对接则指在对接过程中,研究体系的构象基本上是可以自由变化的。

当然,这只是一种简单的分类方法,而在很多分子对接程序中,实际上采取了多种处理方法。在这些分子对接方法中,刚性对接适合考察比较大的体系,比如蛋白质和蛋白质以及蛋白质和核酸之间的相互作用,计算较为简单,原理也相对简单,主要是考虑构象之间的契合程度。半柔性对接适合于处理小分子和大分子之间的对接。在对接过程中,小分子的构象一般是可以变化的,但大分子则是刚性的。由于小分子相对较小,因此在一定程度考察柔性的基础上,还可以保持较高的计算效率,在药物设计尤其是在基于分子数据库的虚拟筛选过程中,一般采用半柔性的分子对接方法。柔性对接一般用于精确考察分子之间的识别情况,由于在计算过程中体系的构象是可以变化的,因此柔性对接在提高了对接准确性的同时却需要耗费较长的计算时间。

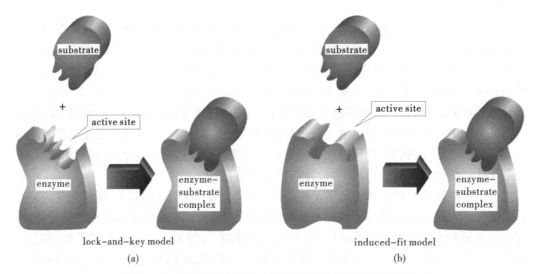

图 12-27 "锁和钥 模型(a)"和"诱导契合模型(b)"示意

3. AutoDock 以及 ADT(AutoDock Tools)

(1)AutoDock:AutoDock 是 The Scripps Research Institute 的 Olson 科研小组使用 C 语言开发的分子对接软件包。AutoDock 其实是一个软件包,其中主要包含 AutoGrid 和 AutoDock 两个程序。其中 AutoGrid 主要负责格点中相关能量的计算,而 AutoDock 则负责构象搜索及评价。

AutoDock 在早期版本中使用的是模拟退火算法(Simulated Annealing Algorithm)来寻找配体与受体最佳的结合位置状态,而从 3.0 版本开始使用一种改良的遗传算法,即拉马克遗传算法(Lamarckian Genetic Algorithm,LGA)。测试结果表明,LGA 比传统的遗传算法和模拟退火具有更高的效率。在 LGA 方法中,作者把遗传算法和局部搜索(Local search)结合在一起,遗传算法用于全局搜索,而局部搜索用于能量优化。LGA 算法引入了拉马克的遗传理论,这个操作过程如图 12-28 所示。

同时在 AutoDock 中配体和受体之间结合能力采用能量匹配来评价。在 1.0 和 2.0 版本中,能量匹配得分采用简单的基于 AMBER 力场的非键相互作用能。非键相互作用来自三部分的贡献:范德华相互作用,氢键相互作用以及静电相互作用。而在 3.0 之后的版本中 AutoDock 提供了半经验的自由能计算方法来评价受体和配体之间的能量匹配。

为了加快计算速度,AutoDock 采用格点对接的方法,但与 DOCK 中格点对接的处理方法有明显的区别。DOCK 中,格点上保存的不是能量,而是仅与受体有关的特征量。而在 AutoDock 中,格点上保存的是探针原子和受体之间的相互作用能。

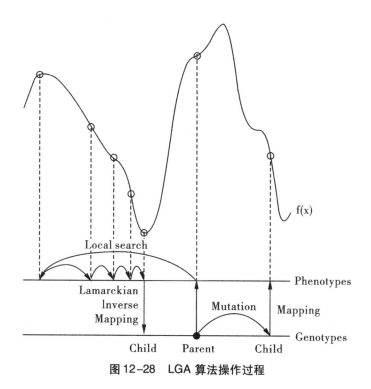

图 12-28　LGA 算法操作过程

对于范德华相互作用的计算,每个格点上保存的范德华能量值的数目与要对接的配体上的原子类型的数目一样。如果一个配件中含有 C、O 和 H 三种原子类型,那么在每个格点上就需要用三个探针原子来计算探针原子与受体之间的范德华相互作用值。当配体和受体进行分子对接时,配体中某个原子和受体之间的相互作用能通过周围 8 个格点上的这种原子类型为探针的格点值用内插法得到。

静电相互作用的计算采了一个势格点,在格点上储存受体分子的静电势。当配体和受体分子对接时,某个原子和受体之间的静电相互作用通过周围格点上静电势以及原子上的部分电荷就可以计算得到。

计算氢键相互作用时,格点的处理和范德华相互作用有点类似,每个格点上需要保存配体分子中所有氢键给体与氢键受体之间的相互作用能,而且这些能量都是在氢键在最佳情况下的氢键能量值。

以上格点能量的计算都是由 Autodock 中的 AutoGrid 程序计算得出的,AutoDock 格点对接示意见图 12-29。AutoDock 格点对接的基本流程如下:首先,用围绕受体活性位点的氨基酸残基形成一个范围更大的 Box,然后用不同类型的原子作为探针(Probe)进行扫描,计算格点能量,此部分任务由 AutoGrid 程序完成。然后 AutoDock 程序对配体在 Box 范围内进行构象搜索(conformation search),最后根据配体的不同构象(conformation),方向(orientation),位置(position)及能量(energy)进行评分(scoring),最后对结果进行排序(ranking)。

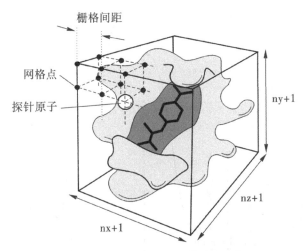

图 12-29　AutoDock 格点对接示意

（2）AutoDock Tools：AutoDock Tools（建成 ADT）是 The Scripps Research Institute，Molecular Graphics Laboratory（MGL）在 Python Molecular Viewer（建成 PMV，Python 语言开发）基础上开发的针对 AutoGrid 和 AutoDock 程序开发的图形化的分子可视化及对接辅助软件，它的主界面包括以下几个部分（图 12-30）。

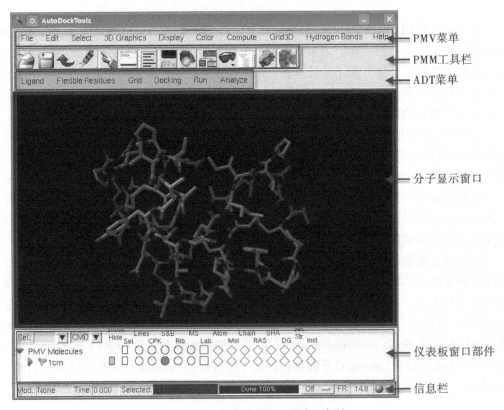

图 12-30　ADT 的主界面及窗口部件

1）PMV 菜单：主要通过使用菜单命令对分子进行相关的操作，以及可视化设置。

2）PMV 工具栏：PMV 菜单中一些常用命令的快捷按钮。

3）ADT 菜单：AutoGrid 和 AutoDock 的图形化操作菜单。

4）分子显示窗口：3D 模型分子的显示和操作窗口。

5）仪表板窗口部件：快速查看及设置分子的显示模型以着色方式。

6）信息栏：显示相关操作。

【药学应用】

1. 生物大分子与生物大分子相互作用研究。

2. 生物大分子与小分子化合物相互作用研究。

【实验材料】

AutoDock，AutoDock Tools。

【实验步骤】

在这一部分中我们将采用非常经典的 HIV 蛋白及其抑制剂（PDB ID：1HSG）来作为例子对 AutoDock 的整个操作分析过程作一详细讲解。

以下操作过程全部在 ubuntu 8.04 操作系统下完成，桌面系统为 KDE4.0；AutoDock 为在此操作系统下进行了重新编译；ADT 版本为 1.5.1。

1. 获取 Receptor（受体）及 Ligand（配体）结构文件　我们可以从 www.pdb.org 网站上下载"1 hsg.pdb"文件，运用 ADT、VMD 以及 PyMol 之类的常用分子显示及编辑软件来将"1 hsg.pdb"中的蛋白质受体和小分子配体分离开来，保存成两个单独的文件以备后面使用。同时还可以在 AutoDock 网站下载"tutorial4.tar.gz（http://autodock.scripps.edu/faqs-help/tutorial/using-autodock-4-with-autodocktools，受体文件："hsg1.pdb"以及配体文件："ind.pdb"）来进行操作。下面我们就以从 AutoDock 网站上获取的结构文件来进行后面的操作。

2. 设置工作目录及工作环境　新建工作文件夹"1HSG"，将编译好的"autogrid4，autodock4"程序以及"hsg1.pdb，ind.pdb"两个 PDB 文件拷贝到此文件夹下。打开控制台，切换目录到该文件夹下，运行 ADT，这样 ADT 的默认路径就是"1HSG"文件夹，此后所有输入/输出文件的默认路径都是 1HSG，方便后面操作（图 12-31）。

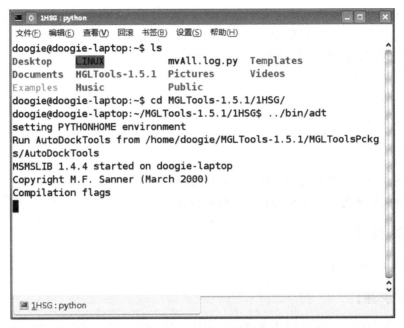

图 12-31 控制台窗口切换工作路径并启动 ADT

3. 准备 receptor 分子

(1)PMV 菜单:File→Read Molecule 选择"hsg1.pdb"打开 Receptor 分子。

(2)PMV 菜单:Select→Select From String 打开 Select From String 对话框,在 Residue 框中输入 HOH＊,Atom 框中输入＊,点击 Add 选中所有水分子。最后,点击 Dismiss 按钮关闭 Select From String 对话框。

(3)PMV 菜单:Edit→Delete→Delete Atom Set 删除已选择的水分子,点击弹出的警告窗口上的 CONTINUE 按钮删除。

(4)MV 菜单:Edit→Hydrogens→Add 为 Receptor 分子加 H(X 射线衍射无法获取 H 的坐标数据,图 12-32)。

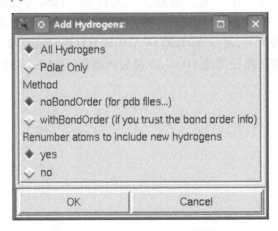

图 12-32 Add Hydrogens 对话窗口

(5)PMV 菜单：File→Save→Write PDB 保存修改过的 receptor 分子（图 12-33）。

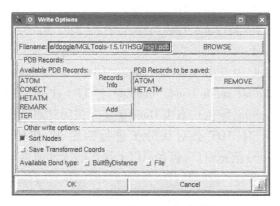

图 12-33 Wirte PDB 对话框

4.准备 Ligand 分子

（1）PMV 菜单：Display→Show/Hide Molecule 隐藏 hsg1 分子（图 12-34）。

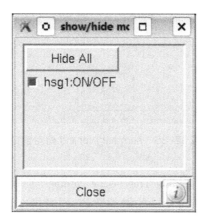

图 12-34 Show/Hide Molecule 对话框

（2）ADT 菜单：Ligand→Input→Open…在弹出的对话框中将文件类型由 PDBQT 改为 PDB，选择"ind. pdb"，打开 Ligand 分子（图 12-35）。

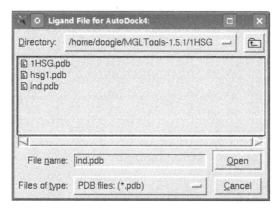

图 12-35 Ligand File for AutoDock 对话框

（3）ADT 菜单：Ligand →Torsion Tree →Detect Root··· ADT 自动判定 Ligand 的 Root。

（4）ADT 菜单：Ligand →Torsion Tree →Show Root Expansion 显示 Root 扩展信息。

（5）ADT 菜单：Ligand →Torsion Tree →Show/Hide Root Marker 显示/隐藏 Root 标记。

（6）ADT 菜单：Ligand →Torsion Tree →Choose Torsions··· 选择 Ligand 中可扭转的键，弹出 Torsion Count 对话框中点击 Make all active bonds non-rotatable，Make all rotatable bonds rotatable 以及 Make all amide bonds rotatable，该 Ligand 分子 32 个键中共有 14 个被设置成可扭转的键（rotatable，绿色），点击 Done 确定并关闭此对话框。

在打开 Ligand 分子时 ADT 会对该分子进行初始化，初始化操作完成后，弹出 summary for ind（图 12-36）信息窗口，包含了以上操作的统计信息，点击 OK 关闭。

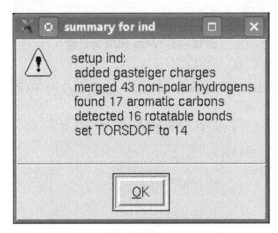

图 12-36　summary for ind 信息窗口

（7）ADT 菜单：Ligand →Torsion Tree →Set Number of Torsions··· 弹出 Set Number of Active Torsions 对话框，以设置可活动的键的数量，同时指定设定活动键时是需要移动最少的原子（fewest atoms）还是最多的原子（most atoms）。在这里我们设置 fewest atoms，数量为 6（图 12-37），点击 Dismiss 关闭对话框。

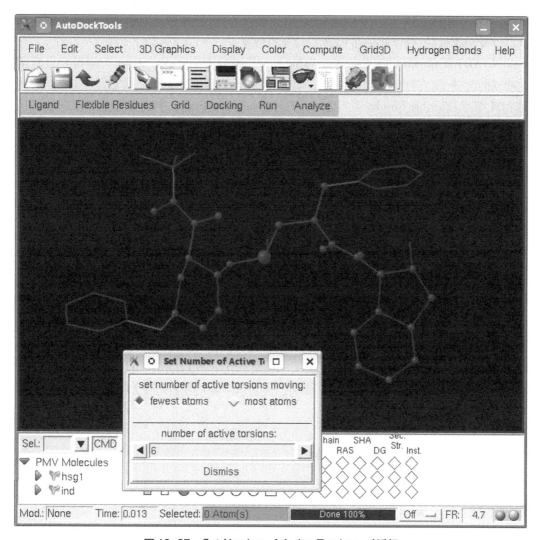

图 12-37　Set Number of Active Torsions 对话框

　　至此 Ligand 准备完毕,需将其保存为含有原子坐标、AutoDock 原子类型、电荷以及可扭转键等信息的 PDBQT 格式的文件。

　　　　ADT 菜单: Ligand → Output → Save as PDBQT... 将准备好的Ligand分子保存为
　　"ind.pdbqt" 文件。

5.准备柔性残基文件　在 AutoDock 3 的对接中 Ligand 是柔性的而 Receptor 则是刚性的;而在 AutoDock 4 中不但 Lingand 可以是柔性的,而且 Receptor 中的部分氨基酸残基也可以设为柔性的,这就进一步提高了对接的精度。

(1)ADT 菜单:Flexible Residues →Input →Choose Macromolecule… 选择需要设置柔性残基的大分子,在这里我们选择之前编辑好的 hsg1 分子。如果之前删除了该分子,则在 ADT 菜单:Flexible Residues →Input →Open Macromolecule… 打开该分子。此时会弹出对话框,询问是否合并没有极性的 H,点击 Yes,之后会弹出统计信息窗口,点击 Yes 关闭(图 12-38)。

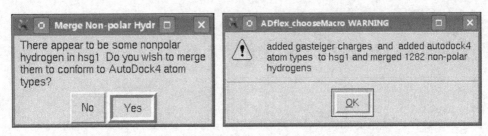

图 12-38　Merge Non-polar Hydrogens 及 ADflex_chooseMcro 对话框

(2)ADT 菜单:Select →Select From String 选择需要设置成为柔性的残基。在 Select From String 对话框中的 Residue 框中输入 ARG8(图 12-39),点击 Add 选中编号为 ARG8 的残基,再点击 Dismiss 关闭对话框。图 12-40 可见,hsg1 两个亚基上的 8 号 ARG 氨基酸残基被选中了。

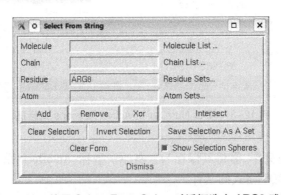

图 12-39　使用 Select From String 对话框选中 ARG8 残基

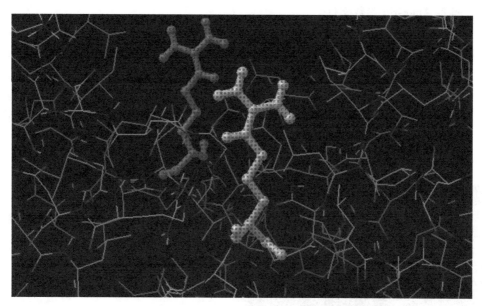

图 12-40　hsg1 两个亚基上被选中的 8 号 ARG 氨基酸残基

为了便于观察,将这两个残基按 Ball and Stick 模型显示。

(3) ADT 菜单:Flexible Residues →Choose Torsions in Currently Selected Residues… 将选中的残基标记为柔性残基并设置可扭转键的数量。在分子显示窗口中分别点击两个残基上 CA 和 CB 原子之间的键,使之变成非扭转的(non-rotatable,紫色),这样两个残基中的 32 个键共有 6 个可扭转(rotatable),点击 Close 关闭对话框。

ADT菜单: Flexible Residues → Output → Save Flexible PDBQT… 保存柔性残基文件,文件名 "hsg1_flex.pdbqt";

ADT菜单: Flexible Residues → Output → Save Rigid PDBQT… 保存钢性残基文件,文件名 "hsg1_rigid.pdbqt";

PMV菜单: Edit → Delete → Delete Molecule 删除hsg1分子。

6. 准备大分子　ADT 菜单:Grid →Macromolecule →Open… 打开之前处理好并保存的"hsg1_rigid. pdbqt",弹出对话框询问是否保留之前已经加上的电荷以代替 ADT 自动加上 Gasteiger 电荷,点击 Yes,再点击 OK 关闭弹出的警告窗口(图 12-41)。

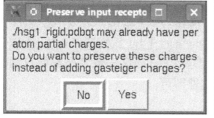 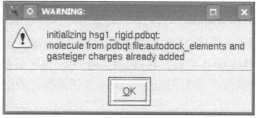

图 12-41　打开大分子(Macromolecule)文件后弹出的对话框

7. 准备 AutoGrid 参数文件

（1）ADT 菜单：Grid →Set Map Types →Choose Ligand… 选择之前准备好的 Ligand 分子"ind"，如果之前删除了该分子则通过 ADT 菜单：Grid →Set Map Types →Open Ligand… 打开"ind. pdbqt"文件。

（2）ADT 菜单：Grid →Grid Box… 打开 Grid Options 对话框，将格子的大小设置为 X，Y，Z：60，60，66，格点间隔为默认值 0. 375 Å，这样格子中共包含 249 307 个格点，然后将格子中心设为 2. 5，6. 5，−7. 5（x，y，z）。设置完成后点击 Grid Options 菜单中：File →Close Saving Current 保存并关闭对话框（图 12-42）。

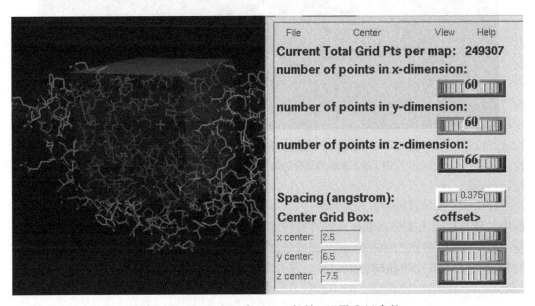

图 12-42 打开 Grid Options 对话框，设置 Grid 参数

（3）ADT 菜单：Grid →Output →Save GPF… 将刚才设置好的 Grid 参数保存成 GPF 文件（Grid Parameter File，格子参数文件）"hsg1. gpf"。

完成后还可以通过点击 ADT 菜单：Grid →Edit GPF… 手工编辑修改刚才通过 ADT 生成的 GDF 文件（图 12-43）。

8. 运行 AutoGrid 4 ADT 菜单：Run → Run AutoGrid… 启动 AutoGrid 图形界面（图 12-44）：Host Name（主机名）如果不是在远程计算机上运行程序则无须修改，点击 Program Pathname（程序路径及名称）后的 Browse 按钮，选择之前放入 1 hsg 文件夹的 Autogrid 4 程序，以替换界面中默认的 Autogrid 3，Parameter File（参数文件，上一步骤准备好的 AutoGrid 参数文件）以及 Log File（程序运行记录文件）程序一般情况都能自动设置好，如需修改点击相应的 Browse 按钮选择正确的文件即可。

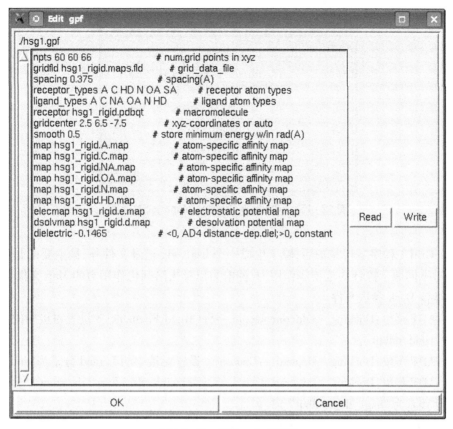

图 12-43　Edit gpf 对话框

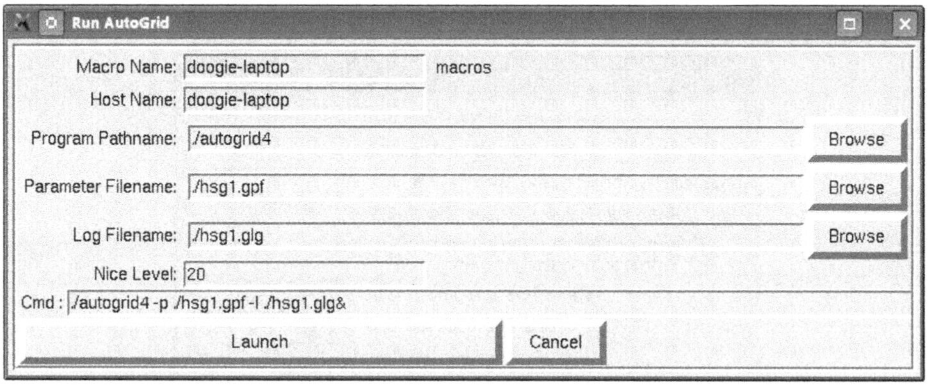

图 12-44　Run AutoGrid 对话框

　　点击 Launch 按钮,运行程序进行计算,同时弹出 AutoDock Process Manager(AutoDock 进程管理器,图 12-45),显示进程编号、运行时间及状态,还可以随时 Kill 该 AutoGrid 4 进程,运行完毕后该对话框会自动关闭。

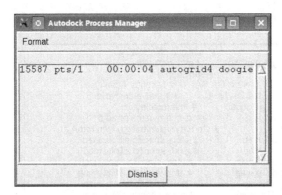

图 12-45　Autodock Process Manager 对话框

AutoGrid 4 程序运行完毕后,除了生成一个 hsg1. glg 记录文件外,最主要的是生成一系列针对不同原子探针的范德华作用力、静电力以及去溶剂化作用力的 Map 文件。

9. 准备 Dock 参数文件

(1) ADT 菜单:Docking →Macromolecule →Set Rigid Filename··· 设置对接中的钢性分子"hsg1_rigid. pdbqt"。

(2) ADT 菜单:Docking →Ligand →Choose··· 设置对接中的 Ligand 分子为"ind"。

(3) ADT 菜单:Docking →Macromolecule →Set Flexible Residues Filename··· 设置对接中的柔性残基为"hsg1_flex. pdbqt"。

(4) ADT 菜单: Docking →Search Parameters··· →Genetic Algorithm ··· 打开 Genetic Algorithm Parameters 对话框,设置对接遗传算法搜索参数(图 12-46)。作为练习,为了缩短计算时间,将 Maximun Number of evals 改为 short:250000,其他参数均使用系统默认参数,点击 Accept 确认,详细参数的设定请参考 AutoDock 相关文档。

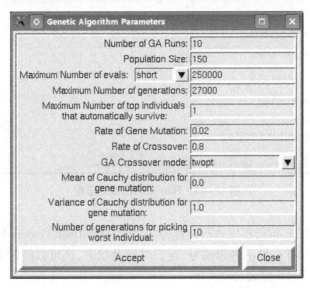

图 12-46　Genetic Algorithm Parameters 对话框

另外 AutoDock 还可以使用另外两种计算方法。

第一种：ADT 菜单。Docking →Search Parameters··· →Simulated Annealing Parameters···
设置模拟退火算法参数（图 12-47）。

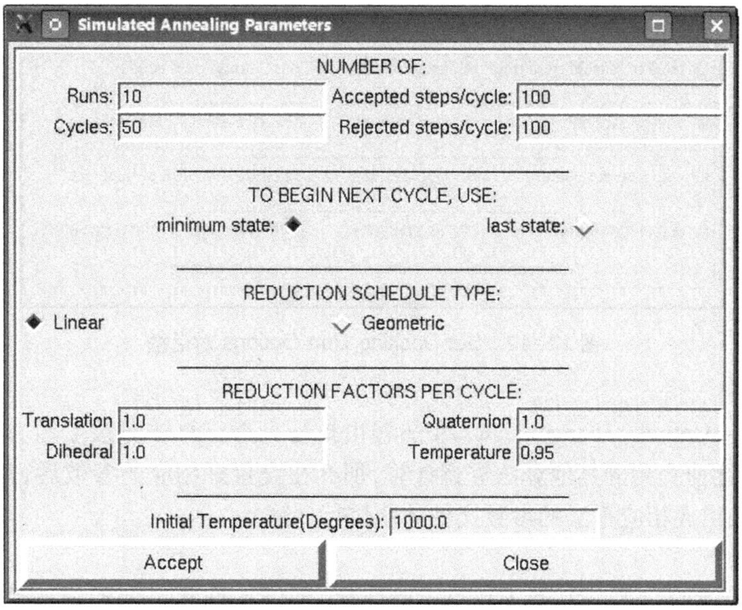

图 12-47　Simulated Annealing Parameters 对话框

第二种：ADT 菜单。Docking →Search Parameters··· →Local Search Parameters···则可
设置局部搜索算法参数（图 12-48）。

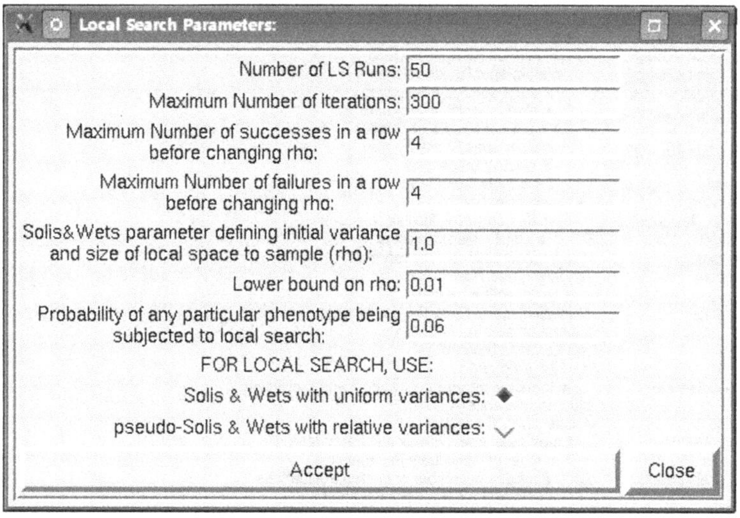

图 12-48　Local Search Parameters 对话框

ADT 菜单

Docking →Docking Parameters… 打开 Set Docking Run Options 对话框,设置对接运行参数。在此,我们全部采用系统默认值(图 12-49),点击 Accept 保存参数。

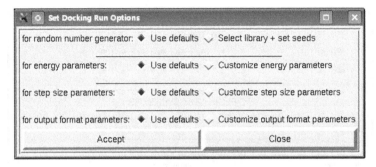

图 12-49   Set Docking Run Options 对话框

ADT 菜单

Docking →Output →Lamarckian GA… 输出拉马克遗传算法对接参数文件"ind. dpf"(如果要使用之前提到的其他算法进行计算,那么在设置好相应的参数后,需要在 Output 菜单中选择输出成相应算法的参数文件才能进行计算)。

ADT 菜单

Docking →Edit dpf… 打开 Edit dpf 对话框,可以查看并手动编辑修改刚才生成的 DPF 文件(图 12-50)。

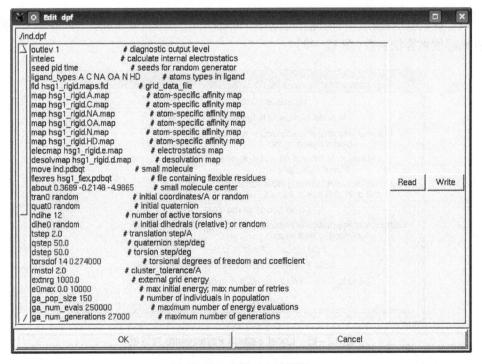

图 12-50   Edit dpf 对话框

运行 AutoDock 4：与运行 AutoGrid 4 非常相似，ADT 菜单：Run →Run AutoDock··· 启动运行 AutoDock 图形界面。点击 Program Pathname 后的 Browse 按钮，选择之前放置在 1 hsg 目录中的 Autodock 4 程序，以替换界面中默认的 Autodock 3，Parameter File 以及 Log File 程序一般情况都能自动设置好，如须修改点击相应的 Browse 按钮选择正确的文件即可（图 12-51）。

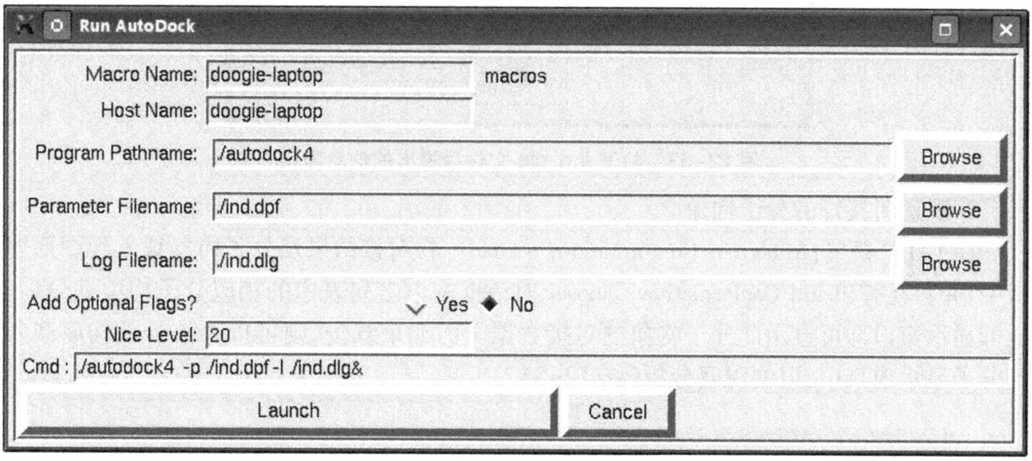

图 12-51　Run AutoDock 对话框

点击 Launch 按钮，与运行 AutoGrid 相似，运行程序进行计算，同时弹出过程管理器，显示进程编号、运行时间及状态，还可以随时 Kill 该 Autodock 4 进程，运行完毕后该对话框会自动关闭。此外，还可以在控制台中输入命令以运行 autodock 4（图 12-52）。

```
autodock4-p ind.dpf-l ind.dlg&      #注意文件名及路径
```

图 12-52　运行 autodock 4

AutoDock 4 运行完毕后，程序运行记录以及最终的结果都被保存在"ind. dlg"文件中。

【结果分析】

1. 读取对接记录文件（. DLG）　ADT 菜单：Analyze→Dockings→Open···打开对接记录文件"ind. dlg"，弹出信息窗口，显示此日志文件中包含 10 个对接结果的分子构象以及数据，这与我们之前设置的对接参数是一致的（图 12-53）。

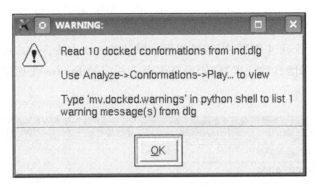

图 12-53　打开 ind.dlg 文件后弹出的信息窗口

2. 观察对接好的分子构象

（1）ADT 菜单：Analyze→Conformations→Load…将对接结果及分子构象载入到图形窗口中，并且在弹出 ind Conformation Chooser 对话框中单击列表中的相应分子构象编号后，上部显示窗口即可显示此分子构象的对接数据。而如果双击，则可以将该分子构象载入到分子显示窗口中，以便观察分析（图 12-54）。

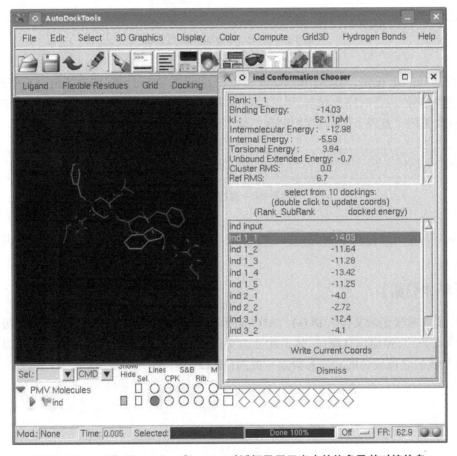

图 12-54　ind Conformation Chooser 对话框及显示出来的构象及其对接信息

（2）ADT 菜单：Analyze→Conformations→Play…弹出 ind 播放控制对话框（图 12-55），显示并播放对接分子构象，这样可以通过不同的前进/后退按钮选择不同的分子构象，还可以将所有对接构象按动画方式播放。

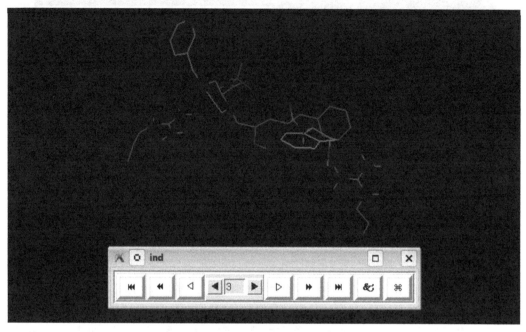

图 12-55　ind 播放控制对话框

单击 ind 播放控制对话框上的 & 按钮，打开 Set Play Options 对话框，勾选 Show Info 可显示当前构象的相关信息（图 12-56）。

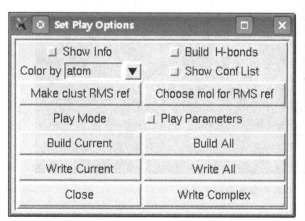

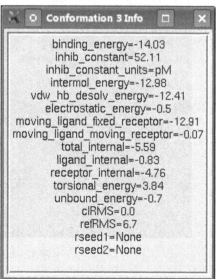

图 12-56　Set Play Options 及 Info 窗口

　　将 Color by 下拉菜单选为 vdw，当前构象则按照范德华作用力的大小来进行着色（图 12-57）。

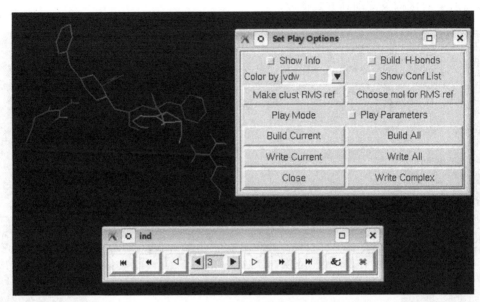

图 12-57　使用 Set Play Options 对话框更改构象着色方式

　　点击 Build All 按钮可将所有构象重叠在一起显示（图 12-58）；如果点击 Build Current 按钮则将当前显示的构象添加到显示窗口中，方便比较不同的对接构象。

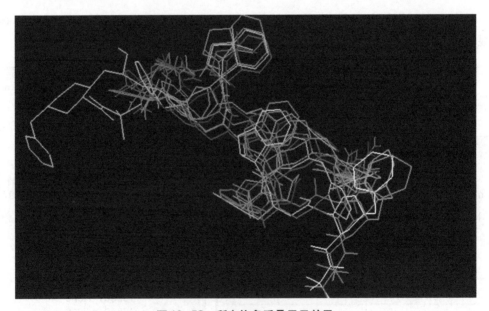

图 12-58　所有构象重叠显示效果

点击 Play Parameters,则可设置动画播放选项,包括帧速率、开始帧、结束帧以及步长(图 12-59)。

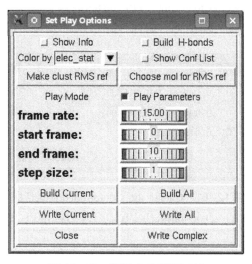

图 12-59　播放参数设置面板

3. 聚类构象　ADT 可以将对接结果相似的分子构象进行聚类,这样会极大地方便对不同对接结果的分析和比较。

(1) ADT 菜单: Analyze → Clusterings → Show ⋯ 显示 2.0 clustering 交互式柱状图(图 12-60),单击柱状图上相应的条带,分子显示窗口中将显示相应的分子构象,ADT 默认只对 tolerance(RMS 值公差)2.0 进行一次聚类。图中横坐标为结合能(energy),纵坐标为分子构象数量(各条带构象数量总合为 10)。

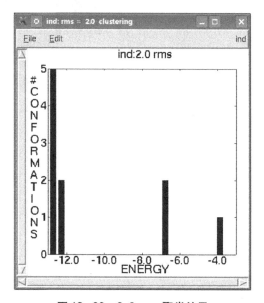

图 12-60　2.0 rms 聚类结果

以上仅按照 2.0 rms 进行聚类显然还是不容易比较分析对接所产生的 10 个构象,所以我们分别按 rms:1.0,2.0 和 3.0 对对接结果进行重新聚类。

(2)ADT 菜单:Analyze→Clusterings→Recluster···重新聚类,将 tolerance(RMS 值公差)设为 1.0,2.0 和 3.0,输入输出文件名称,点击 OK 重新聚类(图 12-61)。

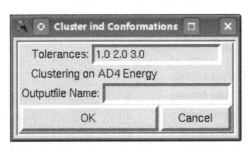

图 12-61　Cluster ind Conformations 对话框

(3)ADT 菜单:Analyze→Clusterings→Show···选择 RMS 值公差后显示聚类图表(图 12-62)。

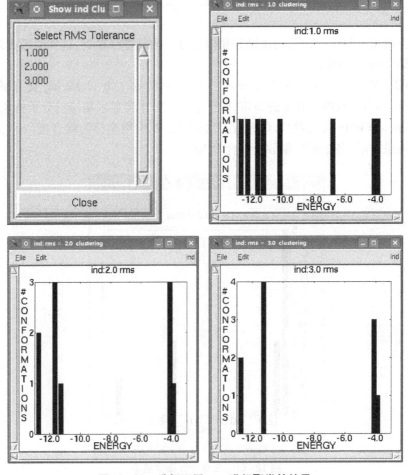

图 12-62　选择不同 rms 进行聚类的结果

以 ind:2.0 rms 为例,点击柱状图中最左边条带(纵坐标为 2 包含两个分子构象),分子构象载入分子显示窗口,同时出现 ind 对话框,通过点击左/右键可以很方便地切换这两个分子(图 12-63)。

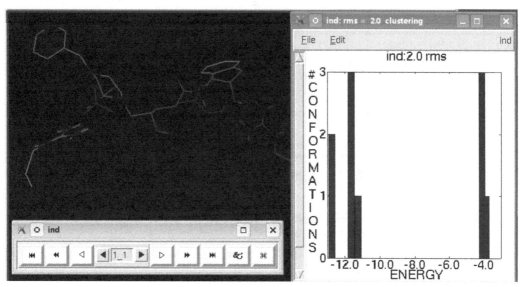

图 12-63　观察聚类后的分子构象

4. 在 Receptor 环境中观察对接构象

(1)ADT 菜单:Analyze→Macromolecule→Open···载入 Receptor 刚性部分分子"hsg1_rigid. pdbqt",这样就能看到 Ligand 分子在 Receptor 分子中的情况(图 12-64)。

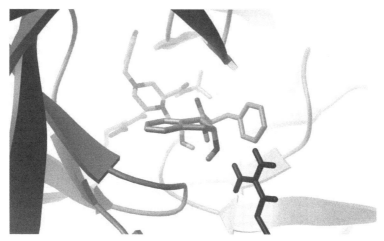

图 12-64　载入 Receptor 分子刚性部分后的效果

为了方便观察,将 hsg1_rigid 以 Ribbon 模型显示,两种颜色表示两个亚基。

(2)ADT 菜单:Analyze→Grids→Open···打开 O 原子的 AutoGrid Map 文"hsg1. OA. map"(图 12-65 至图 12-67)。

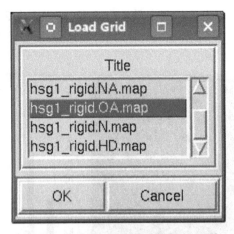

图 12-65　选择不同原子类型 Map 文件

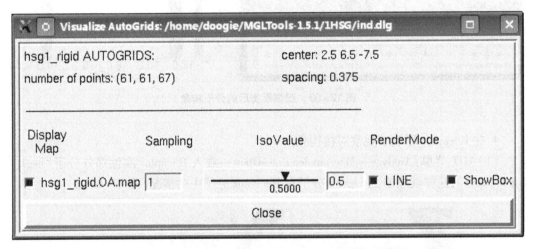

图 12-66　设置 isocountour 的 IsoValue 值（Kcal/Mol）

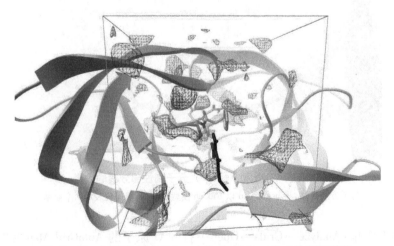

图 12-67　打开"hsg1.OA.map"，IsoValue=0.5 的显示效果

通过上面的操作虽然能显示不同类型原子的操作,但是却不能很好地将 Ligand 分子与周围 Receptor 分子氨基酸残基的相互作用表现出来。现在,按照前面介绍过的方法将 Receptor 上两条链中的两个 ASP25 氨基酸残基显示为球棍模型,调整观察角度及位置。从图 12-68 中不难看出,抑制剂中(Ligand)O_2 原子,被两个 ASP25 残基上的 O 所形成的氧亲和性口袋所浸没。而且如果你载入其他能量较低的分子构象,你会发现不同对接构象中的这个氧原子同样被浸没在这个口袋中,可见这个 O 在这个抑制剂中起了至关重要的作用。

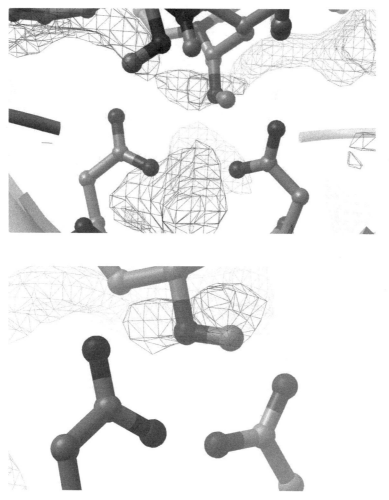

图 12-68 Receptor 的两个 ASP25 残基上的 O 与 Ligand 上 O 的相互作用

(3)ADT 菜单:Analyze→Dockings→Show as Spheres···将对接得到的所有分子构象结果都以小球的形式显示。图 12-69 中每一个小球表示该构象的几何中心,以方便不同构象之间的观察比较。

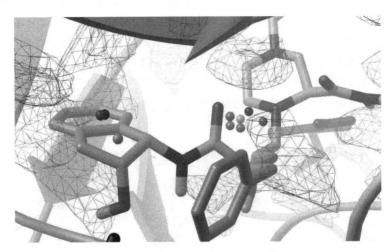

图 12-69　不同分子构象的显示效果

（4）ADT 菜单：Analyze→Dockings→Show Interactions ADT 将自动计算并显示 Ligand 分子在当前构象下与周围 Receptor 残基之间的相互作用（图 12-70）。

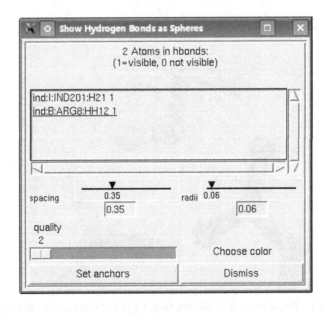

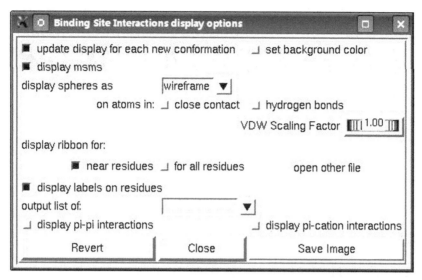

图 12-70　Show Interactions 设置对话窗口：Show Hydrogen Bonds as Spheres 以及 Binding Site Interactions display options 对话窗口

【资料延伸】

本实验可用于研究大分子与小分子之间的相互作用,通过计算机模拟探索小分子对大分子的作用机制,如小分子与大分子那些氨基酸相互作用等,为小分子的设计和优化提供指导。

【关键词】

AutoDock;分子对接;相互作用

【参考文献】

TROTT O,OLSON A J. AutoDock Vina:improving the speed and accuracy of docking with a new scoring function,efficient optimization,and multithreading[J]. J Comput Chem,2010,31 (2),455-461.

第13章 药学分子生物学新技术

实验13.1 液相芯片方法检测非小细胞肺癌血清微环境变化

【实验原理】

多功能液相芯片分析系统(Luminex 技术)是在有色微球,激光技术,应用流体学及高速数字信号处理技术的基础上发展起来的一种多功能的液相分析平台。Luminex 技术主要有以下优点:①高通量:可以对同一样本中的多种不同目的分子同时进行实时、定性、定量分析。②所需样本量少:在同一个反应孔中可以同时完成100种不同的生物学反应,可以显著地节约标本用量。③灵敏度高:微球表面积大,每个微球可包被10万个捕获抗体,高密度的捕获抗体保证了最大程度地与样本中的抗原分子结合,提高检测灵敏度。④准确性高:微球上的报告分子荧光强度与结合的待测分子成正比。⑤重复性好:相对于ELISA,Luminex 技术液相芯片中的荧光读值更加直接、稳定、灵敏,最终取荧光强度的中值作为结果。⑥自动化程度高:应用计算机软件自动读取数据和相应软件分析结果,减少人为主观判断错误,增加了结果的准确性。液相芯片技术应用于科学研究、疾病诊断、动物健康、农业科学、食品生物安全、环境监控检测等领域。

Luminex 技术是继人类基因组计划完成后逐渐发展起来的集流式细胞技术、激光技术、数字信号处理技术及传统化学技术为一体的新型生物分子检测技术,其原理是在不同荧光编码的聚苯乙烯微球上进行抗原-抗体、酶-底物、配体-受体的结合反应及核酸杂交反应,通过红、绿两束激光分别检测微球编码和报告荧光来达到定量和定性的目的。本研究通过 Luminex 的方法检测血清微环境和某些标记物表达水平。

【药学应用】

1. 研究疾病发病机制,疾病相关蛋白的鉴定,寻找药物靶标。
2. 测定药物对组织、细胞中相关蛋白表达量的影响。

【实验材料】

移液枪、高速离心机、超净工作台、超低温冰箱、摇床、塑料保鲜膜、双蒸馏水、Luminex 200 液相芯片仪、Bio-rad hand-held magnetic plate washer 浓缩混合标准品、预混的磁性微球、预混的检测抗体、生物素标记抗体、荧光标记链霉亲和素、10× 样品稀释液、10× 洗涤

液、仪器检测稀释液、黑色 96 孔微孔板、黑色 96 空微孔板盖、96 孔板透明覆膜、标准品稀
释管。

【实验步骤】

1. 血清标本采集　所有病例静脉血采集前均禁食 8 h,空腹状态下抽取静脉血 3 mL,
放入干燥管中,避免振荡和摇晃,室温下静置 30 min,放入离心机,3 000 r/min 条件下离
心 10 min 后取出,在超净工作台上取血清 200 μL 放入 EP 管,标记后放入−80 ℃冰箱
保存。

2. Luminex 液相芯片检测细胞因子实验步骤

(1)实验准备:将 Luminex 试剂盒从冰箱中取出,在室温平衡 20~30 min 后使用。准
备好实验耗材、双蒸馏水等实验用品。

(2)标准品准备:①将两管标准品离心 30 s,一管保存,另一管按照说明书要求的体
积,用 1× universal assay buffer 溶解,重溶体积。②按照说明书,将标准品按 4 倍比进行梯
度稀释,标准品共 7 个浓度。

(3)微球悬浮及清洗:①将磁性微球管涡旋 30 s,用 8 道排枪将微球加入 96 孔板中。
②把 96 孔板固定在磁力板上静置 2 min,以吸引孔内磁球沉于 96 孔板底部。③不要去
掉磁力板,轻轻倒出孔内液体,倒置于 paper tower 上 10 s。④不要去掉磁力板,向每孔中
加入 150 μL 1× 洗液,静置 30 s。⑤不要去掉磁力板,轻轻倒出孔内液体,倒置于 paper
tower 上 10 s。

(4)样本、抗体及 SA−PE 孵育:①向对应的孔中加入标准品、样本、质控等,每孔
50 μL,贴好透明覆膜,500 r/min 摇床上振荡孵育 2 h。②洗板,重复 3 次。③用排枪向每
孔中加入检测抗体 25 μL,覆膜后 500 r/min 摇床振荡孵育 30 min。④洗板,操作同
2.3.2−2.3.5 步骤,重复 3 次。⑤用排枪向每孔中加入 SA−PE 50 μL,避光操作,贴好覆
膜后,再用黑色 96 孔板盖盖好,500 r/min 摇床振荡孵育 30 min。⑥洗板,操作同 2.3.2−
2.3.5 步骤,重复 3 次。⑦每孔中加入 120 μL Reading buffer,500 r/min 摇床振荡 5 min,
上机检测。

(5)机器操作:①在孵育检测抗体时,开启 Luminex 200 仪器,预热 30 min。②预热完
成后,调节样本探针高度,运行系统初始化程序。③在初始化过程中,准备仪器校准和验
证试剂。④按照说明,将校准和验证试剂加入相应位置上,运行。⑤校准和验证通过,完
成步骤 (4) 中最后一步实验后,上机检测。

(6)仪器参数设置:见表 13−1。

表 13−1　仪器参数设置

Instrument	Sample size	DD gate	Timeout	Bead event
Luminex 200	50 μL	8000~16500	60 s	50~100

3.统计学处理　本次实验所得数据采用 SPSS 13.0 统计分析软件进行统计分析。NSCLC 组与健康对照组标记物表达水平比较,符合正态分布,方差齐者采用两独立样本 t 检验,不符合正态分布或者方差不齐者采用非参数检验,方差齐者采用均数±标准差方式表示,方差不齐者采用中位数(最小值-最大值)表示;非小细胞肺癌(NSCLC)标记物表达水平与临床病理特征之间关系采用两独立样本 t 检验;NSCLC 标记物表达水平与临床病理特征的相关性、标记物之间的相关性采用 spearman 等级相关检验,均以 $P<0.05$ 为差异有统计学意义界限。

【实验结果与分析】

研究 NSCLC 患者血清中血管内皮细胞生长因子1(VEGFR1),成纤维细胞激活蛋白(FAP),血小板源生长因子 AA(PDGF-AA),乙醛脱氢酶1A1(ALDH1A1)的表达水平及其与 NSCLC 临床病理特征的关系,探讨肿瘤微环境和肿瘤干细胞在 NSCLC 的发生、发展、侵袭和转移的意义(表13-2)。

表13-2　NSCLC 与对照组标记物表达水平比较

标记物	NSCLC(54) mean±sd/median(range)	对照组(18) mean±sd/median(range)	z/t	P
VEGFR1	506.75±257.15	448.32±153.06	0.904	0.366
FAP	96445.60(64595.50-13180.70)	75481.78(22325.55-103694.00)	2.308	0.020*
PDGF-AA	3927.83±1418.30	2468.66±1488.79	3.34	0.010*
ALDH1A1	49910.00(21436.85-121055.35)	29081.98(13954.90-82435.75)	3.953	0.001**

注:$*$ $P<0.05$;$**$ $P<0.01$。

NSCLC 组标记物表达水平与对照组相比较,NSCLC 患者血清中 VEGFR1 水平为 506.75±247.15 pg/mL,对照组为 448.32±153.06 pg/mL,两者差异无统计学意义($P=0.366$);NSCLC 患者 FAP 水平为 96 445.60(64 595.50-13 180.70) pg/mL,对照 75 481.78(22 325.55-163 694.00) pg/mL,NSCLC 组高于对照组,差异有统计学意义($P=0.02$);NSCLC 患者血清 PDGF-AA 水平为 3 927.83±1 418.30 pg/mL,对照组为 2 468.79±1 488.79 pg/mL,NSCLC 组高于对照组,差异有统计学意义($P=0.01$);NSCLC 患者血清 ALDH1A1 水平为 49 910.0(21 436.85-121 055.35) pg/mL,对照组为 29 081.98(13 954.90-82 435.75) pg/mL,两者差异有统计学意义($P=0.001$)。

【注意事项】

1.请戴上橡胶手套(不掉粉末),以免污染试剂和芯片。

2.保持实验操作环境整洁。

3.样品和试剂孵育过程中,保证摇床的转速达到试剂盒说明的要求。

4.在孵育过程中,用密封条将微孔板封闭,尤其是当孵育时间超过 2 h,或者样品、试剂的体积小于 100 μL 的时候。

5. 微球在使用前一定要进行涡旋混匀,微球加样时要尽快操作,以免微球下沉,导致先后加入孔中的微球数不一致。使用排枪加微球,可一次加完一板。若单孔加样,每加24 孔后,要把微球管涡旋 15 s。

6. 在进行和 SA-PE 相关的操作时,要注意避光。

7. 避免附近孔的交叉污染,邻近孔的液体避免溢出污染。

【资料延伸】

随着分子生物学技术的发展,基因表达检测技术经历了从单基因表达变化检测,Northern 杂交、实时定量 PCR(qPCR),到高通量的基因芯片技术的广泛应用。

NanoString nCounter 分析系统属于第三代基因表达检测技术,其检测原理与基因芯片完全不同。该技术运用了一种全新的分子条形码技术,对基因表达进行直接的多重测定,以数字方式准确显示样品中的基因表达真实数量,具有极高的灵敏度和精确度。nCounter 使用两种探针(捕获探针和报告探针)与目标基因产物特异结合,形成探针/目标分子荧光复合物,一个复合物即代表一条 mRNA 分子,不同的基因序列以不同的荧光分子排列组合,nCounter 可以一次性直接测定一个样本中多达 800 种基因的表达量。

在设计探针时,首先按照引物设计的一般原则为每一个目标基因选择一段 100 bp 左右长度的互补序列,再将其分成两段各 50 bp 的序列,分别作为捕获探针和报告探针的特异性结合序列,两个序列都要满足与非特异扩增序列的同源性小于 85%,或少于 15 个连续互补碱基。该数字基因表达谱技术诞生于 Leroy Hood 博士创立的系统生物学研究所。2008 年,Nature Biotechnology 杂志上以封面故事的形式报道了他们的研究成果。由于 nCounter 技术在表达谱定量分析领域具备了与 qPCR 相似的灵敏度和精确度,又兼备基因表达谱芯片的高通量的优势,该技术已经被越来越多的研究者所采用。然而,目前国内还没有应用该技术进行研究的实验报道。

【附录】

Luminex 公司现在有 Luminex100、Luminex200、FleMAP 3D 等检测平台,Luminex xMAP 技术涉及用 2 种不同荧光染料严格按照不同比例制成的 5.6 μm 聚苯乙烯微球或 6.2 μm 磁珠,每种染料分 10 种浓度,则根据荧光比例不同把微球分为 $10 \times 10 = 100$ 种。Luminex 公司最新推出的 FleMAP 3D 是 Luminex xMAP 的升级版,是用 3 种荧光染料,按照荧光染料比例不同可制作 500 种微球。每种编码的微球用以进行一个目标(基因或蛋白质)的分析,使一个反应管里能同时检测 100/500 种不同的靶位基因。进行 SNP 检测时每个微球都耦合一个寻址探针,与捕获序列杂交后加入链霉亲和素-藻红蛋白(SA-PE),微球排成单列,快速液流传送,通过 Luminex 分析仪的两束激光,分别进行定性和定量检测。

【关键词】

Luminex 技术;非小细胞肺癌

【参考文献】

[1]陈碧云.液相芯片方法检测非小细胞肺癌血清微环境及肿瘤干细胞标记物探讨其在肿瘤侵袭转移中的作用[D].广州:暨南大学,2018.

[2]欧阳胜荣,刘卓,唐认桥,等.NanoString nCounter 分析系统进行多基因表达计数的评价[J].现代生物医学进展,2015,15(3):413-416.

[3]刘伟,李代红,宋广平.Luminex 法检测肾移植受者体内抗 HLA 抗体的方法学分析[J].重庆医学,2018,47(30):3878-3880,3884.

实验 13.2　核酸自组装纳米球的构建

【实验原理】

核酸作为备受关注的自组装材料,主要有以下特点:碱基互补配对的特异性使得核酸自组装的结构具有可预测性;自组装所得结构易于表征;DNA 的结构特点使它易于合成和修饰基团,且结构稳定;生物相容性好;单链和双链的灵活运用可以构建多种构型。核酸自组装的步骤是:①构建模型。根据物理学和几何学建模,基于 DNA 双螺旋结构进行模型设计。设计的关键是确保每个 DNA 片段在最后的结构中都保持结构稳定。②设计 DNA 序列。用 Uniquimer、SEQUIN 等软件进行序列设计,保证分叉点的序列不进行互补配对。③自组装结构的形成。将所需序列按一定比例在缓冲液中溶解,退火。所得结构的表征方法主要有:凝胶电泳、原子力显微镜、荧光显微镜、扫描电子显微镜和透射电子显微镜等。核酸自组装技术通过把化学信息编码到 DNA 和 RNA 的序列中,实现了纳米级可精确编程的结构组装,近年来已经成为一种通用的工具。目前,已有各种具有不同结构的核酸纳米结构和纳米元件通过自组装技术人工设计和组装成功,并广泛应用于生物技术、生物医学和生物传感等领域。与一维的核酸分子相比,自组装二维和三维的 DNA 或者 RNA 结构具有良好的生物稳定性、相容性和高效性。而且,通过组装不同的功能化基团,可以使其成为生物监测和治疗领域的纳米颗粒和纳米材料。例如,DNA 树枝状分子和 DNA 凝胶已经成功合成并用作高效的功能化核酸载体,用于体外和活体检测。此外,核酸多面体纳米结构、自组装纳米管、纳米折纸等也被用作药物和干扰 RNA 载体,用来靶向药物传输与治疗。

通过利用碱基互补配对原则、DNA 的液晶力自组装得到粒径约为 200 nm 的单分散 DNA 纳米球结构。本方法较传统方法的优势在于,无须大量 DNA 链,只需四条 DNA 链即可完成纳米球的组装。纳米球中绝大多数的缺口可由 T4 连接酶连接,从而有效地催化了反应的进行、避免了核酸的分解,提高了 DNA 纳米球的生物稳定性。纳米球结构上可以组装多种功能基团,使其具有可设计性和固载量,可用于分子探针、荧光成像分析、肿瘤细胞特异性识别、载药及药物传输、基因调节等,有望广泛应用于生物传感和肿瘤细胞的诊断与治疗。此外,该 DNA 纳米球表现出良好的生物相容性,为 DNA 自组装、生物传感以及生物医学诊断和研究开辟了新的发展空间。

【药学应用】

1. 应用于递送药物,可提高递送效率,增强靶向性,增强疗效。
2. 应用于生物监测和治疗领域。

【实验材料】

人工合成寡核苷酸序列(上海生工生物工程有限公司)、T4 DNA 连接酶(北京全式金生物技术有限公司)、dNTPs(北京赛百盛基因技术公司)、NaOH(烟台三合化学试剂公司)、TEMED 交联剂、$MgCl_2$ 和 KCI 及 NaCI(天津市广成化学试剂公司生产)、EDTA(莱阳市双双化工有限公司)、过硫酸铵、EB、水均为二次去离子蒸馏水、美国 UVP(荧光和化学发光成像仪)、可调式移液枪(上海热电仪器有限公司)、THZ.82A 气浴恒温振荡器、数控超声波清洗仪器 KQ.600DB(昆山超声仪器有限公司)、振荡器(巩义英峪仪器厂)、电子天平[MTELLER TOLEDO 仪器(上海)有限公司]、pH 计(PHS-25 型上海精科雷磁)、电泳仪(DYY-6c)。

【实验步骤】

1. DNA 纳米球制备

(1)将浓度为 1 μmol/L 的 DNA 1、2、3 在 Tris-HCl 缓冲液(含 2 mmol/L Na^+ 和 12.5 mmol/L Mg^{2+} pH 值 7.4)中等摩尔混合,加热到 95 ℃,保持 5 min,然后缓慢冷却降温至 20 ℃ 保存 2 h,得到构建纳米球的基本结构单元。

(2)将此结构单元与等摩尔量的连接 DNA 4 混合,加入 T4 DNA 连接酶(10 u)、1× T4DNA 连接酶缓冲液(40 mmol/L Tris-HCI, 10 mmol/L $MgCl_2$, 10 mmol/L DDT, 0.5 mmol/L ATP,pH 值 7.8),25 ℃ 反应过夜,得到 DNA 纳米球。

2. 非变性聚丙烯酰胺凝胶电泳验证 DNA 纳米球合成

(1)实验前准备:酒精、一次性手套和口罩、凡士林、吹风机、量筒。

(2)电泳仪器准备:将电泳槽玻璃片洗净吹干,用凡士林紧密贴合后安装于电泳架上。

(3)配制 15% 的胶:依次加入 4 000 μL 30% 的胶、3 756 μL 水、160 μL 50×TAE 溶液、80 μL APS 和 4 μL TEMED 于大离心管中,摇匀并立即进行灌胶,然后等待 30 min 左右;胶凝固后,将胶架放入电泳槽,加入电解液。

(4)加样:在一侧加 Marker,旁边各泳道均加入样品(样品与 2 μL 10×loading buffer 提前混匀,与样品的总量不超过 20 μL)。

(5)电泳过程:先加 170 V 电压 5 min,然后加 110 V 电压 30 min。

(6)染色:避光环境,将 100 mL 二次水与 5 μL 核酸染料混合,将胶放入其中染色 30 min 左右;紫外观察,拍照。

【实验结果与分析】

三条 DNA 单链 1、2、3 退火后形成基础结构单元,它包括两条 DNA 双螺旋结构和两长两短的 DNA 黏性末端。得到的基本结构单元与连接 DNA 4 通过碱基互补配对进行杂交。得到的分枝状 DNA 分子既可以作为单体,又可以作为交联剂。加入 T4 连接酶,即得到三维 DNA 自组装纳米结构。在这个结构中,链 2 作为"功能手臂"可实现 DNA 纳米球的功能化。

为了证明方案的可行性,进行了电泳表征(图 13-1)。泳道 a 表明 DNA 链 1 和 4 可以稳定存在。由泳道 c 可以看出,DNA 1、2、3 构建了一个不稳定的小的基本结构单元。由泳道 e 可以看到,引入连接 DNA 4 后,基本结构单元各向异性、自发地组装成所设计的 DNA 功能纳米结构,因此 DNA 分子的分子量大大增加,并且检测到了一定的迁移性。此外,根据对 DNA 纳米结构的设计,它同样可以通过 DNA 2、3、4(泳道 b)和 DNA1、3、4(泳道 d)自组装得到。

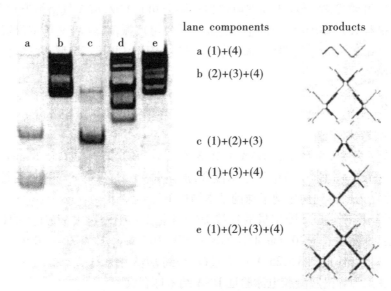

图 13-1　DNA 纳米结构自组装途径的电泳表征

【注意事项】

1. 准确地调节 DNA 链的浓度,保证反应的等摩尔比。

2. 电泳液最好是新鲜配制,或者只使用 1~2 次的,多次使用的电泳液效果很差。

3. 凝胶制备时:TEMED 和 AP 要后加,加入后用玻棒缓慢匀速地混匀,避免有气泡产生;然后马上注入电泳槽内,插入梳子,这时也要匀速,但不能太慢,因为太慢的话底部的胶会比上面的胶凝得快,影响胶的质量,同时小心有气泡。

4. 加样时要注意:每孔的上样量不能过大,以免样品溢出,造成各泳道相互污染;. 为了避免边缘效应,在未加样的泳道加入等量的样品缓冲液。

【资料延伸】

不同浓度丙烯酰胺和 DNA 的有效分离范围见表 13-3。

表 13-3

丙烯酰胺/%	有效分离范围/bp	溴酚兰 *	二甲苯青 *
3.5	100 ~ 2000	100	460
5.0	80 ~ 500	65	260
8.0	60 ~ 400	45	160
12.0	40 ~ 200	30	70
15.0	25 ~ 150	15	60
20.0	10 ~ 100	12	45

【附录】

实验中所需人工合成寡核苷酸序列见表 13-4。

表 13-4　实验所需 DNA 序列

编号	Sequences(from 5' to 3')
1	P-ATCAGTAGTCGATGGCTTCCACAACATACAC
2	TTTTACGATAAGGATGCGGTGTATGTTGTGGATCCATTGACGAGAGAGG
3	P-ACACGATTGACGACCCTCATCGACTACTGATAGCGCGACTACATA
4	P-CGCATCCTTATCGTCCTCTCTCGTCAATCCAGTCGTCAATCGTGTTAGTTAGTCGCGCT

30% 聚丙烯酰胺凝胶配制：取 5.8 g 的 29% 丙烯酰胺和 0.2 g 的 1% N-N-亚甲双丙烯酰胺混合于小烧杯中，用二次水稀释至 20 mL，4 ℃保存。

50xTAE：准确称取 12.1 g Tris、1.86 g EDTA 和 2.85 mL 冰醋酸，用二次水定容于 50 mL 的容量瓶中，摇匀并用氢氧化钠调至 pH 值 8.5。

10% 过硫酸胺：过硫酸胺 0.1 g 溶解于 1 mL 超纯水中。

【关键词】

核酸自组装；纳米球；聚丙烯酰胺凝胶电泳

【参考文献】

[1]董莹.新型核酸自组装纳米探针的构建及其在生物传感和成像分析中的应用[D].青岛：青岛科技大学,2015.

[2]周超.DNA 组装体的若干应用研究[D].北京：清华大学,2013.

实验 13.3   基于 CytoViva™ 纳米荧光高光谱显微成像系统技术的金纳米棒的体外示踪实验

【实验原理】

金纳米棒具有良好的生物相溶性,在可见及近红外区具有广泛的光谱特征吸收,独特的等离子激元特性,使其在成像及传感器方面具有巨大的应用前景。CytoViva™ 纳米荧光高光谱显微成像系统(HSI)能够在可见-近红外光谱范围内(VNIR)进行数据采集,可以同时提供纳米材料及生物样品的光谱分析和图像数据,对活体细胞和纳米材料的荧光或非荧光成分适用。利用生物组织与等离子体纳米材料的光吸收特性的差异性,此成像系统可以将金纳米棒与周围细胞环境进行区分鉴别,实现在体外细胞摄取实验中对金纳米棒的快速识别与跟踪。

【药学应用】

1. 实现生理环境中纳米材料的鉴别及量化。
2. 纳米颗粒与无标记的细菌和活细胞的相互作用。
3. 纳米药物输送系统在生物体内外的分布。

【实验材料】

RPMI 1640 培养基;胎牛血清;PBS(pH 值 7.4)缓冲液;胰蛋白酶消化液;甲醛固定液;6 孔细胞培养板;载玻片;盖玻片;加样器;吸头;CytoViva™ 纳米荧光高光谱显微成像系统(Olympus BX51)。

【实验步骤】

1. 在 6 孔细胞培养板的孔内滴加一滴培养基,放入灭菌盖玻片,使盖玻片紧贴孔底,用胰蛋白酶消化处于指数生长期的人肺腺癌细胞 A549,按照 2×10^5 个细胞/孔接种至 6 孔细胞培养板中,37 ℃的 CO_2 培养箱内培养过夜。

2. 用 RPMI 1640 培养基将制备的金纳米棒浓度稀释为 15 μg/mL,2 mL/孔替代原来的培养基,37 ℃细胞培养箱内孵育 24 h。

3. 孵育结束后,弃去原来培养基,PBS 洗 2 遍,4% 多聚甲醛固定,取出盖玻片倒扣至载玻片中央制得爬片,置于 CytoViva™ 纳米荧光高光谱显微成像系统下观测拍照。

4. 启动 CytoViva™ 纳米荧光高光谱显微成像系统,进入 CytoViva ENVI 软件设置高光谱相机的各项参数,将细胞爬片置于显微镜载物台,调整焦距进行观测,选取需要区域优化曝光时间并进行拍照,图片经处理后保存输出。

5. 实验结束后,关闭电源并断开高光谱相机电源线,显微镜盖上防尘罩。

【实验结果与分析】

实验结果:图 13-2a 为 A549 细胞与金纳米棒暗场的图像;图 13-2b 为图 13-2a 的局

部放大图,箭头所指红色标记为金纳米棒。

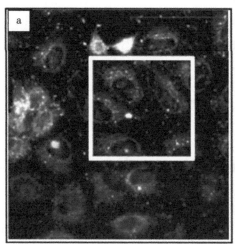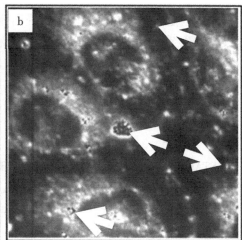

图 13-2　金纳米棒的细胞摄取

a:A549 细胞与金纳米棒暗场的图像;b:局部放大图,箭头为红色标记的金纳米棒。

分析讨论:从所得细胞摄取图可以清晰观测到 A549 细胞的形态,将金纳米棒与细胞区分鉴别,局部放大图可以明确金纳米棒在细胞的分布情况,经过 24 h 的孵育,金纳米棒能够进入细胞,并分布在细胞质中。CytoViva™纳米荧光高光谱显微成像系统可实现金纳米棒体外环境中的追踪及鉴别。

【注意事项】

1. 灭菌盖玻片放置于 6 孔细胞培养板的孔内时需滴加一滴培养基使其与孔底紧贴不留空隙,细胞接种时动作要轻缓,防止盖玻片移动漂浮。

2. 细胞爬片时先使盖玻片一端先接触载玻片,防止气泡产生。

3. 实验结束后及时清除多余镜油,保持仪器清洁。

【资料延伸】

CytoViva™纳米荧光高光谱显微成像系统具有双模式荧光显微成像系统:支持荧光标记和非荧光标记物质同时观察;支持无机物质如:liposome,环碳纳米管,及其他纳米粒子观察和组织切片、细胞的荧光/非荧光成像;支持光谱分析等功能。能够方便地观察各种各样的纳米材料。观察到在传统光学成像技术无法观测到的活细胞和细菌的细节。利用其两种不同的照明方式和先进的软件程序,轻松观察到荧光标记的纳米颗粒与无标记的细菌和活细胞的相互作用。另一方面其具有的纳米高光谱显微成像系统,可捕获扫描范围内近红外(400~1 000 nm)内每个像素的光谱信号,同时以光谱曲线和 RGB 图像形式呈现,可以广泛应用于量化细胞和组织中的纳米材料。其强大的功能使其应用到纳米材料、纳米医药、纳米药物递送、纳米毒理学、细胞生物学、病理学、病毒学、植物学等多个领域。

【附录】

4%甲醛固定液:称量4.0 g多聚甲醛固体置于100 mL PBS缓冲液(pH值7.4)中,40 ℃搅拌过夜至固体全部溶解,冷却后4 ℃保存待用。

【关键词】

纳米荧光高光谱显微成像系统;金纳米棒;细胞摄取

【参考文献】

[1]STACY B,HUSSAIN S. In vitro identification of gold nanorods through hyperspectral imaging[J]. Plasmonics,2013,8:1235-1240.

[2]WANG L,ZHANG P P,SHI J J,et al. Radiofrequency-triggered tumor-targeting delivery system for theranostics application[J]. ACS Appl Mater Interfaces,2015,7(10):5736-5747.

实验13.4　基于活体成像技术的IR780白蛋白纳米粒的体内分布实验

【实验原理】

IR780碘化物是一种近红外荧光染料,与白蛋白结合形成纳米粒之后可以对纳米粒进行荧光标记,多模式活体成像系统的激发滤光片波长覆盖近紫外至近红外区,可对IR780荧光成像,结合明场或X射线成像再经软件处理叠加可以对体内的荧光分布情况进行监测,对一段时间内荧光分布的监测,实现对纳米粒的体内分布情况进行直观评价。

【药学应用】

1.测定药物分子或药物转运载体在生物体内的分布及代谢情况。
2.监测肿瘤的发生及转移情况,评价抗肿瘤的治疗效果。

【实验材料】

人血清白蛋白、IR780、10%水合氯醛水溶液、加样器、吸头、0.22 μm滤膜、1 mL一次性注射器、多模式活体成像系统。

【实验步骤】

1.采用去溶剂法制备IR780白蛋白纳米粒,过0.22 μm滤膜除去不溶物及细菌,待用。
2.活体成像系统运行方法的设定:打开活体成像仪器各个模块的开关,打开操作软件建立文件名,选择白场及荧光场成像模式的各项操作,按第一步荧光场或白场成像模式,第二步白场或荧光场成像模式建立标准操作程序,并选择图像存储位置,命名后保存。

3. 荷瘤小鼠腹腔注射 10% 的水合氯醛溶液(100 μL/只),待麻醉后通过尾静脉注射 IR780 白蛋白纳米粒(200 μL/只),在注射后的 0.5 h、1 h、2 h、4 h、8 h、11 h、24 h、32 h、48 h 按步骤(2)中建立的标准操作程序进行成像,并保存图片。

4. 对各个时间点的两张不同场模式的图片进行处理,叠加后输出图片。

【实验结果与分析】

实验结果:荷瘤小鼠尾静脉注射 IR780 白蛋白纳米粒之后,在不同时间点进行多模式成像,图像分析结果如图 13-3 所示,可清晰观察到荷瘤小鼠体内荧光的分布,小鼠瘤的部位如图圆形虚线所示,右侧的颜色标尺代表了对应的不同荧光强度,荧光强度从下往上逐渐增强。

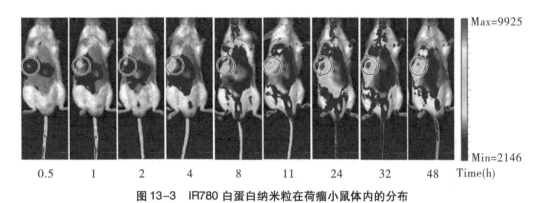

图 13-3　IR780 白蛋白纳米粒在荷瘤小鼠体内的分布

分析讨论:静脉注射 IR780 白蛋白纳米粒后,荧光物质开始在体内分布,随着时间的推移,肿瘤部位的荧光强度逐渐增强并在 24 h 时达到最大值,表明制备的白蛋白纳米粒趋向于在肿瘤部位聚集并在注射后 24 h 达到最大累积,具有一定的肿瘤靶向性,在 24 h 时可选择合适的处理,达到最佳治疗效果。利用多模式活体成像技术可以成功对纳米粒的体内分布情况实时监测,为纳米粒的评价及肿瘤治疗提供参考。

【注意事项】

1. 荷瘤小鼠麻醉时所用的水合氯醛的量要适中,保证麻醉效果的前提下尽可能少量。

2. 荧光场成像模式激发波长的选择应该与所用染料最大激发波长尽量一致,可接受 20 nm 的波动,白场成像模式激发与发射波长均为 0。

3. 待仪器温度降至 -29 ℃时再进行成像操作,放置动物的成像小室的室门轻开轻关,成像过程中禁止打开。

【资料延伸】

活体成像一般是指生物体处于活体状态下,在细胞和分子水平上应用多种成像模式对各种生物行为进行定性和定量分析研究的一种新技术,可以在近无创条件下对活体组织或小动物体内的生物学行为进行成像跟踪,可以在同一个体反复多次获得一系列数据,消除个体差异,同时能够非侵入式地检测活体内特异的生物学行为,最大限度地模拟人体内的生理病理状态,因此可以轻松完成非侵入性地连续动态检测活体内肿瘤的生长及转移和评价肿瘤治疗的疗效,已被广泛应用于肿瘤研究。活体成像模式主要包括生物发光成像、荧光成像、同位素成像以及 X 射线成像等,荧光成像由于其方便、直观、标记靶点多样和易于被大多数研究人员接受的优点普遍用于药物转运载体的研究。X 射线具有高能量且穿透性极强,在骨研究中有着广泛的应用。

【附录】

10% 水合氯醛水溶液:称取 1 g 水合氯醛溶解到 10 mL 水中。

【关键词】

活体成像技术;IR780;荧光成像;体内分布

【参考文献】

[1]JIANG C X,CHENG H,YUAN A H,et al. Hydrophobic IR780 encapsulated in biodegradable human serum albumin nanoparticles for photothermal and photodynamic therapy[J]. Acta Biomater,2015(14):61-69.

[2]YI Z G,LU W,XU Y R,et al. Pegylated $NaLuF_4$:Yb/Er upconversion nanophosphors for in vivo synergistic fluorescence/X-Ray bioimaging and long-lasting, real-time tracking [J]. Biomaterials,2014,35(36):9689-9697.

[3]杨丽华,沈星凯,符丹,等.小动物活体成像技术在肿瘤研究中的应用[J].宁波大学学报:理工版,2013,26(4):115-118.

实验 13.5　基于高内涵技术的紫杉醇抗增殖实验

【实验原理】

高内涵(High content screening,HCS)是指在保持细胞结构和功能完整性的前提下,同时检测被筛样品对细胞形态、生长、分化、迁移、凋亡、代谢途径及信号转导各个环节的影响,在单一实验中获取大量与基因、蛋白及其他细胞成分相关的信息,确定其生物活性和潜在毒性的过程。同时,也是一种应用高分辨率的荧光数码影像系统,旨在获得被筛样品对细胞产生的多维立体和实时快速的生物效应信息,在细胞水平上检测多个指标的多元化、功能性筛选技术平台。

Hoechst33258 为非嵌入性荧光染料。它在活细胞中 DNA 聚 AT 序列富集区域的小沟处与 DNA 结合。活细胞或固定细胞均可从低浓度溶液中摄取该染料,从而使细胞核着色。故又把此类染料称为 DNA 探针。Hoechst33258 可溶于水并在水溶液中保持稳定。Hoechsr-DNA 的激发和发射波长分别 550 nm 和 460 nm。在荧光显微镜紫外光激发时,

Hoechst-DNA 发出亮蓝色荧光。高内涵技术从功能上来说,除了可以完成酶标仪、流式细胞仪和荧光显微镜的大部分功能外,还可以完成自动数据获取、自动数据分析、单个细胞分析、多个参数检测、贴壁细胞、悬浮细胞、空间信息、形态学角度分析的功能。基于此原理,本实验利用高内涵技术进行活细胞计数,进而探究药物对细胞增殖的影响。

【药学应用】

1. 测定药物的生物活性。

2. 药物细胞毒性实验。

3. 细胞周期实验。

4. 细胞转移和侵袭实验。

5. 细胞内蛋白转位,如由细胞核转移到细胞质,由细胞质转移到细胞膜等。

【实验材料】

紫杉醇(PTX)、96 孔板(NEST)、人胃癌细胞系 MGC-803、DMSO、1640 培养基、血清(Hyclone/BI)、Hoechst33258、PBS 洗液。

【实验步骤】

1. 细胞培养及预处理

(1)处理 MGC-803 细胞,细胞计数,铺 96 孔板,每孔 5 000 个细胞。

(2)用含 10% 血清的培养基稀释紫杉醇(PTX)为 0 nmol/L、12.5 nmol/L 的浓度(现用现配)。

(3)24 h 后,将 96 孔板内的细胞培养基吸出,每孔加入 200 μL 含有紫杉醇(PTX)的培养基,每个浓度 6 个复孔。

(4)继续培养 72 h。

(5)用灭菌水配置 0.5 μg/mL 的 Hoechest 溶液。

(6)将培养过 72 h 的 96 孔板孔内培养基吸出,每孔 200 μL PBS 漂洗 5 min。

(7)每孔 100 μL Hoechst 33258 工作液染色,室温 15 min。

(8)PBS 漂洗 3 遍,每次 5 min。

2. 96 孔板图像获取

(1)打开仪器电源,运行 HCS Studio,点击 Scan,用户名 cell,密码 cell。

(2)双击 File-Acquire Only 建立新的扫描模板(或 File-Open 进入 Protocol 管理界面,选择 Acquire Only 中之前已经保存的模板)。

(3)在 iDev-Configure Acquisition 中设定扫描参数。

1)版型(Form factor):NEST96。

2)物镜倍数(Objective):5×。

3)染料通道数(#Channels)及对应的波段 Label(Channel 1 一般选择为 DAPI 核染色,常用染料通道见表 13-5)。

4)检测模式:Acquisition Camera Mode。

表 13-5　不同染料对应波段举例

波长	颜色	举例
386	蓝色	DAPI、Hochest
485	绿色	FITC、GFP、Alexa488
549	橙色	TRITC、PI、CY3、RFP、Fluor555、DsRed、R-PE
650	红色	Cy5、DRAQ5、Alexa647
750	远红	CY7

（4）点击 Tools-Load/Unload Plate，放入板子（注意 A1 孔），按住 Ctrl 键，点击 OK 进板。

（5）点击页面上方 iDev，回到扫描参数设置界面，选择 Channel 1，Exposure type 改成固定曝光时间（fixed）。

（6）选择一个有样品的孔和视野，点击 auto focus，自动聚焦，点击 auto exposure 自动曝光［让软件给出一个参考曝光时间，然后在此基础上调节曝光时间，第一次自动曝光需要设置一个参考曝光区域，在 auto exposure option 中随便写一个有样品的孔（比如 A2）和视野（比如 3），选择 peak percentile，OK］，在 auto focus 和 auto exposure 之间来回切换达到最佳 focus 和最佳曝光时间，按照同样方式确定其余通道的曝光时间（注意 Channel 1 用于 auto focus 的话其余通道则使用同一个 focus，不再进行 auto focus，一般选择用于 auto focus 的 Channel 的依据是每个孔都有这个 Channel 的信号，通常 Channel 1 用于核染色，所以选择 Channel 1 用于 autofocus 较常见）。

（7）曝光要兼顾信号强和信号弱的孔，绿色条正好，红色条过度，蓝色条过弱（颜色只作为参考，如果觉得拍摄的图片能接受就不用管了），如果按照一个孔调好了多个 Channel 的曝光时间，则可选择其他的孔，选择 Channel 1，直接点击 auto focus 采集图片（不能使用 auto exposure，否则会改变之前优化好的曝光时间），切换其他 Channel，直接点击 image 采集图片（通常主要在可能会产生较大差异的孔之间看一下优化的曝光时间是否合适）。

（8）参数全部调好后选择上面一排图表中的 Population Characterization，在下方 max fields for well 中选择要拍摄的视野数（通常选择 1、4、9、25、36 等数字的平方，则拍出来是孔正中间的正方形区域，拼图好看）。

（9）选择上面一排图表中的 Scan Plate，在三个空格 plate ID，plate name 和 scan comments 中给出实验命名，建议加入以下参数（日期，姓名，实验内容，版型，物镜倍数，通道数，扫描模式；举例：20150508-LL-tranwell assay-24well-20X-ch2-1102dpi，因为分析的时候需要使用到一样的参数重新扫描原始图像，所以要求硬件是一样的设置，命名可以帮助记忆）。

（10）在 Scan Plate 中 scan settings 选择 scan area selection，选择需要扫描的孔。

（11）检查一下 form factor 即板型，没问题的话选择 scan controls 开始扫描。

3. 高内涵图像分析

（1）进入 scan，用户名 cell，密码 cell。

（2）单击 Cell Health Profiling Assay 模块，右边界面双击 create 建立一个新的分析。

（3）选择界面上方 Configure Acquisition 设置扫描参数，选择图像采集时对应的物镜倍数（Objective）、通道数目（#Channels）、扫描模式（Acquisition camera mode）、通道波长（Dye）（实验分析流程相当于选择和图像获取同样的扫描参数+后续的分析参数对原始图像进行重新扫描和分析）。

（4）选择界面上方 Configure assay parameter 设置分析参数，点击 General 中 Acquire image，在 store 中选择你要分析的数据，add plate。

（5）如果没有跳出板子的分布，则点击在右手边的 configure groups，跳出来的板，绿色孔为有数据的孔，数字代表所扫描的视野数目，双击一个你觉得合适用来调参数的孔，会自动在屏幕上加载该孔的 10 个视野，在图片上方可以看到视野的标签，且可以在 10 个视野中切换（也可设置几个不同的 group，比如阳性和阴性对照，用于优化合适的参数）。

（6）点击左边界面 Image processing 中 P-channel 1，选择 bright（荧光），Background removal method 用 lowpassfilt，可在 1～255 之间选择，越接近 1，则背景扣除越多，保留越强的信号，越接近 255，则背景扣除越少；同样的方式处理其他 P-channel 2（此处以细胞凋亡为例，Channel 1 为 Hochest 通道，Channel 2 为 PI 通道）。

（7）选择左边界面 Primary Object Identification，Validation and Selection 中的 I-channel 1，自动鉴定细胞核，可以把视野图片放大点看，如果细胞核染色不均一或者断断续续可能会被软件当成几个细胞核处理，就使用 smooth 功能，相当于平均化周围像素点上的信号；thresholding 功能使用 fix 模式，选择 1～65535 扣除一定阈值的信号，数值越小，扣除越少，数字越大，扣除越多，看看能否选择一个扣除值，使得细胞和细胞周围要的信号都在，不要的都不在；segmentation 功能用于划分开粘连的细胞，有用 shape 和 intensity 划分的 2 种方式（如果粘连的细胞明显从形态上看得出来，则用 shape，如果明显荧光强度能看出来，则用 intensity）。

（8）点击 V-channel 1，将右手边的 date setting 中的 data histogram 改成 scatter plot，一般 X 轴是 object number，Y 轴是你需要设门的参数（细胞大小和荧光强度等，此处为使用 area 界定细胞核）改动 Y 或者 X 的参数在 data setting 中的 feature 的 X axis 或者 X axis 中。

（9）然后拉动散点图上的 low 和 high 到你需要设门（gate）的地方把你觉得面积或者荧光不正常的细胞核排除出去，则所有的点被分为绿色和黄色。绿色是需要分析的信号（处于 high 和 low 之间），黄色是排除出去的，在图片上也可以看到对应被排除出去的细胞，有些在 low 和 high 之间的黄色点，是因为处在图片的周边，所以被排除出去了。如果想要保留，则把软件界面左边的 Object Selection 中的第一个 Objectborderobject. ch1 中的勾去除（其余的勾不用管，因为数值是从很小到很大的一个值，即便勾上也不生效）。

（10）一切就绪后，选择上方界面 Population Characterization 下方 max field for well 视野数目（如果你每孔采集数据时是 49 张图，分析的时候可以只分析其中一部分，比如 36 张，节约时间，先看看结果如何）。

（11）然后选择最上面一排的 scan plate，命名保存（下次分析这个数据可以直接使用这个分析模板，在 scan 打开后，file-open-Cell Health Profiling Assay 中，稍微调整一下你下次需要分析的数据的参数，比如物镜等即可；如果需要扫描板子的时候同时获得分析结果，也可以调用这个模板）。

（12）点击 scan plate 之前，把旁边的 instrument based 改成 disk based，则会自动获取数据库的数据而非采集仪器中的板子数据，随后一路 next 下去选择需要分析的数据即可。

（13）拍好后看数据点击最上面的 lauch iview，会跳出来让你选择哪些数据要看，把它们移到右边（主要看的数据是：①Valid Object Count 代表用于分析的总细胞核数目，即 Hochest 阳性细胞数；②% High_TargetTotalInteCh2 代表 PI 阳性细胞比值）；也可关闭这个对话框，点击上面的板子下有个小眼睛的图标看图片，左边那个图表看数据。

（14）平时看数据的时候可以直接打开软件登录后不选择 scan 而是选择 iview；或者选择 scan 进去后再在第一排最左边选择 launch iview，用 clear filter 或者 add filter 找到你的数据（后面 assay 那一栏是 acqure only 的都是采集数据，如果是 Cell Health Profiling 等的是你的分析数据），双击其中一个，出现让你选择你要看哪些数据，或者，点中数据，选择左上角望远镜后第三个图标，如图 13-4 所示。

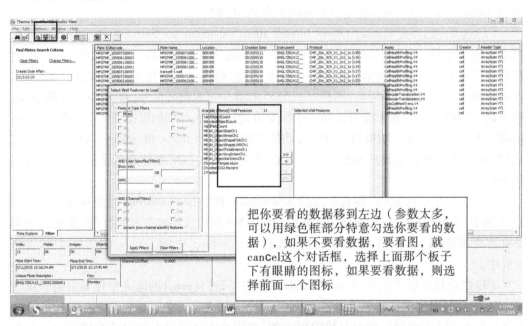

图 13-4　数据查看界面

【实验结果与分析】

实验结果见表 13-6。

表 13-6　各孔内细胞计数结果展示

	Control	PTX
MGC-803	13862	6654

【注意事项】

1. 96 孔板细胞要铺均匀。

2. Hoechest 染色注意避光。

3. Hoechest 荧光会淬灭，所以要及时拍摄图片。

【资料延伸】

此实验可以用高内涵进行检测，也可以用 MTT 法或 CCK8 法进行检测，MTT 法和 CCK8 法均是用于测定药物对细胞增殖效应的影响。应用高内涵技术检测药物对细胞增殖的影响只是高内涵的简单应用。高内涵还可以应用于细胞学形态学分析，细胞周期，细胞增殖和迁移，细胞内蛋白表达及定位，细胞毒性，细胞内信号通路的研究等。

【附录】

Hoechst 33258 染液：5 mg/L，含有 1% Triton X-100 的 PBS 配制。

【关键词】

高内涵技术；Hoechest 染色

【参考文献】

[1] WANG L, SHI J J, ZHANG H L, et al. Synergistic anticancer effect of rnai and photothermal therapy mediated by functionalized single – walled carbon nanotubes [J]. Biomaterials, 2013, 34(1): 262-274.

[2] QIN J, XU Y Y, LI X Y, et al. Effects of lentiviral-mediated foxp1 and foxq1 rnai on the hepatocarcinoma cell [J]. Exp Mol Pathol, 2014, 96(1): 1-8.

[3] MA K Q, JIN F J, WANG Q L, et al. siRNA targeting viral protein 5: the major capsid protein of herpes simplex virus-1 affects its propagation and cytoskeleton [J]. Tropical Journal of Pharmaceutical Research, 2015, 14(3): 391-397.

实验 13.6　第三代 DNA 测序简介

从 1977 年第一代 DNA 测序技术（Sanger 法），发展至今三十多年时间，测序技术已取得了相当大的发展，从第一代到第三代乃至第四代，测序读长从长到短，再从短到长。虽然就当前形势看来第二代短读长测序技术在全球测序市场上仍然占有着绝对的优势位置，但第三和第四代测序技术也已在这一两年的时间中快速发展着。测序技术的每一次变革,也都对基因组研究、疾病医疗研究、药物研发、育种等领域产生巨大的推动作用。测序技术在近两三年中又有新的里程碑。PacBio 公司的 SMRT 和 Oxford Nanopore Technologies 纳米孔单分子测序技术,被称之为第三代测序技术。与前两代相比,它们最大的特点就是单分子测序,测序过程无须进行 PCR 扩增。

其中 PacBio SMRT 技术其实也应用了边合成边测序的思想,并以 SMRT 芯片为测序载体。基本原理是:DNA 聚合酶和模板结合,4 色荧光标记 4 种碱基(即是 dNTP),在碱基配对阶段,不同碱基的加入,会发出不同光,根据光的波长与峰值可判断进入的碱基类型。同时这个 DNA 聚合酶是实现超长读长的关键之一,读长主要与酶的活性保持有关,它主要受激光对其造成的损伤所影响。PacBio SMRT 技术的一个关键是怎样将反应信号与周围游离碱基的强大荧光背景区别出来。它们利用的是 ZMW(零模波导孔)原理:如同微波炉壁上可看到的很多密集小孔。小孔直径有考究,如果直径大于微波波长,能量就会在衍射效应的作用下穿透面板而泄露出来,从而与周围小孔相互干扰。如果孔径小于波长,能量不会辐射到周围,而是保持直线状态(光衍射的原理),从而可起保护作用。同理,在一个反应管(SMRTCell:单分子实时反应孔)中有许多这样的圆形纳米小孔,即 ZMW(零模波导孔),外径 100 多纳米,比检测激光波长小(数百纳米),激光从底部打上去后不能穿透小孔进入上方溶液区,能量被限制在一个小范围内,正好足够覆盖需要检测的部分,使得信号仅来自这个小反应区域,孔外过多游离核苷酸单体依然留在黑暗中,从而实现将背景降到最低。另外,可以通过检测相邻两个碱基之间的测序时间,来检测一些碱基修饰情况,即如果碱基存在修饰,则通过聚合酶时的速度会减慢,相邻两峰之间的距离增大,可以通过这个来之间检测甲基化等信息。SMRT 技术的测序速度很快,每秒约 10个 dNTP。但是,同时其测序错误率比较高(这几乎是目前单分子测序技术的通病),达到 15%,但好在它的出错是随机的,并不会像第二代测序技术那样存在测序错误的偏向,因而可以通过多次测序来进行有效的纠错。

Oxford Nanopore Technologies 公司所开发的纳米单分子测序技术与以往的测序技术皆不同,它是基于电信号而不是光信号的测序技术。该技术的关键之一是,他们设计了一种特殊的纳米孔,孔内共价结合有分子接头。当 DNA 碱基通过纳米孔时,它们使电荷发生变化,从而短暂地影响流过纳米孔的电流强度(每种碱基所影响的电流变化幅度是不同的),灵敏的电子设备检测到这些变化从而鉴定所通过的碱基。

纳米孔单分子测序计算还有另一大特点,它能够直接读取出甲基化的胞嘧啶,而不必像传统方法那样对基因组进行 bisulfite 处理。这对于在基因组水平直接研究表观遗传相关现象有极大的帮助。并且该方法的测序准确性可达 99.8%,而且一旦发现测序错误也能较容易地进行纠正。但目前似乎还没有应用该技术的相关报道。

对于目前的测序技术,其测序成本、读长和通量是评估该测序技术先进与否的三个重要指标。第一代和第二代测序技术除了通量和成本上的差异之外,其测序核心原理(除 Solid 是边连接边测序之外)都是基于边合成边测序的思想。第二代测序技术的优点是成本较之一代大大下降,通量大大提升,但缺点是所引入 PCR 过程会在一定程度上增加测序的错误率,并且具有系统偏向性,同时读长也比较短。第三代测序技术是为了解决第二代所存在的缺点而开发的,它的根本特点是单分子测序,不需要任何 PCR 的过程,这是为了能有效避免因 PCR 偏向性而导致的系统错误,同时提高读长,并要保持二代技术的高通量,低成本的优点。

第三代单分子测序技术的应用:由于单分子测序具有通量更高、仪器和试剂相对便宜、操作简单等的优势而比第二代测序技术有更广阔的应用空间。

1. 基因组测序　由于具有读长长的特点,SMRT 测序平台在基因组测序中能降低测序后的 Conting 数量,明显减少后续的基因组拼接和注释的工作量,节省大量的时间。Christophern 等仅仅用 0.5× 的 PacBioRS 系统长度的数据与 38× 的二代测序(NGS)的测序数据,对马达加斯加的一种指猴基因组进行拼装,大幅度提高了数据的质量和完整度,同时借助 PacBioRS 的帮助将原有的 Conting 数量减少了 10 倍。David A. 等利用 PacBioRS 平台和 C2 试剂通过全球合作几天内就完成了从德国大肠杆菌疫情中获得的大肠杆菌样品以及近似菌株的测序和数据分析,最终获得了 2 900 bp 的平均读长以及 99.998% 的一致性准确度。在对霍乱病菌的研究中,第三代测序技术已初现锋芒。研究人员对 5 株霍乱菌株的基因组进行了测序研究,并与其他 23 株霍乱弧菌的基因组进行对比。结果发现海地霍乱菌株与 2002 年和 2008 年在孟加拉国分离得到的变异霍乱弧菌 ElTorO1 菌株之间关系密切,而与 1991 年拉丁美洲霍乱分离株的关系较远。三线测序技术相对 NGS 的优势就是能更快获得结果,因此该系统在鉴定新的病原体和细菌的基因组测序方面得到很广泛的应用。

在测序成本方面,Quake 利用一台 Helico 技术平台对自身的基因组进行了测序。实验仅用了 4 个星期,花费 48 000 美元。该结果覆盖了 90% 的人类参考基因组,覆盖度达 28 倍,序列读长为 24 ~ 70 bp,平均读长 32 bp,预测出基因组中的 2 805 471 个 SNP,与 Illumina Human 610Quad 的 SNP BeadArray 检测到的结果进行比较,一致性达到 99.8%。Harri 等利用 Helicos 平台完成了 M13 细菌基因组重测序,平均测序深度大于 150×,覆盖度达到 100%。他们用短小的 DNA 标签加在 M13 的基因组打断的小片断上,加入 DNA 复制酶和带有荧光标签的碱基或碱基对。当荧光 DNA 形成链时,就拍下每个新加上的碱基对。该方法成功地侦测到单个碱基的荧光,实现了高通量、低费用的重测序技术开发。

2. 甲基化研究　SMRT 技术采用的是对 DNA 聚合酶的工作状态进行实时监测的方法,聚合酶合成每一个碱基,都有一个时间段,而当模板碱基带有修饰时,聚合酶合成速度会慢下来,带有修饰的碱基两个相邻的脉冲峰之间的距离和参考序列的距离之间的比值如果大于 1,由此就可以推断这个位置有修饰。甲基化研究中关于 5 mC 和 5 hmC(5 mC 的羟基化形式)是甲基化研究中的热点。但现有的测序方法无法区分 5 mC 和 5 hmC。美国芝加哥大学利用 SMRT 测序技术和 5 hmC 的选择性化学标记方法来高通量检测 5 hmC。通过聚合酶动力学提供的信息,可直接检测到 DNA 甲基化,包括 N6 甲基腺嘌呤。5 mC 和 5 hmC,为表观遗传学研究打开了一条通路。

3. 突变鉴定(SNP 检测)　单分子测序的分辨率具有不可比拟的优势,而且没有 PCR 扩增步骤,就没有扩增引入的碱基错误,该优势使其在特定序列的 SNP 检测,稀有突变及其频率测定中大显身手。例如在医学研究中,对于 FLT3 基因是否为急性髓细胞白血病(AML)的有效治疗靶标一直存在质疑。研究人员用单分子测序分析耐药性患者基因,意外发现耐药性与 FLT3 基因下游出现的稀有新突变有关,重新证明了 FLT3 基因是这种最常见白血病——急性髓细胞白血病的有效治疗靶标,打破了一直以来对于这一基因靶标的疑惑。凭借 PacBio 平均 3 000 bp 的读长,获得了更多基因下游的宝贵信息,而基于单核酸分子的测序能够检测到低频率(低至 1%)罕见突变,正是这项成果的关键所在。

4. RNA 测序　根据三代测序技术实时测序的特点,可以直接对 RNA 进行测序,做到对特定组织和细胞内的表达差异的精确定位。运用 Helicos 操作平台对酵母的聚腺苷酸化的转录本进行精确定量,用 50 个通道中的 6 个通道,共产生 2.4 亿个 Reads。利用 Helicos 遗传分析平台可以将 DNA 聚合酶换成反转录酶对 RNA 直接测序,主要通过 Poly(dT)包被的表面捕获聚腺苷酸化的 RNA,成功完成对酿酒酵母 RNA 的直接测序,免除将 RNA 转变成 cDNA 的过程。同时借助 PacBio 技术平台,也可完成对 RNA 的直接测序,Uemura 等就利用该技术进行实时测序观察核糖体中 mRNA 的翻译过程。单分子测序技术最大的优势,也是最直接的应用就是检测细胞和组织内基因表达水平,同时对基因的结构作出分析,如 RNA 的剪接,是否有碱基突变或异常表达基因等。而且还能检测到微量的基因表达子或罕见的非编码 RNA。PacBio RS 还可对连续的 A 或者 T 区域测序,因为 PolyA 长度和 RNA 的半衰期有关,所以对长 PolyA 的研究对 RNA 的代谢有重要意义。

5. 重复序列和 poly 结构的测序　在所有人的 X 染色体上都有一段 CGG 三核苷酸重复序列,正常人的 CGG 重复次数为 5～44 次。过长的重复次数会对 FRM1 基因转录或翻译出 FRM1 蛋白不利,当重复次数超过 200 次时,就会导致脆性 X 综合征,所以检测 CGG 的重复次数非常有意义。但是这个重复长度的测序用 Sanger 测序和第二代测序技术都是难以完成的。美国 UC Davis 医学院利用 PacBio 技术环形比对测序模式,对 FMR1 中的 CGG 三核苷酸重复区域进行了测序,获得了超过 10 kb 的原始读长,覆盖了 CGG 重复超过 750 次的三核苷酸重复区域。

6. 医学领域的应用　加拿大安大略省癌症研究所通过 PacBio RS 系统进行临床样本的癌基因及癌症治疗敏感/抗性相关的遗传标记的测定,辅助病人的后续治疗。该研究所已经通过先期测试积累了大量的经验和数据,正在加快后续大规模临床测试及以此为基础的个性化治疗的进程。单分子测序技术的出现,对个体医学研究产生的影响是最大的。由于测序通量增加,所以在短时间内就可以完成人体染色体将近 300 亿个碱基对的测序。而费用降低,基因组测序费用将会接近甚至达到 1 000 美元基因组的目标。这就可以达到个体医学的初步任务,即建立个人基因组信息档案。当得到个体的基因组信息档案后,个体的生命信息就一目了然,那么该个体是否具有某种疾病的易感性,或者在患有某种疾病以后对治疗方法的敏感性以及预后都可以在一定的范围内得到推断。这就使得医疗能以个人的基因组基本信息作为诊断、治疗和预防的手段。由此可见单分子测序技术将会对个体医学的发展产生巨大的影响。

7. 其他方面的应用　除了以上提到的几个应用方面外,第三代单分子测序技术在其他方面也有应用。在二代测序数据拼接中,第三代测序技术读长长的优势被用来补 Scaffolds 之间的缺口。由于测序时对 GC 没有偏好性,该特点也可以被用于高 GC 含量的区域测序中。同时,三代测序技术也能被用于具有复杂二级结构的测序中,例如发夹结构,茎环结构等。

8. 展望　第三代测序技术由于其特有的优势必将会在很多研究领域替代一代和二代测序技术平台,使测序成为中小型实验室的常规分析手段。当然,单分子测序技术还处于初步发展的阶段,其缺点也是客观存在的,还有很多需要完善的地方。同时第三代测序技术的进一步发展也面临着来自各方面的挑战,例如,记录数据所用的工程学和光学方面的挑战;测序反应时需要的化学和生物工程领域的挑战以及相比二代测序更多的数据处理能力等。

【参考文献】

[1]ENGLISH A C,RICHARDS S,HAN Y,et al. Mind the Gap:Upgrading Genomes with Pacific Biosciences RS Long – Read Sequencing Technology [J]. PLoS ONE, 2012, 7 (11):47768.

[2]PERRY G H,REEVES D,MELSTED P,et al. A Genome Sequence Resource for the Aye−Aye(Daubentonia madagascariensis),a Nocturnal Lemur from Madagascar[J]. Genome Biology and Evolution,2011,4(2):126−135.

[3]SCHAEFFER E M. Re:Origins of the E. coli Strain Causing an Outbreak of Hemolytic−Uremic Syndrome in Germany[J]. The Journal of Urology,2012,187(2):514−515.

[4]RIBEIRO F J,PRZYBYLSKI D,YIN S,et al. Finished bacterial genomes from shotgun sequence data[J]. Genome Research,2012,22(11):2270−2277.

[5]PUSHKAREV D,NEFF N F,QUAKE S R. Single – molecule sequencing of an individual human genome[J]. Nature Biotechnology,2009,27(9):847−850.

[6]SONG C X,CLARK T A,LU X Y,et al. Sensitive and specific single – molecule sequencing of 5−hydroxymethylcytosine[J]. Nature Methods,2011,9(1):75−77.

[7]FLUSBERG B A,WEBSTER D R,LEE J H,et al. Direct detection of DNA methylation during single−molecule,real−time sequencing[J]. Nature Methods,2010,7(6):461−465.

[8]SMITH C C,WANG Q,CHIN C S,et al. Validation of ITD mutations in FLT3 as a therapeutic target in human acute myeloid leukaemia[J]. Nature,2012,485(7397):260−263.

[9]WANG Z,GERSTEIN M,SNYDER M. RNA – Seq:a revolutionary tool for transcriptomics[J]. Nature Reviews Genetics,2009,10(1):57−63.

[10]LIPSON D. Quantification of the yeast transcriptome by single−molecule sequencing [J]. Nature Biotechnol,2009,27:652−658.

[11]OZSOLAK F,PLATT A R,JONES D R,et al. Direct RNA sequencing[J]. Nature, 2009,461(7265):814−818.

[12]UEMURA S,AITKEN C E,KORLACH J,et al. Real−time tRNA transit on single translating ribosomes at codon resolution[J]. Nature,2010,464(7291):1012−1017.

[13]KAPRANOV P,OZSOLAK F,KIM S W,et al. New class of gene−termini−associated human RNAs suggests a novel RNA copying mechanism [J]. Nature, 2010, 466 (7306): 642−646.

［14］LOOMIS E W,EID JS,PELUSO P,et al. Sequencing the unsequenceable:expanded CGG-repeat alleles of the fragile X gene［J］. Genome research,2013,23(1):121-128.

［15］DANCEY J E, BEDARD P L, ONETTO N, et al. The genetic basis for cancer treatment decisions［J］. Cell,2012,148(3):409-420.

［16］WHEELER D A,SRINIVASAN M,EGHOLM M,et al. The complete genome of an individual by massively parallel DNA sequencing［J］. Nature,2008,452(7189):872-876.

［17］ZHANG X, DAVENPORT K W, GU W, et al. Improving genome assemblies by sequencing PCR products with PacBio［J］. BioTechniques,2012,53(1):61-62.

第 14 章 代表性完整实验流程

实验 14.1 基因药物 siRNA 的细胞转染实验

【实验原理】

脂质体具有类生物膜的磷脂双分子层结构,良好的生物相容性,是理想的药物转运载体。siRNA 可以与阳离子脂质体形成非共价键的复合物,由脂质体转运进入细胞,荧光标记的 siRNA 转染进入细胞的效率可通过流式细胞仪检测细胞内荧光的强度来评价。

【药学应用】

1. 评价基因药物的治疗效果。
2. 研究基因药物的作用机制。
3. 评价 siRNA 转运载体的转运效率。

【实验材料】

RPMI1640 培养基、PBS 缓冲液(pH 值 7.4)、胰蛋白酶细胞消化液;lipofectamine 2000、siRNA(绿色荧光标记)6 孔细胞培养板、加样器、吸头、流式细胞仪。

【实验步骤】

1. 胰蛋白酶消化处于对数生长期的人前列腺 PC-3 细胞,接种适当数量的细胞至 6 孔细胞培养板中,使用无抗生素的培养基,37 ℃的 CO_2 培养箱内培养过夜。

2. 将 siRNA-lipo2000 混合液加入(1)中的细胞培养板中,并设置空白对照组,空白对照组不含 siRNA-lipo2000 混合液。将培养板置于 37 ℃的 CO_2 培养箱中继续培养 4 h。

3. 转染结束后 PBS 缓冲液清洗,胰蛋白酶消化细胞,PBS 洗涤制备单细胞悬液,置于流式细胞仪下检测荧光强度。

【实验结果与分析】

实验结果:A 组为空白对照组,B 组为 siRNA-lipo2000 转染组,空白细胞作为对照组,荧光强度设置为零,为阴性,转染组以空白组为阴性对照,同样方法处理,得到阳性结果所占比例,评价转染效率(图 14-1)。

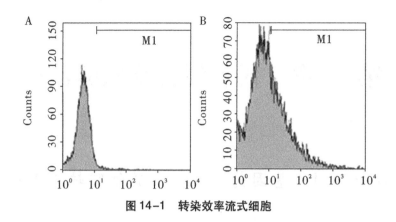

图 14-1 转染效率流式细胞

分析讨论:经 siRNA-lipo2000 转染之后,阳性细胞所占的比例约为 54%,如有其他转染组,即可通过比较阳性结果比例的大小,来评价转染效率的高低,阳性比例越高,转染效率越高。

【注意事项】

1. 细胞密度是影响转染效率的关键因素,转染时的细胞密度须达到30%~50%。

2. 实验要求无 RNA 酶环境,吸头、EP 管需经无酶处理。

3. 稀释好的 lipo2000,尽量在 30 min 之内与稀释好的 siRNA 混合否则转染活性降低。

4. 转染操作时间尽量短,操作完毕后,尽快将培养板放到培养箱,整个操作过程注意在避光条件下进行。

【资料延伸】

siRNA 推荐的转染浓度是 50 nmol/L,最佳转染浓度一般需要设置浓度梯度进行测试优化,建议的转染梯度为 100 nmol/L,50 nmol/L,20 nmol/L,10 nmol/L,5 nmol/L,1 nmol/L。具有荧光标记的 siRNA 转染细胞后,确定是否有效转染及转染效率的高低除了通过流式细胞仪定量检测荧光强度之外还可以直接使用荧光显微镜、激光共聚焦显微镜进行观察。

siRNA 细胞转染效果还可以通过检测 mRNA 水平及蛋白水平来评价。siRNA 的作用机制在于其引起靶 mRNA 的降解,其降解水平是 siRNA 沉默效率的最直接指标。一般在 siRNA 转染后 24~72 h 即可以检测到靶 mRNA 水平的降低。检测方法一般采用 Real-time PCR 定量检测。蛋白水平的检测一般需要借助抗体(针对靶基因蛋白质的抗体或针对融合蛋白的抗体)或报告基因系统检测,检测手段一般有 Western blot、免疫组化等。一般说来,检测时间受细胞内蛋白质表达量、蛋白质本身的半衰期等因素的影响,一般为 48~96 h,甚至更长时间之后多点采样。

【附录】

siRNA-lipo2000 混合液的制备。①稀释转染试剂 lipo2000:使用前,将 lipo2000 转染试剂轻轻摇匀,然后取适量,用含血清不含双抗的培养基稀释,轻轻混合,室温孵育 5 min。

②稀释 siRNA：用含血清不含双抗的培养基稀释 siRNA，轻轻混合。③稀释好的 lipo2000 与稀释好的 siRNA 轻轻混合，室温培养 20 min。

【关键词】

siRNA；阳离子脂质体；细胞转染；流式细胞仪

【参考文献】

[1] WANG L, SHI J J, ZHANG H L, et al. Synergistic anticancer effect of rnai and photothermal therapy mediated by functionalized single - walled carbon nanotubes [J]. Biomaterials, 2013, 34: 262.

[2] QIN J, XU Y Y, LI X Y, et al. Effects of lentiviral-mediated foxp1 and foxq1 rnai on the hepatocarcinoma cell[J]. Exp Mol Pathol, 2014, 96: 1.

[3] MA K Q, JIN F J, WANG Q L, et al. siRNA targeting viral protein 5: the major capsid protein of herpes simplex virus-1 affects its propagation and cytoskeleton[J]. Tropical Journal of Pharmaceutical Research, 2015, 14(3): 391.

实验 14.2　小分子 LSD1 抑制剂的设计合成与作用机制研究

【背景知识介绍】

已有的国内外研究证实组蛋白赖氨酸去甲基化酶 1（histone lysine specific demethylase 1, LSD1）在多种肿瘤中高表达，对肿瘤的发生发展起促进作用。目前，多项研究证实用 RNAi 或小分子 LSD1 抑制剂降低肿瘤细胞中 LSD1 表达或 LSD1 活性可抑制肿瘤细胞生长；2012 年研究亦发现 LSD1 表达下调或活性抑制可抑制肿瘤细胞侵袭和转移。因此，LSD1 被认为是一个具有较好应用前景的抗肿瘤药物靶点。本项目研究 LSD1 抑制剂的设计、合成及其生物活性，属于一项多学科交叉研究，对推进科学研究发展，促进各学科之间融合渗透有着积极作用，对未来具有靶向性抗肿瘤药物的研发具有重要科学意义。

LSD1 是 2004 年由哈佛大学医学院 Shi Yang 教授报道的组蛋白去甲基化酶，其发现确认了组蛋白甲基化的动态平衡过程，为组蛋白修饰的表观遗传学发展提供了新思路。LSD1 属于胺基氧化酶家族成员，能够去除组蛋白 3（histone, H3）第 4、9 位单、双甲基化赖氨酸（K4, K9）的甲基，调节基因转录。LSD1 主要由 852 个氨基酸组成（图 14-2），其中 N 端 1～172 个氨基酸为可变区域，紧随其后是 SWIRM 区，C 端是胺基氧化酶（amine oxidase like, AOL）结构域，中心含一个 tower 结构。

有报道 LSD1 在多种肿瘤中高表达。用 RNAi 抑制其表达或用抑制剂使其失活可抑制肿瘤生长。2010—2012 年，多个课题组发现并证实 LSD1 的 CoREST 区与 TGF-β 下游蛋白 Snail 结合，作用于肿瘤转移和侵袭相关蛋白 E-Cadherin 的 E-Box 区域，从而调控肿瘤转移和侵袭，而 LSD1 抑制剂苯环丙胺（tranylcypromine, 2-PCPA）可抑制 E-Cadherin 介导的肿瘤转移和侵袭。因此，以 LSD1 为靶点小分子抑制剂不仅可用于抗肿瘤增殖，亦可通过抑制肿瘤上皮-间质转化(epithelial-mesenchymal transition,EMT)过程达到抑制肿瘤转移和侵袭的效果。

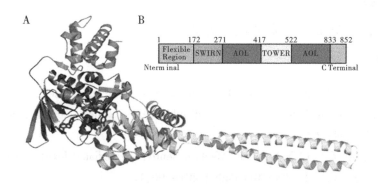

图 14-2　LSD1 酶结构

A. LSD1 的二级结构图,SWIRN 区域为绿色,AOL 区域为浅蓝色(FAD 结合区)和深蓝色(底物结合区),TOWER 结构为黄色,N 端为可变区域;B. LSD1 结构域组成。

目前,Jeffrey 等先后筛选出多肽类、2-PCPA 类以及多胺类 LSD1 抑制剂(图 14-3),其中西班牙 Oryzon 公司的 ORY-1001 和英国葛兰素史克公司的 GSK2879552 作为不可逆2-PCPA 类 LSD1 抑制剂已分别进入二期和一期临床,但均可非特异性作用于 MAO-A。2011—2013 年,Wang 等人又合成出全新的 LSD1 抑制剂,用于肿瘤干细胞及结肠癌的治疗,但其肿瘤抑制率仍然偏低。因此,开展以 LSD1 为靶点的高效、选择性小分子抑制剂有非常重要的科学意义和应用开发前景。

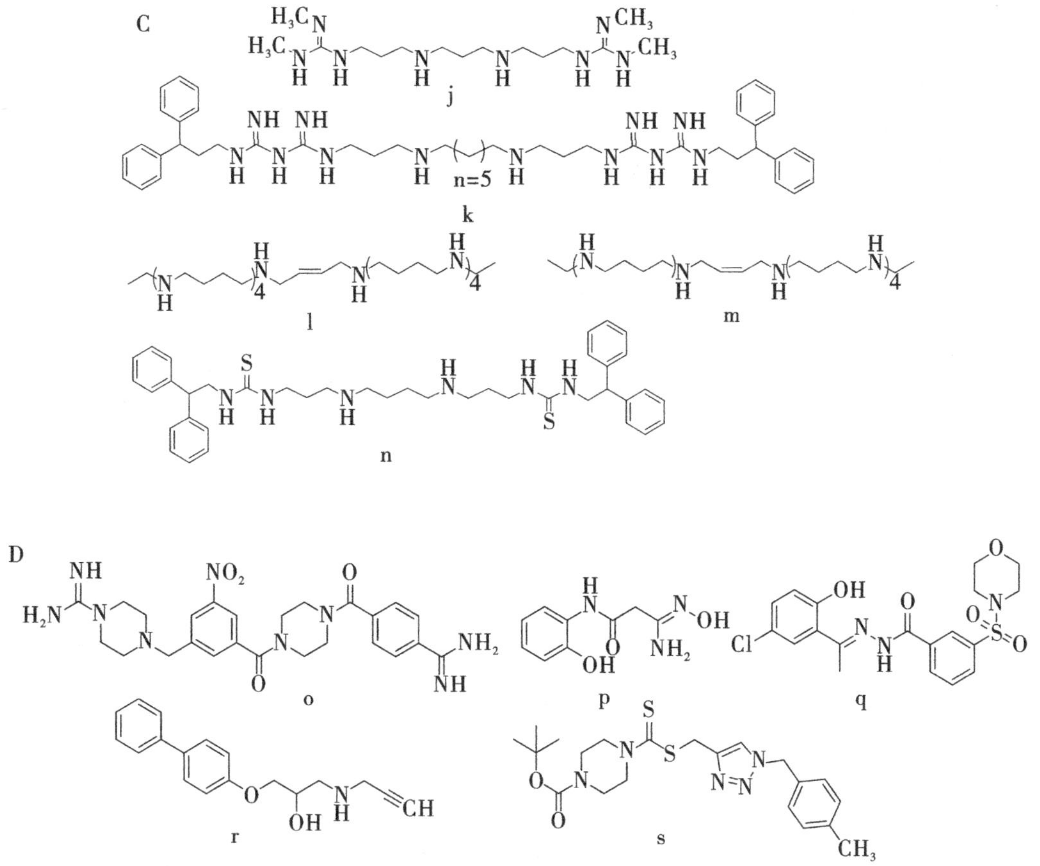

图 14-3　LSD1 抑制剂

A. 多肽类 LSD1 抑制剂；B. 2-PCPA 类 LSD1 抑制剂；C. 多胺类 LSD1 抑制剂；D. 其他 LSD1 抑制剂。

【实验原理】

有研究已证实 LSD1 抑制剂可抑制多种肿瘤生长。目前已报道包括多肽类、多胺类、苯环丙胺类等多种 LSD1 抑制剂。但由于选择性、体外及体内生物活性等原因，多数 LSD1 抑制剂未进入临床研究。本课题组长期从事二硫代甲酸酯类化合物以及利用 Click 反应合成含有三氮唑的抗肿瘤药物研究。同时，2010 年，Qing Zhu 研究小组利用 Click 反应将不同叠氮和炔烃反应，设计合成对 LSD1 同源蛋白 MAO-A 有抑制活性的化合物；而 Click 又被广泛地应用于包括 HDAC 在内酶抑制剂研究。因此我们推测含三氮唑小分子化合物有可能对 LSD1 亦具有一定抑制活性。

本实验基因工程方法，原核表达并纯化 LSD1 蛋白。利用荧光探针 Amplex Red 法监测 LSD1 在去甲基过程中生成过氧化氢量，从而间接判断 LSD1 活性变化。同时，本小节利用 Click 反应与药物设计拼合原理，将三氮唑和氨基二硫代甲酸酯两个活性片段拼合在一个分子之中，评价它们的 LSD1 抑制活性。通过构效关系分析，发现具有优秀生物活性候选化合物，然后对其进行进一步生物学评价。

【药学应用】

1. 酶抑制剂筛选。
2. 靶点药物的设计与合成。
3. 小分子化合物对酶作用机制评价。

【实验内容】

LSD1 的原核表达及纯化见实验 3.4。

LSD1 抑制剂筛选模型的建立见实验 9.2。

LSD1 抑制剂的设计合成:1,2,3-三氮唑-氨基二硫代甲酸酯衍生物合成方案设计与合成。

2010 年,Qing Zhu 研究小组利用 Click 反应将不同叠氮和炔烃反应,设计合成 108 个 1,2,3-三氮唑衍生物,从中筛选得两个对 MAO-A 高抑制活性化合物,IC50 均在 1 μmol/L 以下(图 14-4)_ENREF_105。

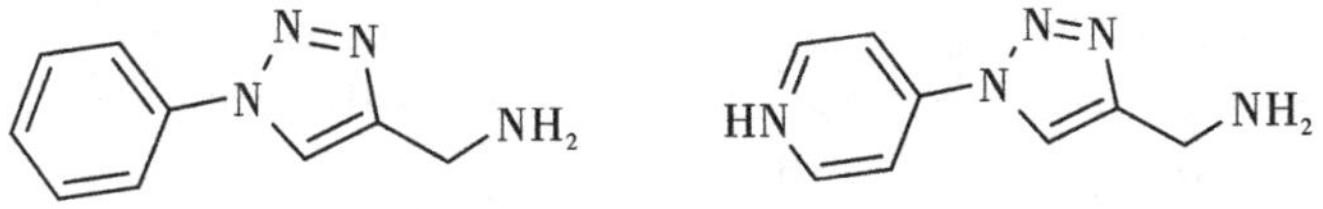

图 14-4 具有 MAO-A 抑制活性的 1,2,3-三氮唑衍生物

由于 LSD1 和 MAO-A 是同源蛋白,且现已有文献报道 MAO 抑制剂对 LSD1 亦有抑制活性,因此我们推测含 1,2,3-三氮唑小分子 MAO-A 抑制剂对 LSD1 亦具有一定抑制活性。

另有大量文献报道氨基二硫代甲酸酯类化合物具有抗细菌、抗真菌、抗氧化、抗肿瘤等多种生物活性。此外,氨基二硫代甲酸酯类化合物具有较强金属键合能力,可螯合重金属和清除体内 NO 自由基。最近,Claudiu T. Supuran 研究小组报道氨基二硫代甲酸盐对人碳酸酐酶 hCA IX 和 hCA XII 具有强抑制活性,hCA IX 和 hCA XII 在多种缺氧肿瘤中表达量都异常升高,其抑制剂可明显抑制肿瘤生长(图 14-5)。

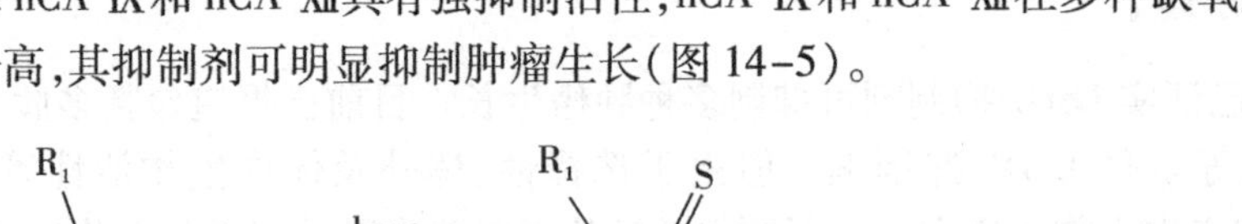

图 14-5 具有碳酸酐酶抑制活性的氨基二硫代甲酸盐

基于以上原因,本课题计划利用 Click 反应和药物设计中拼合原理,将 1,2,3-三氮唑和氨基二硫代甲酸酯两个活性片段拼合在一个分子之中,合成得如图 14-6 所示新型 1,2,3-三氮唑-氨基二硫代甲酸酯衍生物,评价它们对 LSD1 重组蛋白抑制活性及体外抗肿瘤活性。通过构效关系分析,发现具有高生物活性候选化合物,并对其进行进一步体内活性评价和毒性分析。根据以上研究结果,对候选化合物进行有目的结构修饰和活性评价,研究该类化合物作用机制,为进一步发现高效、低毒 LSD1 抑制剂,开发新型抗肿瘤候选药物奠定基础。

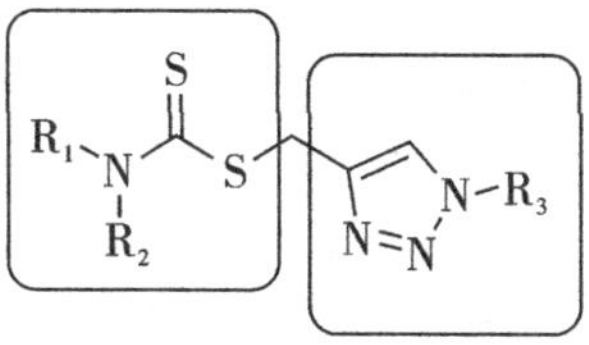

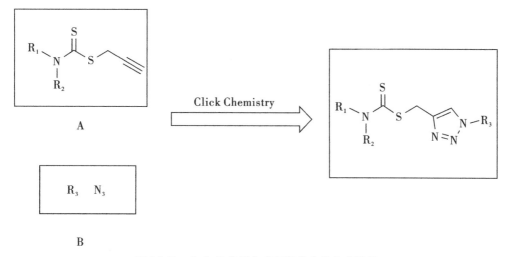

图 14-6 设计的 1,2,3-三氮唑-氨基二硫代甲酸酯复合目标分子

课题设计目标分子可通过 Click 反应,由炔合成砌块(A)和叠氮合成砌块(B)反应制备得(图 14-7)。

图 14-7 由 A、B 分子合成目标化合物合成路线

1. 新型 LSD1 抑制剂作用机制研究 酶抑制分为不可逆抑制和可逆抑制。抑制剂与酶必需基团或活性部位以共价键结合而引起酶活力丧失,不能用透析、超滤或凝胶过滤等物理方法去除抑制剂而使酶活力恢复的抑制作用称为不可逆抑制,此种抑制剂叫做不可逆抑制剂。抑制剂与酶以非共价键可逆结合而引起酶活力降低或丧失,用物理方法除去抑制剂后可使酶活力恢复作用称为可逆抑制作用,这种抑制剂叫做可逆抑制剂。

(1)稀释法检测抑制剂可逆性:剂量依赖型的酶抑制剂在高浓度时可较强地抑制酶活性,低浓度酶抑制剂则不能有效地抑制酶活性。因此,可逆性抑制剂在高浓度时与酶孵育,经过有限稀释得低浓度酶抑制剂与酶,此时酶活性可恢复。反之,高浓度不可逆抑制剂在经过与酶孵育后,通过共价键改变酶结构,经过有限稀释后酶活亦不能恢复。

(2)透析法检测抑制剂可逆性:剂量依赖型酶抑制剂在高浓度时可较强抑制酶活性,经过透析袋透析后,可逆性抑制剂可被透析出透析袋,从而使酶活恢复,不可逆抑制剂则通过共价键与酶结合,不能使酶活恢复。

2. 新型 LSD1 抑制剂对 LSD1 底物及辅酶竞争性研究 可逆抑制作用类型有多种,它

们的共同特点在于抑制剂对酶活性的抑制反应具有可逆性。其中包括竞争性抑制作用、非竞争性抑制作用、反竞争性抑制作用及线性混合型抑制作用。每种类型都以各自特定方式影响 K_m 和 V_{max}。

（1）竞争性抑制作用：竞争性抑制是较常见且重要的可逆抑制。它是指抑制剂（I）和底物（S）对游离酶（E）的结合有竞争作用，互相排斥，酶分子结合 S 就不能结合 I，结合 I 就不能结合 S。这种情况往往是抑制剂和底物争夺酶的同一结合位置。

（2）非竞争性抑制作用：非竞争性抑制是指底物（S）和抑制剂（I）与游离酶（E）的结合互不相关，既不排斥，也不促进，S 可与游离 E 结合，亦可与 EI 复合体集合。同样 I 可和游离 E 结合，亦可与 ES 复合体结合，但 IES 不能释放出产物。

（3）反竞争性抑制作用：反竞争性抑制为抑制剂 I 不与游离酶 E 结合，却和 ES 中间复合体结合成 EIS，但 EIS 不能释出产物。

（4）线性混合型抑制作用：线性混合型抑制为抑制剂 I 可和游离酶 E 结合亦可与 ES 复合物在非活性中心位点结合。

【资料延伸】

表观遗传学是指在 DNA 序列不变的前提下基因表达或细胞表型的可遗传变化，主要包括 DNA 甲基化，组蛋白共价修饰，染色质重塑，基因沉默和 RNA 编辑。其中，组蛋白修饰涉及许多生理、生物化学过程，可通过调控染色质结构而激活或抑制基因表达。LSD1 是 2004 年确认的第一个组蛋白去甲基化酶，可去除组蛋白 H3K4、H3K9 和非组蛋白底物赖氨酸的甲基而调控其生物学功能。LSD1 在多种肿瘤中高表达，用 LSD1 抑制剂或 RNAi 降低 LSD1 活性或表达量可抑制肿瘤生长。因此，获得高效、低毒、高选择性 LSD1 抑制剂是目前抗肿瘤药物研究热点。

【参考文献】

[1]SHI Y, LAN F, MATSON C, et al. Histone demethylation mediated by the nuclear amine oxidase homolog LSD1[J]. Cell, 2004, 119: 941.

[2]CHEN Y, YANG Y, WANG F, et al. Crystal structure of human histone lysine-specific demethylase 1 (LSD1)[J]. Proceedings of the National Academy of Sciences of the United States of America, 2006, 103: 13956.

[3]SUZUKI T, MIYATA N. Lysine demethylases inhibitors[J]. Journal of medicinal chemistry, 2011, 54: 8236.

[4]BARON R, BINDA C, TORTORICI M, et al. Molecular mimicry and ligand recognition in binding and catalysis by the histone demethylase LSD1-CoREST complex[J]. Structure, 2011, 19: 212.

[5]FERRARI-AMOROTTI G, FRAGLIASSO V, ESTEKI R, et al. Inhibiting interactions of lysine demethylase LSD1 with snail/slug blocks cancer cell invasion[J]. Cancer research, 2013, 73: 235.

[6]LIN T, PONN A, HU X, et al. Requirement of the histone demethylase LSD1 in Snai1-

mediated transcriptional repression during epithelial–mesenchymal transition[J]. Oncogene, 2010,29:4896.

[7]WANG J,LU F,REN Q, et al. Novel histone demethylase LSD1 inhibitors selectively target cancer cells with pluripotent stem cell properties[J]. Cancer research,2011,71:7238.

[8]HAZELDINE S, PACHAIYAPPAN B, STEINBERGS N, et al. Low molecular weight amidoximes that act as potent inhibitors of lysine–specific demethylase 1[J]. Journal of medicinal chemistry,2012,55:7378.

[9]LOHSE B, KRISTENSEN J L, KRISTENSEN L H, et al. Inhibitors of histone demethylases[J]. Bioorg Med Chem,2011,19:3625.

[10]WANG X J,XU H W,GUO L L,et al. Synthesis and in vitro antitumor activity of new butenolide–containing dithiocarbamates[J]. Bioorganic and medicinal chemistry letters,2011, 21:3074.

[11]WANG X J,XU H W,GUO L L. Synthesis of various substituted spiro–and bicyclethiazolidine–2–thiones by a multicomponent reaction and biological evaluation in vitro[J]. Heterocycles,2011,83:1005.

[12]DUAN Y C,MA Y C,ZHANG E,et al. Design and synthesis of novel 1,2,3–triazole-dithiocarbamate hybrids as potential anticancer agents[J]. European journal of medicinal chemistry,2013,62:11.

[13]JIA Z,ZHU Q. "Click" assembly of selective inhibitors for MAO–A[J]. Bioorganic and medicinal chemistry letters,2010,20:6222.

[14]SUZUKI T,KASUYA Y,ITOH Y,et al. Identification of Highly Selective and Potent Histone Deacetylase 3 Inhibitors Using Click Chemistry–Based Combinatorial Fragment Assembly[J]. PloS one,2013,8:68669.

[15]SUZUKI T, OTA Y, RI M, et al. Rapid discovery of highly potent and selective inhibitors of histone deacetylase 8 using click chemistry to generate candidate libraries[J]. Journal of medicinal chemistry,2012,55:9562.

[16]ZHOU M, DIWU Z, PANCHUK–VOLOSHINA N, et al. A stable nonfluorescent derivative of resorufin for the fluorometric determination of trace hydrogen peroxide:applications in detecting the activity of phagocyte NADPH oxidase and other oxidases[J]. Analytical biochemistry,1997,253:162.

[17]IMAMURA H,OHTAKE N,JONA H,et al. Dicationic dithiocarbamate carbapenems with anti–MRSA activity[J]. Bioorganic and Medicinal Chemistry,2001,9:1571.

[18]LEN C, BOULOGNE–MERLOT AS, POSTEL D, et al. Synthesis and Antifungal Activity of Novel Bis(dithiocarbamate) Derivatives of Glycerol[J]. Journal of Agricultural and Food Chemistry,1996,44:2856.

[19]MENEZES D C, VIEIRA F T, LIMA G M,et al. Tin(IV) complexes of pyrrolidinedithiocarbamate:synthesis, characterisation and antifungal activity[J]. European journal of medicinal chemistry,2005,40:1277.

[20]SCHRECK R,MEIER B,MANNEL D N,et al. Dithiocarbamates as potent inhibitors of nuclear factor kappa B activation in intact cells[J]. The Journal of experimental medicine, 1992,175:1181.

[21]HUANG W, DING Y, MIAO Y, et al. Synthesis and antitumor activity of novel dithiocarbamate substituted chromones[J]. European journal of medicinal chemistry, 2009, 44:3687.

[22]QIAN Y,MA G Y,YANG Y,et al. Synthesis, molecular modeling and biological evaluation of dithiocarbamates as novel antitubulin agents[J]. Bioorg Med Chem, 2010, 18:4310.

[23] AZIZI N, ARYANASAB F, TORKIYAN L, et al. One - Pot Synthesis of Dithiocarbamates Accelerated in Water[J]. The Journal of Organic Chemistry,2006,71:3634.

[24]HIDAKA S,FUNAKOSHI T,SHIMADA H,et al. Comparative effects of diethyldithio-carbamate and N-benzyl-D-glucamine dithiocarbamate on cis-diamminedichloroplatinum-induced toxicity in kidney and gastrointestinal tract in rats[J]. Journal of applied toxicology: JAT,1995,15:267.

[25]TANDON S K,SINGH S,JAIN V K,et al. Chelation in metal intoxication. XXXVIII: Effect of structurally different chelating agents in treatment of nickel intoxication in rat[J]. Fundamental and applied toxicology,1996,31:141.

[26]CARTA F, AGGARWAL M,MARESCA A,et al. Dithiocarbamates strongly inhibit carbonic anhydrases and show antiglaucoma action in vivo[J]. Journal of medicinal chemistry, 2012,55:1721.

[27]CARTA F, AGGARWAL M,MARESCA A,et al. Dithiocarbamates:a new class of carbonic anhydrase inhibitors. Crystallographic and kinetic investigations[J]. Chemical commu-nications,2012,48:1868.

实验 14.3　药物基于表型的筛选和机制研究

新药的发现包括偶然发现和主动发现,偶然发现存在随机性,不可能成为新药研发依赖的途径。主动寻找能治疗疾病的药物是人类历史过程中从未间断探索,但采用的技术方法却不尽相同。药物筛选是主动寻找药物的典型方法,其中对治疗特定疾病药物的筛选是最常用药物筛选模式。随着分子生物学、细胞生物学、基因组学、转录组学、蛋白组学、代谢组学以及高通量筛选计算机辅助设计等学科和技术的不断发展,为新药的发现提供了更多的新技术和新靶点。

药物的研发主要包括四个内容:①新药的发现和筛选;②临床前研究;③临床研究;④新药上市后检测。其中作为药物研发的起始阶段新药的发现和筛选尤为关键。这个过程中往往利用分子生物学的知识确立药物的靶点,包括携带遗传信息的核酸以及在细胞内或细胞间信息传导过程中发挥重要作用的蛋白质、酶等生物大分子。通过影响这些分子,进而调控生命的过程,产生治疗疾病的作用。

对于药物筛选首先是针对候选化合物进行初步的活性筛选,为药物有效性进行前期探索,一般采用体外筛选,包括酶活性测定;细胞增殖实验测定;细胞因子的分泌检测等筛选指标,方法上应该符合大规模、高效率的要求。其次,针对化合物进行体内的活性确定以及初步的毒性考察。根据治疗适应证建立动物模型考察体内有效性,同时观察化合物的毒性。药物筛选的过程是多学科合作的综合检测体系,根据疾病发病机制的最新研究,从分子和细胞水平到组织、器官以及整体动物各个方面综合确证,评价候选化合物。紫杉醇的发现是现代天然产物药物研发的典型案例。

1963 年美国北卡罗来纳州三角研究所的化学家 Monre E. Wall 博士和 M. C. Wani 博士首次从生长在美洲西部大森林中的太平洋红豆杉(Pacific Yew)的树皮和木材中分离出了紫杉醇的粗体物,通过药物筛选发现它对鼠的肿瘤细胞有很强的细胞毒活性。于是两位科学家进一步提取分离其中的活性成分,一直到 1971 年,通过与杜克大学的化学教授姆克法尔合作,利用 Zemplen 醇解作用将紫杉醇分解成可结晶的两部分,通过 X 射线衍射分析并测定了紫杉醇分子是一个极其复杂的四环二萜类化合物:一个紫杉烷环加一个四个元素组成的氧烷环,在 C-2 和 C-13 上还分别有一个苯氧基和酯基侧链。紫杉醇发现之后的近十年都未能引起人们足够广泛的重视,这主要是因为它在植物中的含量极低,资源极为有限;另外,它的水溶性较差。水溶性对化合物的成药性非常关键,而紫杉醇在水中的溶解性最大只能达到 20 mg/L。但是,通过不断筛选发现紫杉醇对多种恶性肿瘤有极好的活性,即具有广谱抗癌活性。在之后的抗肿瘤机制研究中,爱尔伯特爱因斯坦医学院的 Susan Horwitz 发现紫杉醇具有能与细胞中微管蛋白紧密地结合并使它们稳定的独特活性机制,这为它进一步开放提供了有力的依据。微管蛋白在细胞的有丝分裂中起到至关重要的作用。而且微管蛋白几乎普遍存在于所有真核细胞中,在哺乳动物中存在多种微管蛋白分子,研究发现至少存在 6 种 α-微管蛋白和相应同样数量的 β-微管蛋白,不同类型的微管蛋白非常相似,它们的一项重要功能是能可逆性聚合成微管。在有丝分裂中,染色体的分离需要借助这些微管,有丝分裂结束后,这些微管又重新解聚成微管蛋白。紫杉醇的主要机制是能和微管蛋白聚合体相互作用,和微管紧密地结合,从而稳定微管,阻止微管重新解聚成微管蛋白。通过这一机制抑制异常增殖的细胞分裂,诱导细胞死亡。研究进一步发现,紫杉醇在缺乏 GTP 的情况下,依然可以促进微管蛋白聚合,并且即便在有利于微管蛋白解聚的条件下,如低温、钙离子、透析等,紫杉醇仍然可以稳定微管蛋白聚合体的形式。通过化学计算得到紫杉醇仅与 α,β-微管蛋白中的一个可逆地结合。而另外一些效果较好的抗肿瘤药物,如秋水仙碱、长春碱、长春新碱等则是通过阻止微管蛋白聚合而起作用的。实验发现,虽然抗肿瘤的作用机制不同,但紫杉醇和秋水仙素、长春花类生物碱几乎对肿瘤细胞的细胞毒作用都可以达到纳摩尔级。紫杉醇抗肿瘤的其他机制还包括能在细胞中诱导形成特异的微管蛋白束。通过对紫杉醇的体内外活性的筛选,以及机制的研究,不断证明紫杉醇是具有巨大潜力的候选化合物,另一方面约翰霍普金斯大学医学院在临床上发现紫杉醇对晚期卵巢癌的惊人疗效。美国国家癌症研究所也获得了大量临床研究的数据证实紫杉醇的抗肿瘤效果。1989 年,美国国家癌症研究所指定施贵宝公司为合作伙伴,共同对紫杉醇进行开发,使其产业化。1992 年 12 月,美国国家食品与药品管理中心(FDA)批准紫杉醇为晚期卵巢癌的治疗药物,随后又批准用于治疗乳腺癌。如今,紫杉醇已经被成功地广泛应用于对包括乳腺癌、肺癌、卵巢癌、卡波氏肉瘤在内的多种恶性肿瘤的治疗。FDA 也已经获得了大量关于紫杉醇的临床疗效及其副反应的资料。紫杉醇是至今所知的最好的治疗卵巢癌和乳腺癌的药物,但价格非常昂贵,其原因是它的来源红豆杉和东非罗汉松(含紫杉醇)中含量非常低,并且这些植物生长得十分缓慢。最初临床上治疗一个病人用的紫杉醇的量,需要从上百年树龄的红豆杉树 6 棵中提取。近年来通过药物合成方面的不断努力,从红豆杉中分离得到包括 10-脱酰基巴卡丁Ⅲ、巴卡丁Ⅲ,10-脱酰基紫杉醇,10-脱酰基三尖杉宁碱,7-戊醛基-10-脱酰基紫杉醇等前体药物,利用这些前体药物,通过化学半合成制得紫杉醇。此间,另一种对卵巢癌有更好治疗作用的化学半合成产物紫杉醇烯,由 Rhone-Poulenc Rorer 制得,也被美国国家食品与药物管理中心批准为对顽固性恶性卵巢癌的治疗药物。在一定程度上,所有这些研究缓和了药源紧张的问题。

紫杉醇研发历史:

1958 年美国国家癌症研究所对全球植物提取物进行抗癌筛选。

1962 年 Monre E. Wall 博士和 M. C. Wani 博士首次在红豆杉中提取出紫杉醇,并发现其具有良好的细胞毒作用。

1971 年通过 X 射线衍射分析确证了紫杉醇的四环二萜类结构。

1978—1979 年美国国家癌症研究所休内试验证明紫杉醇对小鼠白血病和裸鼠移植瘤都有较好的抗肿瘤效果,并且发现其独特的抗癌机制——稳定参与有丝分裂的微管蛋白。

1992 年美国政府将专利转让给施贵宝,紫杉醇被 FDA 批准上市。

1994 年紫杉醇创世界抗癌药物全球销量冠军。

2000 年紫杉醇销量创百亿。

【参考文献】

[1]WALL M E,WANI M C. Camptothecin and taxol:discovery to clinic——thirteenth Bruce F. Cain Memorial Award Lecture [J]. Cancer Res,1995,55(4):753-760.

[2]MILLER H I. The Story of Taxol:Nature and Politics in the Pursuit of an Anti-Cancer Drug [J]. Nature Medicine,2001,7(2):148.

[3]WANI M C,TAYLOR H L,WALL M E,et al. Plant antitumor agents. VI. The isolation and structure of taxol,a novel antileukemic and antitumor agent from Taxus brevifolia [J]. J Am Chem Soc,1971,93(9):2325-2327.

[4]FUCHS D A,JOHNSON R K. Cytologic evidence that taxol,an antineoplastic agent from Taxus brevifolia,acts as a mitotic spindle poison [J]. Cancer Treat Rep,1978,62(8):1219-1222.

[5]CARTA F,AGGARWAL M,MARESCA A,et al. Dithiocarbamates:a new class of carbonic anhydrase inhibitors. Crystallographic and kinetic investigations[J]. Chemical Communications,2012,48(13):1868-1870.

实验 14.4 蛋白类药物的制备及质量控制

【实验原理】

蛋白质类药物主要包括蛋白质类激素、蛋白质细胞生长调节因子、血浆蛋白质类、黏蛋白、胶原蛋白及蛋白酶抑制剂等,其作用方式包括对机体各系统和细胞生长的调节、被动免疫、替代疗法等。

蛋白质质量控制的重要意义主要体现在两个方面:①它是细胞维持自稳状态的一种选择性分解代谢机制;②失效的蛋白质质量控制是很多疾病的分子病因。这个复杂的调控网络中仍存在众多未解决的问题。作为功能蛋白基础研究的焦点之一,蛋白质质量控制的机制也越来越多地被用于解释与多种人类健康相关的问题,从而成为药物开发的重要基础理论之一。

【药学应用】

基因工程技术生产的一些蛋白质药物,已实现工业化生产的产品如胰岛素、干扰素、白细胞介素、生长素、EPO、tPA、TNF 等,现正从微生物和动物细胞的表达转向基因动植物发展。

【实验材料】

牛的胰脏、酸醇提取液、氨水、盐酸、硫酸、乙醇,草酸、氯化钠、丙酮、醋酸锌、柠檬酸、乙醚、液氮。

【实验步骤】

酸醇法生产胰岛素的工艺路线如图 14-8 所示。

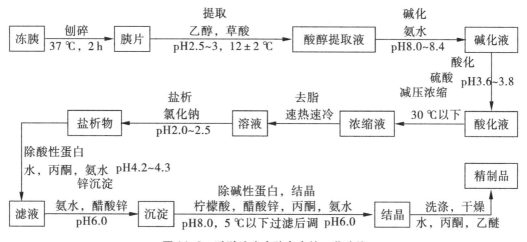

图 14-8　酸醇法生产胰岛素的工艺路线

【实验结果与分析】

1.结晶　将沉淀用冷丙酮洗涤,得干品,再按干品质量每克加冷 2% 柠檬酸 50 mL、6.5% 醋酸锌溶液 2 mL、丙酮 16 mL,并用冰水稀释至 100 mL,使其充分溶解。5 ℃以下,用 4 mol/L 氨水调 pH 值 8.0,迅速过滤。滤液立即用 10% 柠檬酸溶液调 pH 值 6.0,补加丙酮,使整个溶液体系保持丙酮含量为 16%。慢速搅拌 3 ~ 5 h 使结晶析出。在显微镜下观察,外形为正方形或扁斜形六面体结晶,再转入 5 ℃左右低温室放置 3 ~ 4 d,使结晶完全。离心收集结晶,并小心刷去上层灰黄色无定形沉淀,用蒸馏水或醋酸铵缓冲液洗涤,再用丙酮、乙醚脱水,离心后,在五氧化二磷真空干燥箱中干燥,即得结晶胰岛素。

2.质量检验　测定胰岛素效价,各国药典规定有家兔血糖降低法和小鼠血糖降低法。

【注意事项】

在整个生产过程中,为提高胰岛素的质量和产量,应注意以下几个方面。

1.胰脏质量　是胰岛素生产中的关键,在我国是一个薄弱环节。工业生产用的原料主要是猪、牛的胰脏。不同种类和年龄的动物,其胰脏中胰岛素量有所差别,牛胰含量一般高于猪胰。采摘胰脏要注意保持腺体组织的完整,避免摘断,并且离体后要立即深冻,先在 -30 ℃以下急冻后转入 -20 ℃保存备用,如用液氮速冻,效果更好。在胰脏中,胰尾部分胰岛素含量较高,如单独使用可提高收率 10%。

2.浓缩　浓缩工序的条件,对胰岛素收率影响很大。如采用离心薄膜蒸发器,在第一次浓缩后,浓缩液用有机溶剂去脂,再进行第二次浓缩,被浓缩溶液受热时间极短,避免了胰岛素效价的损失。

3.产品纯度　在常规的结晶胰岛素中,除了胰岛素主成分外,还含有其他一些杂蛋白抗原成分,如胰岛素原、精氨酸胰岛素、胰多肽等。因此要对结晶胰岛素进一步纯化,胰岛素原的含量显著降低。

【资料延伸】

目前,国际上生产医用重组人胰岛素(recombinant human insulin,rhI)的方法主要有 3 种。

(1)用基因工程大肠杆菌(Escherichia coli,E. coli)分别发酵生产人胰岛素(human insulin,hI)的 A、B 链。然后经化学再氧化法,使两条链在一定条件下重新形成二硫键,得到 hI。这一方法缺点较多,目前已较少使用。

(2)用基因工程 E. coli 发酵生产人胰岛素原(human proinsulin,hPI),后经加工形成 hI。这种方法,E. coli 系统表达量高,但缺点是不利于表达 hI 这样的小蛋白,产物易降解,故常采用融和蛋白形式将 hPI 连接在一个较大的蛋白质后,表达产物需经过一系列复杂的后加工才能形成有活性的 hI。

(3)通过基因工程酵母菌发酵生产 hPI,经后加工形成 hI。酵母系统下游后加工比细菌表达系统简单,但缺点是生产慢,生产周期长,且重组蛋白分泌量少(1 ~ 50 mg/L),产量低。

【关键词】

蛋白质类药;胰岛素;酸醇法

【参考文献】

[1]宋晓沛.酸、醇法从猪肺中提取胰岛素的研究[J].中国当代医药,2010(14):16-17.

[2]张友尚.胰岛素生产的回顾与展望[J].食品与药品,2008,10(1):1-3.

[3]楚建国,闫丽莉,张海彬.利用重组大肠杆菌生产人胰岛素[J].大家健康(学术版),2014,8(4):226.

实验 14.5　基于 ITS 序列的中药石斛类药材鉴别

石斛类药材为我国名贵传统中药材,药用历史悠久,历版中国药典对来源都有明确记载。2010 年版《中国药典》记载为兰科石斛属金钗石斛(*Dendrobium nobile*)、鼓槌石斛(*D. chrysotoxum*)或流苏石斛(*D. fimbriatum*)的栽培品及其同源近似种的新鲜或干燥茎;另将铁皮石斛单列,记载铁皮石斛为石斛属铁皮石斛(*D. officinale*)干燥茎,加工成螺旋形或弹簧状的习称"铁皮枫斗"(耳环石斛),切成段的习称"铁皮石斛"。石斛药材来源多年依赖于野生资源,资源紧缺,药用品种混乱,一批药材中常混有石斛属数种甚至 10 多种。自 20 世纪 80 年代以来,据文献记载以及对石斛商品的市场调查,在我国分布的石斛属 74 种 2 变种中,先后有近 50 种做中药石斛药用。其中很多种类在有叶无花或无花无叶的新鲜状态下(鲜品入药)就难以鉴别,直接加工干燥的"黄草"、切段干燥的"黄草饮片",或者边加热边加工的螺旋状"枫斗"形态更加相似,仅依靠外部特征鉴定其基原具有很大的难度,因此,石斛成为公认的鉴定最困难的一类中药材,历来有医工难辨之称。

近年来,DNA 分子标记技术在石斛属植物的鉴定方面取得很多研究进展,但这些研究多以新鲜、冰冻或硅胶快速干燥,已鉴定学名的材料为对象,研究比较不同的 DNA 分子标记在石斛属植物中的分辨率及鉴定价值,而将分子标记应用于品种混乱的干药材鉴别还鲜有报道。干燥石斛药材不同于新鲜材料,在干燥、加工、储藏等过程均造成了 DNA 不同程度降解,同时药材中丰富的多糖、蛋白质及多酚类等成分都影响后续 PCR 扩增、酶切等相关研究,因此需要探索适合于石斛类药材的 DNA 提取分离方法,获得高质量的DNA,然后选取合适的 DNA 标记进行鉴定研究。

植物细胞中,存在核基因组、叶绿体基因组和线粒体基因组 3 种类型。不同基因组因其结构与功能上的差异,具有不同的进化速率。其中核基因组进化最快,约为叶绿体基因组的两倍,线粒体基因组进化最慢,不到叶绿体基因组的1/3。位于核基因组的 rDNA ITS区因进化速率快,分辨率高,是植物条形码鉴别的重要候选基因片段。研究表明 ITS 序列在石斛属种间具有较大的变异,而在种内具有一定的遗传稳定性,是石斛物种鉴别的有效DNA 分子标记,而有关该片段直接用于石斛药材鉴定尚未见报道。本实验基于经验积累与 GenBank 收载的石斛属植物 ITS 序列资料,在研究药材 DNA 提取方法基础上,从药材中扩增 ITS 序列,通过克隆测序获得药材序列,经过与同源序列比对分析,对石斛类药材进行基原鉴别。

【实验材料】

实验用石斛药材共计 22 批,包括 12 批切段的黄草,10 批枫斗,分别购于安徽、河北、广州、上海、浙江等地,现保存于上海中医药大学中药研究所,来源见表 14-1;样品用蒸馏水与 70%乙醇清洗表面,切成小碎块或者直接打粉备用。

表 14-1　商品石斛来源

药材	收集地(产地)	编号
黄草饮片 1	安徽亳州奉天药业有限公司(四川)	HC-050122-BS-1
黄草饮片 2	安徽亳州奉天药业有限公司(四川)	HC-050122-BS-2
黄草饮片 3	安徽亳州奉天药业有限公司(四川)	HC-050122-BS-3
黄草饮片 4	安徽亳州(不详)	HC-050122-SZ-1
黄草饮片 5	安徽亳州(缅甸)	HC-030820-BM-1
黄草饮片 6	河南郑州(云南)	HC-030820-HY-2
黄草饮片 7	河北安国(四川)	HC-030721-AS-1
黄草饮片 8	上海华宇(云南)	HC-030721-SY-2
黄草饮片 9	江西樟树(不详)	HC-030721-JX-3
黄草饮片 10	广州(广西)	HC-030403-GG
黄草饮片 11	广西南宁(广西)	HC-030330-GG
黄草饮片 12	北京鹤延龄(云南)	HC-030714--BY
枫斗 1	安徽亳州(浙江)	FD-050122-AZ-1
枫斗 2	安徽亳州(浙江)	FD-050122-AZ-2
枫斗 3	安徽亳州(浙江)	FD-050122-AZ-3
枫斗 4	安徽亳州(浙江)	FD-050122-AZ-4
枫斗 5	安徽亳州(浙江)	FD-050122-AZ-5
枫斗 6	安徽亳州(浙江)	FD-050122-AZ-6
枫斗 7	安徽亳州(浙江)	FD-050122-AZ-7
枫斗 8	安徽亳州(浙江)	FD-050122-AZ-8
枫斗 9	安徽亳州(浙江)	FD-050122-AZ-9
枫斗 10	安徽亳州(浙江)	FD-050122-AZ-10

【实验方法】

1. 基因组 DNA 的提取　取石斛类药材干燥茎,将表面用无菌水冲洗干净,切成小碎块或者直接打粉,在液氮中进一步研磨成细粉,分别采用改良 CTAB 法(干药材约 50 mg 微量提取;干药材约 500 mg 大量提取)与试剂盒探索药材总 DNA 提取方法。

试剂盒提取:取干燥药材,加液氮碾磨成细粉,取 20 mg,根据 QIAGEN 试剂盒使用指南进行总 DNA 提取。

改良 CTAB 法提取:对经典 CTAB 方法进行改进,提高提取液中 CTAB 的浓度(由 2% 提高至 3%);将经典的氯仿萃取去除蛋白方法改进为苯酚-氯仿-异戊醇与氯仿-异戊醇结合使用去除蛋白。干燥药材切块或粉碎,加液氮碾磨成细粉,取约 50 mg(微量提取)或 500 mg(大量提取)细粉,迅速转移至离心管中,加入已 65 ℃ 预热的 CTAB 提取液(3% CTAB;100 mmol/L Tris-HCl,pH 值 8.0;20 mmol/L EDTA,pH 值 8.0;1.4 mol/L NaCl),混匀。65 ℃ 保温 2~4 h(期间多次轻轻颠倒混匀,使 DNA 提取充分),取出,冷却至室温,12 000 r/min 室温离心 10 min,吸取上清液,用等体积的苯酚-氯仿-异戊醇(25∶24∶1)萃取 1 次,吸取上清液;在上清液中加入等体积氯仿-异戊醇(24∶1)萃取液,上下多次颠倒,至萃取充分,4 ℃,12 000 r/min,离心 10 min;吸取上清液,加入氯仿-异戊醇(24∶1)重复萃取数次至两相间无沉淀物。吸取上清液加 1/10 体积的 3 mmol/L NaAc 与 2~2.5 倍体积的无水乙醇或等体积的异丙醇,混匀,-20 ℃ 放置 1~2 h,4 ℃,12 000 r/min,离心 10 min,弃液,70% 乙醇洗涤 DNA 沉淀 2 次(4 ℃,15 000 r/min,离心 5 min),弃液,晾干,加入 TE 液(10 mmol/L Tris-HCl,pH 值 8.0;1 mmol/L EDTA,pH 值 8.0)溶解,-20 ℃ 保存备用。提取获得的 DNA 沉淀溶解于 50~200 μL 的 TE 溶液中,紫外分光光度法与琼脂糖凝胶电泳检测样品 DNA 浓度与质量。

2. ITS 区片段的 PCR 扩增与产物纯化　根据文献报道的关于石斛属植物 rDNA ITS 扩增引物序列,上游引物 5′-CGTAACAAGGTTTCCGTAGGT-GAAC-3′ 与下游引物 5′-TTATTGATATGCTTAAACT-CAGCGGG-3′ 对药材进行 ITS 区全序列扩增。采用标准双链 PCR 反应扩增整个 ITS 片段(5′18S~3′26S,包括 5.8S 编码区)。30 μL 反应体积含 10× PCR buffer 3 μL,MgCl$_2$(25 mmol/L)1.5 μL,dNTP mix(2 mmol/L)2.5 μL,上游与下游引物各 1 μL(10 pmol/L),Taq DNA polymerase(5 U/μL)0.2 μL,1 μL 模板溶液(DNA 30~80 ng),ddH$_2$O 适量。扩增反应参数为:95 ℃ 预变性 4 min,95 ℃ 变性 1 min,58 ℃ 退火 45 s,72 ℃ 延伸 1 min,循环 30 次,然后 72 ℃ 保温 3 min,反应结束后,产物置 4 ℃ 保存。

3. 目的片断的回收与测序　将扩增得到的 PCR 产物进行胶回收并纯化,纯化过的 PCR 产物直接进行测序,或者与 pMD18-T 载体连接,转入大肠杆菌 DH5α 感受态细胞中,根据蓝白斑筛选阳性克隆,菌液 PCR 鉴定阳性克隆,每个药材样品选取 5 个以上的阳性克隆送 Invitrogen 公司进行序列测定。

4. 序列比对分析与药材基原鉴别　将测序获得的药材 ITS 序列与课题研究组研究积累的石斛属植物 ITS 序列资料,以及 GenBank 上的同源序列进行比较,确定序列的真实性;用 Blast 进行比对,获得与同源序列比对的片段长度及序列相似性程度,根据相似性程度鉴定石斛药材的基原。

【结果与分析】

1. 石斛药材基因组 DNA 提取　取约 50 mg 药材细粉,采用改良 CTAB 法与 QIAGEN 试剂盒没有从药材中提取到琼脂糖凝胶电泳能够检测出来的基因组 DNA,直接进行 PCR 扩增或者以纯化后的基因组 DNA 进行 PCR 扩展,均没有观察到 ITS 扩增产物产生。

采用改良 CTAB 法(干药材样品约 500 mg 大量提取),分别加入 10、20、25 mL 的 CTAB 抽提液提取总 DNA。提取得到的 DNA 分别溶解于 50、100、200 μL 的 TE 溶液中,取 10 μL 进行电泳检测,结果显示提取时加入 20 mL 或 25 mL 的 CTAB 抽提液可以有效地将药材中的 DNA 提取出来,DNA 降解呈弥散状,但仍可见长片段的 DNA,仅有少数药材样本的 DNA 降解比较严重,均呈弥散状。紫外分光光度法测定的溶解于 200 μL 的 TE 中黄草类石斛 DNA 质量浓度在 15～411 mg/L(吸光度 A_{260}/A_{280} 1.1～2.8),枫斗类石斛在 17～592 mg/L(吸光度 A_{260}/A_{280} 1.0～2.5),显示提取过程中多数样品有蛋白质污染。而 10 mL CTAB 抽提液在抽提时,提取液黏度较大,DNA 的提取效率较低,电泳检测无条带显示,故本研究确定以药材粉末 0.5 g 左右,加入 20～25 mL 的 3% CTAB 抽提液进行 DNA 提取,用 25 mL 的 CTAB 抽提液提取的 22 批商品药材总 DNA 电泳图谱见图 14-9。

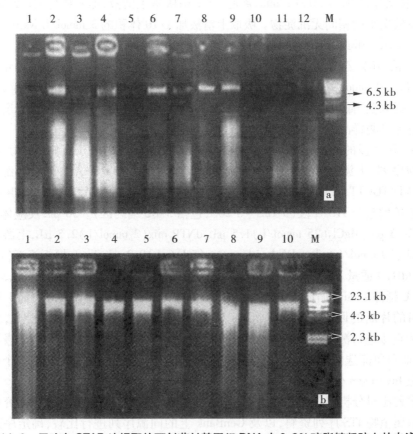

图 14-9　用改良 CTAB 法提取的石斛药材基因组 DNA 在 0.8% 琼脂糖凝胶上的电泳

A.1～12. 为表 14-1 中的 1～12 批黄草样品;B.1～10. 为表 14-1 中的 1～10 批枫斗样品;

M. λ/Hind Ⅲ DNA 标记。

2.不同干燥加工条件对石斛药材基因组 DNA 影响　取新鲜金钗石斛为实验材料,分别采用以下 5 种处理方法进行干燥:自然干燥,置沸水略烫后室温干燥,置 40、50、60 ℃烘箱内分别干燥。采用本研究中的改良 CTAB 法(大量提取)提取基因组 DNA 溶解于 200 μL 的 TE 溶液中,提取效果见图 14-10,紫外分光光度计下测定的浓度与吸光度 A_{260}/A_{280} 见表 14-2。

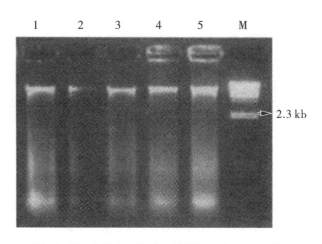

图 14-10　5 种方法干燥金钗石斛的总 DNA 电泳

1. 热水烫;2. 自然干燥;3.40 ℃干燥;4.50 ℃干燥;5.60 ℃干燥;M. λ/*Hind* Ⅲ DNA 标记。

表 14-2　5 种干燥加工条件下的金钗石斛基因组 DNA 吸光度与浓度

干燥条件	A_{260}/A_{280}	质量浓度/(ng/L)
自然干燥	2.313 1	380.593 2
热水烫后室温干燥	1.893 2	266.012 8
40 ℃干燥	1.352 8	243.525 3
50 ℃干燥	1.395 1	339.756 8
60 ℃干燥	1.527 9	233.011 6

结果表明,不同干燥加工方法均会造成石斛基因组 DNA 的降解,但仍有很多大片段 DNA 存在;干燥条件对药材 DNA 提取纯度影响较大,烘箱低温干燥的 DNA 中含有很多蛋白质类成分,而且随着干燥温度的升高,DNA 的提取量会有下降,常温自然干燥的样品提取得率最高。

3.石斛药材 rDNA ITS 片段扩增与克隆测序　用上述提取得到的 22 批石斛药材基因组 DNA 为模板直接进行 PCR 反应,仅有 5 个枫斗类有 ITS 产物产生,扩增效率为 22.7%。将其基因组 DNA 采用商业化的 DNA 纯化试剂盒进行纯化,再进行 PCR 扩增,结果获得所有药材的 ITS 产物,扩增效率提高到 100%,电泳结果见图 14-11。

纯化后的 ITS 产物进行直接测序没有获得成功,进一步进行克隆测序。将 ITS 产物与 pMD18-T 载体连接转入大肠杆菌 DH5α 感受态细胞中,从 12 批黄草与饮片中挑选 132 个克隆,筛选出 76 个阳性克隆,从 10 批枫斗类石斛挑选 110 个克隆,筛选出 54 个阳性克隆,对所有阳性克隆进行序列测定,共获得 130 条药材序列,结果见表 14-3 和表 14-4。测得的序列长度在 616～729 bp,包括 ITS1、5.8S 和 ITS2 的全长部分,大部分克隆还包括 18S、26S 的部分序列。

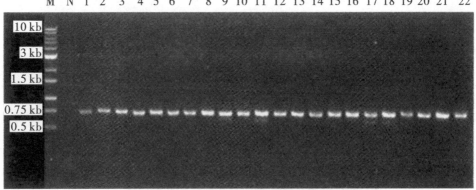

图 14-11　石斛药材的 ITS 扩增产物电泳

1～12. 表 14-1 中的 12 批黄草;13～22. 表 14-1 中的 10 批枫斗;M. 1 kb DNA 标记。

表 14-3　黄草石斛序列鉴定

黄草饮片	克隆序列长度/数据库同源序列长度(序列相似性程度)	数据库同源序列对应物种(Genbank 登录号)	序列鉴定结果
1	673/675(99%)	叠鞘石斛 Dendrobinmaurantiacum var. denneanum(FJ384731.1)	基原种 5 种
	673/676(99%)	铁皮石斛 D. offacinable(AF362046.1)	
	660/672(99%)	翅萼石斛 D. cariniferum	
	636/636(100%)	金钗石斛 D. nobile(AF362046.1)	
	616/617(99%)	球花石斛 D. thyrsiflorum(KF143519.1)	
2	717/723(99%);721/723(99%)	叠鞘石斛 D. aurantiacum var. denneanum(KF143448.1)	基原种 5 种
	720/723(99%);721/723(99%)		*近似种 3 种
	721/723(99%)		
	726/729(99%)	重唇石斛 D. hercoglossum(AB593580.1)	
	685/686(99%)	铁皮石斛 D. offacinable(EF221849.1)	
	697/720(97%);699/720(97%)	反瓣石斛 D. ellipsophylum(AF362033)	
	689/720(96%);686/720(96%)	翅萼石斛 D. cariniferum(KF143435.1)	

续表 14-3

黄草饮片	克隆序列长度/数据库同源序列长度(序列相似性程度)	数据库同源序列对应物种(Genbank登录号)	序列鉴定结果
	677/724(94%)		
	687/722(95%)	*球花石斛 D. thyrsiflorum(KF143519.1)	
	675/719(94%)	*长苏石斛 D. brymerianum(KF143432.1)	
	672/731(92%)	*铁皮石斛 D. offacinable(KF143438.1)	
3	636/636(100%)	金钗石斛 D. nobile(HM590382.1)	基原种5种
	636/636(99%);675/676(99%)		*近似种3种
	673/676(99%)		
	667/668(99%);665/668(99%)	铁皮石斛 D. offacinable(EF221849.1)	
	677/681(99%)	长苏石斛 D. brymerianum(FJ428221.1)	
	673/675(99%)	鼓槌石斛 D. chrysotoxum(HM590383.1)	
	648/673(96%);646/672(96%)		
	643/673(96%)	*翅萼石斛 D. cariniferum(KF143435.1)	
	644/679(95%)	*铁皮石斛 D. offacinable(EF221849.1)	
	629/669(94%)	*长苏石斛 D. brymerianum(AF362036.1)	
4	628/628(100%)	短棒石斛 D. thyrsiflorum(HM590379.1)	基原种5种
	673/676(99%);673/675(99%)	球花石斛 D. thyrsiflorum(KF143519.1)	*近似种3种
	679/680(99%)		
	669/672(99%)	玫瑰石斛 D. cerpidatum(KF143436.1)	
	681/684(99%)	铁皮石斛 D. offacinable(KC205179.1)	
	660/672(98%);647/670(97%)	翅萼石斛 D. cariniferum(AF362027.1)	
	639/679(94%)	*玫瑰石斛 D. cerpidatum(KF143436.1)	
	657/689(95%);630/679(93%)	*球花石斛 D. thyrsiflorum(KF143519.1)	
	625/680(92%)	*长苏石斛 D. brymerianum(FJ428221.1)	
5	628/628(100%)	铁皮石斛 D. offacinable(EF221849.1)	基原种2种
	635/637(99%)	短棒石斛 D. thyrsiflorum(HM590379.1)	
6	636/636(100%);675/676(99%)	金钗石斛 D. nobile(AF362046.1)	基原种2种
	616/621(99%)	束花石斛 D. chrysanthum(AF362046)	
7	636/636(100%)	金钗石斛 D. nobile(AF362046)	基原种2种
	626/635(98%)	叠鞘石斛 D. aurantiacumvar. denneanum(FJ384731.1)	

续表 14-3

黄草饮片	克隆序列长度/数据库同源序列长度(序列相似性程度)	数据库同源序列对应物种(Genbank登录号)	序列鉴定结果
8	668/668(100%)	长苏石斛 D. brymerianum(HM590379.1)	基原种 3 种
	676/689(98%);698/712(98%)	剑叶石斛 D. acinacifarme(AF362034.1)	*近似种 1 种
	652/672(97%)	金钗石斛 D. nobile(AF362045)	
	653/682(96%);639/672(95%);639/672(95%)	*翅萼石斛 D. cariniferum(AF362027.1)	
9	724/729(99%)	重唇石斛 D. hercoglossum(AB593580.1)	基原种 3 种
	720/723(99%);620/635(97%)	叠鞘石斛 D. aurantiacum var. denneanum(FJ384731.1)	*近似种 2 种
	718/729(98%)	广西石斛 D. scoriarum(HQ700436)	
	680/720(94%)	*翅萼石斛 D. cariniferum(AF362027.1)	
	667/718(93%)	*长苏石斛 D. brymerianum(EU477500.1)	
10	675/677(99%)	长苏石斛 D. brymerianum(EU477500.1)	基原种 3 种
	674/676(99%)	铁皮石斛 D. offacinable(EF221849.1)	*近似种 1 种
	723/728(99%)	反瓣石斛 D. ellipsophylum(AF362033)	
	648/672(96%);642/673(95%)	*翅萼石斛 D. cariniferum(AF362027.1)	
11	631/636(99%)	束花石斛 D. chrysanthum(AF362047.1)	基原种 2 种
	664/677(98%)	球花石斛 D. thyrsiflorum(KF143519.1)	
12	675/689(98%)	金钗石斛 D. nobile(AF362046)	基原种 1 种

4. 石斛药材基原鉴定　对于测序获得的药材 ITS 序列,同课题组积累的石斛属植物 ITS 序列资料与 GenBank 数据库的同源 ITS 序列进行 Blast 比对分析,确定序列的真实性,获取与同源物种比对的序列长度及相似性程度,根据相似性程度鉴定物种。结果 12 批黄草药材中,分别与球花石斛、金钗石斛、反瓣石斛、叠鞘石斛、短棒石斛、翅萼石斛、束花石斛、剑叶石斛、铁皮石斛、重唇石斛、鼓槌石斛、玫瑰石斛、长苏石斛、广西石斛 14 种的序列相似度达 97%~100%,表明石斛药材中含有上述基原物种;与球花石斛、长苏石斛、铁皮石斛、翅萼石斛、玫瑰石斛 5 种石斛的序列相似性程度低于 97%,基原物种待定。同样从 10 批枫斗药材中鉴定出铁皮石斛、串珠石斛、束花石斛、重唇石斛、叠鞘石斛和报春石斛 6 种基原物种,与大包鞘石斛、报春石斛与铁皮石斛序列相似的近缘种 3 个,见表 14-3 和表 14-4。

表 14-4 枫斗石斛序列鉴定

枫斗	克隆序列长度/数据库同源序列长度(序列相似性程度)	数据库同源序列对应物(Genbank 登录号)	序列鉴定结果
1	680/690(99%);685/687(99%)	铁皮石斛 Dendrobinmoffacinable(HM590391.1;HM590367.1)	基原种 2 种
	679/683(99%);681/682(99%)		
	681/683(99%);673/676(99%)		
	676/678(99%)		
	638/640(99%)	串珠石斛 D. falcomri(FJ384734)	
2	635/637(99%)	铁皮石斛 D. offacinable(EF221849.1)	基原种 3 种
	631/636(99%)	束花石斛 D. chrysanthum(AF362047.1)	
	629/640(98%)	串珠石斛 D. falcomri(FJ384734)	
3	672/676(99%);675/676(99%)		基原种 2 种
	675/676(99%);673/676(99%)		*近似种 2 种
	680/684(99%);627/631(99%)	铁皮石斛 D. offacinable(HM590391.1)	
	626/631(99%)	束花石斛 D. chrysanthum(AF362047.1)	
	648/682(95%)	*报春石斛 D. primadinum(HM054756.1)	
	630/664(95%)	*大苞鞘石斛 D. acardraam(AF420245)	
4	727/729(99%)	重唇石斛 D. hercoglossum(AB593580.1)	基原种 2 种
	628/637(98%)	铁皮石斛 D. offacinable(EF221849.1)	*近似种 1 种
	694/725(96%)	*叠鞘石斛 D. aurantiacum var. denneanum(KF143448.1)	
5	676/678(99%);670/676(99%)		基原种 2 种
	672/676(99%);675/676(99%)		
	675/676(99%)	铁皮石斛 D. offacinable(KC205176.1)	
	625/636(98%)	束花石斛 D. chrysanthum(AF362047.1)	
6	678/684(99%);635/636(99%)	铁皮石斛 D. offacinable(KC205179.1;KC205176.1;KC205185.1)	基原种 3 种
	670/676(99%);674/676(99%)		
	673/676(99%);668/676(97%)		
	633/635(99%)	串珠石斛 D. falcomri(AF420246.1)	
	675/6890(99%)	报春石斛 D. primadinum(HM054756.1)	

【讨论】

品种混乱现象是目前石斛类药材在实际应用时难以克服的问题。石斛属种类丰富，鉴别难度大，需要有丰富实践经验，干燥加工成药材以后鉴别难度更大。另外，石斛属化学成分研究积累不够全面，目前所建立的一些分析方法也不能解决所有的药材鉴别问题。

近年来 DNA 序列标记如核糖体 rDNA ITS、叶绿体 psbA-trnH 与 matK 序列已被用于石斛属植物的鉴别研究，其中 ITS 序列在石斛种间具有较高的分辨率，成为石斛类 DNA 鉴别最为有效的序列标记。ITS 序列在高等植物中拷贝数高，序列片段短，容易通过 PCR 技术从痕量 DNA 中扩增出来，因此非常适合于基因组 DNA 已有降解的干燥药材研究。但是，目前 ITS 序列用于石斛类的研究主要集中于新鲜、冰冻材料或硅胶快速干燥样品，有关药材干品的鉴别还鲜有报道。

石斛药材的干燥、加工、储藏等过程均造成了 DNA 不同程度的降解，从干药材获得高质量 DNA 是分子鉴别的关键所在。为此，本研究首先选用石斛类中常用的 QIAGEN 试剂盒、改良 CTAB 法(微量提取)对药材基因组 DNA 进行提取，结果均不能从药材中提取到能够检测到的基因组 DNA。直接以 DNA 或者纯化后的 DNA 为模板进行 PCR 反应，没有扩增产物产生。分析原因可能是由于干药材在干燥加工过程中 DNA 发生降解，含量急剧减少，而提取时的起始提取材料量太少，即使有痕迹的 DNA 被提取出来，一些伴同存在的次生代谢产物抑制了 PCR 反应的进行。而痕迹的 DNA 经过纯化后又造成损失，因此均没有 PCR 产物产生。为此，本研究扩大起始材料量至 500 mg，分别加入 10、20、25 mL 的提取液，从石斛药材均提取到可检测到的基因组 DNA。石斛药材富含多糖，加入的 CTAB 量较少时(10 mL)，多糖会随 DNA 一起进入提取液中，影响了 DNA 从细胞中的溶出，提取得率较低，因此本研究最后选择加入较大量的 3% CTAB 抽提液(20~25 mL)进行提取。

石斛药材的干燥加工对基因组 DNA 也有影响。通常选取茎质地硬、植株较高的种类加工黄草，鲜茎在沸水中浸烫数分钟，搓去表面的叶鞘后烘干或阴干。而茎质地肉质、富含黏液质的种类，50 ℃左右低温烘焙，边除去水分边软化，除去表面残留的叶鞘，卷曲成螺旋状的枫斗。本研究考虑了自然干燥，沸水浸烫后室温干燥，40、50、60 ℃烘箱内分别干燥等 5 种条件。结果均引起总 DNA 的降解，但是仍保留很多大片段的 DNA；干燥温度影响 DNA 的纯度和浓度，常温自然干燥的提取得率最高，纯度也较高。该结果提示，石斛药材在加工过程中 DNA 并没有完全被破坏，可提取出一定量的大片段基因组 DNA。

药材在贮藏过程也造成 DNA 的降解，本文对室温保存的不同年份石斛药材 DNA 进行提取，发现药材存放 3 年以上，DNA 几乎全部降解，已检测不出来，直接或者纯化后作为模板均不能将 ITS 序列片段扩增出来。表明储藏时间对石斛药材 DNA 的质量影响更大。

针对石斛多糖含量高，在提取时易与 DNA 结合，二者难以分离的特点，在提取时减少起始材料量、增加 CTAB 提取液量能提高 DNA 的得率，但是多糖常随着 DNA 被同时沉淀下来，并一起溶解，因此石斛 DNA 溶液常常具有一定的黏度。因石斛种类不同，黏性程度也不一样，通常多糖类含量较高的枫斗 DNA 溶液常常呈胶冻状，难以吸取，影响后续 PCR

实验中模板加入量的准确性,甚至抑制 PCR 反应的正常进行,通过使用 DNA 纯化试剂盒处理,去除了多糖、多酚类、色素等干扰物质,提高了 DNA 纯度,使得药材样品顺利扩增出 ITS 片段。

采用考察的改良 CTAB 法(大量提取),从 22 批石斛药材样品中提取到总 DNA,其中 5 个枫斗样品可直接扩增出 ITS 产物,其余样品的 DNA 经纯化处理,也扩增获得 ITS 产物。本文也尝试用报道的石斛属植物 PCR 产物直接测序法测定药材样品的 ITS 序列,但出现大量杂峰或不能完成测序反应,表明药材 ITS 是多种序列的混合产物,不适合采用直接测序法。文献报道,石斛属植物 rDNA ITS 序列长度在 640 bp 左右,种间差异百分率 3.1% ~ 32.2%,因此本研究确定药材序列与数据库同源序列相似性程度在 97% 以上即鉴定为同源序列对应物种。据此标准对石斛药材进行基原鉴定,鉴定出石斛均是枫斗与黄草的习用种类,与文献报道一致。序列鉴定也表明了石斛药用品种的混乱,特别是黄草石斛。另据克隆数也可初步推测药材中的主流品种,如表 14-3 中从黄草饮片 2 中获得 16 条序列,其中叠鞘石斛、翅萼石斛均是 5 条,占克隆数 62.5%,推测这 2 种为黄草饮片 2 的主要品种。在药材中鉴定出近似种,主要是由于近年来我国石斛资源短缺,周边的泰国、老挝、缅甸等国家的石斛属植物进入我国药材市场,加剧了药材基原的复杂性,而现有石斛属植物 ITS 序列库尚不全面,因此不能将所有种类准确鉴别。石斛作为名贵中药材,药用品种混乱,药材鉴别困难是其研究与应用时一直难以克服的问题,本文研究了石斛药材 DNA 提取方法,基于 ITS 序列的克隆测序与分析对枫斗、黄草的基原进行了鉴定,弥补了传统生药学鉴定方法在石斛药材鉴别上的不足,对于 DNA 分子技术应用石斛类药材的鉴别实践中具有一定的参考价值。

【参考文献】

[1]吉占和. 中国植物志. 第 19 卷[M]. 北京:科学出版社,1999.

[2]包雪声,顺庆生,陈立钻. 中国药用石斛[M]. 上海:复旦大学出版社,2001.

[3] LAU D T, SHAW P C, WANG J, et al. Authentication of medicinal Dendrobium species by the internal transcribed spacer of ribosomal DNA [J]. Planta Med, 2001, 67 (5):456.

[4]TONG X L,JIN K W,YUN F B,et al. A novel method for screening species-specific gDNA probes for species identification[J]. Nucleic Acids Res,2004,32(4):45.

[5]徐红,李晓波,丁小余,等. 中药黄草石斛 rDNA ITS 序列分析[J]. 药学报,2001, 36(10):777.

[6]丁小余,王峥涛,徐红,等. 枫斗类石斛 rDNA ITS 区的全序列数据库及其序列分析鉴别[J]. 药学学报,2002,37(7):567.

[7]丁小余,徐珞珊,王峥涛,等. 束花石斛及其相似种的 DNA 分子鉴别[J]. 中国中药杂志,2002,27(6):407.

[8]DING X Y, WANG Z T, ZHOU K Y, et al. Authentication of stems of Dendrobium officinale by rDNA ITS region sequence[J]. Plan-ta Med,2002,68(2):191.

[9]ZHANG Y B,WANG J,WANG Z T,et al. DNA microarray for identi-fication of the

herb of Dendrobium species from Chinese medicinal formulations[J]. Planta Med,2003,69 (12):1172.

[10]DING X Y,WANG Z T,ZHOU K Y,et al. Allele-specific primers for diagnostic PCR authentication of Dendrobium officinale[J]. Plan-ta Med,2003,69(6):587.

[11]XU H,WANG Z T,DING X Y,et al. Differentiation of Dendrobium species used as "Huangcao Shihu" by rDNA ITS sequence · 3934 · analysis[J]. Planta Med, 2006, 72 (1):89.

[12]XU H,YING Y,WANG Z T,et al. Identification of Dendrobium species by dot blot hybridization assay[J]. Biol Pharm Bull,2010,33(4):665.

[13]CHIANG C H,YU T A,LO S F,et al. Molecular authentication of Dendrobium species by multiplex polymerase chain reaction and amplification refractory mutation system analysis[J]. J Amer Soc Hort Sci,2012,137(6):438.

[14]栗丹,李振坚,毛萍,等. 基于 ITS 序列石斛材料的鉴定及系统进化分析[J]. 园艺学报,2012,39(8):1539.

[15]YAO H,SONG J Y,MA X Y,et al. Identification of Dendrobium species by a candidate DNA barcode sequence:the chloroplast psbA - trnH intergenic region[J]. Planta Med,2009,75(6):667.

[16]刘静,何涛,淳泽. 药用石斛的叶绿体 matK 基因序列分析及鉴别[J]. 药学学报,2009,44(9):1051.